骨科创伤
康复与护理

GUKE CHUANGSHANG KANGFU YU HULI

主编 魏花萍 王勇平

甘肃科学技术出版社

（甘肃·兰州）

图书在版编目（CIP）数据

骨科创伤康复与护理／魏花萍，王勇平主编. -- 兰
州：甘肃科学技术出版社，2015.12（2023.12重印）
ISBN 978-7-5424-2280-4

Ⅰ．①骨… Ⅱ．①魏… ②王… Ⅲ．①骨损伤－康复
②骨损伤－护理 Ⅳ．①R683.09②R473.6

中国版本图书馆CIP数据核字（2015）第304573号

骨科创伤康复与护理

魏花萍　王勇平　主编

责任编辑　李叶维　韩　波
封面设计　黄　伟

出　版　甘肃科学技术出版社
社　址　兰州市城关区曹家巷1号　730030
电　话　0931-2131575（编辑部）　0931-8773237（发行部）

发　行　甘肃科学技术出版社　　　印　刷　三河市铭诚印务有限公司
开　本　710毫米×1020毫米　1/16　印　张　31　插　页　1　字　数　542千
版　次　2016年1月第1版
印　次　2023年12月第2次印刷
印　数　1001~2050
书　号　ISBN 978-7-5424-2280-4　定　价　169.00元

《骨科创伤康复与护理》编委会

主　编： 魏花萍　王勇平

副主编： 席建珠　魏云花　李珊珊　陶贵彦

秘　书： 马娟珍

编　者： （排名不分先后）

冯英环　扈　雅　寄　婧　李珊珊　李淑琴　刘小荣

马芳丽　马娟珍　蒲小金　陶贵彦　王锡奚　王　雄

王勇平　汪玉平　魏浩广　魏花萍　魏建仝　魏莉莉

魏云花　武　蕾　吴雨晨　席建珠　张雪梅　张志瑞

序　言

现代康复医学是20世纪的产物,它的确立起源于"二战",大量伤兵进行康复的实践和经验,促进了康复医学的兴起。20世纪60年代以来,随着交通事故和其他意外损伤的增多、老年人口比例上升、社会残疾人口相应增加,客观的需要推动了康复医学较大的发展。同时,由于现代神经生理学、行为医学、生物医学工程学的进步,用于功能检查和康复的新仪器不断涌现,使康复医学的发展获得了新的动力。

骨科康复护理是康复医疗中不可缺少的重要组成部分。随着人类社会的进步和康复医学的发展,将进一步对骨科治疗学、护理学产生巨大的影响。"所有的骨科问题都与康复有关"这一观点已被骨科医护人员所认识和接受,特别是对于骨科患者的早期康复尤为重要。

为了落实《康复医学事业"八五"规划要点》,国家卫生健康委员会发出通知指出:"现代医学的内容分为预防、治疗、康复三个方面,医学生应对康复医学有一定的了解"。目前我国对康复护理的研究着重在骨科、神经科、心脏、老年病等临床专科患者康复的工作,因此,出版一本内容丰富、全面实用、科学严谨的既适用于医学生、专科医生,又适用于专科护士的关于骨科创伤的康复护理专业书籍就显得日益迫切和重要了,这本书正是在这种背景下应运而生的。本书从"治疗－康复－护理"这三个骨科疾病恢复的重要环节进行阐述,全面而详细,以期满足从事骨科治疗、康复以及护理工作的医务人员对骨科疾病和工作有更深刻、更全面的了解和认识。本书致力于传递一种科学的康复和护理理念,突出了服务对象的"整体性",严谨而科学的康复护理程序和护理程序贯穿始终。

本书内容全面、条理清晰、层次分明、设计严谨、结构新颖、图文并茂、贴近临床工作。本书的编写团队阵容强大,实力雄厚,不仅有临床工作经验丰富的骨科专家,还有长期从事骨科一线工作的医生和护理人员,还有康复科的专家,以及医学院校的资深护理教师的参与,不失为一本指导临床骨科护士工作的工具书籍。相信本书将会成为您掌握骨科康复护理知识的良师益友,和提高您工作质量的得力助手。

人类在进步,社会在发展,骨科康复护理必然伴随着时代的进步而进一步提高。面对骨科医学未来新的发展方向和趋势,医疗、康复、护理工作应具备超前意识,注意加强相关方面的基础理论研究和对临床实践经验教训的总结,使骨科康复护理工作能够及时适应新时期的新变化,满足临床工作的需要。

兰州大学第一医院外科教授　李讯

2015 年 10 月 16 日

前　言

　　骨科康复护理学是一门研究骨科伤病与伤残者身体、精神康复与护理的理论知识和技能的科学。为了达到康复的目的,骨科康复护理需要研究与骨科伤病有关的功能障碍的评定、处理、预防及保健,并与临床护理共同组成对骨科伤病的全面护理。骨科康复护理与临床治疗应同时进行,只是在不同的阶段中两者的侧重点不同。骨科康复护理介入愈早,效果愈好,愈省精力、时间和经费;骨科康复护士应与临床医师密切配合与合作,对患者的功能障碍及时采取有效的康复护理措施,使患者能够最大限度地康复。

　　骨科康复护理方面的书籍较少,因此,出版一本内容丰富、全面实用的将骨科疾病从"预防、治疗、康复、护理"这几个相关环节都能涉及到的书籍就显得日益迫切,《骨科创伤康复与护理》正是在这种背景下应运而生。编写本书的初衷就是以期满足从事骨科治疗、康复及护理工作的医务人员对骨科创伤有更深刻、更全面的认识,因此,本书致力于传递一种科学的康复和护理理念,突出患者的"整体性",将严谨而科学的康复和护理程序贯穿始终。

　　本书分为上下两篇,上篇为骨科创伤康复基础,共分为8章内容,包括:运动系统基本功能、运动系统检查、骨科康复护理基本原则、骨科运动疗法、骨科物理疗法、康复护理、心理康复及假肢与矫形器,详细而全面地描述了骨科创伤康复与护理的基本知识及基本理论;下篇为骨科创伤康复护理,共分为4章内容,详细描述了骨折、关节脱位、脊柱脊髓损伤及运动创伤的特点及康复护理方法。每种疾病均从概述(应用解剖学、病因、分类、临床表现)、治疗(非手术治疗、手术治疗)、康复(康复评定、计划、治疗、评价)及护理(护理评估、诊断、措施、评价)四个方面进行科学而又细致的阐述。不失为一本指导临床骨科工作的工具书。

本书内容全面、层次分明、结构严谨、紧密结合临床工作、讲究实用性。本书编写过程中,参阅了大量的相关资料和文献,进行精选取舍,借鉴和吸收了国内外最新的研究成果,同时针对本书读者的特点(既有临床医生、护士、康复人员、医学院校的学生;也包括关心自身健康的人士及已经出现伤残障的群体),力求做到语言通俗易懂、条理清晰、结构新颖、图文并茂。既体现了医学专业书籍的科学严谨的特点,又起到健康生活指导书籍的通俗易懂的特点。

本书编者阵容强大,实力雄厚,临床工作经验丰富,均为长期从事骨科一线工作的医护人员,不仅有权威的骨科专家,硕士生导师,还有康复科专家,以及医学院校资深的教师。

本书在编写过程中,得到了兰州大学第一医院和甘肃卫生职业学院相关领导以及甘肃科技出版社的大力支持,在此表示诚挚的感谢! 对本书所引用参考文献的原作者也深表谢意!

由于编者水平有限,时间仓促,书中难免有疏漏和不足之处,恳请广大医务工作者及读者不吝指正。

编 者

2015 年 11 月 1 日

目

录

上　篇　骨科创伤康复基础

第一章　运动系统基本功能 …………………………………003

　　第一节　运动功能 ……………………………………003

　　第二节　支持功能 ……………………………………004

　　第三节　保护功能 ……………………………………004

　　第四节　造血功能 ……………………………………004

　　第五节　贮存功能 ……………………………………005

第二章　运动系统检查 ……………………………………007

　　第一节　感觉功能的评定 ……………………………007

　　第二节　主动运动 ……………………………………010

　　第三节　被动运动 ……………………………………011

　　第四节　关节活动度测定 ……………………………012

　　第五节　肌力评定 ……………………………………024

　　第六节　疼痛的评估 …………………………………029

　　第六节　活动时的摩擦音与摩擦感 …………………031

　　第七节　日常生活能力的评估 ………………………031

第三章　骨科康复护理基本原则 …………………………039

第一节 骨科康复的治疗原则 ……………………………039

第二节 骨科康复的护理原则 ……………………………043

第四章 骨科运动疗法 …………………………………………045

第一节 关节活动度训练 …………………………………047

第二节 肌力增强训练 ……………………………………054

第三节 体位转换训练 ……………………………………062

第四节 步行训练 …………………………………………063

第五节 医疗体操 …………………………………………065

第六节 牵引治疗 …………………………………………066

第七节 运动处方 …………………………………………068

第五章 骨科物理疗法 …………………………………………070

第一节 电疗法 ……………………………………………070

第二节 光疗法 ……………………………………………088

第三节 超声波疗法 ………………………………………091

第四节 磁场疗法 …………………………………………093

第五节 水疗法 ……………………………………………096

第六节 传导热疗法 ………………………………………099

第七节 骨科作业疗法 ……………………………………102

第七章 康复护理 ………………………………………………110

第八章 心理康复 ………………………………………………118

第一节 概述 ………………………………………………118

第二节 骨科创伤后的心理和社会问题 …………………120

第三节 心理治疗 …………………………………………121

第九章 假肢与矫形器 …………………………………………125

第一节 假肢 ………………………………………………125

第二节 矫形器 ……………………………………………138

下　篇　骨科创伤康复护理

第一章　骨折的康复护理 …………………………………………145

　第一节　锁骨骨折的康复护理 …………………………………145

　第二节　肱骨近端骨折的康复护理 ……………………………155

　第三节　肱骨干骨折的康复护理 ………………………………166

　第四节　肱骨远端骨折的康复护理 ……………………………176

　第五节　尺骨近端骨折的康复护理 ……………………………186

　第六节　桡骨近端骨折的康复护理 ……………………………195

　第七节　尺桡骨干骨折的康复护理 ……………………………203

　第八节　尺桡骨远端骨折的康复护理 …………………………210

　第九节　手部骨折的康复护理 …………………………………216

　第十节　股骨近端骨折的康复护理 ……………………………224

　第十一节　股骨干骨折的康复护理 ……………………………232

　第十二节　股骨远端骨折的康复护理 …………………………241

　第十三节　髌骨骨折的康复护理 ………………………………248

　第十四节　胫骨平台骨折的康复护理 …………………………255

　第十五节　胫腓骨干骨折的康复护理 …………………………261

　第十六节　胫腓骨远端骨折的康复护理 ………………………267

　第十七节　踝部骨折的康复护理 ………………………………271

　第十八节　距骨骨折的康复护理 ………………………………276

　第十九节　跟骨骨折的康复护理 ………………………………280

　第二十节　足部骨折的康复护理 ………………………………285

第二章　关节脱位康复护理 ………………………………………290

　第一节　肩锁关节脱位康复护理 ………………………………290

第二节　胸锁关节脱位的康复护理 ……………………………297

第三节　肩关节脱位的康复护理 …………………………………305

第四节　肘关节脱位的康复护理 …………………………………312

第五节　腕关节脱位的康复护理 …………………………………319

第六节　手部关节脱位的康复护理 ………………………………324

第七节　髋关节脱位的康复护理 …………………………………329

第八节　膝关节脱位的康复护理 …………………………………338

第九节　踝关节脱位的康复护理 …………………………………345

第十节　足部关节脱位的康复护理 ………………………………351

第三章　脊柱脊髓损伤的康复护理 ………………………………357

第一节　脊柱损伤的康复护理 ……………………………………357

第二节　脊髓损伤 …………………………………………………380

第四章　周围神经损伤的康复护理 ………………………………442

第五章　运动创伤康复护理 ………………………………………457

第一节　运动创伤概述 ……………………………………………457

第二节　韧带损伤的康复护理 ……………………………………466

第三节　腱肌损伤的康复护理 ……………………………………471

第四节　关节软骨损伤的康复护理 ………………………………477

第五节　关节软骨损伤的康复护理 ………………………………481

上　篇　骨科创伤康复基础

第一章 运动系统基本功能

运动系统由骨、骨连结和骨骼肌三种器官组成。骨以不同形式联结在一起,构成骨骼。形成了人体的基本形态,并为肌肉提供附着,在神经支配下,肌肉收缩,牵拉其所附着的骨,以可动的骨连结为枢纽,产生杠杆运动。运动系统主要的功能是运动。简单的移位和高级活动,如语言、书写等,都是由骨、骨连结和骨骼肌实现的。运动系统的第二个功能是支持。构成人体基本形态,头、颈、胸、腹、四肢,维持体姿。运动系统的第三个功能是保护。由骨、骨连结和骨骼肌形成了多个体腔,颅腔、胸腔、腹腔和盆腔,保护脏器。从运动角度看,骨是被动部分,骨骼肌是动力部分,关节是运动的枢纽。能在体表看到或摸到的一些骨的突起或肌的隆起,称为体表标志。它们对于定位体内的器官、结构等具有标志性意义。

第一节 运动功能

运动系统顾名思义其首要的功能是运动。人的运动是很复杂的,包括简单的移位和高级活动,如语言、书写等,都是在神经系统支配下,肌肉收缩而实现的。即使一个简单的运动往往也有多数肌肉参加,一些肌肉收缩,承担完成运动预期目的角色,而另一些肌肉则予以协同配合,甚或有些处于对抗地位的肌肉此时则适度放松并保持一定的紧张度,以使动作平滑、准确,起着相辅相成的作用(图1-1)。

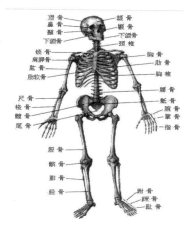

图1-1 骨骼系统

第二节　支持功能

运动系统的第二个功能是支持,包括构成人体体形、支撑体重和内部器官以及维持体姿。人体姿势的维持除了骨和骨连接的支架作用外,主要靠肌肉的紧张度来维持。骨骼肌经常处于不随意的紧张状态中,即通过神经系统反射性地维持一定的紧张度,在静止姿态,需要互相对抗的肌群各自保持一定的紧张度所取得的动态平衡。

第三节　保护功能

运动系统的第三个功能是保护,众所周知,人的躯干形成了几个体腔,颅腔保护和支持着脑髓和感觉器官;胸腔保护和支持着心、大血管、肺等重要脏器;腹腔和盆腔保护和支持着消化、泌尿、生殖系统的众多脏器。这些体腔由骨和骨连接构成完整的壁或大部分骨性壁;肌肉也构成某些体腔壁的一部分,如腹前、外侧壁,胸廓的肋间隙等,或围在骨性体腔壁的周围,形成颇具弹性和韧度的保护层,当受外力冲击时,肌肉反射性地收缩,起着缓冲打击和震荡的重要作用。

第四节　造血功能

人体内的骨髓有两种,一种是红骨髓,另一种是黄骨髓。幼年时人的骨髓腔里是红骨髓,具有造血功能。成年后骨髓腔里的红骨髓转变成了黄骨髓失去造血功能。但当人体大量失血时,骨髓腔里的黄骨髓还可以转化为红骨髓,恢复造血的功能。在人的骨松质里有红骨髓,终生具有造血功能。

第五节　贮存功能

一、对新陈代谢的影响

体育锻炼能促进体内组织细胞对糖的摄取和利用能力,增加肝糖原和肌糖原储存。体育锻炼还能改善机体对糖代谢的调节能力。脂肪是在人体中含量较多的能量物质,它在体内氧化分解时放出能量,约为同等量的糖或蛋白质的两倍,长期坚持体育锻炼能提高机体对脂肪的动用能力,为人体从事各项活动提供更多的能量来源。

二、对运动系统的影响

坚持体育锻炼,对骨骼,肌肉,关节和韧带都会产生良好的影响,经常运动可使肌肉保持正常的张力,并通过肌肉活动给骨组织以刺激,促进骨骼中钙的储存,预防骨质疏松,同时使关节保持较好的灵活性,韧带保持较佳的弹性,锻炼可以增强运动系统的准确性和协调性,保持手脚的灵便,使人可以轻松自如,有条不紊的完成各种复杂的动作。

三、对心血管系统的影响

适当的运动是心脏健康的必由之路,有规律的运动锻炼,可以减慢静息时和锻炼时的心率,这就大大减少了心脏的工作时间,增加了心脏功能,保持了冠状动脉血流畅通,可更好地供给心肌所需要的营养,可使心脏病的危险率减少。

四、对呼吸系统的影响

经常参加体育锻炼,特别是做一些伸展扩胸运动,可以使呼吸肌力量加强,胸廓扩大,有利于肺组织的生长发育和肺的扩张,使肺活量增加,经常性的深呼吸运动,也可以促使肺活量增长,大量实验表明,经常参加体育锻炼的人,肺活量值高于一般人。

五、对消化系统的影响

体育锻炼是加速机体能量消耗的过程,能量物质的最终来源是通过摄取食物获得,因此,运动后会促进消化系统的功能变化,饭量增多,消化功能增强。

六、对中枢神经系统的影响

体育锻炼能改善神经系统的调节功能,提高神经系统对人体活动时错综复杂的变化的判断能力,并及时作出协调,准确,迅速反应。研究指出,经常参加体育锻炼,能明显提高脑神经细胞的工作能力。反之,如缺乏必要的体育活动,大脑皮层的调节能力将相应的下降,造成平衡失调,甚至引起某些疾病。

七、对心理方面的影响

体育锻炼对心理的发展(如增强信心,建立良好的环境,培养稳定的情绪,培养独立和果断的能力,提高智力发展等)有巨大的推动作用。相反,不积极地从事体育活动不良情绪得不到彻底宣泄,对心理健康有负面影响。

第二章　运动系统检查

第一节　感觉功能的评定

感觉是人脑对直接作用于感受器的客观事物的个别属性的反应,个别属性有大、小、形状、颜色、坚实度、湿度、味道、气味、声音等。

通常感觉分为特殊感觉和一般感觉,一般感觉又分为深感觉、浅感觉和皮质感觉(复合感觉)。特殊感觉包括视、听、嗅、味等。

感觉功能评定的概念:感觉评定是用客观的量化的方法有效地和准确地评定康复患者感觉功能障碍的种类、性质、部位、范围、严重程度和预后的评估方法。

感觉功能评定的目的及意义:评估感觉障碍的程度。可按感觉消失、感觉减低、感觉过敏、感觉异常四类分别用虚线、实线、点线、曲线表示,还可根据感觉种类的不同使用不同颜色的笔。如触觉用黑笔,痛觉用蓝笔,温度觉用红笔,本体觉用黄笔等。

通过对感觉检查的结果分析,应能判断引起感觉变化的原因,感觉障碍对日常生活、功能活动及使用辅助具的影响,以及采取哪些安全措施可防止患者由于感觉上的变化而再受损伤,要能预测将来的变化,判断何时需要再次检查。

一、评定方法

(一)浅感觉

指皮肤与黏膜的痛、温、触、压等感觉而言,由于它们的感受器位置较浅,因此由这些感受器上行的感觉传导系统称为浅感觉传导通路。

1.痛觉　让患者闭目,用大头针从感觉缺失区开始移向正常感觉区,询问针刺时有无痛觉及程度,确定痛觉减退、消失或过敏区域。按神经支配节段双侧对比检查,自上而下,两侧对比。痛觉检查正常人疼痛感觉正常。痛觉检查如为局部疼痛,则为炎性病变影响到该部末梢神经之故。如为烧灼性疼痛则见于交感神经不完全损伤。皮肤有自发性疼痛的患者不适合检查。

2.温度觉　用盛有冷水(5℃~10℃)和热水(40℃~45℃)的两试管,分别接触患者皮肤,询问其感觉。由异常区到正常区,按神经支配节段,双侧对比进行,明确有无温度觉的异常。温度觉检查正常人能辨别出相差10℃的温度。温度觉障碍见于脊髓丘脑侧束损伤。

3.触觉　用棉签轻拭患者的皮肤,问患者有没有觉察到触及感,按神经节段分布区依序进行,双侧对比,检查有无触觉异常。触觉检查正常人对轻触感很灵敏。触觉障碍见于后索病损。需要检查的人群:有浅感觉障碍的患者。

4.压觉　让患者闭眼,检查者用大拇指使劲地去挤压肌肉或肌腱请患者指出感觉。对瘫痪的患者压觉检查常从有障碍部位到正常的部位。

(二)深感觉(本体感觉)

指感受肌肉、肌腱、关节和韧带等深部结构的本体感觉。肌肉是处于收缩或舒张状态;肌腱和韧带是否被牵拉以及关节是处于屈曲还是伸直的状态等的感觉。

1.关节觉　关节觉是指对关节所处的角度和运动方向的感觉。其中包括关节对被动运动的运动觉和位置觉,临床上通常将两者结合起来检查。

(1)位置觉:患者闭目,评定者将其肢体放置在某种位置上,让患者说出肢体所处的位置,或让另一侧肢体模仿出相同的角度。

(2)运动觉:患者闭目,评定者被动活动患者四肢,让患者说出肢体运动的方向。如评定者用示指或拇指轻按患者的手指或足趾两侧作被动伸或屈的动作(约5°左右),让患者闭目回答"向上"或"向下"。感觉不清楚时,可加大活动幅度或再查较大的关节。

位置觉检查正常人能说出肢体所放的位置或用对侧相应肢体模仿;运动觉检查正常人能说出肢体被动运动的方向。位置觉障碍、运动觉障碍说明传导深感觉的神经纤维或大脑感觉中枢病损。

2.震动觉　评定者用128Hz的音叉柄端置于患者肢体的骨隆起处。检查时常选择的骨隆起部位有:胸骨、锁骨、肩峰、鹰嘴、尺桡骨茎突、腕关节、棘突、髂前上嵴、股骨粗隆、腓骨小头及内、外踝等。询问患者有无震动的感觉,并注意感受的时间,检查时要上、下对比,左、右对比。正常人有共鸣性震动感。震动觉障碍见于脊髓后索病损;另外,正常老年人下肢的震动觉减退或消失也是常见的生理现象。需要检查的人群:有深感觉障碍的患者。

本体感觉障碍主要表现为协调障碍,即运动失调。由本体感觉障碍引起的运动失调以脊髓结核、多发性神经炎多见。

(三)复合感觉检查

复合感觉是大脑皮质(顶叶)对各种感觉刺激整合的结果,因此,必须在深、浅感觉均正常的前提下,复合感觉检查才有意义。

1.两点辨别觉(Two-point discrimination,2PD)　检查患者闭目,评定者用分开的两脚规刺激皮肤两点,若患者有两点感觉,再缩小两脚规的距离,直到患者感觉为一点为止,测出两点间最小的距离。身体各部位对两点辨别感觉灵敏度不同,以舌尖、鼻端、手指最明显,四肢近端和躯干最差。正常上臂及大腿两端最小距离为75mm;背部为40~50mm;前胸40mm;手背、足背为30mm;手掌、足底为15~20mm;指尖最敏感,为3~6mm。

压力会影响结果:应测轻触下的2PD,可用伸直的回形针两端进行测定。测定时掌心向上,手背放在预先放在桌子上的油腻子上,以防移动影响结果。然后沿长轴测试,10次中有7次极准确的数值即为结果,也可测3次有2次报正确为准。

掌侧面:2PD<6mm为正常,7~15mm为部分丧失,>15mm为完全丧失。

2PD与功能的关系:

正常:<6mm,可做上表弦等精细动作;

尚可:6~10mm,可持小器械(镊子等);

差:11~15mm,可持大的器械(锹、锄);

保护性:仅有一点感觉,持物有困难图;

感觉缺失:无任何感觉,不能持物。

2.图形觉患者闭目,评定者用铅笔或火柴棒在其皮肤上写数字或画图形(如圆形、方形、三角形等),询问患者能否辨别。

3.实体觉检查是测试手对实物的大小、形状、性质的识别能力。检查时患者闭目,评定者将日常生活中熟悉的物品放置于患者手中(如火柴盒、小刀、铅笔、橡皮、手表等)。让患者抚摸后,说出该物品的名称、大小及形状等。检查时应先测患侧。

触觉正常而两点分辨觉障碍见于顶叶疾患;图形觉功能障碍见于脑

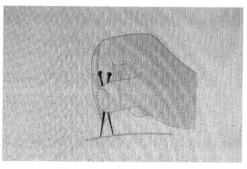

图2-1　两点辨别觉检查

皮质病变;实体觉功能障碍提示丘脑水平以上的病变。脑血管意外后偏瘫和神经炎患者常有复合感觉障碍。

二、感觉评定的注意事项

1.检查者需耐心细致,使患者了解检查方法并充分配合,注意调整患者的注意力。

2.患者体位合适,检查部位应松弛,以提高检查准确性。

3.先检查正常的一侧,使患者知道什么是"正常"。然后检查患侧,让患者闭上眼,或用东西遮上。

4.在两个测试之间,请患者睁眼,再告诉新的指令。

5.先检查浅感觉再查深感觉和皮质感觉。

3.根据感觉神经和它们支配和分布的皮区去检查。

7.采取左右、前后、远近端对比的原则,必要时多次重复检查。

8.避免任何暗示性问话,以获取准确的临床资料。

第二节　主动运动

主动运动是指患者在没有辅助情况下完成的一种运动。分为等张训练、等长训练和等动训练。等张训练可引起关节活动的肌肉收缩和放松运动,又称动力性运动,在康复体育中应用最广;等长训练是一种静力性肌肉收缩训练,无明显的关节活动,能有效地增长肌肉力量,特别用于被固定的肢体和软弱的肌肉及神经损伤后的早期;等动训练是等张和等长训练的综合,它是利用专门器械(如等动练习器)进行的有效的发展肌力的一种练习,在训练时肌肉以最大力量做全幅度的收缩运动,依靠器械的作用,运动速度基本维持不变,使肌肉在整个运动过程中持续保持高度张力,从而获得更好的锻炼效果。

主动运动是预防和消除废用综合征的最简单而有效的方法。

1.骨折患者以最大肌力的20%~30%每日等长收缩6~10s,每组收缩5~15次,上肢简单方法为用力握拳,下肢可在卧床患者的足底放置一个垂直于创面的木板,让患者踏板,或者患肢膝下垫软垫,让患者用力向软垫施压。训练时尽量采取不同体位,多角度进行;等张收缩的基本方法是小负荷多次反复进行练习,取可重复10次的最大负荷的50%或75%练习,每组10次,每日练习 2 组，每星期练 3~5 次。

2.心血管功能减退：保持心血管适应能力最有效的方法是主动而渐进的抗阻训练，特别是大肌群的运动。运动量的控制通常取最大心率的 65% 以下，以后逐渐增至 70%~80%，使心功能减退患者每星期增加功能容量和耐久力 20%~40%。

3.慢性病：对骨骼施加压力的运动可以减缓骨质疏松的过程，按照适当的运动处方练习 20 天即可使卧床患者升高的促肾上腺皮质激素和增高的血清脂蛋白水平降至正常，可增加高密度脂蛋白和内啡肽。一次最大量的运动可以使机体形成正氮平衡。

第三节　被动运动

被动运动是一种完全依靠外力帮助来完成的运动。外力可以是机械的，也可以是由他人或本人健康肢体的协助。进行时，被动运动的肢体肌肉应放松，利用外力固定关节的近端和活动关节的远端，根据病情需要尽量作关节各方向的全幅度运动，但要避免动作粗暴。适用于各种原因引起的肢体运动功能障碍，能起到放松痉挛肌肉，牵引挛缩的肌腱、关节囊和韧带，恢复和保持关节活动幅度的作用。关节被动运动不仅能预防关节挛缩，而且可维持肌肉的弹性，延缓其萎缩。

长期卧床患者被动活动，可以通过肌肉泵原理，防止肢体肿胀，也可以防止四肢血栓的形成。

1.顺序视治疗的目的而定，远端至近端的关节活动常用于改善肢体血液淋巴循环；近端大关节至远端小关节常有利于瘫痪肌的恢复。

2.形式作关节的生理运动和适当的附属运动。在被动活动时视肌张力的高低选择重或轻的按摩手法。

3.活动量被动活动必须活动到每个关节，作各个轴向的全范围运动 5~10 次，每日 2 遍，每次在极限位置停留 1~2s。

第四节　关节活动度测定

一、关节活动度（pange of motion，ROM）

（一）ROM检查的一般事项

1.ROM检查的目的

（1）发现阻碍关节活动的原因。

（2）评定关节活动障碍的程度。

（3）确定康复治疗目标

（4）为制定康复治疗方案提供客观依据。

（5）评价康复治疗、训练的效果。

2.种类

（1）主动活动：通过患者主动、随意运动达到的关节活动范围。

（2）被动活动：用外力能够移动的关节活动范围。

（3）关节除被动活动外，还有非生理性的关节附加活动度，主要用于康复的手法治疗。

（二）主要关节活动范围检查

（1）肩关节屈伸活动度检查：站立位，量角器中心放于肩峰，固定尺沿腋中线放置。移动尺指向肱骨外上髁，两尺重叠为0%（图2-2）。

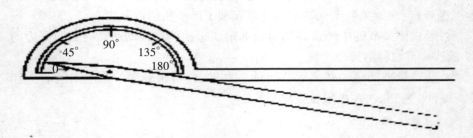

图2-2　常用关节活动度量角器

（2）肩关节前屈活动度评定（图2-3）

1°~40°　　　　1分

41°~80°　　　　2分

81°~120°　　　3分

121°~160°　　　4分

161°以上　　　　5分

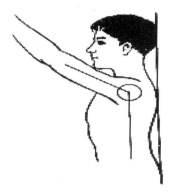

图2-3　肩关节前屈活动范围

（3）肩关节后伸活动度评定（图2-4）

1°~8°　　　　1分

9°~16°　　　　2分

17°~24°　　　3分

25°~32°　　　4分

33°以上　　　　5分

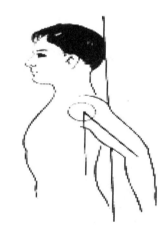

图2-4　肩关节后伸活动范围

（4）肩关节内收活动范围（图2-5）

1°~8°　　　　1分

9°~16°　　　　2分

17°~24°　　　3分

25°~32°　　　4分

33°以上　　　　5分

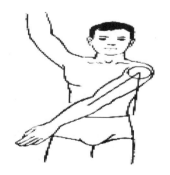

图2-5 肩关节内收活动范围

(5)肩关节外展活动范围(图2-6)

1°~40°　　　　1分

41°~80°　　　　2分

81°~120°　　　3分

121°~160°　　　4分

161°以上　　　5分

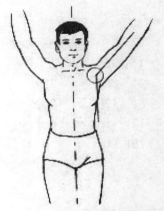

图2-6　肩关节外展活动范围

(6)肩关节外旋活动范围(图2-7)

1°~14°　　　　1分

15°~28°　　　　2分

29°~42°　　　　3分

43°~56°　　　　4分

57°以上　　5分

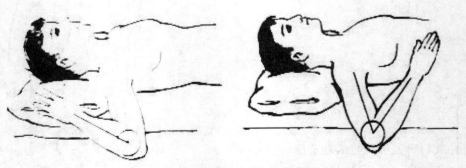

图2-7　肩关节内外旋活动范围

(7)肘关节屈曲活动范围(图2-8)

0°~30°　　　　1分

31°~60°　　　　2分

61°~90°　　　　3分

91°~120°　　　4分

121°以上　　　5分

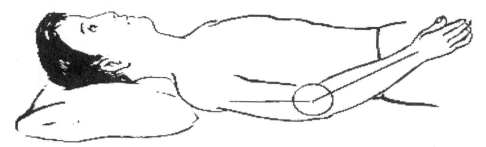

图2-8 肘关节屈曲活动范围

（8）前臂前后旋活动范围（图2-9）

1°~20°	1分
21°~40°	2分
41°~60°	3分
61°~80°	4分
81°以上	5分

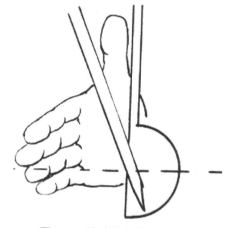

图2-9 前臂前后旋活动范围

（9）腕关节掌屈背伸活动度（图2-10）

1°~12°	1分
13°~24°	2分
25°~36°	3分
37°~48°	4分
49°以上	5分

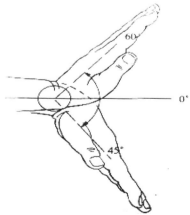

图2-10 腕关节掌屈背伸活动范围

（10）腕关节尺偏活动范围（图2-11）

1°~8°	1分
9°~16°	2分
17°~24°	3分
25°~32°	4分
33°以上	5分

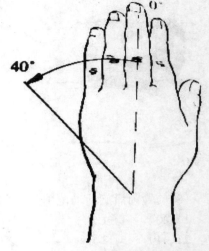

图2-11　腕关节尺偏活动范围

（11）腕关节桡偏活动范围（图2-12）

1°~5°	1分
6°~10°	2分
11°~15°	3分
16°~20°	4分
21°以上	5分

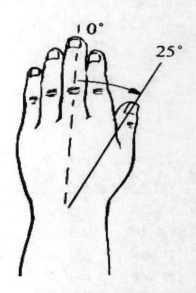

图2-12　腕关节桡偏活动范围

（12）髋关节屈曲活动范围（图2-13）

1°~26°	1分
27°~52°	2分
53°~78°	3分
79°~104°	4分
105°以上	5分

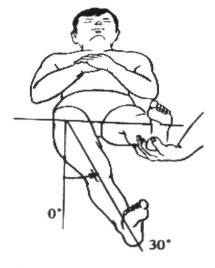

图2-13　髋关节屈曲活动范围

（13）髋关节后伸活动范围（图2-14）

60°屈曲~45°屈曲	1分
44°屈曲~30°屈曲	2分
29°屈曲~15°屈曲	3分
14°屈曲~0°屈曲	4分
1°后伸~10°后伸	5分

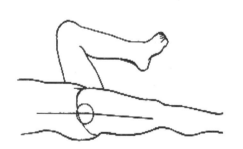

图2-14　髋关节后伸活动范围

（14）髋关节内收活动范围（图2-15）

1°~6°	1分
7°~12°	2分
13°~18°	3分
19°~24°	4分
25°以上	5分

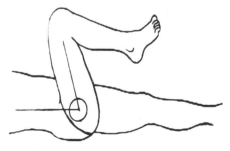

图2-15　髋关节内收活动范围

(15)髋关节外展活动范围(图2-16)

1°~8°	1分
9°~16°	2分
17°~24°	3分
25°~32°	4分
33°以上	5分

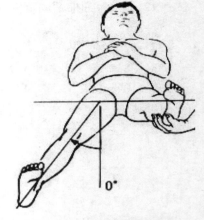

图2-16 髋关节外展活动范围

(16)髋关节内旋活动范围(图2-17)

1°~8°	1分
9°~16°	2分
17°~24°	3分
25°~32°	4分
33°以上	5分

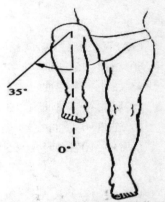

图2-17 髋关节内旋活动范围

(17)髋关节外旋活动范围(图2-18)

1°~10°	1分
11°~20°	2分
21°~30°	3分
31°~40°	4分
41°以上	5分

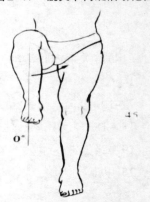

图2-18 髋关节外旋活动范围

(18)膝关节屈曲活动范围(图2-19)

0°~30°	1分
31°~60°	2分
61°~90°	3分
91°~120°	4分
120°以上	5分

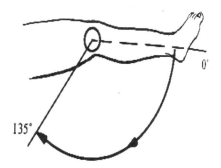

图2-19　膝关节屈曲活动范围

(19)膝关节伸直活动范围(图2-20)

45°屈曲~35°屈曲	1分
34°屈曲~25°屈曲	2分
24°屈曲~15°屈曲	3分
14°屈曲~5°屈曲	4分
4°屈曲~5°伸直	5分

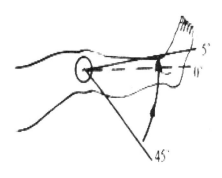

图2-20　膝关节伸直活动范围

(20)踝关节背伸活动范围(图2-21)

1°~6°	1分
7°~12°	2分
13°~18°	3分
19°~24°	4分
25°以上	5分

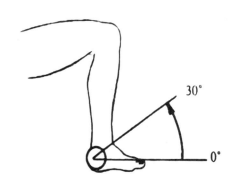

图2-21　踝关节背伸活动范围

(21)踝关节跖屈活动范围(图2-22)

1°~10°	1分
11°~20°	2分
21°~30°	3分
31°~40°	4分
41°以上	5分

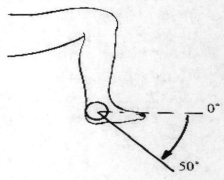

图2-22 踝关节跖屈活动范围

(22)踝关节内翻活动范围(图2-23)

1°~12°	1分
13°~24°	2分
25°~36°	3分
37°~48°	4分
49°以上	5分

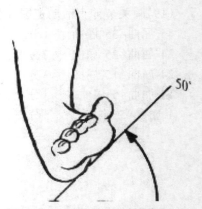

图2-23 踝关节内翻活动范围

(23)踝关节外翻活动范围(图2-24)

1°~6°	1分
7°~12°	2分
13°~18°	3分
19°~24°	4分
25°以上	5分

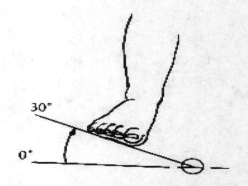

图2-24 踝关节外翻活动范围

（三）ROM表示方法

文献中有关ROM的表示方法不尽相同,一种以解剖部位为"0°"不论屈或伸,当关节伸直受限时,测量的角度数可能成为负数。另一种在屈曲活动记录时以充分伸直为"0°",在伸直活动记录时以充分伸直为"180°",这样可避免出现负数,但使关节总活动度的计算变得复杂化,本书采用前一种方法。

（四）ROM受限因素

1.关节骨性解剖结构异常。

2.关节周围软组织病变,如关节囊粘连、韧带损伤,肌腱挛缩等。

3.运动关节的肌肉软弱无力。

4.拮抗肌张力过高。

（五）ROM测量注意事项

1.对要测量的关节必须充分暴露,特别是对女性检查时应准备单房间及更衣室。检查异性时须有第三者在场。

2.要使受检者精神沉着,耐心说明,以使其采取轻松姿势。

3.对基本轴的固定是很重要的。固定的位置应在关节的近位端或远位端,不能在关节处固定。

4.角度计的轴应与关节的轴取得一致,不要妨碍轴的平稳移动。

5.用角度计要测量两次,即在活动的前后测量,并左右对照。

6.对有两个关节肌(多关节肌)的关节,要充分考虑肌肉的影响。

7.有关节痛时,要发现疼痛的范围并作记录,注意慢慢检查。

（六）ROM测量方法

1.普通量角器法

目测ROM较为粗糙,因此一般用量角器进行检查。普通量角器用两根直尺连接一个半圆量角器或全圆量角器制成,手指关节用小型半圆角器测量。使用时将量角器的中心点准确对到关节活动轴中心(参照一定的骨性标志),两尺的远端分别放到或指向关节两端肢体上的骨性标志或与肢体长轴相平行。随着关节远端肢体的移动,在量角器刻度盘上读出关节活动度。各关节测量的具体操作法见表2-1。

表2-1 关节活动范围检查

关节	运动	测量姿位	量角器放置标志			0点	正常值
			中心	近端	远端		
肩	屈、伸	解剖位,背贴立柱站立	肩峰	腋中（铅垂线）	肱肌外上髁	两尺相重	屈180°伸50°
	外展	同上	同上	同上	同上	同上	180°
	内、外旋	仰卧,肩外展肘屈90°	鹰嘴	铅垂线	尺骨茎突	同上	各90°

续表

关节	运动	测量姿位	量角器放置标志			0点	正常值
			中心	近端	远端		
肘	屈、伸	解剖位	肱骨外上髁	骨峰	尺骨茎突	两尺成一直线	屈150°伸0°
腕	屈、伸	解剖位	桡骨茎突	前臂纵轴	第二掌骨头	两尺成一直线	屈90°
	尺、桡屈	解剖位	腕关节中点	同上	第三掌骨头	同上	桡屈25° 尺屈65°
髋	屈	仰卧,对侧髋过伸	股骨大粗隆	水平线	股骨外髁	两尺成一直线	125°
	伸	仰卧,对侧髋屈曲	同上	同上	同上	同上	15°
	内收、外展	仰卧,避免大腿旋转	髂前上棘	对侧髂前上棘	髌骨中心	两尺成直角	各45°
	内外旋	仰卧、两小腿桌缘外下垂	髌骨下端	铅垂线	胫骨前缘	两尺相重	各45°
膝	屈、伸	仰卧	股骨外髁	股骨大粗隆	外髁	两尺成一直线	屈150° 伸0°
踝	屈、伸	仰卧	内踝	股骨内髁	第一距骨头	两尺成直角	屈150° 伸0°
	内、外翻	俯卧	踝后方两踝中点	小腿后纵轴	足跟中点	两尺成一直线	内翻35° 外翻25°

2.方盘量角器测量法

范振华在1974年设计了一种方盘量角器,用正方形,每边长12cm,上有圆形刻度盘的木钟,加一指针及把手构成(图2-25)。在木盘刻度面处于垂直位时,方盘中心的指针由于重心在下而自动指向正上方。使用时采取适当姿位使关节两端肢体处于同一个垂直面上,并使一端肢体处于水平位或垂直位,以

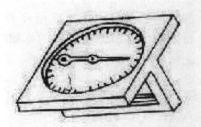

图2-25 方盘量角器

方盘的一边紧贴另一肢体,使其刻度面与肢体处于同一垂直面上,即可读得关节所处的角度。各关节测量的具体操作法见表2-2。

表2-2　用方盘量角器作关节活动度检查

关节	运动	测量姿位	量角器放置位置	量角器刻度盘方位	正常值
肩	屈、伸	站立,头、背、骶部紧贴立柱	上臂后方中段	0点指向近端	屈180°伸50°
	外展	同上	上臂内缘中段	同上	180°
	内、外旋	仰卧,肩外展,肘屈90°	前臂尺侧缘中下段	0点指向远端	内旋80°、外旋90°
肘	屈、伸	坐,上臂平贴桌面	前臂中段背侧尺骨皮下面	0点对向尺骨	屈150°伸0°
前臂	内、外旋	站立,上臂外侧紧贴柱面,肘屈90°,手紧握量角器把手	量角器把手紧贴掌心	0点指向桡侧	内旋55°,外旋135°
腕	屈、伸	前臂平贴桌面,掌心向下	第三掌骨背面	180°点对向掌骨	屈80°、伸70°
	尺、桡屈	同上,掌心垂直,拇掌屈	第二掌骨桡侧缘	同上	尺屈40°,桡屈20°
髋	屈	仰卧,对侧髋过伸	大腿前缘中段	180°点对向大腿	120°
	伸	同上,对侧髋屈曲	同上	同上	15°
	内收外展	侧卧,一直尺两端族两髂前上棘上,测此尺寸倾斜度,于内收、外展测量结果中减除之	大腿外侧中段	同上	各45°
	内、外旋	仰卧,两腿分开伸直	足掌内侧缘	0点指向远端	内旋50°,外旋65°
膝	屈、伸	坐或仰卧	在肌前中段、小腿前中段各测一次,相加	180°点指向膝部 180°点指向膝部	屈160°,伸5° 屈160°,伸5°
踝	跖屈	站立足掌不离地,小腿尽量后倾	胫前缘中段	0点指向近端	40°
	背伸	同上,足跟不离地,小腿前倾	同上	同上	25°
	内外翻	向患侧卧,小腿平贴诊察台,外踝在桌缘上	紧贴足掌横弓	0点指向足内侧	内翻45°,外翻20°

第五节 肌力评定

一、徒手肌力检查

目前,国际上普遍应用的徒手肌力检查方法是1916年美国哈佛大学矫形外科学教授Robert Lovett提出来的。此检查方法是根据受检肌肉或肌群的功能,让患者处于不同的受检体位,然后嘱患者分别在减重、抗重力和抗阻力的条件下做一定的动作,按照动作的活动范围及抗重力或抗阻力的情况将肌力来进行分级的。

1983年,美国医学研究委员会(Medical Research Council,MRC)在Lovett肌力分级基础上进一步细分,如被测的肌力比某级稍强时,可以在此级右上角加"+",稍差时则在右上角加"—",以补分级不足,即:M.R.C.肌力分级法。表2-3。

表2-3 肌力分级标准

测试结果	Lovett 分级	M.R.C.分级	Kendall 百分比
能抗重力及最大阻力运动至测试姿位或维持此姿位	正常(Normal,N)	5	100
	正常⁻(Normal⁻	5⁻	95
同上,但仅能抗中等阻力	良⁺(Good⁺,G⁺)	4⁺	90
	良(Good,G)	4	80
同上,但仅能抗小阻力	良⁻(Good⁻,G⁺)	4⁻	70
	好⁺(Falr⁺,F⁺)	3⁺	60
能抗自体重力运动至测试或维持此姿位	好(Fair,F)	3	50
能抗自体重力运动至接近测试姿位,能在消除重力姿位运动至测试姿位或加小助力能运动至测试姿位	好⁻(Falr⁻,F⁻)	3⁻	40
能在消除重力姿位作中等幅度运动或加中等助力能运动至测试姿位	差⁺(Poor⁺,P⁺)	2⁺	30
能在消除重力姿位作小幅度运动或加较大助力能运动至测试姿位	差(Poor,P)	2	20
可见到或扪到微弱的肌肉收缩或肌腱活动,无可见的关节运动	差⁻(Poor⁻)	2⁻	10
	微(Trace,T)	1	5
无可测知的肌肉收缩	零(Zero,O)	0	0

若检查时有痉挛加"S"或"SS"（S-spasticity），如有挛缩加"C"或"CC"（C-contracture），以示该肢体有特殊情况。

（一）以下情况不适宜徒手肌力检查

对骨折错位或未愈合，骨关节不稳定、脱位，尤其是肌肉骨骼结构的术后，关节及周围软组织急性损伤、严重疼痛及关节活动极度受限、严重的关节积液和滑膜炎等疾患应禁止肌力测定检查。对疼痛剧烈、关节活动受限、严重骨质疏松，心血管疾病及有骨化性肌炎部位也不适用肌力测定。

（二）徒手肌力检查的优点、缺点及注意事项

1. 优点

（1）不需特殊的检查器具，简便、易行，所以不受检查场地的限制。

（2）以自身各肢体的重量作为肌力评价基准，能够表示出个人体格相对应的力量，比用测力计等方法测得肌力绝对值更具有实用价值。

2. 缺点

（1）它只能表明肌力的大小，不能表明肌肉收缩耐力和协调性。

（2）定量分级标准较粗略。

（3）较难以排除测试者的主观评价的误差。

（4）一般不适用于由上运动神经元损伤（如中风和脑瘫）引起痉挛的患者。

3. 注意事项

有诸多因素可以影响肌力评定的结果，如年龄、性别、疼痛、疲劳、动力不足、恐惧、对检查的误解以及疾病的性质等，此外，还需要注意以下情况：

（1）熟练掌握肌力检查的技巧：先观察关节活动的质量，有无不对称、萎缩、肥大以及步态异常的情况，然后采取正确的姿势、肢位并充分固定近侧端，按照分级标准检查肌力。

（2）避免肌力检查的干扰因素：除患者和检查者的体位、治疗师的经验外，患者的疼痛与疲劳以及合作情况对肌力检查均有影响。此外，还应防止在某些疾患时因其他肌肉的代偿所造成的假象动作。

（3）争取患者的合作：检查前，应先用通俗的语言向患者解释检查的目的和方法，必要时给以示范，以争取患者配合。

（4）掌握相关的解剖知识：检查时必须同时进行触诊，为此，要详细了解肌肉、肌腱的解剖位置。

（5）了解相关运动模式：中枢神经系统疾病时，因运动模式异常，肌肉控制障碍，手法肌力检查难以判断肌力，不宜采用。但当出现随意运动时，仍可使用手法肌力检查。

（6）避免不良反应：肌力测试时，持续的等长收缩可使血压明显升高，对心脏活动造成困难，故对有明显的心血管疾病患者慎用。

临床常用的手法检查及肌力分级法系 K.W.Lovett 于 1916 年提出，以后具体操作续有修改，但其原则未变.此法使受试肌肉在一定的姿位下作标准的测试动作，观察其完成动作的能力。由测试者用手施加阻力或助力。

测试操作的一般程序是先将肢体放置到适当姿位，以便当待测的肌肉收缩时，能使远端肢体在垂直面上自下向上运动。必要时由测试者用一手固定近端肢体，然后令试者尽量用力收缩被测肌肉，使远端肢体对抗自身重力作全幅度运动，如能完成，说明肌力在3级或3级以上。应用测试者的另一手在运动关节的远端施加阻力，根据受试者能克服的阻力的大小来判定肌力为4或5级。不能承受外加阻力则为3级。如不能克服重力作全幅度运动，则应调整体位，将肢体旋转90°，使肢体在水平面上运动以消除重力的作用。测试远端肌肉时可稍托起肢体，测试近端肌肉时可在肢体下放置光滑平板，或用带子将肢体悬挂，以消除摩擦力的影响。在此条件下能完成大幅度运动，可判定为2级肌力，如仅有微小关节活动或未见关节活动，但可在主动肌的肌腹或肌腱上扪到收缩感，则为1级肌力，扪不到收缩感觉为0级。在测试3级以下肌力时，为了避免改变姿位的麻烦，也可施加助力，根据所需助力的大小判定为2级或1级肌力。

此法虽有分级较粗略，评定时也带有测试者的主观成分等缺点，但应用方便，可分别测定各组或各个肌肉的肌力，适用于不同肌力的肌肉测试（很多器械测试仅适用于4级以上的肌力测定），故广泛应用于临床医学及康复医学实际工作。

二、器械检查

在肌力超过3级时，为了进一步作较细致的定量评定，须用专门器械作肌力测试。根据肌肉的不同的收缩方式有不同的测试方式，包括等长肌力检查、等张肌力检查及等速肌力检查。常用方法如下：

（一）等长肌力检查

在标准姿位下用测力器测定一个肌肉或肌群的等长收缩（isometriccontraction）肌力。常用检查项目如：

1.握力　用大型握力计测定。测试时上肢在体侧下垂，握力计表面向外，将把手调节到适宜的宽仪式。测试2~3次，取最大值（图2-26）。以握力指数评定：

　　握力指数=好手握力(kg)/体重(kg)×100

　　正常应高于50。

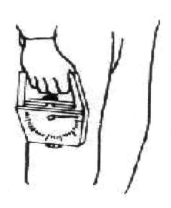

图2-26　握力测定

　　2.捏力　用拇指和其他手指的指腹捏压握力计或捏力计可测得质量力(图2-26)，其值约为握力的30%(图2-27)。

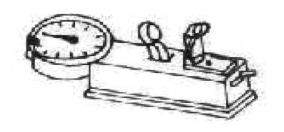

图2-27　捏力计图

　　3.背肌力　即拉力，用拉力计测定。测时两膝伸直，将把手调节到膝盖高度，然后用力伸直躯干上拉把手(图2-28)。以拉力指数评定：

　　拉力指数=拉力(kg)/体重(kg)×100

　　正常值为：男150~200，女100~150。此法易引起腰痛患者症状加重或复发，一般不用于腰痛患者而用俯卧位手法检查代替。

　　4.四肢各组肌力测定在标准姿势下通过钢丝绳及滑轮拉动固定的测力计，可对四肢各组肌肉的等长肌力进行个别测定，方法见图2-28,2-29。这组设备可组合成一架综合测力器，以便使用。

上肢屈腕肌力测定(腕中立位)、伸腕肌力测定(腕中立位)、屈肘肌力测定(肘屈90°)、伸肘肌力测定(肘屈90°)、肩外展肌力测定(肩外展45°)下肢踝屈伸肌力(踝中立位)伸膝肌力(膝屈45°)、屈膝肌力(膝屈90°)妇女上肢肌力约为男性的55%,与国外资料的56%相近。下肢肌力约为男性的62%,较国外资料的72%为低。一般认为肌肉每平方厘米横断面积可产生3~4kg肌力,男女相同。男女的肌力差异主要因肌腹大小不同而非肌肉质量有异。

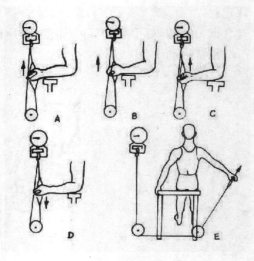

图2-28 上肢肌力测定

(二)等张肌力检查

即测定肌肉进行等张收缩(isotonic contraction)使关节作全幅度运动时所能克服的最大阻力。作1次运动的最大阻力称1次最大阻力(irepetition maximum,IRM),完成10次连续运动时能克服的最大阻力

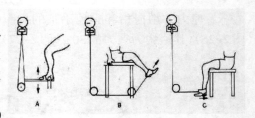

图2-29 下肢肌力测定示意

(10RM),测定时对适宜负荷及每次测试负荷的增加量应有所估计,避免多次反复测试引起肌肉疲劳,影响测试结果。运动负荷可用哑铃、沙袋、砝码可定量的负重练习器进行。此法在康复医学中应用较少。

(三)等速肌力检查

用带电脑的Cybex型等速测力器进行(图2-30)。测试时肢体带动仪器的杠杆作大幅度往复运动。运动速度用仪器预先设定,肌肉用力不能使运动加速,只能使肌力张力增高,力矩输出增加。此力矩的变化由仪器记录,并同步记录关节角度的改变,绘成双导曲线,并自动作数据记录。这种等速测试法精确合理,能提供多方面的数据,已成为肌肉功能检查及其力学特性研究的良好手段。

三、肌力检查的注意事项

为了使检查结果准确、稳定、具有较好的可重复性与可比性，应使操作过程严格规范化。要特别注意以下方面：

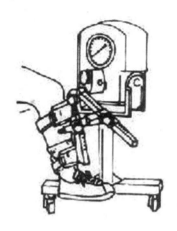

图2-30 等速测力器进行

1.采到正确的测试姿位，在等长测试时要特别注意使关节处于正确的角度。

2.测试动作应标准化、方向正确，近端肢体应固定于适当姿位，防止替代动作。

3.作适当的动员，使受试者积极合作，并处于适当的兴奋状态。可作简单的准备活动。

4.规定适当的测试时机，在锻炼后、疲劳时或饱餐后不作肌力测试。

5.每次测试都要作左右对比，因正常肢体的肌力也有生理性改变。一般认为两侧差异大于10%有临床意义。

6.记录时可采用绝对肌力或相对肌力，后者即单位体重肌力。作横向比较时宜用相对肌力。

7.注意禁忌证肌力测试特别是等长肌力测试时，持续的等长收缩可使血压明显升高。测试时如持续地闭气使劲，可引起乏氏反应（Valsalva effect），对心脏活动造成困难，有高血压或心脏疾患者慎用，明显的心血管疾病患者忌用。

8.注意肌力测试不适用于上位运动神经损害的运动功能评估，如中风后偏瘫肢体的运动功能不宜采用肌力检查。对于中枢性运动功能障碍的评估，应采用Brunnstrom法或Fugl-Meyer法，或上田敏法。

第六节　疼痛的评估

选择适宜的评估方法：对每个新入院患者下放一把HND疼痛尺，由主班或责任护士教给患者及家属具体使用方法，必要时反复指导，直到完全掌握。并应根据患者认知情况和喜好选择其中的一种评估方法，同一患者前后使用同一种评估方法。对个别患者如认知障碍、无认知能力的婴幼儿则使用改良面部表情评分法(FLACC)。

生命观测单的记录:患者使用了哪种评估方法,在相应的"□"内打"√",不同性质的疼痛用不同的符号表示(如胀痛用◎标记)。间隔疼痛表示法:记录在患者认为最痛的时间内,两次疼痛之间用虚线连接;持续疼痛表示法:记录在评估时相应的时间内,之间用实线连接。用红色水笔(体温用黑色,脉搏用红色,呼吸用黑色)标记。疼痛部位变化等特殊情况可由医生及时记录在病程日志中。如果患者有一种以上的疼痛,应针对每种疼痛采用上述程序进行评估,疼痛评分应记录在生命体征观测单上。

一、疼痛评估频率

1.中度(≤5)以下疼痛患者2次/d,时间为2:00PM、6:00AM,(与测体温同时),分别评估患者6:00A~2:00PM、2:00P~6:00AM期间的疼痛情况,记录在相应时间内。

2.重度(>5)以上疼痛患者3次/d,时间为2:00PM、10:00PM、6:00AM,(与发热患者测体温同时),分别评估患者6:00A~2:00PM、2:00P~10:00PM、10P~6AM期间的疼痛情况,记录在相应时间内。

3.剧痛或需观察用药情况的患者,则遵医嘱按时评估并记录。

二、疼痛的评估方法

1.文字描述评分法(Verbal descriptors scale VDS)醒目、便于理解,对文化程度低或不识字的人难于应用。

2.数字评分法(Numericalrating scalle NRS)准确简明,但不能用于没有数字概念的患儿。

3.口头评分法(Verbal rating scale VRS)易理解,表达清楚、准确具体,但易于受文化程度、方言等因素影响。

4.视觉模拟评分法(Visual analogue scale VAS)简便易行,但精确度稍差。

5.Wong-Baker面部表情评估法(The Modified Wong-Baker Faces Scale)直观真实,没有文化背景的要求,常用于小儿及表达困难者,但需要观察者仔细辨识。

6.改良面部表情评分法(The Modified Faces ,Legs, Activity,Cry and Consolability Scale FLACC)表情、下肢、活动、哭泣可安慰性评分法。多用于4岁或4岁以下幼儿、有先天性认知缺陷或老年人以及无法用其他评测方法的患者。

7.疼痛问卷调查表评估法　常用的有McGill问卷表,因其考虑到患者对疼痛的生理感觉,情感因素、认知能力等因素设计,能比较准确评价疼痛的强度和性质。但易受患者文化程度和情感因素的影响。

第六节 活动时的摩擦音与摩擦感

骨伤科中无嵌的完全性骨折,当触摸或按压骨折部,骨折块之间出现摩擦的声音,这种声音称骨擦音或骨擦感。骨折后一般可出现骨擦音或骨擦感,如果严重的人可能会出现休克表现的。

骨折的症状一般都有以下几点:

1.骨擦音或骨擦感 骨折后,两骨折端相互摩擦时,可产生骨擦音或骨擦感。这种骨折的症状是较为常见的。

2.休克 对于多发性骨折、骨盆骨折、股骨骨折、脊柱骨折及严重的开放性骨。患者常因广泛的软组织损伤、大量出血、剧烈疼痛或并发内脏损伤等而引起休克。这也是骨折的症状表现。

3.发热 骨折处有大量内出血,血肿吸收时,体温略有升高,但一般不超过38℃,开放性骨折体温升高时,应考虑感染的可能。这也是骨折的症状表现之一。

第七节 日常生活能力的评估

日常生活活动能力(activities of daily living,ADL)是指人们为独立生活而每天必须反复进行的、最基本的、具有共同性的身体动作群,即进行衣、食、住、行、个人卫生等的基本动作和技巧。日常生活活动能力对每个人都是至关重要的。对于一般人来说,这种能力是极为普通的,而在残疾者,往往是难以进行的高超技能。残损的程度愈大,对日常生活活动能力的影响愈严重。康复训练的基本目的就是要改善残疾者的日常生活活动能力,为此,必须首先了解患者的功能状况,即进行日常生活活动能力的测定。

日常生活活动能力的测定就是用科学的方法,尽可能准确地了解并概括残疾者日常生活的各项基本功能状况,即明确他们是怎样进行日常生活的,能做多少日常活动,难以完成的是哪些项目,功能障碍的程度如何。因此,日常生活活动能力的测定是功能评估的康复诊断的重要组成部分,是确立康复目标、制定康复计划、评估康复疗效的依据,是康复医疗中必不可少的重要步骤。

一、日常生活活动能力测定的内容

日常生活活动能力测定的内容较多,根据多数学者的意见,主要测定以下几个大方面:

(一)床上活动

包括在床上的体位变换、移动和坐姿平衡。

1.体位变换

(1)躺卧←→坐起;

(2)向左、右翻身;

(3)仰卧←→俯卧。

2.身体移动

(1)向上、下移动;

(2)向左、右移动。

3.坐姿平衡

(1)躯干向前、后、左、右各方向活动及转身时的平衡—保持坐稳;

(2)手臂伸向任何一方时的坐姿平衡—保持坐稳。

(二)轮椅活动

包括乘坐轮椅及对轮椅的掌握。

1.轮椅←→床;

2.轮椅←→厕所;

3.轮椅←→浴室(包括淋浴和盆浴)。

4.对轮椅的掌握

(1)对轮椅的各部件的掌握;

(2)推动或驾驶轮椅的方法。

(三)自理活动

包括盥洗、修饰、穿衣、进食。

1.盥洗—个人卫生

(1)开关水龙头;

(2)洗漱:包括洗脸、洗手、洗头和刷牙;

(3)洗澡、淋浴或盆浴;

(4)对大、小便的处理,包括对尿壶、便盆及厕所的使用。

2.修饰—个人仪表

（1）梳头；

（2）刮脸；

（3）对化妆品的使用；

（4）修剪指甲。

3.穿衣

（1）穿、脱内衣、内裤；

（2）穿、脱套头衫；

（3）穿、脱对襟衫；

（4）扣纽扣、用拉链；

（5）结腰带、系领带；

（6）穿鞋、袜、系鞋带。

4.进食

包括对餐具的使用及进食能力：

（1）持筷夹取食物；

（2）用调羹舀取食物；

（3）用刀切开食物，用叉叉取食物；

（4）用吸管、杯或碗饮水、喝汤；

（5）对碗、碟的把持，包括端碗、扶盘。

(四)阅读和书写

1.阅读书、报。

2.书写姓名、住址。

(五)使用电灯、电话

1.开、关电灯。

2.打电话。

（1）投硬币；

（2）拨电话；

（3）接电话。

(六)使用钱币

1.对钱包（钱夹）的使用。

2.对硬币、纸币的使用。

(七)行走

包括辅助器的使用及室外内、外行走：

1.辅助器的使用

(1)使用手杖；

(2)利用拐杖；

(3)穿戴支架、支具或假肢。

2.室内行走

(1)在水泥或泥土路面上行走；

(2)在地毯上行走。

3.室外行走

(1)在水泥或泥土路面上行走；

(2)在碎石路面上行走；

(3)上、下路边石阶。

(八)上、下楼梯

1.上楼梯(有扶手或无扶手)；

2.下楼梯(有扶手或无扶手)。

(九)乘公共汽车或小汽车

1.上汽车；

2.下汽车 。

二、日常生活活动能力的分级

日常生活活动能力的分级就是对患者的独立生活能力及功能残损状况定出的度量标准,它是评估患者日常生活基本功能的定量及定性的指标。不同的级别能够可靠地表明不同的功能水平及残损程度,而级别的变化又可以敏感地反映功能的改善或恶化。

日常生活活动能力分级的组织和设计方式有许多种,现介绍三种分级法:

(一)五级分级法

这是根据纽约大学医学中心康复医学研究所制定的二级分法归纳整理的,即按日常生活的独立程序分成五级。

1.分级及其代表符号

(1)Ⅰ级:能独立活动,无须帮助或指导,用"√"表示。

(2)Ⅱ级:能活动,但需指导,用"S"(supervision)表示。

(3)Ⅲ级:需要具体帮助方能完成活动,用"A"(assistance)表示。

(4)Ⅳ级:无活动能力,必须依靠他人抬动或操持代劳,用"L"(lifting)表示。

(5)Ⅴ级:即指该项活动不适于患者,用"×"表示。

在上述各级中,如果患者是在有辅助装置(轮椅、矫表支具或拐杖等)的条件下进行的,则必须注明辅助装置的名称。

2.记录方式通过表格记录日常生活能力测定结果及功能进展情况。

(1)日常生活活动能力测定报告单(表2-4)。

表2-4　日常生活活动能力测定报告单

姓名		性别		年龄		病室		病历号	
职业		住址							
入院日期		主管医师			初测日期				
发病日期		损害类型		弛缓性					
				痉挛性					
残疾情况									
发病原因									
压疮情况									
手术情况									

(2)日常生活活动能力的测试及进展情况记录表(表2-5)。

表2-5　日常生活活动能力的测试及进展情况记录表

床上活动		G/1	G/2	日期	测定人
躺卧或坐起					
翻身	向左				
	向右				
仰卧或俯卧					
料理床铺					
使用床头柜					
使用信号灯					

在表中依次列出日常生活活动能力的测定项目,逐项记录测得的等级(填写等级符号)、测定日期及测定者姓名。

初次测定的记录用蓝笔记载,在G/1栏内填写等级符号,画"√"表示患者能够独立完成该项活动;画"×"表示患者不适宜做该项活动,如果患者不能完成,则在该项活动栏内留空格,不作任何标记。

进展情况的记录用红笔记载,在G/2栏内填写等级符事情。

表2-5是床上活动的记录部分,轮椅活动、自理活动、阅读和书写、电灯电话及钱币的使用、行走、上下楼梯及乘车等项目的记录情况依此类推。

五级分级法及其记录方式简单、明确,对患者有无独立活动能力、需要哪类帮助等情况可一目了然,因此便于临床应用。

(二)Barthel 指数分级

Barthel 指数分级是通过对进食、洗澡、修饰、穿衣、控制大便、控制小便,用厕、床椅转移、平地行走及上楼梯10项日常活动的独立程度打分的方法来区分等级的。记分为0分~100分。100分表示患者基本的日常生活活动功能良好,不需他人帮助,能够控制大、小便,能自己进食、穿衣、床椅转移、洗澡、行走至少一个街区,可以上、下楼。0分表示功能很差,没有独立能力,全部日常生活皆需帮助。

Barthel 指数分级是进行日常生活能力测定的有效方法,其内容比较全面,记分简便、明确,可以敏感地反映出病情的变化或功能的进展,适于作疗效观察及预后判断的手段。Barthel 指数记分法见表2-6。

表2-6　Barthel 指数记分法

日常活动项目	独立	部分独立,需部分帮助	需极大帮助	完全不能独立
进食	10	5	0	
洗澡	5	0		
修饰(洗脸、刷牙、刮脸、梳头)	5	0		
穿衣(包括系鞋带等)	10	5	0	
控制大便	10	5偶尔失控	0(失控)	
控制小便	10	5偶尔失控	0(失控)	
用厕(包括拭净,整理衣裤,冲水)	10	5	0	
床椅转移	15	10	5	0
平地行走45m	15	10	5(需轮椅)	0
上下楼梯	10	5	0	

包括10项内容:进食,床椅转移,修饰,进出厕所,洗澡,平地行走,上、下楼梯,穿衣,大便控制,小便控制。每个项目根据是否需要帮助及其帮助程度分为0、5、10、15四个等级,总分为100分。

评定标准100分 独立;75分~95分 轻度依赖;50分~70分中度依赖;25分~45分重度依赖;0分~20分完全依赖。

根据Barthel 指数记分,将日常生活活动能力分成良、中、差三级:

1.>60分为良,有轻度功能障碍,能独立完成部分日常活动,需要部分帮助;

2.60~41分为中,有中度功能障碍,需要极大的帮助方能完成日常生活活动;

3.≤40分为差,有重度功能障碍,大部分日常生活活动不能完成或需他人服侍。

(三)五级20项日常生活活动能力分级法

这是我国的《康复医学》试用教材中介绍的分级方法。

Ⅰ级:不能完成,全靠别人代劳。

Ⅱ级:自己能做一部分,但要在别人具体帮助下才能完成。

Ⅲ级:在别人从旁指导下可以完成。

Ⅳ级:能独立完成,但较慢,或需要使用辅助器和支具。

Ⅴ级:正常,能独立完成。

五级20项日常生活活动能力测定的内容及记分标准见表2-7。

三、日常生活活动能力的测定方法

日常生活活动能力测定方法包括测试时的客观观察和记录两部分。

(一)测试方法

1.直接观察法

直接观察法就是由测定者亲自观察患者进行日常生活活动的具体情况,评估其实际活动能力。测定时,由测定者向患者发出动作指令,让患者实际去做。譬如对患者说"请你坐起来","请你洗洗脸","让我看看你是怎样梳头的"等等,要逐项观察患者进行各项动作的能力,进行评估及记录。对于能直接观察的动作,不要只是采取询问的方式,了解能做什么、能做什么及完成的程度,而是竭力做到客观,避免主观,以防止患者夸大或缩小他们的能力。

2.间接评估法

间接评估是指对于一些不能直接观察的动作,通过询问的方式进行了解和评估的方法。譬如通过询问了解患者是否能够控制大、小便等。

表2-7　日常生活活动能力测定内容及记分标准

序号	项目	完成所需时间	完成情况				
			不能完成 0分	在帮助下完成 25分	在指待下完成 50分	独立完成但较慢 75分	独立完成,速度基本正常 100分
1	穿上衣,扣衣扣						
2	穿裤子,结腰带动						
3	穿鞋、袜						

续表

序号	项目	完成所需时间	完成情况				
			不能完成 0分	在帮助下完成 25分	在指待下完成 50分	独立完成但较慢 75分	独立完成,速度基本正常 100分
4	用匙						
5	端碗						
6	用筷						
7	提暖瓶倒水						
8	收拾床铺						
9	开关电灯						
10	开关水龙头						
11	用钥匙开锁						
12	平地步行						
13	上下楼梯						
14	坐上及离开轮椅						
15	利用轮椅活动						
16	上、下公共汽车						
17	刷牙						
18	洗脸						
19	洗澡						
20	用厕						

总评:2000分正常,1500分轻度障碍,1000分轻残,500分残疾,0分严重残疾。

第三章　骨科康复护理基本原则

　　随着医学护理模式的转变,康复护理的观念也发生了转变,由传统的医学治疗向多元化综合治疗的护理方向转变,其主要目的是尽早使康复工作付诸实施,以帮助患者身体恢复到最佳满意的状态。骨科疾病有治疗时间长、护理难度大等特点。针对这些特点,给患者予以科学的康复护理指导,对促进其早日康复具有重要意义。骨科功能康复的作用:促进血肿和渗出物的吸收;加速骨折断端的纤维性链接和骨痂形成;防止关节粘连、僵硬,恢复关节功能;防止肌萎缩。恢复肌力;消除骨折对肢体的不良影响,减少肢体制动所致各种并发症和继发损害;减轻患者长期卧床造成的运动、感觉和心理功能障碍,让患者尽早达到生活自理,重返工作岗位。

第一节　骨科康复的治疗原则

一、从被动到主动治疗

(一)被动治疗

　　一种完全依靠外力帮助来完成的运动,它是相对于主动运动而言。外力可以是机械的,也可以是由他人或本人健康肢体的协助。进行时,被动运动的肢体肌肉应放松,利用外力固定关节的近端和活动关节的远端,根据病情需要尽量作关节各方向的全幅度运动,但要避免动作粗暴。适用于各种原因引起的肢体运动功能障碍,能起到放松痉挛肌肉,牵引挛缩的肌腱、关节囊和韧带,恢复和保持关节活动幅度的作用。

(二)主动运动

　　患者在没有辅助情况下完成的一种运动。分为等张训练、等长训练和等动训练。等张训练可引起关节活动的肌肉收缩和放松运动,又称动力性运动,在康复体育中应用最广;等长训练是一种静力性肌肉收缩训练,无明显的关节活动,能有效地增长肌肉力量,特别用于被固定的肢体和软弱的肌肉及神经损伤后的早期;等动训练是等张和等长训练的综合,它是利用专门器械(如等动练习器)进行的有效的发展肌力的一种练习,在训练时肌肉以最大力量做全幅度的收缩运动,依靠器械的作用,运动速度基本维持不变,使肌肉在整个运动过程中持续保持高度张力,从而获得更好的锻炼效果。

(三)主动运动训练和被动运动训练的区别(表3-1)。

表3-1　主动运动训练和被动运动训练的区别

被动运动训练	主动运动训练
以"静"为主	以"动"为主
以"治疗师为核心"	以"患者为核心"
"似玩耍"、"不出力"	"好看"、"出力"
"满意"	"患者可能不理解"
操作容易	操作难度大
姿势矫正得好	功能建立得好

二、从单一训练到多元化、多学科治疗

患者入院时和手术后评估患者病情及功能情况,了解其手术方案、疗效等情况,以确定体位、翻身、肢体关节活动及起床、站立、行走时机,有针对性地制定功能锻炼计划。从简单的主、被动训练过渡到多种治疗元素的结合,这些元素包括临床医生、物理治疗师、运动治疗师、心理学家、职业训练治疗师共同的努力。

三、肌力功能训练

(一)等张性训练

在肌肉拉长或缩短时,通过关节活动范围抵抗持续不变的阻力或负荷而进行的。

1.向心性与离心性　向心性使肌肉起止点靠近,如:屈肘时的肱二头肌收缩;离心性使肌肉起止点远离,如下蹲时的股四头肌收缩。

2.开放链与收缩链　开放链指肢体远端自由活动的运动,收缩链指肢体远端固定时身体产生的运动。如步行周期中摆动相和站立相时胫骨前肌的功能。

（二）等长性训练

最大负荷下不产生关节活动 时肌肉的最大收缩,且每次收缩应保持若干秒,应用于关节疼痛和关节不允许活动 的情况下的肌力训练。

（三）等速性训练

由仪器限定了肌肉收缩时肢 体的运动速度,使其始终保持角速度相等。这种仪器就叫作等速肌力测试训练仪。

（四）超量负荷原则

所给负荷应略高于现有能力水平,要使患者在训练时不是轻而易举地便能完成动作,而是需要努力或给予一定的工作条件才能完成。 肌力训练负荷量要相当大,能完成的动作重复次数比较少,一般采用相当于肌肉产生最大强度收缩所需负荷量的60%,持续至少6周。 耐力训练采用重复次数较多而负荷量相对较小,中等强度(最大耗氧量的40%~70%),也称有氧训练。

（五）渐进抗阻训练

测某一肌群对抗最大阻力完成10次动作的重量(只能完成10次,作第11次时已无力完成),这个量称为10RM(repeated maximum),以该极限量为基准,分3或4组训练。

1.10RM重量的1/4量,重复练习10次;

2.10RM重量的1/2量,重复练习10次;

3.10RM重量的3/4量,重复练习10次;

4.10RM全量,重复练习10次。每组训练之间需休息1min,每天训练1次。每周重新测定1次10RM量,作为下周训练基础。

（六）短暂等长训练

给肢体以最大抵抗,使承受抵抗的肌群以等长收缩形式(即肌肉收缩对抗负荷,但不缩短长度,也不产生关节活动),维持5~10 s,重复20次,每次间隔20s。 短暂最大负荷训练:给肢体以从0.5kg起达最大抵抗,使肌肉先完成关节运动(等张收缩),继而维持等长收缩5~10s,1次/d。短暂等速训练:采用等速训练器(Cybex/Biodex/Lido)进行训练,始终保持运动的角速度相等。但仪器昂贵,不适用于社区。

四、关节活动度维持与训练技术

（一）关节活动度训练的原则

1.在功能评定的基础上,确定训练的形式,如被动训练、主动-辅助训练和主动训练等。

2.患者处于舒适体位,同时确保患者处于正常的身体列线;必要时除去影响活动的衣服、夹板等固定物。

3.治疗师选择能较好发挥治疗作用的位置。

4.扶握将被治疗关节附近的肢体部位,以控制运动。

5.对过度活动的关节、近期骨折的部位或麻痹的肢体等结构完整性较差的部位予以支持。

6.施力不应超过有明显疼痛范围的极限。

7.关节活动度训练可在解剖平面(额面、矢状面、冠状面)、肌肉可拉长的范围、组合模式(数个平面运动的合并)、功能模式等情况下进行。

8.在进行训练中和完成后,应注意观察患者总体状况,注意生命体征、活动部分的皮温和颜色改变,以及关节活动度和疼痛等变化。

(二)准备

关节活动度训练方法有徒手训练和器械训练。

1.徒手训练包括自身和他人徒手训练。

2.器械训练包括被动运动训练器、体操棍、指梯、手指活动训练器、头顶滑轮系统、滑板和悬吊装置等。

3.要向患者说明治疗目的、方法和注意事项,以充分取得患者的合作。

(三)注意事项

1.患者应在舒适的体位下进行,并尽量放松,必要时脱去妨碍治疗的衣物或固定物。

2.应在无痛或轻微疼痛、患者能忍受的范围内进行训练,避免使用暴力,以免发生组织损伤。

3.如有感觉功能障碍者需进行关节活动度训练时,应在有经验的治疗师指导下进行。

4.数个关节活动度都需训练时,可依次从远端向近端的顺序逐个关节或数个关节一起进行训练。

5.关节活动训练中如配合药物和理疗等镇痛或热疗措施,可增加疗效。

五、骨科康复诊疗中的禁忌

1.等长抗阻力运动,特别是抗较大阻力时,具有明显的升压反应。等长运动常伴有闭气,易引起心血管额外负荷。因此,有高血压、冠心病、或其他心血管疾病者应禁忌在等长抗阻运动时过分用力或闭气。

2.肌力训练的运动量以训练后第二天不感到疲劳和疼痛为宜。根据患者全身和局部状况选择训练方法,每天训练1~2次,20~30 min/次,可以分组练习,中间休息1~2min。不可过度练习。

第二节　骨科康复的护理原则

骨科创伤大都来自于突发事件,无论是从心理上还是身体上都给患者带来了巨大的痛苦和压力。患者在接受治疗的同时,对住院后期恢复情况更为担心。因此,护理人员早期介入患者的身体和心理康复,既缩短患者住院时间,又提高患者生活质量,还增加了患者满意度。

一、围术期心理康复护理

创伤患者多为意外事故所致,对突如其来的打击患者从心理上难以接受。身体上的创伤严重地干扰了患者的心理状态,恐惧、烦躁、焦虑等不良情绪占据了患者的大部分时间。此时护士从患者入院初始就应不错过时机,积极介入患者心理康复。从为住院患者铺好第一张床,送上第一壶开水,做好第一次入院宣教做起,为患者营造一个温馨的就医氛围。护士长、责任护士应多巡视、多关心、多交流,讲解相关专科知识,转移患者注意力,使患者了解部分康复知识,拉近护患之间的距离,建立彼此之间的信任度。使患者从心理上信赖护士,为术后康复训练打好基础,积极配合治疗。

二、术后肢体功能康复

1.早期康复　术后在加强病情观察和心理康复的同时,肢体康复应在临床处理的早期开始介入。若长期固定不动则会导致肌肉萎缩、关节内粘连、关节僵硬等,但早期由于疼痛等或担心伤口裂开、内置物断裂骨折移位等原因患者大都不愿意进行康复训练,往往只在意手术的成功与否,把手术成功视为肢体"康复"。因此护士要积极宣教,告知康复训练的重要性和必要性。患者术后返回病房给予舒适体位,抬高患肢,略高于心脏水平,患肢下衬软枕,以利于静脉回流促进消肿。术后前期要认真评估,教会患者做一些简单有效的功能锻炼。如:麻醉清醒后(一般6h)就可指导患者进行远端指(趾)关节屈伸运动。主动活动与被动活动相辅。术后第一天,可指导患者做肌肉收缩运动、踝泵运动、主动握拳伸指、肘屈伸等。早期进行功能锻炼既可以促进局部的血液循环,使新生的血管得以较快地生长,又可以通过肌肉等长收缩运动保持骨端的良好接触。但要注意,开始活动量要控制在患者接受的轻微疼痛为止,不可急于求成。

2.后期康复　后期康复主动活动和被动活动仍要并行,遵循循序渐进的原则,在前期锻炼的基础上扩大活动范围和力量。积极采用恰当的仪器及设备进行协助。如:

(1)骨科牵引床的使用,患者可以借助床上的拉环抬起臀部和上身,加深呼吸,促进血液循环,也可预防压疮的发生。(2)CPM机的使用可以辅助患者做关节的屈伸运动,起到消肿、防止关节粘连及预防关节僵硬等作用,2次/d,每次30min。(3)骨折治疗仪的使用既可以消肿又可以促进骨痂生成,1次/d,每次30min。但要注意儿童一般不用。(4)AV泵气压治疗可以促进血液循环预防深静脉血栓的发生。在康复过程中不可忽略健侧肢体康复。

3.出院指导　为了保持康复的持续性和有效性,在患者出院前责任护士就应做好出院康复指导及注意事项宣教,不能淡化或中断康复训练,必要时建立护患联系卡,定期随访,以免前功尽弃,延长康复时间。骨科患者的康复要从术前开始才有利于术后康复。也只有对骨科创伤患者从心理和身体康复的角度出发,及时介入,准确训练,才能缓解患者的心理压力、有效促进伤口愈合、预防术后并发症的发生等。这样不仅缩短了住院时间,更重要的是提高了患者的生活质量和生命健康水平。

第四章　骨科运动疗法

运动疗法,是指利用器械、徒手或患者自身力量,通过某些运动方式(主动或被动运动等),使患者全身或局部运动功能、感觉功能恢复的训练方法。运动疗法主要采用"运动"这一机械性的物理因子对患者进行治疗,着重进行躯干、四肢的运动、感觉、平衡等功能的训练,包括:关节功能训练、肌力训练、有氧训练、平衡训练、易化训练、移乘训练、步行训练。

康复医学所要解决的最常见问题是运动功能障碍,因此运动疗法已成为康复治疗的核心治疗手段,属于物理疗法(physical therapy,PT)两大组成部分之一,另一组成部分为物理因子疗法。

1.运动疗法工作的目的

康复医学是功能医学,运动疗法是康复医学重要的治疗技术之一,它主要是通过运动的方法,治疗患者的功能障碍,提高个人的活动能力,增强社会参与的适应性,改善患者的生活质量。从这个总目标出发,运动疗法的主要目的可包括以下几个方面:

(1)牵张短缩的肌肉、肌腱、关节囊及其他软组织,扩大关节活动度。

(2)增强肌肉的肌力和肌肉活动的耐力。

(3)抑制肌肉的异常张力,使肌肉松弛,缓解其紧张度。

(4)针对患者的功能障碍,如脑卒中后的肢体偏瘫,对瘫痪肢体实行运动功能的再学习训练,改善神经肌肉功能。

(5)训练患者改善异常的运动模式。

(6)克服患者运动功能障碍,提高患者身体移动和站立行走功能。

(7)对平衡功能和运动协调性有障碍的患者,实行提高平衡和协调性功能的训练。

(8)提高患者日常生活活动能力的运动动作训练。

(9)针对不同伤病或为健身需要进行各种体操训练。

(10)通过运动治疗,增强患者的体力,改善全身功能状态。

(11)通过运动疗法的活动刺激,改善心脏、肺脏等内脏器官的功能。

（12）通过运动训练预防或治疗各种临床并发症，如压疮，肌肉痉挛，关节挛缩，骨质疏松等。

2. 运动疗法的基本原则

（1）因人而异：按照各个患者功能障碍的特点、疾病情况、康复需求等制定康复治疗目标和方案，并根据治疗进度和功能及时调整方案。

（2）循序渐进：应激适应性要逐步建立，训练效应符合量变到质变的积累过程，参加康复训练是技能学习过程，神经—肌肉功能重建也是系统再学习的过程，因此运动强度应该由小到大，运动时间由短到长，动作复杂性由易到难，休息次数和时间由多到少、由长到短，训练的重复次数由少到多，动作组合由简到繁。

（3）持之以恒：训练需要持续一定的时间才能获得显著效应，停止训练后训练效应将逐步消退。因此康复训练需要长期持续，甚至维持终生。

（4）主动参与：强调患者主动参与康复训练。只有主动参与，才能获得最佳的治疗效果。运动功能不可能通过被动治疗而得到最大限度的恢复。

（5）全面锻炼：人体的功能障碍是多器官、多组织、多系统功能障碍的综合，康复的目标应包括心理、职业、教育、娱乐等多方面，最终目标是重返社会。因此康复治疗应该全面审视，全面锻炼。

3. 运动疗法的基本类型

（1）力学和运动学原理：肌力训练、耐力训练、呼吸训练、平衡训练、协调性训练、牵张训练、牵引、关节活动训练、手法治疗、医疗体操、步态训练、转移训练。

（2）神经肌肉促进技术：常用的有 Bobath 技术、Rood 技术、Brunnstrom 技术、本体感觉促进技术和运动再学习技术。

（3）代偿和替代原理：假肢、矫形器、辅助具应用、能量节约技术。

4. 基本体位

（1）功能位：指当肌肉和关节功能不能或尚未恢复时，可以使肢体发挥最佳功能的体位，通常为肌力平衡位，以利于最大限度地进行日常生活活动。①上肢功能位：多为屈曲位，肩关节屈曲45°，外展60°，肘屈曲90°，前臂中立位，腕关节背伸30°~45°，稍尺侧屈，掌指关节和指间关节稍屈曲，食指至小指屈曲度有规律地递增；拇指在掌平面前方，掌指关节半屈曲，指间关节微屈曲；②下肢功能位：多为伸展位。髋伸展，膝屈曲20°~30°，踝90°中立位。

（2）抗痉挛位：指在肢体对抗痉挛的体位，用于中枢神经损害的患者。体位与痉挛模式有关。原则上使肢体向痉挛的相反方向牵张，从而尽量牵张痉挛肌。

5.常用设备

（1）上肢运动治疗器械：包括肩关节练习器、肩梯、肋木、滑轮及吊环组合练习器、墙壁拉力器、上肢悬吊牵引架、前臂旋转练习器、腕屈伸练习器、体操棍、哑铃、磨砂板、分指板、重锤手指练习器等。

（2）下肢运动治疗器械：包括电动站立斜床、电动或机械跑台、功率自行车、站立架、助行器、悬吊牵引架、股四头肌练习器、平衡杠、坐式踏步器、踝关节屈伸练习器等。

（3）牵引器械：腰椎牵引装置、颈椎牵引装置。

（4）辅助步行器械：各种拐杖、助行器、轮椅。

（5）生活辅助器械：取物延伸器、手柄加粗装置、止滑装置、服装穿着辅助装置等。

（6）转移辅助器械：滑板、转移支架等。

（7）平衡训练器械：平衡板、弹力床、平衡训练/评估仪等。

（8）其他：训练用垫和床、姿势矫正架等。

第一节　关节活动度训练

一、关节活动度训练的适应证、禁忌证及原则

关节活动范围是指关节活动时所通过的运动弧。由于各种原因导致关节周围纤维组织挛缩与粘连，可使关节活动范围障碍，影响肢体功能。关节活动度训练的目的是运用多种康复训练的方法增加或维持关节活动范围，提高肢体运动能力。

（一）适应证

1.被动关节活动度训练　患者不能主动活动，如昏迷、完全卧床等；为避免关节挛缩、肌肉萎缩、骨质疏松和心肺功能降低等并发症需进行被动训练；主动关节活动导致明显疼痛的患者也需进行被动活动。

2.主动和主动—辅助关节活动度训练　患者能够主动收缩肌肉，但因各种原因所致的关节粘连或肌张力增高而使关节活动受限，可进行主动训练；肌力较弱（低于3级）者采用主动—辅助关节活动度训练；有氧训练时，多次重复的

主动或主动-辅助关节活动度训练可改善心肺功能。

（二）禁忌证

各种原因所致关节不稳、骨折未愈合又未作内固定、骨关节肿瘤、全身情况极差、病情不稳定等。

（三）关节活动度训练的原则

1.在功能评定的基础上，确定训练的形式，如被动训练、主动—辅助训练和主动训练等。

2.患者处于舒适体位，同时确保患者处于正常的身体列线；必要时除去影响活动的衣服、夹板等固定物。

3.治疗师选择能较好发挥治疗作用的位置。

4.扶握将被治疗关节附近的肢体部位，以控制运动。

5.对过度活动的关节、近期骨折的部位或麻痹的肢体等结构完整性较差的部位予以支持。

6.施力不应超过有明显疼痛范围的极限。

7.关节活动度训练可在：(1)解剖平面（额面、矢状面、冠状面）；(2)肌肉可拉长的范围；(3)组合模式（数个平面运动的合并）；(4)功能模式等情况下进行。

8.在进行训练中和完成后，应注意观察患者总体状况，注意生命体征、活动部分的皮温和颜色改变，以及关节活动度和疼痛等变化。

二、关节活动度训练方法（CPM）

（一）持续被动活动

被动运动：被动运动是指全靠外力帮助来完成的运动，即由治疗师、患者健肢或器械力量协助完成的动作，被动运动适用于各种原因引起的肢体运动障碍，可松弛肌肉痉挛、牵伸挛缩肌腱和韧带，保持和增强关节活动，防止肌肉萎缩，防止关节粘连和挛缩，并可增强本体感觉，诱发肢体屈伸反射，为主动运动做好准备。

1.被动运动手法和注意点

(1)活动的肢体应置于舒适、放松的肢位；(2)活动的顺序从近端关节到远端关节；(3)治疗师的手越接近关节越好，以一手控制拟活动的关节附近，另一手扶托关节远端；(4)操作动作应缓慢、柔和、有节律，逐渐增大活动范围至最大限度；(5)施力以不引起疼痛为度，避免突然施加暴力和冲击力，以防进一步损伤软组织。

持续被动活动是利用专用器械使关节进行持续较长时间的缓慢被动运动的一种训练方法。训练前可根据患者情况预先设定关节活动范围、运动速度、及持续被动运动时间等指标,使关节在一定活动范围内进行缓慢被动运动,以防止关节粘连和挛缩。

2.适应证

四肢骨折,特别是关节内或干骺端骨折切开复位内固定术后;人工关节置换术后,韧带重建术后;创伤性关节炎、类风湿性关节炎滑膜切除术后,化脓性关节炎引流术后;关节挛缩、粘连松解术后,关节镜术后等。

3.禁忌证

连续被动运动如对正在愈合组织产生过度紧张时应慎用或推迟应用。

4.仪器设备

对不同关节进行连续被动运动训练,可选用各关节专用的连续被动运动训练器械。训练器械是由活动关节的托架和控制运动的机械组成,包括针对下肢、上肢,甚至手指等外周关节的专门训练设备。

5.程序

(1)开始训练的时间:可在术后即刻进行,即便手术部位敷料较厚时,也应在术后3d内开始。

(2)将要训练的肢体放置在训练器械的托架上,固定。

(3)开机,选择活动范围、运动速度和训练时间。

(4)关节活动范围:通常在术后即刻常用20°~30°的短弧范围内训练;关节活动范围可根据患者的耐受程度逐日渐增,直至最大关节活动范围。

(5)确定运动速度:开始时运动速度为每1~2min一个运动周期。

(6)训练时间:根据不同的程序,使用的训练时间不同,每次训练1~2h,也可连续训练更长时间,根据患者的耐受程度选定,1~3次/d。

⑦训练中密切观察患者的反应及连续被动运动训练器械的运转情况。

⑧训练结束后,关机,去除固定,将肢体从训练器械的托架上放下。

5.举例

以膝关节人工置换术后膝关节连续被动运动训练为例说明。

(1)术后第1~3d开始进行持续性被动活动训练。

(2)患者平卧于床上,将下肢关节持续性被动活动训练器放置在患侧下肢下,固定。

(3)于屈曲位调节关节活动范围,开始要求关节活动范围在30°左右。

(4)运动速度以1~2min为1个周期。

（5）持续运动1小时~2h，1~2次/d。

（6）以后每天增加关节活动角度约10°~20°，1周内尽量达到90°。

（7）继续训练，使关节活动度达到全关节活动范围。

其他关节的连续被动运动训练可据此类推。

6.注意事项

（1）术后伤口内如有引流管时，要注意运动时不要影响引流管。

（2）手术切口如与肢体长轴垂直时，早期不宜采用持续性被动活动训练，以免影响伤口愈合。

（3）训练中如同时使用抗凝治疗，应适当减少训练时间，以免出现局部血肿。

（4）训练程序的设定应根据外科手术方式、患者反应及身体情况加以调整。

（二）主动关节活动训练

关节活动训练指通过患者的主动和被动运动，以及治疗者的牵引和手法治疗，改善和维持关节活动范围的治疗方法。用于预防制动时（长期卧床、瘫痪、固定）发生关节挛缩，治疗由于骨关节外伤和疾病、神经疾病或其他原因导致的关节活动障碍等。

1.主动运动　患者采用医疗体操和器械活动进行主动关节活动。由于运动由患者主动完成，所以安全性好，同时有训练肌力的作用。缺点是训练强度一般不大，对于严重关节活动限制的患者效果不好。

2.被动运动　用外力牵拉和移动功能障碍的关节，或由他人进行关节被动活动。应用比较广泛。

（1）治疗方法：① 手法牵引，由治疗者沿关节活动方向进行牵拉，可以采用推拿或关节松动术（参见下页）；② 器械牵引，利用器械给予牵引力或推拉力；③ 悬吊训练，利用滑轮、绳索和固定带组合，悬吊拟活动的肢体进行摆动活动，也可通过健肢带动患肢活动；④ 持续性被动活动（continuous passive motion, CPM），采用CPM机，使被治疗的关节以缓慢的速度和限定的范围进行长时间持续活动，目前广泛使用于关节手术后的早期活动；⑤ 水中运动，利用水的浮力帮助进行全关节范围的运动。

（2）注意事项：① 选择舒适放松的体位；② 操作要缓慢，力量适度，不可引起显著疼痛；③ 治疗后次日不应该有症状加重；④ 预防关节挛缩需要每天对所有关节进行3次全关节范围的运动；⑤ 治疗已经功能障碍的关节应达到最大活动范围，并力求有所超过。每天必须坚持锻炼数遍，逐步积累训练效应。

(三)关节松动技术

关节松动技术(technique of joint immobilization)是治疗者操作患者的关节生理运动和附属运动,以缓解关节疼痛,维持或改善关节活动范围的手法。

1.生理运动和附属运动 生理运动指关节最大范围的自主运动。附属运动是自主活动范围外,解剖范围内由他人完成的被动运动,例如关节的分离,牵拉,相邻骨间的滑动等。

2.基本手法

(1)摆动:固定关节近端,关节远端作往返运动,如关节的屈、伸、收、展、旋转,属生理运动。适用于关节活动达到正常范围的60%,否则应先采用附属运动手法。

(2)滚动:屈戌关节两个关节面发生的位移为滚动,一般伴关节的滑动和旋转。

(3)滑动:平面或曲面关节发生的关节面侧方移动为滑动。

(4)旋转:移动骨围绕静止骨关节面做圆周运动即为旋转。旋转常同滚动、滑动同时发生。

(5)分离和牵引分离:指外力作用使关节面垂直移位,牵引指使关节面水平移位。

3.手法分级 Ⅰ级:在关节活动的起始端,小范围、节律性地来回松动关节;Ⅱ级:在关节生理活动范围内,大范围、节律性地来回松动关节,但不接触关节活动的起始端和终末端;Ⅲ级:治疗者在关节活动允许范围内,大范围、节律性地来回松动关节,每次均接触到关节活动的终末端,并能感觉到关节周围软组织的紧张;Ⅳ级:治疗者在关节活动的终末端,小范围,节律性地来回松动关节,每次均接触到关节活动的终末端,并能感觉到关节周围软组织的紧张。

4.临床应用 用于因力学因素(非神经性)引起的关节功能障碍,包括关节疼痛、肌肉紧张及痉挛;功能性关节制动。 Ⅰ、Ⅱ级用于治疗因疼痛引起的关节活动受限;Ⅲ级用于治疗关节疼痛并伴有僵硬;Ⅳ级用于治疗关节因周围组织粘连、挛缩而引起的关节活动受限。

5.禁忌证 关节活动过度、关节肿胀、关节炎症、恶性疾病以及未愈合的骨折。

(四)软组织牵伸技术

牵张训练(stretching exercise)是对肌肉和韧带进行牵伸延长的训练方法,主要用于治疗肌痉挛、肌腱、韧带或关节囊挛缩、痉挛性疼痛。牵张也有助于刺激肌梭,以调整和提高肌张力,加强肌收缩力。牵张动作一般每次保持5~10s,重复10~20次。牵张训练较多应用于下肢。

1.适应证 由于各种原因所致肌肉、肌腱等软组织挛缩,关节活动范围受限,影响患者日常功能活动或护理的肌挛缩等。

2.禁忌证 骨性关节活动障碍、新近的骨折又未作内固定、局部组织有血肿或急性炎症、神经损伤或吻合术后1个月内、严重的骨质疏松等。

3.牵张训练的原则

(1)牵张训练前的评定,明确功能障碍的情况,选择合适的训练方式。

(2)患者处于舒适体位,必要时在牵张前应用放松技术、热疗和热身训练。

(3)牵张训练时,牵张力量应轻柔、缓慢、持续,达到一定力量,持续一定时间,逐渐放松力量,休息片刻后再重复。

(4)牵张后,可应用冷疗或冷敷,以减少牵张所致的肌肉酸痛,冷疗时仍应将关节处于牵张位。

(5)在获得进展的活动范围内进行主动训练,可增加肌肉功能;同时加强肌肉之间的平衡能力训练。

4.牵张训练的不同训练方式

(1)被动牵张:是由治疗师用力被动牵引患者肢体的一种牵张方法。

牵张训练前,先做一些低强度的运动或热疗,以使关节组织有一定的适应;先活动关节,再牵张肌肉;被牵张的关节应尽量放松;康复治疗师的动作应缓慢、轻柔、循序渐进地进行;每次牵张持续时间10~20s,休息10s,再牵张10~20s,每个关节牵张数次。关节各方向依次进行牵张,2~3次/d;牵张中避免使用暴力或冲击力,以免损伤组织。

(2)自我牵张:由患者依靠自身重量为牵拉力来被动牵张其挛缩的组织。常用的训练方法有:

1)髂胫束牵张:患者的患侧向墙,侧身离墙站立,健侧手叉腰,患侧手撑墙,患侧髋部尽量接触墙壁,两脚不要离地,离墙壁距离可逐渐增加,以增加牵张度。

2)股内收肌群牵张:取坐位或卧位,膝关节屈曲90°,双足并拢,双膝关节自然放松向外。瘫痪的患者可以由治疗师固定双足,并用手控制膝关节外展活动。

3)股四头肌牵张:膝跪位躯干后伸,或屈膝屈髋跪坐位,两手向后撑床或地面,作挺腹伸髋。

4)腘绳肌牵张:各种压腿的动作均为腘绳肌牵张。也可以采用直腿坐位,将身体尽量向小腿靠拢。瘫痪患者可以取卧位,治疗师取坐位,将患者一侧小腿置于治疗师的肩上,治疗师用手固定患者的膝关节于伸直位,并利用身体向前倾,逐步牵拉腘绳肌。

5)小腿三头肌和跟腱牵张:①取站立姿势,面向墙壁,两足离开墙一定距离,两手支撑墙,身体向前尽量使腹部接近墙,足跟不可离地,使小腿得到牵伸。如果只需牵张单侧,可将健腿向前膝关节屈曲患腿在后伸直成弓步,患侧小腿即受到牵张;②做屈膝下蹲动作可以牵伸跟腱;③手法牵张,即由治疗师坐在患者的患侧,用手握患者足跟,前臂置于患者足底,用身体的重量向患者头部方向牵引踝关节。

6)肩关节牵张:可以使用肋木或门框等,将患侧上肢伸直,手逐步沿肋木或门框向上移动至高处,以使肩关节尽量得到牵伸。移动的方向包括前方、侧方和后方。

(3)被动训练:适用于肌力在3级以下患者。患者完全不用力,全靠外力来完成运动或动作。外力主要来自康复治疗师、患者健肢或各种康复训练器械。被动训练的目的是增强瘫痪肢体本体感觉、刺激屈伸反射、放松痉挛肌肉、促发主动运动;同时牵张挛缩或粘连的肌腱和韧带,维持或恢复关节活动范围,为进行主动运动做准备。

1)患者舒适、放松体位,肢体充分放松。

2)按病情确定运动顺序由近端到远端(如肩到肘,髋到膝)的顺序有利于瘫痪肌的恢复,由远端到近端(如手到肘,足到膝)的顺序有利于促进肢体血液和淋巴回流。

3)固定肢体近端,托住肢体远端,避免替代运动。

4)动作缓慢、柔和、平稳、有节律,避免冲击性运动和暴力。

5)操作在无痛范围内进行,活动范围逐渐增加,以免损伤。

6)用于增大关节活动范围的被动运动可出现酸痛或轻微的疼痛,但可耐受;不应引起肌肉明显的反射性痉挛或训练后持续疼痛。

7)从单关节开始,逐渐过渡的多关节;不仅有单方向的,而且应有多方向的被动活动。

8)患者感觉功能不正常时,应在有经验的康复治疗师指导下完成被动运动。

9)每一动作重复10~30次,2~3次/d。

(4)主动-辅助训练:在外力的辅助下,患者主动收缩肌肉来完成的运动或动作。助力可由治疗师、患者健肢、器械、引力或水的浮力提供。这种运动常是由被动运动向主动运动过渡的形式。其目的是逐步增强肌力,建立协调动作模式。

1)由治疗师或患者健侧肢体通过徒手或通过棍棒、绳索和滑轮等装置帮助患肢主动运动,兼有主动运动和被动运动的特点。

2)训练时,助力可提供平滑的运动;助力常加于运动的开始和终末,并随病情好转逐渐减少。

3)训练中应以患者主动用力为主,并作最大努力;任何时间均只给予完成动作的最小助力,以免助力替代主动用力。

4)关节的各方向依次进行运动。

5)每一动作重复10~30次,2~3次/d。

(5)主动关节活动度训练:适用于肌力在3级的患者,主要通过患者主动用力收缩完成的训练。既不需要助力,也不需要克服外来阻力。其目的是改善与恢复肌肉功能、关节功能和神经协调功能等。

1)根据患者情况选择进行单关节或多关节、单方向或多方向的运动;根据病情选择体位,如卧位、坐位、跪位、站位和悬挂位等。

2)在康复医师或治疗师指导下由患者自行完成所需的关节活动;必要时,治疗师的手可置于患者需要辅助或指导的部位。

3)主动运动时动作宜平稳缓慢,尽可能达到最大幅度,用力到引起轻度疼痛为最大限度。

4)关节的各方向依次进行运动。

5)每一动作重复10~30次,2~3次/d。

5.其他治疗 对关节活动度障碍患者还可选用配合其他治疗方法,如手法治疗,包括按摩、推拿、关节松动术等手法治疗以及各种理疗方法等,可根据患者功能障碍情况加以选用。

第二节　肌力增强训练

一、肌力训练的类型

(一)基本运动方式

1.电刺激运动 指采用电刺激的方式诱发肌肉收缩活动,以预防肌肉萎缩和关节粘连形成,为主动运动作准备。适用于肢体瘫痪,肌力0级~I级而无法运动者。肌电生物反馈触发的功能性电刺激是将微弱的肌电信号触发治疗仪器的电刺激,从而有助于使患者感受到自己努力的结果,取得比单纯电刺激更好的效果。

2.助力运动　指借助外力辅助和患者主动肌肉收缩完成的肢体活动。外力包括器械(如滑轮和重量)、腱侧肢体或他人帮助。助力运动常是电刺激运动向主动运动过渡的中间形式,适用于肌力I级~II级的患者的功能训练或生活活动能力的代偿性活动。

3.主动运动　指患者主动独立完成,无外力作用的肢体活动,以增强肌力和耐力、改善关节功能、心肺功能和全身状况。适用于肌力III级的患者。

4.抗阻运动　指患者主动进行对抗阻力的活动。阻力可以来自器械或他人,以提高肌力和肌肉耐力。适用于肌力IV级~V级的患者。抗阻运动在运动形式上介于静力性与动力性运动之间。多数日常活动的性质介于静力性和动力性运动之间各种体位转化过程往往由静力性收缩启动,动力性收缩主导中间过程,最后以静力性收缩结束。如果强调肌肉耐力和力量的综合训练,抗阻运动是比较好的方式。

5.等长运动　指肌肉收缩时肌纤维的长度不变,张力增加,关节角度不变的肢体活动,又称为静力性运动,用于肌力训练,特别是可以在关节固定时进行肌肉收缩训练,也可以用于避免关节弧疼痛点(例如髌骨软骨病)的肌力训练。生活中端、提、拉、举、抗、推、蹲等动作基本都属于等长运动。中等强度的等长运动使肌肉压力增加,静脉血管往往先被压迫,影响静脉回流,导致远端组织充血。而高强度运动时肌肉张力高于动脉血压,肢体血流暂时阻断,形成缺血。无论是中等强度还是高强度运动,由于肌肉血流量相对减少,所以肌肉无氧代谢比重较大,此运动持续时间较短。运动强度主要以肌力为指标。

6.等张运动　指肌肉收缩时肌纤维长度缩短或延长,张力基本保持不变,关节角度变化的活动,又称为动力性运动。上述助力运动、主动运动和抗阻运动的主要方式都是等张运动。根据肌肉收缩时肌纤维长度变化的方向,等张运动又分为以下两种:

(1)向心性收缩:肌肉收缩时肌纤维长度缩短,又称为向心性缩短,如屈肘的肱二头肌收缩。向心性收缩的基本目的是产生肢体运动,收缩速度相对较快,神经控制环路比较简单。

(2)离心性收缩:肌肉收缩时肌纤维的长度延长,又称为离心性延伸,如下楼时的股四头肌收缩等。离心性收缩的基本目的是控制肢体运动,收缩速度相对较慢,神经控制比较复杂,涉及各种反馈抑制,在精细运动时涉及较多。中枢神经功能障碍(例如脑卒中、脑外伤)时,肢体的向心性运动比较早出现,可以由较低级中枢(如脊髓中枢)控制,但是运动控制能力较差。离心性运动则比较难以恢复。离心性收缩训练对于增强肌力的效果要优于向心性收缩,但是比较容易造成肌肉损伤。从实用的角度,进行肌力训练时充分利用向心和离心性收缩。

7.等速运动 指运动中速度和力矩恒定,肌肉在运动中的任何一点都能达到最大收缩力的活动。该运动方式采用电脑控制的专门设备,根据运动过程的肌力大小变化调节外加阻力,使关节依照预先设定的速度完成运动。与等长运动和等张运动相比,等速运动的最大特点是肌肉能得到充分的锻炼而又不易受到损伤。

二、肌力训练护理要点

(一)训练注意事项

1.合理选择训练方法 增强肌力的效果与选择的训练方法直接有关。训练前应先评估训练部位的关节活动范围和肌力情况,根据评估结果选择训练方法(表4-1)。

表4-1 肌力训练方法的选择原则

肌力	训练方法	目标
0级-Ⅰ级	功能性电刺激运动,诱发主动肌肉收缩,避免肌肉萎缩	保持关节活动度,避免挛缩和粘连,促进运动神经功能恢复
Ⅰ级-Ⅲ级	助力运动,辅助运动	促使肌力达到Ⅲ级,产生功能性关节主动活动
Ⅲ级	主动运动	促使肌力达到Ⅳ级
Ⅳ级-Ⅴ级	抗阻运动,等速运动	促使肌力和肌肉耐力恢复正常。提高心肺功能和耐力

2.合理调整运动强度 运动强度包括重量和重复频率。患者锻炼时的最大抗阻重量应该适当小于患者的最大收缩力,施加的重量或阻力应恒定。避免突然的暴力或阻力增加。若患者不能完成全范围关节运动、运动肢体疼痛、肌肉震颤或出现代偿性运动时应降低负荷或阻力。

3.无痛训练 肌力训练时应该在无痛的前提下进行。因为疼痛提示肌肉损伤,疼痛时的肌肉痉挛也造成额外负荷,勉强训练将导致严重肌肉或软组织炎症或损害。

4.避免过度训练 肌力训练后短时间内的肌肉酸痛是正常现象,有利于肌肉纤维的蛋白合成。但是运动当时肌肉严重疼痛提示运动强度过大,而次日晨的酸痛或疲劳增加说明运动量过大。这两种情况都需要避免。

5.充分进行准备活动和放松活动 训练前必须有充分的准备活动,使即将运动的肌肉、韧带、关节和心血管系统预热,避免突然运动导致适应障碍和合并症。

6.注意心血管反应 运动时心血管将有不同程度的应激反应。有高血压、冠心病或其他心血管疾病者应注意运动时的心血管反应,避免过分的训练导致心血管意外。

三、肌力训练的方法

(一)耐力训练

耐力(endurance)是指持续运动的能力,相当于运动强度、时间或重复次数的乘积,包括肌肉耐力、全身耐力、速度耐力和专门耐力。全身耐力指进行全身活动的持续能力。由于全身运动耐力的决定因素是机体有氧代谢的能力,取决于心肺功能和骨骼肌代谢能力,因此在临床上通常把全身耐力训练称为有氧训练(aerobic training)。肌肉耐力指肌肉进行持续收缩和反复收缩的能力,也称为力量耐力。速度耐力指特定速度运动的持续能力。专门耐力指进行专门活动的持续能力(表4-2)。

表4-2 耐力和力量训练对骨骼肌代谢和功能的影响

适应性改变	对肌肉功能的影响
耐力训练	增加线粒体质量和氧化酶活性,红肌增加,肌血液循环改善。肌耐力和有氧能力增加,运动中乳酸形成较少,肌力增加不显著。
力量训练	肌肉横截面增加,白肌纤维增加,线粒体数量相对减少。肌力和爆发力增强,耐力改善不显著或下降,无氧代谢能力增强。

1.全身耐力训练 全身耐力训练(有氧训练)是采用中等强度、大肌群、动力性、周期性运动,持续一定时间,以提高机体氧化代谢运动能力或全身耐力的锻炼方式。常用于健身强体和心肺疾病、代谢疾病和老年人的康复锻炼。

(1)运动方式:常用的方式包括:步行、健身跑、游泳、自行车、划船、滑雪、跳绳、登山等。

(2)运动量:运动量指运动过程中所做的功或消耗的能量。基本要素为:强度、时间和频度。

1)运动强度 指单位时间的运动量,可以用运动负荷/时间(min)表示,例如速度 5 km/h。也可以用其他相关指标表示,例如吸氧量(VO_2)%、代谢当量

（METs）%、心率或主观用力记分（rate of perceived exertion, RPE）等。运动训练时将基本训练目标强度称为靶强度。一般选择50%~80%VO₂max的强度作为靶强度。METs与VO2相关，是运动强度的相对指标，没有个体差异，不受血管活性药物的影响，同时可以通过查表的方式进行活动强度计算靶强度一般为50%~80%METmax。心率和运动强度之间存在线性关系，并且容易检测。靶心率一般为70%~85%最大心率：由于心血管活性药物的广泛使用，采用靶心率的方法受到限制。RPE是患者最容易采用的方式，特别适用与家庭和社区康复锻炼。

2）运动时间　除去准备活动和整理活动外，靶强度的运动时间为15~40min。运动时间与运动强度成反比。在特定运动总量的前提下，运动强度越大，所需要的时间越短。在没有医学监护的条件下，一般采用减小运动强度和延长时间的方法，提高训练安全性。

3）运动频度　一般为每天或隔天一次（3~5次/周）。运动频度少于2次/周效果不佳。　运动量要达到一定的阈值才能产生训练效应。一般认为每周的总运动量（以热卡表达）应在700~2000卡（约相当于步行或慢跑10~32km）。运动量小于700卡只能达到维持身体活动水平的目的，而不能提高运动能力。而运动量超过2000卡则并不增加训练效果。运动总量的要求无明显性别差异。热卡与METs有对应关系，可以互相推算。热卡与METs的换算公式为：热卡＝代谢当量（METs）×3.5×体重（kg）/200。

（3）训练程序：指每次训练课的安排。通常将一次训练课分为三部分：准备运动、训练运动和整理运动。

1）准备活动（warm-up）：指训练运动之前进行的活动，逐渐增加运动强度以提高肌肉、肌腱和心肺组织对即将进行的较大强度运动的适应和准备，防止因突然的运动应激导致肌肉损伤和心血管意外。强度一般为训练运动的1/2左右，时间5~10min，方式包括医疗体操、关节活动、肌肉牵张、呼吸练习或小强度的有氧训练。

2）训练运动：指达到靶强度的训练。一般为15~40min，是耐力运动的核心部分。根据训练安排的特征可以分为持续训练、间断训练和循环训练法。

3）整理运动（cool-down）：指靶强度运动训练后进行较低强度的训练，以使肌体逐步从剧烈运动应激逐步"冷却"到正常状态。其强度、方法和时间与准备活动相似。

（4）注意事项

1）选择适当的运动方式：近年来慢跑逐渐减少，而快走逐步增多。游泳、登山、骑车等方式的应用也在增多。

2）注意心血管反应：锻炼者应该首先确定自己的心血管状态，40岁以上者特别需要进行心电运动试验等检查，以保证运动时不要超过心血管系统的承受能力。

3）保证充分的准备和结束活动防止发生运动损伤和心血管意外。

4）注意心血管用药与运动反应之间的关系。

（5）过度训练的表现：

1）不能完成运动。

2）活动时因气喘而不能自由交谈。

3）运动后无力或恶心。

4）慢性疲劳。

5）失眠。

6）关节酸痛。

7）运动次日清晨安静心率突然出现明显变快或变慢。

（6）常用方法：

1）步行，是最常用的训练方式，优点是容易控制运动强度和运动量，简便易学，运动损伤较少。缺点是训练过程相对比较单调和枯燥。体弱者或心肺功能减退者缓慢步行可有到良好的效果。快速行走可达到相当高的训练强度，步行速度超过7~8 km/h的能量消耗可超过跑步。步行中增加坡度有助于增加训练强度。

2）健身跑，指以提高身体健康为主要目标的跑步活动，属于高强度运动（8~16 METs）。优点是运动强度较大，训练耗时较短，适用于体质较好的患者。但对下肢关节（特别是膝、踝关节）和相关的肌肉及韧带的负荷明显增大，属于高损伤性运动，所以近年来对中老年人不太提倡。

3）骑车，可以分为室内和室外两类。室内主要是采用固定功率自行车，运动负荷可以通过电刹车或机械刹车调节。室外骑车包括无负重和负重骑车，优点是不受气候和环境影响，运动时可以方便地监测心电和血压，安全性好，运动负荷容易掌握和控制。缺点是比较单调和枯燥。室外骑车的兴趣性较好，缺点是负荷强度不易准确控制，容易受外界环境的影响或干扰，发生训练损伤或意外的概率较高，运动中难以进行监测。室外无负重骑车的强度较低，所以往往需要增加负重，以增加运动强度。下肢功能障碍者可采用手臂功率车的方式进行上肢耐力性锻炼。也可将上下肢踏车训练结合进行。训练时踏板转速40~60圈/分时肌肉的机械效率最高。

4)游泳,优点是运动时水的浮力对皮肤、肌肉和关节有很好的安抚作用,对关节和脊柱没有任何重力,有利于骨关节疾病和脊柱病患者的锻炼,运动损伤很少。由于水对胸腔的压力,有助于增强心肺功能。水温一般低于体温,运动时体温的散发高于陆上运动,有助于肥胖患者消耗额外的能量。温水游泳池的水温及水压对肢体痉挛者有良好的解痉作用,这类患者有时在陆上无法训练,但在水中仍然有可能进行耐力训练。缺点是需要游泳场地,运动强度变异较大,所以运动时要特别注意观察患者反应。运动前应在陆上有充分的准备活动。

5)有氧舞蹈,指中、快节奏的交谊舞(中、快三步或四步等)、迪斯科、韵律健身操等,活动强度可以达到3~5METs,优点是兴趣性好,患者容易接受并坚持。缺点是由于情绪因素较明显,所以运动强度有时难以控制,对于心血管患者必须加强监护。

2.肌肉耐力训练 指小负荷,多次重复或持续较长时间,以提高肌肉收缩耐力的锻炼方式。可以用哑铃、沙袋、墙拉力器等器械。

(1)采用40%~60%最大收缩力的负荷,反复收缩25~50次/组,重复3~5组,每组间隔数分钟,1~2次/d。

(2)持续或反复牵拉胶带或拉力器,或反复提举、推压重量,直至肌肉疲劳,休息2~3min,重复进行3~5组/次,1~2次/d。

(3)持续等长收缩练习 持续进行保持肌肉静力性收缩直至疲劳。例如半蹲或站桩。

(4)注意事项 对于糖尿病患者注意避免肌肉酸痛,防止酸中毒发生。心血管疾病患者注意心血管反应,防止发生意外。

(二)抗阻训练

抗阻训练(resistance training)介于力量训练和耐力训练之间,主要有两种方式,即渐进抗阻训练和循环抗阻训练。训练目标包括提高肌肉力量和耐力。

1.渐进抗阻训练 指抗阻运动强度逐渐增加的运动锻炼方法,曾经是应用最广泛的运动疗法之一。一般先测定锻炼肌肉的最大收缩力,然后按最大收缩力的50%、75%和100%的顺序进行肌肉收缩,每一强度10次收缩为1组,间隔休息2~3min。也有人采用相反的顺序,即按照最大收缩力的100%、75%和50%顺序进行肌肉收缩。训练一般采用杠杆原理的器械,即利用杠杆的长度调节抗阻重量,作为施加运动负荷的方式。

2.循环抗阻训练 指系列中等负荷抗阻、持续、缓慢、大肌群、多次重复的运动锻炼,以增加肌力和耐力,增强心血管素质。方法:运动强度为40%~50%

最大一次收缩,每节在10~30s内重复8~15次收缩,各节运动间休息15~30s,10~15节为一循环,每次训练2~3个循环(20~25min),每周训练3次。逐步适应后可按5%的增量逐渐增加运动量。训练应以大肌群为主,如髋关节肌群、大腿和小腿肌群、躯干肌群、肩关节和肘关节肌群。强调单侧缓慢的全关节范围的抗阻运动。避免两侧肢体同时运动,以减少过分的心血管反应。采用单侧肢体轮流进行抗阻运动还可以有效地使运动后的肌肉得到充分恢复,避免乳酸积累,从而有利于进一步运动。

3.注意事项　运动训练时主张自然呼吸,不要憋气。训练后可以有一定程度的肌肉酸胀,但必须在次日清晨全部恢复。心血管疾病患者和老年人注意训练时的心血管反应。

(三)等速运动训练

等速运动训练(isokinetic training)需要特殊的等速训练设备。训练既可以强调力量,也可以强调耐力。与仪器设定的运动速度与抗阻力有关。运动角速度越高,抗阻力越低,耐力训练的比重就越大。运动角速度越低,抗阻力越高,力量训练的比重就越大。也可以采用多点等长收缩运动,即在关节运动弧的不同点进行静力性收缩,适用于在特定关节弧角度时有疼痛的患者的力量训练,在训练中可以避开疼痛点。例如髌骨软骨病患者的股四头肌力量训练。训练的抗阻强度一般采用40%~80%最大收缩力。以可以进行快速有力的运动而不引起疼痛为标志。多数情况下采用全关节范围的训练。少数情况下减小运动范围,以避开疼痛点进行训练。

(四)放松训练

放松训练(relaxation)指通过精神放松和肌肉放松,缓解肌肉痉挛、缓解疼痛、降低身体和心理应激、调节自主神经、改善睡眠的锻炼方式。常用的方法包括:

1.渐进放松技术　患者取舒适的坐位或卧位,宽松衣服,去除眼镜,全身放松,肢体对称;闭上眼睛,注意呼吸,于呼气时放松,并默念"放松";逐渐将注意力集中于身体的不同部位,并逐渐放松全身的肌肉,一般从头开始,然后由颈至肩、臂、手、躯干、臀、腿和足;在患者呼气时可以重复单字、短语或声音以帮助患者排除杂念,或集中注意力于某一颜色、场地或物体(如烛光),也可以默念从10至1,反复进行。在治疗结束时缓慢睁开眼睛,休息数分钟,然后缓慢起身。

2.对比放松技术　即训练肌肉进行强力收缩后,使该肌肉产生松弛。通常先使患者反复练习肌肉收缩和松弛,以熟悉肌肉控制的方式。训练一般从远端肌群开始,然后至近端肌群。训练地点选择安静的环境,松解衣物,去除皮带、手表、眼镜等,取坐或卧位。先闭眼安静休息3~4min。训练从一侧肢体开始,再至对侧。如用力握拳、放松;用力屈或伸肘、放松;用力外展或外旋肩关节、放松;以后整个上肢一起用力、再放松。下肢和躯干也同此。此时最好同时配合深呼吸,即用力时吸气,放松时呼气。对有高血压患者则在用力时呼气,放松时吸气。

3.暗示放松技术　指通过心理暗示的方式,使患者身心得到放松的训练。训练时需要房间温度适中、通风良好、光线柔和。治疗者用平静、催眠的语调,要求患者思想轮流集中于身体某一部位。如要使某一肢体放松,先要想到它"很重",并重复数次,直至该部显示松弛,此时即令患者抬起该肢体,但患者已无法移动它,似感觉它在飘浮一样,也即已达松弛的目的。患者往往进入催眠状态。

4.自由摆动　指上肢或下肢置于下垂位,利用重力进行放松摆动的训练方法。在肢体远端可以施加0.5~1kg重量以增强重力。本法适用于肩关节和膝关节的放松。

5.生物反馈　指利用生物反馈仪将身体无法感觉生理活动转变成声、光或数字信号,使患者可以客观地了解自身生理功能的变化,从而逐渐控制自己的生理反应,包括使身体放松。最常用的放松性生物反馈方式是肌电反馈。先嘱患者安坐,在肌紧张部位放置表面电极,要求患者注意肌电声音的变化,掌握逐渐使自己的肌肉松弛的方法。

第三节　体位转换训练

一、转移训练

转移训练(transfer training)指提高患者体位转换能力的锻炼方法。包括床上转移、卧-坐转移和坐-站转移、床-轮椅转移、轮椅-椅转移、轮椅-地面转移、轮椅-浴缸转移等。鉴于篇幅限制,本节扼要介绍部分病例最基本的床上转移、坐-站转移、床-轮椅转移。

（一）床上转移

从床的一侧转移到另一侧或从仰卧位转移到侧卧位。

1.侧向转移　偏瘫患者先用健腿插在患腿下方,托起患腿移向床的腱侧,再移动臀部,最后依靠健侧上肢将上身转移到该侧。截瘫患者先坐起,然后用手将下肢移向一侧,再用手撑床面,将臀部移动到该侧。

2.仰卧转向侧卧　偏瘫患者转向健侧有困难。训练时先用健腿插在患腿下方,托起患腿,再用健手握住患手,先上举到患侧,然后突然摆动向健侧,利用惯性将躯体翻向侧方,同时用健腿帮助患腿完成转移。

（二）坐—站转移

从坐位转移到站立位。偏瘫患者先将脚跟移动到膝关节重力线的后方,上身前倾,两手交叉握紧,手臂伸直向下,然后将手臂突然上举,利用手臂上举的惯性和股四头肌收缩,完成站立动作。

（三）床—轮椅转移

由床上移动到轮椅或由轮椅移动到床。截瘫患者可以采用两种方式。轮椅靠在床边,刹住双轮,与床的长轴呈45°,患者先在床上坐起,用手将瘫痪的下肢移动到床边,将臀部也移动到床边,将两腿放下,用一手支撑轮椅不靠近床边的扶手,另一手支撑在床上,将臀部摆动到轮椅上。如果轮椅的侧板能够移动,对患者的转移有很大帮助。患者还可以用另一种方式,即上床时将轮椅正面推向床边,刹车,用手将瘫痪的下肢逐一移到床面上,然后用手撑轮椅扶手,逐步推动臀部和腿移动到床上,完成转移。下床时采用相反的方式,即将臀部移到床边,背对轮椅,再用手撑床面逐渐移动向轮椅。

第四节　步行训练

一、基本原则

1.有的放矢　疼痛步态的主要矛盾通常为局部组织炎症,所以应首先注重消炎镇痛治疗;中枢瘫痪步态应注意解除肌肉痉挛,纠正肌肉失平衡,训练中枢神经控制能力;外周瘫痪步态应强调关节固定和肌力训练;关节挛缩者应努力进行关节活动训练。

2.循序渐进　步行的首要条件是有站立平衡。然后是步行动作分解训练。最后才是实际步行训练。

3.量力而行　患者开始训练时需要治疗师帮助，或使用双杠、拐杖、助行器等。部分下肢支撑能力不足或活动控制能力不足的患者需要永久性地应用矫形器或辅助步行器具。不可片面强调独立步行。

4.注意全身　步行障碍患者步行训练时的能量消耗往往显著高于正常步行。因此在训练时要注意患者的全身耐力，特别是心血管疾病患者，要特别注意训练时的心血管反应。

二、基本方法

(一)分解动作训练

先完成站立平衡训练。在患者达到Ⅱ级~Ⅲ级平衡后，进行身体重心转移训练、原地向前后和两侧移步的训练。开始以健腿支撑，患腿进行重心转移和移动训练。然后以患腿支撑，健腿进行上述训练。

(二)平行杠步行训练

分解动作完成良好之后，开始在平行杠内进行行走训练。平行杠非常稳定，因此有利于患者克服心理障碍，减少训练难度。训练的基本步态包括：

1.四点步行　健侧手先向前伸出扶杠，患侧下肢向前迈步，患侧手再向前扶杠，最后健侧下肢跟上。如果是双侧下肢障碍，则可以根据此原则，选择任意的启动动作。适用于严重瘫痪或双侧下肢瘫痪。

2.三点步行　先身体前倾，将双手向前扶杠，然后患侧下肢向前，最后是健侧下肢跟上。适用于偏瘫或单侧下肢障碍。

3.二点步行　右手和左下肢先向前，然后左手和右下肢跟上。另一种变异是两下肢瘫痪者的方式，即两手先向前，然后两下肢同时向前；两下肢向前落在双手支撑的同一平面，称为摆至步，比较安全；落在双手支撑面的前面称之为摆过步，速度比较快。

(三)扶拐步行训练

扶拐步行和平行杠步行的方式基本一致。区别是用拐的方式。拐包括单拐和双拐。单拐又包括手杖、肘杖、腋杖、四脚拐等。拐不如平行杠稳定，因此需要经过适当的训练，才可以安全有效地应用。对偏瘫或单侧下肢功能障碍的患者，持拐一般为健侧手，先出拐，再由患腿向前迈，最后是健腿跟上。对于两下肢障碍的患者则需要用双拐。上肢控制能力不佳的患者不能扶拐步行。拐杖和助行器选择参考表4-1。

表4-1 拐和助行器的选择

名称	用途	适应证	优点	缺点
手杖	增加步行稳定性	增加安全性	下肢支撑能力超过95%体重,可独立步行,但稳定度不够 轻便、灵活	拐杖远端接触面较小,稳定性较差
四脚拐	增加步行稳定性	支撑部分体重	下肢支撑能力超过80%~95%体重,不用拐难以步行稳定性较好	不易滑动 灵活性较差,不平坦的地面使用困难
肘拐	支撑部分体重	增加步行稳定性	两下肢支撑能力超过80%~95%体重,不用拐难以步行,腕关节控制能力欠佳,腕关节负荷较小,站立时拐可以套在手上进行手的活动灵活性较差。	拐杖远端接触面较小,稳定性较差
腋杖	支撑体重	增加步行稳定性	两下肢支撑能力超过50%~80%体重	或一侧下肢支撑力正常,另一侧可

(四)独立步行训练

患者在下肢支撑能力达到100%体重,同时站立平衡能力达到Ⅲ级,可以开始独立步行训练。训练步骤仍然是先分解动作,然后综合训练,最后增加行走距离、速度和地面的复杂度。长距离独立步行训练与全身耐力训练相关。

第五节 医疗体操

医疗体操是运动疗法中最常用的方法,能按所需运动方式、速度、动作的幅度、协调性与肌肉的力量进行训练,做到循序渐进。医疗体操可以是全身性的,也可是局部性的,或全身性与局部性相结合。在进行医疗体操时可使用器械,也可徒手。分为主动运动,即利用患者自身主动进行,被动运动是利用外力来增大关节的活动范围及肌肉力量。外力包括健侧肢体、旁人的力量或器械的力量。医疗体操可用于预防疾病,以促进身体健康,可用于损伤与疾病的治疗,根据疾病与伤残的特点、功能状况和要达到的治疗目的,有针对性地选择合适的医疗体操进行训练。可选用不同的方式,例如肌肉力量的训练、关节活动度的训练、耐力训练、放松训练、呼吸训练、平衡运动等。对于运动量、运动强度、活动范围,应根据患者对运动的耐受情况,及时予以调节。也可根据病情及情况分阶段进行训练。

第六节　牵引治疗

一、牵引治疗概述

牵引治疗(traction)是将牵拉力施加于患者身体,以减轻或去除体重对椎间盘的压力、松解关节粘连、缓解肌肉痉挛等的治疗方法,临床上用于治疗颈腰椎间盘突出症和神经压迫、纠正关节挛缩等。常用牵引方法有手法牵引、滑轮牵引、电动牵引、倒立牵引、自动牵引等。临床常根据牵引部位分为颈椎牵引、腰椎牵引、关节功能牵引等。

二、根据牵引部位分类

(一)颈椎牵引(cervical traction)

适用于颈椎病和其他有颈部神经压迫症状的患者。

1.体位　通常采用坐位。患者不能坐立时可以采用仰卧位牵引。

2.姿势　坐位牵引时头前屈20°~30°,肩部放松,以感觉舒适且能减轻症状为准。牵引重量务必落到后枕部,使牵引力作用在钩椎关节和椎体后缘,以扩大椎间隙和椎间孔,从而减轻神经根受压和椎动脉扭曲。重量落在下颌部可导致疼痛,牵引带如果夹住颞部可导致头部胀痛不适。但是椎动脉型和脊髓型患者应该采用垂直位牵引,以免加重脊髓受压。

3.牵引装置　多采用颌枕吊带牵引法,牵引带由两部分组成,一条托住下颌,另一条托住后枕部。牵引重量通过绳索和滑轮与牵引带连接。滑轮牵引方法简单,可在家中进行。重量可以采用沙袋,或电动牵引力。

4.重量　通常从2.5~3kg开始,逐渐增加,一般不超过头颅的重量(约1/10体重)。

5.时间　通常采用持续牵引,每疗程为10~20min。

6.注意事项　牵引重量要适中,重量过大易引起颞颌关节痛、头痛等,也可造成肌肉、韧带、关节囊等软组织损伤。牵引过程中患者应感觉舒适,如果有不适,应该调整体位或减轻牵引重量。

（二）腰椎牵引（lumbar traction）

适用于腰椎间盘突出症和其他有神经压迫症状的下腰痛患者。

1.卧位持续牵引　一般采用仰卧位，上部牵引带固定于下胸部和床头，下部牵引固定在骨盆。牵引力通过下部牵引带传递到骨盆，从而使下身与固定的上部牵引带产生对抗牵拉，使牵引力分解到各个腰椎间盘。牵引重量一般相当于1/2体重（25~50kg），每次牵引20~30min，10~20d/疗程。

2.上身悬吊牵引　患者可以用自己的双手握住单杠或类似物体，将身体悬空。此时腰部的牵引力等于下半身的重量。该方法简单、安全，但是由于患者上肢力量的限制，所以一般牵引时间都不足。目前也有人采用悬吊装置，通过胸部固定带将患者的上身悬吊进行牵引。

3.倒立牵引　患者在特殊的牵引床上，将下肢固定在床上，把床倒立，使头部向下，牵引力等于上半身的体重。缺点是头部向下有不适感，心血管疾病患者不能使用。

4.注意事项　牵引中患者应感到疼痛减轻或有舒适感，如疼痛反而加重或难以忍受，应检查牵引方法是否正确或是否适合牵引。牵引结束时应该在床上继续平卧20~30min，以使腰部组织有较长的松弛时间。牵引力放松和牵引带解除时不要过快。

（三）关节功能牵引

用于关节粘连、挛缩和活动受限，使胶原结缔组织发生塑性延长，增加关节活动范围。

1.方法　受累关节近端肢体固定，在远端肢体按需要的方向（屈、伸、内收、外展、内旋、外旋）用适当重量进行牵引。牵引中肌肉逐步松弛，牵引力持续、集中作用于粘连与挛缩组织。

2.重量　以引起可耐受的酸胀感，但无显著疼痛或肌肉痉挛为度。

3.时间　每次牵引15min左右，每日数次。10~20次/疗程。上肢关节训练一般需要2~4疗程，下肢关节需要更长的时间。

4.注意事项　禁止暴力牵引，避免韧带损伤。禁止引起显著疼痛，避免肌肉拉伤。牵引时间不宜过长，避免引起组织缺血。患者应该充分放松，以达到最佳效果。

第七节 运动处方

为使体疗处方更为合理,开列体疗处方前应进行体疗处方讨论或体疗查房,由临床经治医师与体疗医师共同协商、讨论。因临床经治医师了解病情,而体疗医师则掌握针对病情的体疗知识,有利于开出更合适的体疗处方。必须全面询问病史或健康状况,有无参加运动的禁忌证,进行全面体格检查、功能检查与评定。对接受体检的心脏病患者,要作运动试验,对骨关节功能障碍或神经肌肉疾病者,要进行关节活动度及肌力检查与评定,有条件者应作肌电图及神经传导速度等检查。要书写完备的病历,包括主诉、现病史、家族史、个人生活、职业、心理及社会交往史、体格检查、功能检查及功能评估、综合性功能检查与评估。

一、运动种类

有耐力性运动、放松性练习,医疗体操、器械练习等,应指明以哪一种为主或者兼而有之。在根据病情的要求下,避免患者感到单调、枯燥。

二、运动强度、时间与频度

运动疗法最重要的是运动量,包括强度、持续时间及频度三因素。上述三种因素可以互相调整,如强度过大,时间与频度则适当减小。

(一)运动强度

控制运动强度方法根据不同的疾病而不一样,治疗脏器疾病时一般采用中等强度,但最适合的运动强度应通过运动试验决定,常用运动时的心率,运动时的吸氧量与最大吸氧量表示。而对另一类疾病,如骨关节功能障碍者,一般以每次运动后局部有轻微酸胀感及不出现疼痛为适宜。对于神经系统所引起的瘫痪部位在进行活动后,以不发生肌肉明显疲劳感为宜。

(二)运动时间

运动持续时间,一般为15~30min,耐力性运动15~60min。运动时间的长短,还应考虑运动强度,如运动强度较大,则运动持续时间可以适当减少。

(三)运动频度

频度即运动的间隔时日,一般每日或隔日1次,但对神经系统或骨关节功能障碍者,除每天运动1次外,还应增加自我锻炼时间。另外,间隔不要超过4d。因运动间隔时间太长,运动效应会消失,影响治疗效果。

经过一定时期运动后,根据身体功能改善的情况,对原处方可作适当修改,或制定新的运动处方,以便取得更好疗效。

第五章　骨科物理疗法

　　应用自然界和人工的各种物理因子,如电、光、声、磁、热、冷、矿物质和机械等因素作用于人体,以预防和治疗疾病的方法,称为物理因子疗法或理疗。

　　物理因子的临床应用十分广泛,对许多疾病均有不同程度的治疗作用,其中消炎、镇痛、抗菌、兴奋神经-肌肉、缓解痉挛、软化瘢痕、加速伤口愈合、加速骨痂形成等作用均可应用于骨科的康复治疗。

第一节　电　疗　法

一、直流电疗法

(一)直流电疗法

应用低电压(30~80v)、小强度(小于50mA)的平稳直流电作用于人体以治疗疾病的方法称直流电疗法。

　　1.在骨科康复治疗中的作用

　　(1)促进血液循环,增强组织再生能力。

　　(2)对神经系统功能有显著影响。

　　(3)消除炎症,促进愈合。

　　(4)促进骨再生修复:微弱直流电有促进骨再生修复的作用。

　　(5)对静脉血管有促进溶解作用。

　　2.骨科疾病适应证　周围神经损伤、关节炎、颞颌关节功能紊乱、慢性炎症浸润、瘢痕及粘连等。

　　3.禁忌证

　　(1)全身状况欠佳:高热、昏迷、恶病质、恶性肿瘤和心力衰竭。

（2）局部条件不允许：出血倾向、急性化脓性炎症、急性湿疹、孕妇腰腹骶部、局部皮肤破损、局部金属异物、局部及其邻近安装心脏起搏器。

（3）过敏体质：对直流电过敏。

4.治疗技术

（1）仪器设备：直流电疗机、导线、夹子、电极、衬垫及辅助用品（如沙袋、绷带、固定电极、油绷或橡皮布）等。

（2）电极放置：对置法或并置法。要求主电极副电极面积小，以增强主电极的电流密度，使治疗作用加强。

（3）治疗剂量：由电流密度和治疗时间两因素决定。电流密度仪主电极的面积为标准，成人 $0.05\sim0.2mA/cm^2$。治疗时间 20~25min。每日 1 次或隔日 1 次，15~20 次为一个疗程。

（4）操作方法：根据医嘱选好所需电极及衬垫。患者取舒适卧位，暴露治疗部位。将治疗衬垫紧密平整的接触治疗部位皮肤，覆盖橡皮布后，酌情用绷带尼龙搭扣、沙袋及浴巾等将电极固定。启动电源开关，缓慢调节电流输出，并根据患者感觉，3~5min 内逐渐增加强度直至治疗量。

（5）注意事项：根据治疗的需要决定电极的极性，选择的主极与副极等大，或副极大于主极，两极可对置、斜对置或并置。检查治疗部位皮肤是否清洁完整，感觉是否异常。电极与衬垫必须平整。治疗中注意巡视观察，防止烧伤。患者在治疗过程中不得任意变换体位，不得治疗仪或接地的金属物。治疗结束后患者不要搔抓治疗部位皮肤。治疗后，如治疗局部皮肤有刺痒或红色小丘疹，可涂止痒液。

5.骨科康复中的应用示例肩关节治疗

（1）适应证：肩关节周围炎、陈旧性肩关节损伤等。

（2）电极：$200cm^2\times2$ 或 $200cm^2\times4$。

（3）方法：①单肩：两电极以肩关节为中心前后斜对置。②双肩：四个电极用分叉导线相连，其中两电极放双肩前，另两电极放置双肩后。

（4）剂量：电流强度 10~15mA，治疗时间 15~20min。

（二）直流电药物离子导入法

利用直流电流将药物离子经皮肤、黏膜或伤口导入体内治疗疾病的方法。根据电学的同性相斥，异性相吸的原理，在直流电场力的作用下，带电的药物离子产生定向运动。在阴极衬垫中，带负电荷的药物离子向人体方向移动进入人体；在阳极衬垫中，带正电荷的药物离子向人体方向移动进入人体。

1.在骨科康复治疗中的作用　导入药物和直流电共同作用。

2.骨科疾病适应证　周围神经损伤、关节炎、颈椎病、肩关节周围炎、慢性炎症浸润、瘢痕及粘连等。

3.禁忌证

(1)局部条件不允许:治疗部位皮肤感觉缺失、初愈的瘢痕或邻近有金属异物。

(2)过敏体质:对拟导入药物过敏者。

(3)其他:同直流电疗法。

4.治疗技术

(1)导入药物的选择:能够电离成离子或胶体质点;成分要纯,最好易溶于水,而且不易被酸或碱破坏;明确药物导入的极性和浓度。

(2)导入药物的主要方式:衬垫法和水浴法。

(3)操作方法:选择治疗药物,并与极性相对应。导入的药物溶液均匀地洒在与作用电极衬垫面积相同的绒布或滤纸上,将绒布或滤纸与皮肤紧密接触,再放上普通的电极衬垫。其他操作方法与直流电疗法相同。

(4)注意事项:用于阳极与阴极的衬垫须严格区分。药物应保存于阴暗凉处,易变质的药物应保存于棕色瓶内。

5.骨科康复中的应用示例压疮

(1)选用离子及极性:锌(+)。

(2)生物效应:杀菌。

(3)药物:1%~2%硫酸锌溶液或2%的硫酸锌软膏。

(4)剂量:25~100mA×20min。

(5)频率:1次/周×(2~3周)。

二、低频脉冲电疗法

应用频率低于1000Hz各种波形的脉冲电流治疗疾病的方法,称低频脉冲电疗法。由于这种电流对感觉、运动神经有较强的刺激作用,又称刺激电疗法。特点是电压低、频率低、可调节;有极性(除感应电外),电极下可产生电解产物;对感觉、运动神经有较强的刺激作用;有止痛作用,而热作用不明显。治疗作用包括:兴奋神经肌肉组织;改善局部血液循环;促进水肿吸收。

(一)感应电疗法

感应电流是应用电磁感应原理产生的,又称法拉第电流,应用这种电流治疗疾病的方法,称感应电疗法。

1.在骨科康复中的治疗作用　防治废用性肌萎缩,防治粘连和促进肢体血液循环。

2.骨科疾病适应证　废用性肌萎缩、肌张力下降、软组织粘连和落枕。

3.禁忌证　肌肉痉挛。其余与直流电疗法相同。

4.治疗技术

（1）仪器设备：感应电疗机、直流感应电疗机。带有可断续的手柄圆形电极、辗状电极、板状电极与刷状电极。

（2）电极放置：滚动法、固定法、断续法、移动法和穴位法。

（3）剂量：强剂量（可见肌肉出现强直性收缩）、中剂量（可见肌肉弱收缩）、弱剂量（无肌肉收缩但患者有刺激感）。

（4）频率：在15~50次/min左右，t$_变$1ms，t$_升$1ms，f 50Hz。

（5）操作方法：根据病情选择治疗方法、治疗部位和运动点。接通电源，按所需剂量调节频率，然后缓慢增加电流强度直至所需电流强度。治疗中应观察肌肉收缩情况来决定治疗剂量。

（6）注意事项：治疗时要注意电极的厚度。逐渐增加电流强度，一般以治疗部位肌肉收缩反应与电极下的麻刺感为度，而不应出现灼痛感。骨折早期，骨痂尚未长牢，不宜在骨折附近的肌肉上应用感应电。对有感觉障碍的患者，治疗时电流强度不宜过大。

5.骨科康复中的应用示例股四头肌群废用性肌萎缩

（1）电极：手柄电极；直径2~3cm，板状电极×1

（2）方法：板状电极置于股神经运动点处，手柄电极置于肌运动点，各点轮流刺激。

（3）剂量：每点20~30次，通电1~2s，断电1~2s；治疗时间15~20min；使每肌收缩80~100次。

（二）电兴奋疗法

应用感应电、断续直流电流在病变部位或穴位短时间的通电，给患者能够忍受的超强度电流刺激以治疗疾病的方法称为电兴奋疗法，又称强量感应直流电疗法。

1.在骨科康复治疗中的作用　电兴奋治疗可使腰肌短时间内完全收缩，随后充分舒张，改善局部血液循环，促进致痛物质的吸收，因此，对腰肌劳损具有治疗作用。

2.骨科疾病适应证　坐骨神经痛、扭伤、挫伤、慢性腰痛及肌纤维组织炎。

3.禁忌证　与直流电疗法和感应电疗法相同。

4.治疗技术

（1）仪器设备：直流感应点送机；直径3cm圆形手柄电极两对；100cm²衬垫；换药碗一个。

（2）治疗方式：断续通电法、点送法、移动法。

（3）操作方法：

1）根据神经解剖、病理特点及经络穴位选好电极放置部位。

2）接通电源，选好电流种类及电送频率，调节输出，从小量开始逐渐增加至所需电流强度，先做感应电，后做直流电。

（4）注意事项：

1）治疗中，电极要紧密粘贴患者皮肤，但在骨隆突出表浅部位，接触要轻。

2）第3腰椎以上用强直流电刺激时，勿做脊椎横跨越通电，应将两电极置于身体同侧。以免引起脊髓休克，也不应心前区对置。

3）皮肤过敏、破损或溃疡者不宜进行治疗。

4）其他注意事项与直流电疗法和感应电疗法相同。

5.骨科康复中的应用示例腰肌劳损

方法1：

（1）电极：圆形手柄电极×2

（2）电流：强感应电

（3）方法：电极分别置于腰肌两侧，接通电源，电极沿肌肉纵轴、横轴分别滑动，电流调至腰部有向四周散射的麻木感为止。

（4）时间：10min后调回"0"位。

方法2：

（1）电极：圆形手柄电极×1；60cm²电极×1

（2）电流：直流电

（3）方法：手柄电极分放置痛点，接阳极：60cm²电极置于腰骶部，接通电源，将电流调至阳极下有灼烧感，按一下手柄电击钮，使腰部肌肉有跳动感。

（4）剂量：直流电强度50~60mA，时间2~3s，连续2~3次。

（三）神经肌肉电刺激疗法

应用低频脉冲电流刺激受损伤的神经和肌肉，食指产生被动收缩，促进肌肉的运动及神经再生，以达到治疗目的的方法称为神经肌肉电刺激疗法，或称低频脉冲波疗法或电体操疗法；神经肌肉点刺激的主要部位为肌肉的运动点。可以分为单极运动点刺激法和双极组刺激法。

1.在骨科康复治疗中的治疗作用　神经肌肉光刺激疗可治疗废用性肌肉萎缩，增加和维持关节活动度，促进失神经与配肌肉的恢复。

2.骨科疾病适应证　神经肌肉电刺激疗法适用于下运动神经元伤病所致肌肉失神经支配、废用性肌萎缩、习惯性便秘、宫缩无力等。

3.禁忌证　痉挛性瘫痪、高热、昏迷、恶性肿瘤(电化学疗法除外)、出血倾向、急性化脓性炎症、急性湿疹、心力衰竭、孕妇腰腹骶部、皮肤破损局部、金属异物局部、安装有心脏起搏器局部及其邻近、对直流电过敏。

4.治疗技术

(1)仪器设备:低频脉冲电疗仪,能输出三角波与方波电流,电流频率0.5~100Hz,波宽1~1000ms,脉冲上升时间和下降时间均可调,电流输出强度0~100mA,调制频率1~30次/min。有的仪器有自控断续装置。附件电极为150~200cm²的板状铅片电极和直径1cm的圆形点状电极或1cm×1cm的方形点状电极。电极、衬垫、导线和其他物品的要求与直流电疗法相同。

(2)治疗方式:单极运动点刺激法、双极组刺激法。

(3)操作方法

①患者取舒适体位,使肌肉放松,暴露治疗部位,找出需刺激的运动点;②选择治疗用的电极和衬垫,衬垫以温水浸透。电极的放置有两种:单极法,以点状电极与衬垫为主极,置于患肌的运动点上,另一个150~200cm²的辅极置于颈背部(上肢治疗时)或腰骶部(下肢治疗时)。一般主极接治疗仪的阴极,辅极为阳极。双极法:取两个点状电极和衬垫置于患肌肌腹的两端,一般近端电极为阳极,远端电极为阴极。电极以沙袋、固定带固定之。

③接通电源,调节治疗所需的各个参数。

④启动电源,缓慢调节电流强度,以引起不过于强烈但有明显可见的肌肉收缩而无明显皮肤疼痛为度。(过强的电流会引起患者疼痛而且肌肉收缩伴僵抖、收缩先强后弱、疗后仍有僵硬不适感。

⑤电刺激治疗宜分段进行,一般先刺激3~5min,肌肉收缩10~15下,休息10min后再刺激,如此反复4回,达到总共收缩40~60下。失神经严重者治疗时开始只能使其每分钟收缩1下,一次治疗收缩10~15下。病情好转时需改变电流的脉冲宽度和强度,逐步增加肌肉收缩的次数,达到一次治疗收缩20~30下,缩短休息时间,延长刺激时间,使总收缩次数达到80~120下。

⑥治疗1~2次/d,15~20次为一疗程

(4)注意事项:皮肤感觉缺失的患者治疗时要谨慎。避免用于较严重的水肿部位,传导性良好的液体不利于电流达到靶组织。注意避免过度刺激,如治疗过程中肌肉收缩由强变弱,或有震颤现象。

5.骨科康复中的应用示例腓总神经损伤小腿伸肌完全失神经

（1）电极：60cm²电极×2。

（2）电流：三角波 $t_{宽}$800ms；$t_{升}$500ms；$t_{降}$300ms；频率0.2Hz。

（3）方法：一电极放置上臂伸侧（+）；一电极放置上臂伸侧下 1/3（-），电流强度以引起明显屈肘为宜。

（4）时间：通电 50~75s，断电 3~5s，反复4次。

（四）间动电疗法

在直流电基础上，叠加50Hz正弦交流电经过半波或全波整流的低频电流，构成各种脉冲电流，由法国 Bernard 氏首先发现并研究，故又称贝尔钠电流，将这种电流用于临床治疗，称为间动电流疗法。电流种类包括密波、疏波、间升波、断续波和起伏波。

1. 在骨科康复中的治疗作用　止痛、改善局部血液循环和兴奋神经肌肉组织的作用。

2. 骨科疾病适应证　扭伤、挫伤、肌肉劳损、肌纤维组织炎、肩关节肩周炎、肱骨外上髁炎、废用性肌萎缩和颞颌关节紊乱等。

3. 禁忌证　与直流电疗法相同。

4. 治疗技术　间动电疗的操作方法和注意事项与直流电疗法基本相似。

（1）电极：多用小圆极（直径 2~3cm）或小方极（50~100cm²）有些仪器附有特殊的电极和把手。

（2）电流种类：根据治疗需要，每次可选 1~3 种。通电时先给直流电后脉冲电流。

（3）按常见症状选择电流种类：

1）止痛：短期止痛用 DF；较长期止痛用 CP 或 LP。

2）改善周围血循环：用负极 DF 作用于相应交感神经节，CP 作用于局部。

3）促进渗出物吸收：用 CP。

4）锻炼肌肉：用 RS 或 MM。

（4）电流强度：原则是根据患者的感觉来调节，一般常用量，直流电为 0.5~3mA，脉冲以引起较明显的震颤感为宜，但不应有刺痛感。

（5）治疗时间：一般主张短时间，每次 5min 左右，慢性病可延长到 12~15min，一般每日一次，急性期每日二次。

（6）疗程：6—10—15 次为一疗程，疗程间隔为 1~2 周。

（7）常用方法：

1）痛点治疗：以小圆极直径 2~3cm 置痛点联阴极，阳极等大置痛点附近或对置。当痛点多时可采用"追赶"痛点法，逐点作用各 5 分、4 分、2min 不等。治疗时均以阴极置痛点,因阴极作用部位的感觉阈及皮温升高均较阳极明显。

2)沿血管或神经干治疗:阴极置患部,阳极置血管或神经干走行方向,电极大小依病变范围选择。

3)交感神经节与神经根部位治疗:小圆极或小片状置神经节或神经根部位联阴极,阳极等大或稍大置神经相应部位。

4)离子导入:方法同直流电导入。

5.骨科康复中的应用示例

(1)间动电:××关节,小圆极(-)置痛点,(+)置对侧或附近,Df 1~2min,CP 5~6min,I直5~1mA,I脉渐升至"耐受限",1次/d,共5次。

适应证:关节扭伤、挫伤、网球肘。

(2)间动电:××神经出口处小圆极(-),(+)置神经走动处,Df 2min、CP 4min、LP 4min,I直0.5~1mA,I脉渐升至"耐受限",每日一次,共5次。

适应证:三叉神经痛、枕大神经痛、肋间神经痛等。

(五)超刺激疗法

利用超出一般的电流强度镜像低频脉冲点了得一种方法,又称刺激电流按摩。采用频率为5~143Hz(常用143Hz),波宽2ms的方波电流,治疗时电流密度最大$0.3mA/cm^2$。由于治疗时电流强度远超于一般低频电疗所用的电流强度的数值,故称为超刺激疗法。

1.在骨科康复治疗中的作用 促进局部血液循环、止痛。

2.骨科疾病适应证 颈椎病、脊柱退行性关节病、腰椎间盘突出症、软组织扭伤、劳损、韧带扭伤和挫伤。

3.禁忌证 皮肤及皮下化脓性炎症、出血倾向、对直流电过敏或严重心脏病等。

4.治疗技术

(1)电极:厚度要求同直流电。规格:$30cm^2$电极,适用于腕、踝等关节;$50cm^2$电极,适用于颈椎、胸椎、膝、肩等关节;$100cm^2$电极,适用于腰骶部。治疗时将阴极放置于痛区。

(2)剂量:电流强度:$0.2mA/~0.3mA/cm^2$。经胸椎可达16~18mA;腰骶椎可达18~23mA。肢体关节可达10mA。

(3)操作技术:根据治疗部位选择电极,阴极置于痛点;在通电开始1min内,要求以较快的速度增大电流强度至8~12mA(小部位则略低),然后在2~7min内增加至患者所能耐受的最大值,保持治疗强度5~8min,整个治疗时间15min。

(4)注意事项:由于超刺激电流的强度较大,治疗后局部皮肤可能有灼烧感,必要时可以局部涂抹氢化可的松软膏等,以防止烫伤。

5.骨科康复中的应用示例颈椎病、颈神经根炎、颈肌劳损

(1)电极:$30cm^2$电极×2

(2)方法:两电极沿颈椎上下并置,上点击下界齐C_7水平,下电极上界距上电极3cm。

(3)电流强度:16~18mA,达耐受量。

(六)经皮电神经刺激疗法

经皮的神经电刺激疗法(Transcuataneous electrical nerve stimulation)(简称TENS),通过皮肤将特定的低频脉冲电流输入人体以治疗疼痛的电疗方法。这是20世纪70年代兴起的一种电疗法,在止痛方面收到较好的效果,因而在临床上(尤其在美国)得到了广泛的应用。TENS疗法与传统的神经刺激疗法的区别在于:传统的电刺激主要是刺激运动纤维;而TENS则是刺激感觉纤维而设计的。

1.在骨科康复治疗中的作用　止痛作用。

2.骨科疾病适应证　头痛、偏头痛、神经痛、灼性神经痛、幻肢痛、颈椎痛、关节痛、腹痛、牙痛、腰痛、胃痛、痛经、软组织或关节急性扭伤、损伤所致肿痛、术后痛、产痛、癌痛等。

3.禁忌证　带有心脏起搏器的患者;特别是按需型起搏器更应注意,因为TENS的电流容易干扰起搏器的步调;刺激颈动脉窦;早孕妇女的腰和下腹部;局部感觉缺失和对电过敏患者。

4.治疗技术

(1)TENS仪器必须具备以下条件:

1)频率较高:多在2~160Hz之间,属低频范围。

2)脉冲短—或更短:一般脉冲宽度多在9~350μs之间。脉冲太宽,传递疼痛的纤维便被激活,而且电极下离子化增加。但脂肪组织较多者,脉冲可宽一些。

3)强度适宜:采用使患者有一种舒适感,不出现肌肉收缩的阈下强度。这样TENS便可选择性地激发感觉的,传入神经纤维的反应,而不触动运动的,传出神经纤维的反应。

4)电流形态不统一,目前常用有以下几种波形:①对称的双向方波;②被单向方波调制的中或高频电流;③有对称的双向脉冲;④单向方波;⑤另一种不对称的双向脉冲。

（2）电极放置于特殊点，即触发点，有关穴位和运动点。因为这些特殊点的皮肤电阻低，对中枢神经系统有高密度输入。这些点是放置电极的有效部位。

（3）频率选择多以患者感到能缓解症状为准。慢性痛宜用14~60Hz；术后痛宜用50~150Hz；疱疹性痛宜用15~180Hz；周围神经损伤后痛用30~120Hz等。一般主张由患者自己选择认为恰当的频率。大多数患者适宜采用刺激频率100Hz，t宽0.1~0.3ms。

（4）电流强度：以引起明显的震颤感而不致痛为宜。一般15~30mA，依病耐受而定。

（5）治疗时间：治疗灼性神经痛2~3min。一般为20min，亦可长达1小时或数小时

（6）注意事项：仅适用于外用；远离儿童可触及处；电极放置处可发生皮肤刺激；在无监测或安全防护下不能用于心肌疾病或心律不齐患者。

（七）温热低频电疗法

一种在低频电疗基础上附加温热效应的物理治疗方法。

1.在骨科康复治疗中的作用　对疼痛性疾病，尤其是骨关节疾病、周围神经损伤所引起的疼痛症状，能达到迅速缓解疼痛的作用，并有消除疲劳促进血液循环的效果。

2.骨科疾病适应证　颈椎病、肩关节周围炎、腰椎间盘突出症、骨性关节病等疼痛性骨关节炎疾病；周围神经损伤；扭伤、挫伤、劳损等软组织损伤。

3.禁忌证　恶性肿瘤、高热、严重心脏病、孕妇、癫痫、急性疼痛、醉酒、服用大量安眠药者；治疗部位皮肤过敏、破损、皮疹、感觉异常等以及金属异物局部、心脏起搏器局部及邻近。

4.治疗技术

（1）仪器设备：温热低频电疗仪。

（2）操作方法：开机。大电极接正极，两个小电极接负极。用温水（40℃左右）浸透电极的布面。将正极放在治疗部位中央；两个负极置于正极两侧（上两侧或下两侧均可），分别用固定带予以固定。选择治疗频率并定时。根据治疗需要和患者情况，调整温度旋钮与温度43℃、38℃或30℃的档位。调整治疗强度。根据患者感觉，左右移动"平衡调节钮"，至两负极强度一致。

（3）注意事项：不可在浴室和温度高的场所使用。治疗中要经常询问患者的感觉，老人、儿童和体弱者的治疗时间要短，输出强度要弱。治疗后切断电源，各旋钮恢复到原来的位置，治疗电极需放在通风处晾干。

三、中频电疗法

中频电疗法（Medium frequency electrotherapy），应用频率为1000~100,000Hz的脉冲电流治疗疾病的方法，称为中频电疗法。临床常用的有干扰电疗法、调制中频电疗和等幅正弦中频（音频）电疗法三种。近年来，随着计算机技术的应用，已有电脑中频电疗机、电脑肌力治疗机问世，并应用于临床。

（一）等幅中频电疗法

采用频率1000~5000Hz的等幅正弦电流治疗疾病的方法称为等幅中频正弦电疗法。（常用的为5000Hz，分为音频电疗法、音频电磁场疗法、超音频电疗法。

音频电疗法应用1000~20000Hz音频段的等幅正弦电流治疗疾病的方法称为音频电疗法（多数采用2000~5000Hz电流）；其电流特点：具有典型的中频电流的物理特性，幅度、频率恒定不变，波形成正弦波形。音频电磁场疗法以2~20kHz电流所产生的0.1~1.0mT（毫特斯拉）的交变磁场治疗疾病的方法；超音频电疗法治疗方式类似局部达松伐电疗法，（局部共鸣火花电疗法）以高电压、弱电流、火花放电的方式进行治疗，治疗时玻璃电极与人体皮肤或体腔粘连接触。发生火花放电时有热感，无局部达松发电疗的刺痛不适感。

1. 在骨科康复治疗中的作用　软化瘢痕及松解粘连、促进局部血液循环、消炎、消肿和镇痛。

2. 骨科疾病适应证　瘢痕、瘢痕挛缩、术后粘连、风湿性关节炎及类风湿性关节炎、肩关节周围炎、腰椎间盘突出症、肱骨外上髁炎、狭窄性腱鞘炎、周围神经损伤；扭伤、挫伤、劳损等软组织损伤。

3. 禁忌证　恶性肿瘤、急性炎症、出血倾向、严重心脏病、孕妇下腹部、治疗部位皮肤过敏、破损、皮疹、感觉异常等以及金属异物局部、型脏起搏器局部及邻近。

4. 治疗技术

（1）电极：常采用厚度为0.08cm的铜板材料，分板状和条型两种。放置的原则是使电流通过病变部位，电极的大小应小于病变区域，如并置法和对置法等。

（2）操作技术：选择电极与衬垫；将电极放于治疗部位；接通电源，待1~2min后再进行治疗；通电过程中，自始至终保持明显的震颤感。

（3）注意事项：不应与高频电疗仪同放一室或同时工作；除去治疗部位及其附近的金属异物；严防将电极或导线夹和导线裸露部分直接接触皮肤。严防将衬垫接反,同时,电极衬垫必须均匀紧贴皮肤,防止电流集中于某一局部或某一点;电流密度不得过大,不应产生疼痛感;治疗过程中,患者不可挪动体位;如治疗局部区域有术后或烧伤后瘢痕,应注意掌握电流强度。

5.骨科康复中的应用示例瘢痕

(1)电极:长条电极×2(长度依病变部位大小而定)。

(2)方法:当瘢痕表面凸凹不平时,为避免接触不良,将两条型电极并置于两侧健康皮肤上;当大面积瘢痕表面比较平整,将一电极置于瘢痕表面,另一电极并置于健康皮肤上;当瘢痕广泛波及整个肢体时,可用长条形电极围绕与肢体上线端。

(3)治疗时间:20~30min。

(4)治疗次数:瘢痕前期约需30次治疗,此期疗效最好;急性期需治疗100次;慢性期70~100次。

(二)干扰电疗法

将两路频率分别为4000Hz与4000Hz±100Hz的正弦交流电,通过两组(4个)电极交叉输入人体,在电场线的交叉部位形成干扰电场,产生差频为0~100Hz的低频调制中频电流,这种电流就是干扰电流。应用这种干扰电流治疗疾病的方法称为干扰电疗法。又称静态干扰电或交叉电流疗法。干扰电流兼有低频电与中频电的特点,作用深、范围广。

1.在骨科康复治疗中的作用 镇痛;促进局部血液循环;对运动神经和骨骼肌的作用。

2.骨科疾病适应证 颈椎病、肩关节肩周炎、扭挫伤、肌纤维组织炎、关节炎、骨折延迟愈合、废用性肌萎缩和坐骨神经痛等。

3.禁忌证 急性炎症、出血倾向、孕妇下腹部、局部有金属异物、严重心脏病等。

4.治疗技术

(1)电极:

1)一般电极:铅板和一层绒布组成,常用有50、100、200平方厘米等几种。

2)四联电极:四个电极嵌在一块绝缘海绵上,做小部位治疗用。

3)手套电极:电极接触患者的面导电,接触术者手部的面不导电,用于移动法治疗

4)吸盘电极:管内有一根导线,仪器附有产生负压的装置,用于抽吸法治疗。

（2）常用治疗方法：

1）固定法：治疗时电极的位置固定不动，用一般电极或四联电极，应尽量使两路电流在病灶处交叉。

2）移动法：使用手套电极在治疗部位固定或移动治疗。

3）抽吸固定法：将吸盘式电极置于治疗部位，开动产生负压的仪器，通以干扰电流，抽气装置以每分钟16~18次左右的频率抽吸电极。此法除干扰电流作用外，有负压的按摩作用。

（3）两组中频电流：一组固定为4000Hz，另一组则根据需要有数种变化。电流强度以点击面积、患者的感觉为标准或以人体感觉阈、运动阈为标准的强度分级。

（4）治疗时间：治疗中可选用1~2种或更多的差频，每种差频作用1~10min不等，总治疗持续时间20min。

（5）注意事项：电极放置的原则是两组电流一定要在病灶处交叉。同组电极不得互相接触；在调节电流强度时必须两组电流同时调节，速度一致，强度相同；电流不可穿过心脏、脑、孕妇下腹部及体内含有金属物的局部。

5.骨科康复中的应用示例颈椎病

（1）电极：$50cm^2 \times 4$

（2）方法：将4个电极分别置于颈椎、上胸椎及两侧颈部或第2、3胸椎两侧及两侧颈部。

（3）差频：50~100Hz。

（4）治疗时间：5~15min。

（三）正弦调制中频电流疗法

正弦调制中频电疗法又称脉冲中频电疗法，使用的是一种低频调制的中频电流，其幅度随着低频电流的频率和幅度的变化而变化。正弦调制中频电具有低、中频电流的特点和治疗作用。

1.在骨科康复治疗中的作用　镇痛作用、促进血液循环、促淋巴回流作用、兴奋神经肌肉、提高平滑肌张力作用、调节自主神经功能的作、消炎、药物离子导入等。

2.骨科疾病适应证　神经炎、神经痛、神经根炎、周围神经麻痹、废用性肌萎缩、关节炎、肩周炎、慢性胆囊炎、消化性溃疡、周围循环障碍、扭伤、挫伤、视网膜疾患等。

3.禁忌证　急性化脓性炎症、出血倾向。

4.治疗技术

（1）按医嘱选好电极，以并置或对置法固定于治疗部位。

（2）正弦调制中频电流的波形有连续调制波、断续调制波、间歇调制波及变频调制波等数种，调制频率10~150Hz调制幅度0%~100%，断续及调制时间1~6秒均连续可调。

1）连续调制波（连调波）：输出10~150Hz调制中频正弦电流，用于刺激植物神经节及镇痛。

2）断续调制波（断调波）：间断输出连调波电流，对神经肌肉组织有明显的刺激作用，用于周围神经麻痹、肌萎缩、肌无力等。

3）间歇调制波（间调波）：间歇输出未调和调制电流，有止痛、促进血液循环及炎症吸收作用。

4）变频调制波（变调波）：交替输出调制频率150Hz和连调波电流，有抑制作用，用于止痛及促进渗出物吸收。

（3）接通电源，按需要依次开启波型、调幅、调频及时间选择机钮。

（4）对疼痛明显的患者，调制幅度宜小（25%~50%）。用于促进血液循环、淋巴回流及炎症吸收时，调制幅度多为50%~75%。用于电刺激疗法时，调制幅度宜用100%。

（5）治疗中如有异常感觉，应及时将输出电流降到零，检查原因，予以处置后，方能继续治疗。

（6）更换波型前，应将输出机钮降到零，以防电击。

（7）缓慢调节输出机钮至患者有舒适之震颤感或能耐受为度。每次治疗10~20min，1/d次，10~15次为1疗程。

（8）注意事项：衬垫应湿透，并紧密接触皮肤。电极勿置于皮肤破损处。勿在心前区及孕妇下腹部进行治疗

5.骨科康复中的应用示例关节扭伤、挫伤后淤血或渗出不良

（1）电极：100cm²×2

（2）波形：全波–变调、交调

（3）调制频率：100Hz；150Hz；调幅：100%

（4）方法：两电极置于关节内外侧或伸屈侧

（5）治疗时间：各5~10min。

（四）双动态调制中频电流疗法

双动态调制中频电流疗法是一种新型的由低频调制的中频电流，载波频率2.5及5kHz，调制频率25、50、100Hz，调制波形有正弦波、方波、三角波，与单

动态的正弦调制中频电不同,已研制成由电脑程序控制的仪器,应用于临床。其主要特点是对皮肤刺激小,治疗技术上需逐渐加大电流,用于浅表层组织挫伤或劳损等。

1.在骨科康复治疗中的作用　同正弦调制中频电流疗法。

2.骨科疾病适应证　同正弦调制中频电流疗法。

3.禁忌证　同正弦调制中频电流疗法。

4.治疗技术

(1)一般操作:

1)采用全波双动态调制中频电治疗,其电极面积、放置方法与间动电基本相同。

2)采用半波对动态调制中频电治疗,其电极面积、放置方法、电流密度、治疗时间与直流电药物离子导入疗法基本相同。

(2)治疗操作程序:注意在治疗前检查机器各旋钮是否处在所需位置或零位,然后开启输出电流。治疗时询问患者感觉,并及时加大电流。

(3)几种常见病选用的参考治疗参数:

1)急性疾病:指急性局部表浅的软组织挫伤、劳损等。中频载波频率5kHz;低频调制频率为100Hz;低频调制波形为正弦波。

2)慢性疾病:指慢性局部表浅的软组织扭挫伤、劳损等。中频载波频率为2.5kHz;低频调制频率为50Hz;低频调制波形为正弦波。

3)范围较大的深部软组织病变:中频载波频率为2.5kHz;低频调制频率50或100Hz;低频调制波形为正弦波、方波。

4)骨关节病:中频载波频率2.5kHz;低频调制频率为50Hz;低频调制波形正弦波方波。

5)失用性肌萎缩:中频载波频率为2.5kHz、5kHz;低频调制频率为25Hz、50Hz、100Hz;低频调制波形为三角波。

6)肥胖症:治疗腹部及臀部肥胖症断续波刺激3s、间歇3s;中频载波频率为5kHz;低频调制频率为25或50Hz;低频调制频率为方波。

7)周围神经损伤的电刺激治疗:断续波 1~3s;中频载波频率为5kHz;低频调制频率25或50Hz;低频调制波形为正弦波或方波。

四、高频电疗法

医学上把频率超过100000Hz的交流电称为高频电流。应用高频电流防治疾病的方法称高频电疗法。在临床上常用的高频电疗法有短波疗法,超短波疗法,微波疗法。

(一)中波电疗法

应用波长 100~300m 的高频振荡电流,通过直接接触法作用于人体以治疗疾病的方法,又称中波透热疗法。近年来中波疗法逐渐被短波、微波疗法取代,应用日趋减少。

(二)短波疗法

应用波长 10~100m 的高频正弦交流电所产生的高频电磁场作用于人体治疗疾病的方法,称为短波疗法。短波电疗以温热效应为主,故又称短波透热疗法。 常用频率 13.56MHz,波长 22.12m,或 27.12MHz,波长 11.06m。由于采用电缆线圈电极,治疗时主要利用高频交变电磁场通过导体组织时产生涡流而引起组织产热,故又称感应透热疗法

1.在骨科康复治疗中的作用　可使组织的小动脉及微血管扩张,改善血循环;缓解胃肠平滑肌的痉挛具有止痛作用;作用于肾上腺区时,有促进肾上腺皮质糖皮质激素分泌功能,提高儿茶酚胺类物质的分泌作用。

2.骨科疾病适应证　各种亚急性和慢性炎症。骨关节退行性变。血肿,关节积液,血栓性静脉炎恢复期。肌纤维组织炎,肌肉、韧带劳损。肌肉痉挛,平滑肌的痉挛。

3.禁忌证　恶性肿瘤(大功率热疗除外),有出血倾向,活动性肺结核,妊娠,身体局部有金属物,有以及起搏器者。

4.治疗技术

(1)主要技术指标:常用短波电疗机,输出波长 22m,11.06m,频率 13.56MHz 和 27.12MHz,最大输出功率 200~300W,采用电磁感应和电容场法,以连续波或脉冲波输出。

(2)电极:

1)电容场法:圆形或长方形电极。放置方法:并置法,对置法,单极法。电极与皮肤保持一定距离,可用毛毡或毛巾做衬垫,也可用空气。

2)电缆电极法:盘缆法、缠缆法(<4 圈),圆盘电极(鼓状电极)。

(3)治疗剂量:无热、微热、温热量、热量。急性病变用脉冲,无热量;慢性病变用微—温热量,肿瘤用热量。15~20min/次,1/d,10~15 次/疗程。

(4)注意事项:治疗室需绝缘,木地板,木床,治疗仪接地线;治疗部位不能有金属物品;治疗部位应干燥,禁止穿潮湿的衣物进行治疗;患者取舒适体位,治疗部位不平整时应加衬垫,使间隙加大;在骨突部位应加厚衬垫,以免电力线集中穿过引起烫伤;电极宜大于病灶,电极板以及电缆线均不能直接接触

皮肤;输出导线不能交叉或打圈,不能相碰,否则会发生短路,电缆烧毁等影响治疗。电缆线不能直接接触患者皮肤,用毛巾隔开;每次治疗时必须调节调谐旋钮,使机器处于谐振状态下工作。当治疗剂量不合适时,可通过加大电极间隙或降低电压来调整;治疗中患者不能接触机器或其他金属物,经常询问治疗反应,及时调整剂量,特别对感觉障碍者。

(三)超短波疗法

应用波长1~10m的高频等幅振荡电流在人体所产生的电场作用,以治疗疾病的方法,称为超短波电疗法。常用频率40.68MHz,波长7.37m,功率200~400W。其作用于机体产生热效应和非热效应。因频率较短波高,非热效应显著,热效应比短波更深,更均匀。

1.在骨科康复治疗中的作用　消炎、脱水、对肾脏有扩张肾血管,解除肾血管痉挛,使尿量增加,尿蛋白降低、可降低血管张力,使小动脉毛细血管扩张,组织细胞营养改善、可降低神经系统的兴奋性、加强结缔组织再生,促进肉芽组织生长。

2.骨科疾病适应证　同短波疗法。

3.禁忌证　同短波疗法。

4.治疗技术

(1)电极:采用电容场法,板状电极,应比病灶截面积稍大,1.2:1。

(2)电极间隙:间隙大小决定电场作用的深度和均匀性,间隙小时电力线密,集中在表浅处;间隙大时电力线分布均匀,作用较深。对凹凸不平的表面,应加大间隙,避免形成灼伤。浅组织病变1~2cm,深部组织3~6cm。

(3)放置:1)对置法:作用较深;2)并置法:作用较浅,面积较大;3)单极法:适用于小面积,小功率。

(4)治疗剂量、时间、疗程:同短波。

(5)注意事项:同短波。

(四)微波疗法

应用波长1~1mm,频率300~300000MHz的高频正弦电流经特制的辐射器作用于人体,以治疗疾病的方法称为微波疗法。微波是一种特高频电磁波,根据波长不同可将微波分为分米波(波长100~10cm),厘米波(波长10~1cm),毫米波(10~1mm)医用微波波长多为12.5cm(频率2,450Hz)

1.在骨科康复治疗中的作用　热作用(与超短波的热作用一样可以使机体组织血管扩张,细胞膜渗透性增高,改善局部组织营养代谢,促进组织再生等,同时还有解痉、止痛、消炎等作用);非热作用(由于微波的频率比短波频率更高,因此其非热作用更显著)。

2.骨科疾病适应证　神经痛、神经炎、神经根炎;颈椎病,骨关节劳损、退变、韧带、肌肉劳损,脊椎炎,风湿性关节炎,腱鞘炎,肩周炎,肌腱炎,软组织扭、挫伤,肌炎等;肺炎,支气管炎,哮喘,胃炎,胃、十二指肠溃疡,胆囊炎,胸膜炎,结肠炎;鼻炎,副鼻窦炎,中耳炎,喉炎,麦粒肿,霰粒肿;乳腺炎,盆腔炎。伤口感染等。

3.禁忌证　同短波超短波。

4.治疗技术

(1)技术指标:分米波:波长33cm,频率915MHz和波长69cm频率434MHz;厘米波:波长12.24cm,频率2450MHz;毫米波:波长8mm,频率37.5GHz,波长7.11mm,频率42.19GHz,波长5.6mm,频率53.53GHz。

(2)微波辐射器:

1)非接触辐射器:半圆形,圆形,矩形,马鞍形等。辐射器与皮肤有间隙,易造成环境电磁污染。

2)接触式辐射器:聚焦辐射器:可将微波聚焦而集中作用在极小的病灶,辐射器直径3.5cm。体腔辐射器:适用于阴道、宫颈、直肠、前列腺、外耳道等疾病的治疗。凹槽形辐射器:为分米波专用辐射器,适用于较大面积部位治疗,直径32cm。

(3)微波辐射治疗方法:

1)有距离辐射法:治疗时辐射器与体表有一定间隙。2)隔沙辐射法。3)隔水辐射法。4)接触辐射法:聚焦辐射器,体腔辐射器

(4)剂量与疗程:根据辐射器大小,辐射器与体表距离而定。无热量、微热量、温热量、热量。治疗时间5~20min,每日或隔日一次,10~20次一疗程。

(5)操作方法:1)检查机器各辐射接头,开机预热。2)检查治疗部位,去除金属物及潮湿的衣物。3)将辐射器对准治疗部位,定好时间后接通高压电源,选择剂量。4)治疗结束后,移开辐射器,关闭电源。5)接触治疗的辐射器治疗前后应消毒处理。

(6)注意事项:1)开机前检查输出电缆各接头是否紧密连接,因接触不良会在接头处产生高热而导致接头烧坏,或磁控管烧坏。2)不准无负荷开机,不准用金属板或金属网隔挡辐射器的微波,否则会烧坏磁控管。3)去除治疗区的金属物品,治疗局部有金属异物时不宜治疗或用小剂量。4)治疗时皮肤无需暴露,但必须脱除潮湿的衣物或敷料。5)眼睛。睾丸区忌用微波照射,如须在附近治疗时,须用防护镜或防护罩进行防护。腹部治疗慎用。6)对感觉迟

钝或丧失者及严重血循障碍者慎用。7)小儿慎用,尤其骨骺部位应避免。8)严格遵照操作常规操作,切勿过量。9)长期从事微波治疗的工作人员,应注意个人防护。

(五)射频疗法

应用无线电波作用于人体产生高温以治疗疾病的方法称为射频疗法,又称高频加温治癌。高频,超高频及特高频(微波)电磁波都属于射频范围,但目前国内外多应用短波与微波波段,主要利用其产生的高温以治疗癌瘤。作用机理:由于癌瘤组织血管生长用短波与微波波段,主要利用其产生的高温以治疗癌瘤。

第二节 光 疗 法

光疗法(light therapy)是利用阳光或人工光线(红外线、紫外线、可见光、激光)防治疾病和促进机体康复的方法。日光疗法已划入疗养学范畴。理疗学中的光疗法是利用人工光辐射。光是一种辐射能,在真空中以$3×10^{10}$cm/秒速度直线传播。现认为光既是一种电磁波又是一种粒子流,对光的波动和粒子的双重性质称为波粒二重性。光量子学说认为光量子学说具有一定能量,不同的光线由于光量子能量不同,可引起光化学效应,光电效应,荧光效应和热效应等,这些效应则成为光生物学作用的基础。

一、红外线疗法

是应用红外线治疗疾病的方法。在光谱中波长在0.76至400μm的一段称为红外线,红外线是不可见光线。所有高于绝对零度($-273℃$)的物质都可以产生红外线。现代物理学称之为热射线。医用红外线可分为两类:近红外线与远红外线。近红外线或称短波红外线,波长0.76~1.5μm,穿入人体组织较深,约5~10mm;远红外线或称长波红外线,波长1.5~400μm,多被表层皮肤吸收,穿透组织深度小于2mm。

1.在骨科康复治疗中的作用 促进血液循环、醋精局部渗出物的吸收、调节血压、改善关节疼痛、调节自律神经、改善循环系统。

2.骨科疾病适应证 风湿性关节炎,慢性支气管炎,胸膜炎,慢性胃炎,慢性肠炎,神经根炎,神经炎,多发性末梢神经炎,痉挛性麻痹,弛缓性麻痹,周围神经外伤,软组织外伤,慢性伤口,冻伤,烧伤创面,褥疮,慢性淋巴结炎,慢性静脉炎,注射后硬结,术后粘连,瘢痕挛缩,产后缺乳,乳头裂,外阴炎,慢性盆腔炎,湿疹,神经性皮炎,皮肤溃疡等。

3.禁忌证 有出血倾向,高热,活动性肺结核,重度动脉硬化,闭塞性脉管炎等。

4.治疗技术

(1)仪器设备包括红外线灯、白炽灯、石英红外线灯和TDP辐射器。

(2)辐射器可根据部位大小和病灶深浅选择。

(3)治疗前应检查灯头、灯罩、螺丝拧紧固定,预热;患者取适当体位,裸露照射部位。

(4)告诉患者应感受到舒适的温热感,而不是可耐受的最大热感。

(5)将辐射器固定于治疗部位的上方或侧方,一般应使大部分红外线垂直辐射于治疗部位。

(6)治疗剂量也可由治疗时间来调节,治疗中应随时询问患者的感觉,观察局部反应。

(7)治疗结束时,关机并移去红外线灯,并让患者休息好数分钟。

(8)治疗频率:亚急性疾病为1~2次/d,慢性疾病可酌情减少。

二、紫外线疗法

紫外线疗法(ultraviolet radiation therapy)是利用紫外线照射人体来防治疾病的一种物理治疗技术。皮肤病学科中传统的紫外线疗法一般是指用人工光源UVB、UVA以及UVB联合UVA辐射治疗皮肤病的方法。近几年来,又发现了新的治疗皮肤病的光谱,如311nm的UVB,称为窄谱中波紫外线(NB-UVB)和UVA1(340~400nm)等。

1.在骨科康复治疗中的作用 杀菌、促进维生素D合成、促进局部血液循环、止痛、消炎、促进伤口愈合、色素沉着、皮肤角质增厚、脱敏、免疫调节作用;其次用紫外线照射矿工和运动员等特殊人群,可增强体力,减轻疲劳,提高耐力。紫外线还具有显著的促进皮下瘀斑吸收和促溶栓效果,可用于防治褥疮、冻疮,治疗营养不良性溃疡、早期的血栓性闭塞性脉管炎等。

2.骨科疾病适应证 肋软骨膜炎、急性关节炎、风湿性关节炎、佝偻病、骨软化症和骨质疏松症等。

3.禁忌证 活动性结核、重症动脉硬化、严重肝肾功能障碍、甲状腺功能亢进、系统性红斑狼疮、恶性肿瘤、急性泛发性湿疹等,禁用大面积照射。

4.治疗技术

(1)剂量分级：

1)无红斑量(小于1个MED)：照射后不出现红斑反应。

2)弱红斑量(1~2个MED)：照射24h内可见轻度红斑反应,有轻度灼烧感；找身后可见轻度色素沉着,无脱屑。

3)红斑量(3~5个MED)：照射24h内可见清晰红斑反应,皮肤呈鲜红色,灼痛,2~3d消退,有色素沉着,有脱屑。

4)强红斑量(5~10个MED)：红斑反应明显,皮肤轻度水肿,红斑可稍高于皮肤,有痛感,7d左右消退,色素沉着明显,皮肤有斑状脱屑。

5)超红斑量(10个以上MED)：多用于急性炎症及化脓性疾患,一般不在正常皮肤表面照射。

(2)选择照射剂量的依据：疾病的性质及发展阶段；除紫外线治疗的疾病外,合并症的情况；测定患者生物剂量结果；依照射部位皮肤状况及机体不同部位皮肤对紫外线敏感性差异；全身或局部综合应用理疗和药物的情况。

(3)照射方法

1)患者取合适卧位,暴露治疗部位,将光源垂直于照射中心,非照射区用治疗巾遮盖。照射创面、溃疡或有脓液、痂皮的部位时,应先清洗创面。照射面积应包括病灶周围的正常组织1~2cm。对某些需要用大剂量照射的边缘不整的病灶,周围正常组织可涂凡士林保护。

2)根据局部皮肤的敏感性决定照射剂量。红斑量每次照射总面积成人不超过800cm^2,小儿不得超过300cm^2,每次红斑量照射后因根据病情增加剂量,原则是：第一次照射后未出现红斑时,按第一次剂量增加100%；能看见色素沉着,但红斑消失者,可增加30%~50%；红斑明显,并有色素沉着,可重复原剂量或增加10%~20%；红斑轻者,应停止1次治疗,必要时用温热疗法减轻红斑反应。每日或隔日治疗1次,3~5次为一个疗程。

(4)注意事项：工作人员及患者应戴护目镜,工作人员应戴白手套,室内应保持空气流通。照射时应将头面部、创面与其他部位用盖布分开,并保持清洁,创面盖布须经消毒。创面有分泌物,应擦拭干净方能照射。开灯后,经过3~5min,待发光稳定后方可进行治疗。首次红斑量照射后,应检查红斑反应是否合适,以便调整剂量。尽可能预约患者集中时间进行照射,以减少开闭灯管次数。治疗中应注意电压波动对紫外线强度的影响,有条件时应装置稳压器。对内服或外用光敏药物患者,应先测其生物剂量后方可照射,不能直接使用平均值。紫外线灯有冷却系统者应经常检查,如有故障,立即检修。

5.骨科康复中的应用示例

（1）病灶外照射法：如病灶局部因某种原因（如有石膏绷带时）不能直接照射，或患者无法耐受（如严重的血栓闭塞性脉管炎）时，可用病灶外照射法，照射附近或对侧相应之健康皮肤。

（2）节段照射法：紫外线照射于躯体相应节段，可反射性引起该节段支配的某些内脏器官的功能变化。如领区照射法，照射颈部、上背部（相当于颈3至胸2水平）、锁骨上窝，用于调节颅内功能性及自主神经系统紊乱；照射乳腺区，用于反射性治疗盆腔疾患等。

第三节　超声波疗法

将频率大于2000Hz，不能引起正常人听觉反应的机械振动波作用于人体以达到治疗疾病的方法称为超声波疗法（Ultrasonic therapy）。频率500K~2500KHz的超声波有一定的治疗作用。现在理疗中常用的频率一般为800K~1000KHz。近年来超声波疗法的使用范围日益广泛，已远远超过理疗科原来的一般疗法，如超声治癌、泌尿系碎石及口腔医学的应用等，因此超声波疗法的概念应有广义的（包括各种特殊超声疗法）及狭义的（指理疗科常用的无损伤剂量疗法）两种。同时随着现代科学技术的进步，超声波不仅用于治疗，还已广泛用于诊断、基础及实验医学、因此已有"超声医学"之称。

1.在骨科康复治疗中的作用　略。

2.骨科疾病适应证　运动支撑器官创伤性疾病；腰痛、肌痛，挫伤，扭伤，肩关节周围炎，增生性脊柱炎，颞颌关节炎，腱鞘炎等；疤痕，粘连，注射后硬结，硬皮症，血肿机化；作用于局部及相应的神经节段时可治疗　神经炎，神经痛，幻肢痛，慢性荨麻疹，带状疱疹，湿疹，瘙痒症，消化性溃疡，支气管哮喘，胃肠功能紊乱。

3.禁忌证　凡恶性肿瘤（大剂量聚集可治）、活动性肺结核、严重心脏病的心区和星状神经节、出血倾向、静脉血栓之病区均禁用。孕妇（早期）腹部及小儿骨骼处最好选用其他疗法。在头部、眼睛、心脏、生殖器部位治疗时剂量要严格掌握。

4.治疗技术

（1）治疗设备：超声治疗机。

1)主要结构原理:由高频振荡器和输出声头两部分组成。

2)输出形式:①连续超声波:是在整个治疗过程中,声头连续不断地辐射出声能作用于机体。它作用均匀,产热效应较大。②脉冲超声波:是在治疗过程中间断地辐射出声能作用于机体,它的热效应较小。

(2)辅助设备:是为特殊治疗需要或便于操作而准备的附件。如水枕、水袋、水槽、水漏斗等。

(3)接触剂:要选择其声阻接近于人体组织者,以减少其与皮肤界面间的反射消耗。常用有煮沸过的水,液体石蜡,凡士林油等。

(4)治疗方法:

1)直接接触法:将超声波头直接和治疗部位的皮肤接触进行治疗。此时在皮肤和声头之间应加接触剂,如石蜡油,凡士林等。

①移动法:该法最常用。治疗时声头轻压皮肤,在治疗部位缓慢移动,移动速度以每秒 $1\sim2cm$ 为宜。常用强度 $0.5\sim1.5W/cm^2$。②固定法:将超声波声头以适当压力固定在治疗部位。此法易产生过热而发生"骨膜疼痛反应"。故治疗剂量宜小,常用强度为 $0.2\sim0.5W/cm^2$,时间 $3\sim5min$。

2)间接接触法

①水下法:治疗时将超声波声头和治疗肢体一起浸入 $36℃\sim38℃$ 温开水中,声头与皮肤距离 $1\sim5cm$,剂量要比直接接触法稍大。此法常用于不规则的体表,局部痛觉敏感的部位或声头不便直接接触的部位如手指、足趾、踝、肘、溃疡等。②辅助器治疗法:常用有水漏斗法,水枕或水袋法。后者是用薄橡皮膜制成袋,灌满煮沸过的温水,然后再涂接触剂进行治疗,用于面部、颈部、关节、前列腺、牙齿、眼等不平之处。③聚集照射法:利用凹面镜和声透镜将超声波高度集中在某一部位而获得大能量超声波的作用,以做特殊治疗。如治疗肿瘤时用。

(5)治疗剂量:治疗强度以 $0.4\sim1.5W/cm^2$ 为宜,水下法、水枕法时强度可稍大,临床多采用低、中等强度。

(6)治疗时间:一般固定法 $3\sim5min$,移动法为 $5\sim10min$,大面积移动可适当延长至 $10\sim20min$。

(7)疗程:一般治疗次数 $6\sim8$ 次,慢性病 $10\sim15$ 次或更多。每日或隔日一次。疗程间隔 $1\sim2$ 周。

5.骨科康复中的应用示例

(1)超声波,连续式,慢移法,脊柱或骶髂病损区,$0.4\sim0.8W/cm^2$,$6\sim8min$,每天一次,$6\sim12$ 次为一疗程。适应证:腰骶劳损,骶髂劳损,棘间韧带劳损。

（2）超声波：慢移法，连续式0.8W/cm²或脉冲式1~1.5W/cm²，疤痕，粘连部位，6~10min，每日一次，15~20次为一疗程。适应证：增生性疤痕，注射后硬结，局限性硬皮症。

（3）超声波：脉冲式，慢移法，相应的神经节段或神经疼痛区域，0.6~1.2W/cm²，4~10min，每日一次，6~12次为一疗程。适应证：神经痛，溃疡病，瘙痒症，湿疹，慢性荨麻疹。

第四节　磁场疗法

应用磁场作用于人体以治疗疾病的方法称为磁场疗法，简称磁疗。磁场作用于人体时可以改变人体生物电流的大小和方向，产生微弱的涡电流，影响体内电子运动的方向和细胞内外离子的分布、浓度和运动速度，改变细胞膜电位，影响神经的兴奋性，改变细胞膜的通透性，细胞内外物质交换和生化过程。磁场可用于治疗多种疾病，如高血压、高血脂、神经性头痛、神经衰弱、面肌痉挛、支气管炎、肠炎、溃疡病、颈椎病、腰腿痛、急性腰扭伤、腰肌劳损、胆绞痛、胆道结石、尿路结石、鼻炎、皮炎、静脉炎等。磁疗的作用机制是加速细胞的复活更新，增强血细胞的生命力，净化血液，改善微循环，纠正内分泌的失调和紊乱，调节肌体生理功能的阴阳平衡。

一、静磁场疗法

应用静磁场(恒定磁场)进行治疗的一种磁疗方法。分为直接贴磁法、间接贴磁法和耳磁场法等。

1.在骨科康复治疗中的作用　止痛、消炎消肿、

2.骨科疾病适应证　软组织扭挫伤、肌纤维组织炎、肱骨外上髁炎、关节炎、肩关节周围炎和颈椎病。

3.禁忌证　局部金属异物、心脏起搏器局部及邻近、对磁疗有明显不良反应或皮肤过敏者。

4.治疗技术

（1）设备：磁片、磁珠。

（2）操作方法

1）直接贴磁法：选取有足够磁感应强度的1片至数片磁片。暴露治疗部

位,选好痛点、穴位等贴磁部位。将磁片分别置于需敷磁部位,用胶布固定。磁片贴后每5~7d取下磁片,检查贴磁片局部的皮肤反应。如无不良反应,又需要继续治疗的患者,可以休息1~2d后继续在原位敷贴。异名极对置贴于组织较薄处时,容易发生血管受压。局部缺血的情况,应多检查,出现局部缺血时应立即取下磁片。若敷贴磁片处皮肤发生刺激、疼痛、出现水疱时,应立即取下磁片,更换敷贴部位。皮肤过敏、破损处可先用消毒纱布覆盖破损皮肤处,再敷贴磁片。疗程一般无严格限制,通常1周–1月为一疗程。

2)间接贴磁法:将数片磁片缝制于可穿戴于患病部位的衣物上(如腰带、护膝等),并根据磁片的多少和敷贴部位之间的距离,缝制固定,一使磁场能准确地作用到治疗部位。将带有磁片的衣物穿戴于患病部位。若体位变化或穿脱衣物等动作使磁片发生移位时,应注意及时纠正,以确保磁片固定于治疗部位。穿戴12周后,休息1~2d再用。

3)耳磁场法:选取若干磁珠或小磁片。根据病情选择耳部穴位,将磁珠(片)贴在耳穴上,用胶布固定。异名极在耳部对置贴时容易发生对耳部组织的压迫,一般敷贴2h后松开5min再贴,以免长时间压迫引起耳部组织坏死。疗程无严格限制,可长期贴用。

(3)注意事项:磁性材料较脆,磁片不可互相撞击,以免破坏磁场,减弱其磁感应强度;对磁片应进行定期消毒,一般可用75%的乙醇消毒,但不得高热消毒或用水浸泡,以免退磁;治疗前应去除治疗区内的金属物品,以免被磁化;对于较敏感的部位(如头颈部、胸腹部)、年老体弱、妇幼患者(对磁场强度的耐受性较低),使用的磁场强度应稍低。

二、动磁场疗法

动磁场疗法是和静磁场疗法相对应的,是利用动磁场进行治疗的方法。动磁场疗法不是将磁片贴敷在患者体表,而是将高磁场强度的磁体安置在一个动力机械上,使磁片随之转动而产生脉动磁场或交变磁场,又称为旋磁法。另一种形式是铁芯线圈,通以交流电或直流电而产生交变磁场或脉冲磁场,又称为电磁疗法。

1.在骨科康复治疗中的作用 消肿作用、消炎作用、镇痛作用、镇静作用、止泻作用、软化瘢痕、促进骨折愈合和提高骨密度等。

2.骨科疾病适应证 动磁场疗法适用于软组织扭挫伤、肌纤维组织炎、肌筋膜炎、肱骨外上髁炎、肩关节周围炎、颈椎病、骨性关节炎、类风湿性关节炎、跟骨骨刺、骨折愈合迟缓、肋软骨炎、带状疱疹后神经痛、坐骨神经痛、颞颌关节炎等。

3.禁忌证 金属异物局部、心脏起搏器局部及其邻近、孕妇下腹部、出血倾向、体质极度虚弱者。

4.治疗技术

（1）仪器设备：旋磁机、低频交变磁场磁疗机、脉动磁场治疗机、脉冲磁场治疗机

（2）检查治疗仪能否正常工作，取下手表及与治疗部位邻近的金属物品，患者取舒适卧位，旋磁疗法时需暴露治疗部位，电磁疗法可不用，将治疗仪的磁头置于治疗部位，并以沙袋固定（旋磁疗法时）。

（3）开机治疗

1）旋磁法 将旋转磁疗机的机头，直接对准患区或穴位，穴位选取与贴敷法相同。磁场强度根据治疗部位及患者一般情况而定，四肢及躯干的远心端，宜用较高磁场强度，胸背部及上腹部宜用较低磁场强度，老人、小孩及体弱患者宜用较低磁场强度。一般每个部位或穴位治疗时间15~30min，每天治疗1次，15~20次为一个疗程。

2）脉冲磁疗法：脉冲频率为40~100次/分，磁场强度为0.15~0.8T。应用脉冲磁场治疗，称为脉冲磁疗法。一般每次治疗时间20~30min，每天治疗1次，15~20次为一个疗程。

3）低频交变磁疗法：如果磁头与皮肤之间有空隙，将会增加磁场的衰减而影响治疗效果，所以要根据治疗部位外形，选用合适的低频交变磁场磁头，使磁头的开放面与治疗部分的皮肤密切接触，使磁力线能更多的通过患区组织。由于磁头面积较大，原则上采取病变局部治疗，适当照顾经穴。一般每次治疗时间20~30min，每天治疗1次，15~20次为一个疗程

（4）注意事项：勿使手表、收音机、移动电话等靠近磁头，以免被磁化。电磁场治疗过程中，如患者感觉过热发烫，应在磁头与治疗部位间加垫或加大间距，以免烧伤。年老体弱、妇幼患者，对磁场强度的耐受性较低，宜采用弱磁场，且治疗时间不宜过长。

三、热磁振疗法

热磁疗法是把高热与强磁有机结合成自动控制温度的热磁器，利用热磁器的温热效应和强磁穿射对疾病进行医治和保健的一种治疗方法。

1.在骨科康复治疗中的作用 磁作用与其他磁疗作用相似；热作用：由于磁场的作用，促进了局部组织的血液循环，改善了局部肌肉等组织缺血、缺氧

状态,有利于肌肉组织的功能恢复;振动作用:微振动能起到局部轻度的按摩作用。热作用和振动作用可增强磁场的特殊治疗作用。

2.骨科疾病适应证　热磁振疗法适用于软组织扭挫伤、肌纤维组织炎、颈椎病、肩关节周围炎、腰椎病、退行性骨关节病、关节炎、坐骨神经痛、慢性支气管炎、慢性胃炎等。

3.禁忌证　恶性肿瘤、高热、急性化脓性炎症、出血倾向、活动性结核、妊娠、金属异物局部、心脏起搏器局部及其邻近、心力衰竭。

4.治疗技术

(1)仪器设备为磁热振治疗仪。

(2)患者取下手表及金属物品,取舒适卧位,可穿薄层衣服,不必裸露治疗部位。将传感治疗带置于病患部位,裹紧。

(3)接通电源,调节输出,可先达到一定温度(一般为40℃)、振动最强,再调至合适温度。

(4)每次治疗20~30min,治疗完毕,关断输出与电源,从患者身上取下传感治疗带。

(5)每日或隔日治疗一次,15~20次为一疗程。

(6)注意事项:治疗时注意防止过热引起烧伤,对感觉障碍者尤应密切注意观察。

第五节　水　疗　法

水疗法是利用水的物理化学特性,利用各种不同成分、温度、压力的水,以不同的形式作用于人体以达到机械及化学刺激作用来防治疾病的方法。水的物理特性主要包括可塑性、良好的溶剂和比热及热容量大等。由于水温、添加成分、治疗方式、作用压力、作用部位、操作方法不同,治疗作用、临床适用的范围也有所不同。常用的水疗方法主要为浸浴、漩涡浴和蝶形槽浴等。

一、浸浴

患者的全身或者部分进入水中进行治疗的方法称为浸浴。根据所用浴水温度不同可分为温水浸浴、热水浸浴、凉水浸浴与冷水浸浴。根据所用浴水中添加成分不同可分盐水浴、松脂浴、苏打浴和中药浴等,此外,根据身体浸入的程度可以分为全身浸浴和局部浸浴。

1.在骨科康复治疗中的作用

(1)温度刺激作用对肌肉等组织的影响:对局部皮肤进行短暂的冷刺激可提高肌肉的应激能力,增加肌力,减轻疲劳;温热刺激还可以使平滑肌张力增加,缓解和消除痉挛。

(2)机械刺激作用:静水压迫表浅的静脉与淋巴管,促进静脉和淋巴回流。浮力作用有利于功能训练。水流冲击作用可提高温度效应,引起血管扩张。

(3)添加成分的化学作用:加强了水疗法的作用

(4)综合刺激作用:根据水疗法应用的温度、水中所含的物质成分及治疗方式不同,可产生消炎、止痛、促进吸收、促进新陈代谢和锻炼肌肉等综合作用。

2.骨科疾病适应证　热水浸浴:多发性关节炎;盐水浴:多发性关节炎;中药浴:关节炎;气泡浴:多发性关节炎。

3.禁忌证　传染病、严重心脏病,严重动脉硬化、恶性肿瘤、炎性感染、高热、急性炎症、活动性结核、出血倾向、消化道大面积溃疡、严重支气管扩张、月经期、孕妇腹部及静脉血栓区、大小便失禁及过度疲劳。

4.治疗技术

(1)消毒浴盆,并用清水冲刷干净。在浴盆内注入2/3容量(200~300L)的淡水,用温度计测量水温使水温达到治疗要求,并用浴盆盖罩保持治疗所需温度

(2)添加必要成分。

(3)每次治疗5~10min,治疗频率隔日1次,10次为1疗程。

二、漩涡浴

漩涡浴又称涡流浴。是一种利用马达使浴水在浴盆内呈漩涡式流动旋转,以通过水温和水搅动的机械作用进行治疗的水疗方法。

1.在骨科康复治疗中的作用

(1)湿热效应:从热效应的角度,漩涡浴是一种湿热形式,因此,其热效应与其他传导因子相似。

(2)流体静压:水产生流体静压,水深处压力则更大,并使得淋巴回流速度增加,水中消除。

(3)涡流作用:提供周期性刺激;增加了流体静压,故进一步增加淋巴循环;并提供了患者肢体渐次变化的训练;降低了水的热变化率,保持了水温。

2.骨科疾病适应证 漩涡浴适用于关节炎、肌炎、神经痛、中枢神经伤病后肢体瘫痪、截肢后残端痛、雷诺病等。

3.禁忌证 高血压、严重动脉硬化、心功能不全、传染病、心肺肝肾功能代偿不全、恶性肿瘤、出血性疾病、发热、炎症感染、皮肤破溃、妊娠期、月经期、大小便失禁、过度疲劳。

4.治疗技术

(1)物品准备 漩涡浴槽,有全身浴槽、半身浴槽、上肢浴槽、下肢浴槽之分。槽如大桶状,槽内装有涡流发生器,并有充气装置和可转动的1~3个喷水嘴,可使浴水发生漩涡、气泡和水流喷射。全身浴槽与半身浴槽外应有可供患者登高进入浴槽的矮梯。槽内有可供患者坐下的座椅。

(2)要向患者说明治疗目的、方法和注意事项,以充分取得患者的合作。

(3)根据治疗需要选用规格合适的浴槽。检查浴槽的各部件是否正常工作,浴槽是否经过消毒,再用清水冲刷一次。

(4)先在浴槽内放入2/3容量的水,水温37℃~39℃。

(5)患者脱衣鞋进入浴槽,取舒适体位,将肢体或身体充分浸入水中。

(6)启动涡流及充气装置,使水中发生涡流和气泡。转动喷水嘴调节喷水方向和强度,使水流喷射在患肢上。

(7)每次治疗10~20min。治疗完毕,先关闭涡流、气泡、喷水装置,患者再出浴,擦干身体,穿衣。疗后休息片刻。

(8)治疗1次/1~2d,15~20次为一疗程。

(9)注意事项:

1)注意水流喷射方向,严禁水流喷射头、面、心脏、脊柱、生殖器部位。浴器使用后必须及时刷洗干净、消毒。定期对浴盆壁作细菌学检查,发现污染时应作严格消毒。浴衣、浴巾、毛巾、拖鞋应专人专用,使用后及时清洗、消毒。

2)不宜在饥饿时,或饱餐后1h内进行浸浴。浸浴过程中,患者应静卧水中,不得自行放水或排水、改变水温或水量,不得任意延长治疗时间,也不得在水中擦澡。

3)患者治疗过程中,密切注意观察患者情况,对于体弱、年老、年幼者治疗时更应注意观察,防止淹溺或出现不良反应。患者在治疗过程中出现头晕、多汗、恶心、心慌等不良反应时应立即搀扶患者出浴,检查身体,保温休息,给予对症处理,喝热水。

三、蝶形槽浴

蝶形槽浴又称哈伯槽浴,患者在其间可处于卧位体位。这一槽浴的设计可使患者肢体进行外展运动,同时治疗人员能在槽浴外辅助完成治疗。

1.在骨科康复治疗中的作用　最基本效应是提供患者身体大部的热疗或冷辽,其次是使患者在一支持体重或部分体重的环境下开展运动疗法。

2.骨科疾病适应证　蝶形槽浴适用于中枢神经伤病后的肢体瘫痪、周围血液循环障碍、关节活动障碍、压疮、大面积烧伤等。

3.禁忌证　传染病、心肺肝肾功能代偿不全、严重动脉硬化、恶性肿瘤、出血性疾病、发热、炎症感染、皮肤破溃、妊娠期、月经期、大小便失禁、过度疲劳。

4.治疗技术

(1)仪器设备为蝶形槽,又称8字槽或哈波特槽。

(2)在与槽内注入温度小于38℃的温水,容量为浴槽的2/3。可以根据治疗需要,在浴水中加入次氯酸钠或其他抗感染的药物。

(3)患者脱衣鞋,进入浴槽。行动不便的患者躺在担架上,由升降装置将患者升起并送入浴槽内,浸入水中。

(4)患者半卧于浴槽内,露出头颈和胸部,水平面在乳头水平。头部用冷敷。可加用涡流、气泡和水流喷射。

(5)操作者站在槽外槽腰部为患者作水下按摩,或协助患者肢体运动。

(6)一般每次治疗20min,烧伤的治疗时间可长些,但最长时间不应超过30min。治疗频率急性疾患为2次/d,慢性疾患可减量;15~20次为1疗程。

(7)注意事项:注意出入浴槽时注意安全;整个治疗过程中应密切监测患者生命体征;治疗时间不宜过长,以防患者发生电解质紊乱。

第六节　传导热疗法

一、石蜡疗法

利用加热的石蜡为温热介质,将热传导至机体达到治疗作用的方法,石蜡的物理特性包括:不溶于水;熔点为50℃~56℃,导热系数为0.0006;具有可塑性和黏滞性;蓄热性能强。

1.在骨科康复治疗中的作用

(1)温热作用:作用较深,可深达皮下0.2~1cm;较强而持久,可促进血液循环、消除炎症及镇痛。

(2)机械收紧作用:有良好的可塑性和黏滞性,治疗时与皮肤紧密接触,随着石蜡逐渐冷却,石蜡的体积缩小,加压于皮肤及皮下组织,因而产生柔和的机械压迫作用。

(3)机体对蜡疗的反应:初期会有一点灼热感,逐渐变为舒适温热感,能延续到治疗结束后数小时,机体全身反应轻。

(4)化学作用:石蜡中的化学成分能刺激上皮组织生长,有利于皮肤表浅溃疡和创面的愈合。

(5)其他:向石蜡中加入化学物质或油类物质用于治疗时,能呈现化学作用。组成石蜡的碳氢化合物,能刺激上皮生长,防止细菌繁殖,促进创面愈合。

2.骨科疾病适应证

(1)损伤及劳损 软组织扭挫伤、腱鞘炎、肩关节周围炎、外伤性滑囊炎、骨膜炎、肌肉劳损及肌纤维组织炎。

(2)关节功能障碍 骨折或骨关术后关节挛缩和关节纤维性强直等。

3.禁忌证 高热、昏迷、急性化脓性炎症早期、风湿性关节炎活动期、结核、恶性肿瘤、出血倾向、开放性伤口、感染性皮肤病、孕妇腰腹部及对石蜡过敏者。

4.治疗技术

(1)石蜡的选择:治疗用石蜡应外观洁白,无杂质,熔点50℃~56℃,PH中性,不含有水溶性酸碱,含油量不大于0.9%,黏稠性良好。每隔1~3月加新蜡10%~20%。

(2)石蜡的加温:间接加温法或机械搅拌加温法。

(3)石蜡的处理:过滤法、水煮清洁法、白陶土清洁法、滑石粉清洁法和沉淀法。

(4)具体操作:包括蜡浴法、蜡饼法、蜡袋法、刷蜡法、蜡纱布(绷带)法、喷雾法和浇法等。

1)蜡饼法又称蜡片法,该法主要应用于机体较为平坦的部位,但在实际操作中需严格控制温度,避免烫伤。

2)浸蜡法又称蜡浴疗法,适用于手、足部位。每次可进行30~60min。

3)浸蜡法加运动主要用于对手部的治疗,对骨折术后关节僵硬、保守治疗制动时间较长后并发的关节僵硬或功能受限具有良好的疗效。

蜡刷法适用于腰背腿部,治急性腰背部疼痛,扭伤,挫伤;平毛刷浸入56℃~65℃的液体石蜡中,在治疗部位均匀涂上薄蜡,待冷却,把8~10层的纱敷在蜡层上,用胶布包好,可以保持24h~48h;剂量:每日或隔日一次,30min,7~10次一个疗程。

(6)石蜡疗法每次治疗时间30~60min,每日或隔日1次,15~20次一个疗程。

(7)注意事项:询问患者是否存在皮肤感觉障碍性疾病;治疗前认真测量石蜡的温度;治疗中或治疗后出现不良反应或皮肤过敏者,应停止治疗;石蜡中含有有机化合物:在加温过程中会释放出有毒气体,经呼吸系统进入人体会产生损害。加温熔蜡时,室内要有通风设备,保持空气流通;皮肤破损处可垫1~2层消毒纱布,然后进行治疗;熔蜡应采用间接加热法;蜡温不超过100℃,加热时防止水蒸气进入蜡锅。

二、湿热袋敷疗法

湿热袋是通过传导方式将热量和水蒸气作用于治疗部位的热疗形式,具有良好的保湿和深层热疗作用,尤其适用于缓解慢性疼痛性疾病。

1.在骨科康复治疗中的作用

湿热袋释放浅表热,通过组织传导使皮下组织温度升高,其热效应与其他热源相似。

2.骨科疾病适应证

湿热袋敷疗法适用于软组织扭挫伤恢复期、肌纤维组织炎、肩关节周围炎、慢性关节炎、关节纤维强直、坐骨神经痛等。

3.禁忌证

高热、昏迷、急性化脓性炎症早期、风湿性关节炎活动期、结核、恶性肿瘤、出血倾向、开放性伤口、感染性皮肤病、孕妇腰腹部、对石蜡过敏者。

4.治疗技术

(1)物品准备 仪器设备为湿热袋和恒温箱等。制成不同大小的方形、矩形、长带形的亚麻布袋,内装有硅胶颗粒。袋上有多条缝线将袋分隔成若干条块,类似于子弹袋,袋角缝有加热时悬吊用的布吊环。应有能容纳若干上述热袋的专用恒温水箱,能保持于80℃的恒温,并有若干吊钩可以悬挂热袋。

(2)要向患者说明治疗目的、方法和注意事项,以充分取得患者的合作。

(3)向恒温水箱放水至水箱的3/4容量,加热至80℃,保持恒温。将若干热袋放入恒温水箱,悬挂于挂钩上,浸入水中加热20~30min,加盖保温。

（4）患者取卧位，暴露治疗部位，铺数层毛巾。毛巾的面积应大于热袋的面积。

（5）从恒温水箱中取出需用的热袋，拧出多余的水分，将热袋置于患者身上的毛巾上，再盖以毛毯保温。整个治疗过程中患者应感到舒适的热感而非可耐受热感。热的强度可通过增加或者减少治疗部位与湿热袋之间的毛巾调节。治疗完毕，从患者身上取下毛毯、热袋、毛巾，擦干汗水。

（6）每次治疗 15~30min。若湿热袋的作用为电刺激前的预热，则治疗时间可调节为 10~15min。治疗频次为 1 次/1~2d，也可以 2 次/d，10~15 次为一疗程。亚急性疾病一般 1 次/d 或更多，症状改善后可减少。

（7）注意事项：

1）加热前先检查恒温水箱内的水量是否足够，避免干烧，注意观察加温的温度读数。

2）热袋加热前先检查布袋是否有裂口，以免加热后硅胶颗粒漏出引起烫伤。

3）热袋加热后使用前必须拧出多余水分，以热袋不滴水为度。

4）对老年人及局部有感觉障碍、血液循环障碍的患者不宜使用温度过高的热袋。

5）治疗时勿使热袋被压在患者身体下方，以免体重挤压出热袋内水分而引起烫伤。

6）患者治疗过程中，注意观察患者的反应，询问患者的感觉。过热时在热袋与患者体表间多垫毛巾。随着热袋温度逐渐下降，可逐步抽出热袋下的毛巾。

7）热袋可反复多次加热使用，直至硅胶失效不能加热为止。经常检查恒温水箱的恒温器是否正常工作，不能使用失灵的水箱。

第七节　骨科作业疗法

一、作业疗法的定义和目的

作业疗法译自英文 Occupational therapy（简称OT），是由美国医生 George Edword Barton 于 1914 年提出的。Occupational therapy 一词源于动词 occupy 和

名词occupation以及therapy所构成。大意是占有或填充时间与空间使之参与，忙碌某种活动而达到治疗疾病或残疾的目的。

第一个有关作业疗法的定义是由 H A Pattison1922 年提出的：“仍和躯体的或精神的活动具有特定的目的，而且能够明确表达，能够促进疾病或外伤的恢复，则为作业疗法。”随着康复医学的不断发展，作业疗法的内涵也在不断提升。1994 年世界作业疗法师协会对作业疗法修订后的最新定义“作业疗法是通过具有某种目的性作业和活动，来促进其健康生活的一种保健专业。”其目的是通过患者必需的生活能力、发展、恢复、维持其功能，预防残疾。作业疗法最重要的一点是，在作业治疗的过程中使患者积极参与活动。

作业疗法的内涵极其丰富，首先，作业疗法是以患者为中心，选择和设计有目的性的作业活动，常需协调，综合的发挥躯体、心理和情绪及知识等因素的作用，并且每种作业活动应符合患者的需求、并能被患者所接受，使患者能积极主动的参与；作业疗法应以治疗患者躯体和精神疾患为主，最后的目的是帮助患者恢复正常、健康、独立而有意义的生活方式和生活能力。

作业疗法（occupational therapy，简称OT）是应用有目的的、经过选择的作业活动，对用于身体上、精神上、发育上有功能障碍或残疾，以致不同程度地丧失生活自理和劳动能力的患者，进行评价、治疗和训练的过程，是一种康复治疗方法。目的是使患者最大限度地恢复或提高独立生活和劳动能力，以使其能作为家庭和社会的一员过着有意义的生活。这种疗法对功能障碍患者的康复有重要价值，可帮助患者的功能障碍恢复，改变异常运动模式，提高生活自理能力，缩短其回归家庭和社会的过程。

二、作业疗法的特点和种类

(一)特点

作业(occupation)是指与时间、能量、关心与注意的目的指向性有关的活动。作业治疗者着于帮助患者恢复或取得正常、健康、有意义的生活方式和能力，因而，作业疗法使用的活动有以下特点。

目的明确　作业活动一定要有明确的目标或理由。耗费时间的作业活动是无价值的，因此，必须把特定的目标作为选择的依据。

患者的积极参与　作业活动应由患者自己进行，不能包办替代，既要参与活动过程，也要参加制定方案的过程，因此患者才能从结果中获得满足或成就感。

趣味性　参与作业活动与患者兴趣有关，选择的活动应把目标和兴趣两者有机地结合起来,才能调动吸引患者参与。

要反映患者的日常生活、游戏和工作的课题,各种活动要用于获得和发展生活作用和工作的技能方面。

作业活动的可调节 根据患者不同年龄段或疾病的不同的病理阶段,可以调节作业的难度和强度。

根据作业治疗师的专业知识决定 要求作业治疗师具备相关的专业知识,例如人的发育学、疾病、人际关系和人活动的意义等知识。这些知识对作业活动的选择和治疗目标的确定是至关重要的。

换句话说,作业治疗是座桥梁。把患者个人和他的家庭环境及社会联结起来,从患者的个人功能的潜力和需要出发,经过作业的训练和治疗,逐步适应家庭和社会环境,通向正常生活方式的彼岸。

(二)分类

传统上,作业治疗主要分为木工、编织和黏土三大类。随着康复医学的不断发展和完善,有许多新的内容被引入到作业疗法之中,目前分类大致有以下几种。

1.按实际要求分

(1)ADL作业 穿衣、进食、个人清洁。

(2)创造性作业活动 金工、陶艺、种植、编织。

(3)文艺活动 下棋、打球、游戏。

(4)教育性活动 唱歌、跳舞。

(5)矫形支具和假肢训练 这是一种特殊的作业活动,重点在穿戴矫形器或假肢后的各种作业治疗,使患者熟练掌握穿戴方法,并充分利用这些矫形器或假肢来完成各种活动和工作。

2.按治疗目的和作用分

(1)用于减轻疼痛的作业。

(2)用于增强肌力的作业。

(3)用于增强耐力的作业。

(4)用于增强协调能力的作业。

(5)用于改善关节活动范围的作业。

(6)用于调节精神和转移注意力的作业。

(7)用于改善整体功能的作业。

3.按生活功能目的分

(1)身体方面:运动技能—肌力、肌张力、协调、平衡。

（2）感知方面：听觉、视觉、本体感觉。

（3）智能方面：注意力、记忆力、计算。

（4）精神方面：独立精神、顺应精神、集体合作、积极参与等。

4.按作业活动对象和性质分类

（1）功能性作业疗法　例如：根据患者肢体功能障碍的性质、范围和程度，有针对性的采用相应的作业活动，以改善肢体关节 ROM、肌力、耐力及改善活动的协调性、灵巧性或平衡功能。

（2）老年人作业疗法　治疗老年病患者。

（3）儿童作业疗法　用于治疗有先天性和后天性功能障碍的儿童。

（4）心理性作业疗法　主要治疗由于伤病而激发的心理障碍。

（5）精神疾病作业疗法　主要治疗精神分裂症等精神疾病患者。

开展作业治疗要因地制宜，就地取材，方便易行，安全可靠。用于作业治疗的项目，只要和患者的治疗目标一致，采用任何形式的活动都可以。不能说由于设备简陋，效果就差；也不能说因为有复杂精细的设备，效果就好。主要在于认真理解其原理、使用方法和治疗效果。

三、作业治疗在骨科康复中的应用

（一）骨折作业治疗的目的与作用

骨折患者康复治疗的基本原则为：整复、固定和功能锻炼。作业治疗的目的是加速骨与软组织的愈合，缩短疗程，并促进患者运动功能的恢复。

随着作业和治疗的发展，现代作业疗法按其应用范围、治疗目标和主要作用途径，形成了几个流派。在骨科康复作业中应用最多的是功能性作业疗法。其作用是：促进肿胀消退；减少肌肉萎缩的程度；防止关节粘连、僵硬；促进骨折愈合过程中的正常进行；改善运动的协调性和灵活性，以及对运动的调整，使患者能完成日常活动和必需的劳动，提高生活质量，重返社会。

（二）骨科作业治疗的指南

骨科康复是以协作组织形式开展工作的，其成员包括骨科医师、物理治疗师、作业治疗师、矫形支具师和护士等。作业治疗是其中一个重要组成部分。作业治疗和物理治疗各有其侧重点。物理治疗着重于恢复运动功能，应用增强肌力、耐力、关节活动度、协调平衡和心肺功能活动进行训练，与患者的自理和生产技能的关系不密切，在康复治疗中介入较早。作业治疗侧重于恢复患者认知、操作和生活自理能力。应用认知、自理生活、生产和文娱等经过选择和设计的作业进行训练。训练特点是认知和感觉训练比重大、精细运动比重大、粗大运动比重小、与自理和生产技能的关系密切,注重操作和认知能力。采用训练工具有:自理ADL用品用具、生产性用具、文娱用具、认知训练用具及自行设计制作的矫形器支具等。训练工具在康复治疗中的介入比运动时疗法晚,但是在实际工作中两者互相渗透、交叉进行、很难区分。

开展骨科作业治疗应注意以下几个方面:

1.骨折愈合过程中的不同阶段,应选择与之相应的治疗项目和强度。

2.被选择的作业活动符合患者要求,并能被患者所接受,具有趣味性,使患者能积极主动地参加具体活动。

3.被选择的作业活动应和患者日常活动、休闲活动和工作有关,有助于患者维护基本生活和提高必要功能的技能,有助于提高生活质量。

4.作业活动量可调节,例如根据关节活动范围、肌力和协调性的评定情况,可从活动度、难度和时间等方面调节,循序渐进地增加作业活动量。

5.作业疗法应用的技术繁多,可以按照作业的功能分类,也可以按照所需的技能分类。例如单侧上肢骨折患者需要训练用单手梳洗、穿脱衣服和利用非优势手写、拍球和开门等;人工髋关节患者需训练转移等技巧。有些患者还需要用辅助工具。

6.上肢是一个功能单位,主要是手的运用。治疗上肢骨折,除损伤局部外。其他未受伤的部位都应注意主动锻炼,预防继发性关节僵硬和废用性肌萎缩。

7.都会影响到人的步态和直立姿势需要力量(肌力)、协调和下肢的运动,当其中任何一个因素受到损伤时,都会影响到人的正常步态与姿势。因此,治疗目的不仅仅是恢复身体活动和肌力,而且也应该恢复平衡、协调和控制,这些对于上述功能是必须的。对于下肢功能障碍患者,治疗师应着重于矫正步行方法,使用辅助器具及转移技巧,因为不良姿势和步态会影响最大功能的恢复。

8.无论下肢残疾程度如何,治疗时必须考虑以下几点:

(1)尽管下肢ROM没有全部恢复,但下肢能进行适当的活动。这对于有效功能和稳定的维持是很重要的,因此治疗中,应把稳定作为优先治疗项目。

(2)患者负重程度(如全部、部分或不负重),取决于患肢处于骨折愈合过程中的那个时期。

(3)治疗中患者应穿合适、舒服的鞋,避免穿拖鞋和有鞋跟的鞋。

(4)治疗室应配备一面长椭圆形镜,让下肢损伤患者治疗时能观察到自己的姿势和步态

（5）如同上肢一样，下肢应视为一个功能单位来治疗，重点在损伤关节。

（6）在固定期间，没有固定的关节应保持主动活动，以预防关节僵硬和废用性萎缩。在有些病例，例如膝关节，应当鼓励进行固定关节周围肌肉的等长收缩练习。虽然这种练习通常是在运动疗法师的监督下进行，但作业治疗师加强这方面治疗也是重要的。

（7）治疗师的工作应在主管医师的治疗方案下进行。

（8）损伤以后，必须预计到运动练习和负重中可能出现的疼痛。治疗师可以采取双侧肢体在有节奏、温和放松气氛中，帮助患者减轻疼痛。必须强调指出，有些患者采取跛行或不正确的姿势可暂时缓解疼痛，但这样会产生长期的不利影响。

（9）当肌力改善后，应采用中间活动范围内的最大抗阻运动。

四、作业疗法的处方

（一）作业疗法的适应证

作业疗法的适应证是十分广泛的。凡需要改善手的运动功能（特别是日常生活活动和劳动能力）、身体感知觉功能、认知功能和改善情绪心理状态、需要适应住宅、职业、社会生活条件，都适宜用作业疗法进行训练。目前，作业疗法多用于以下几个方面。

1.内科和老年病方面

脑血管意外的遗症、关节疾患、老年性认知功能减退。

2.骨科方面

骨关节损伤后遗症，手外伤、截肢后、脊髓损伤、周围神经损伤。

3.儿科方面

肢体残疾、发育缺陷、学习困难或残疾、类风湿性关节炎。

4.精神科方面

精神分裂症康复期，焦虑症、抑郁症、情绪障碍。

（二）作业治疗基本内容

个作业疗法的特点在于强调在完成作业方面，要对患者进行教育、指导和训练；并强调应用器具作为帮助。作业疗法的范围包括下列各项治疗和训练或处理。

1.日常生活活动（ALD）训练　如穿着衣物、使用餐具进食、个人卫生、洗浴、整容、用厕等。训练患者用新的活动方式，方法或应用辅助器具的帮助和使用合适的家用设施，以完成日常生活活动。

2.职业技巧训练(vocational skills training) 基本劳动和工作的技巧,如木工作业、车缝作业、机械装配、纺织作业、办公室作业(打字、资料分类归档)等,作业恢复工作前或就业前的训练。

3.家务活动训练 如烹调、备餐、洗熨衣服、家具布置、居室清洁装饰、家用电器使用、幼儿抚育等作业的训练,并指导患者如何省力、减少家务活动的能量消耗,如何改装家用设备以适应患者的功能水平。

4.工艺疗法(arts and crafts therapy) 应用手工艺进行治疗:泥塑、陶器、工艺编织(藤器、竹器、绳器等),具有身心治疗价值,即既能改善手的细致功能活动,训练创造性技巧,又可转移对疾病的注意力,改善情绪。

5.文娱疗法(recreation therapy) 组织患者参加有选择的文娱活动,改善身心功能,促进健康恢复,常用的文娱项目包括旅行、舞蹈、戏剧表演或欣赏、划船、钓鱼、棋艺音乐表演或欣赏。

6.游戏疗法 通过有选择的游戏,对残疾儿童进行教育和训练,促进其运动智能和社会—心理能力的发展,常用于智力低下、脑性瘫痪、孤独症和其他肢体残疾的儿童。

7.工作疗法(work therapy) 简称工疗,组织患者在专人指导下参加适当的工作和生产劳动,以转移患者注意力,调整精神和心理状态及进行社会能力的训练,多用于精神病患者的康复。

8.书画疗法 中国传统作业疗法,通过书法练习和绘画改善精神和心理状态,抒发情感,用一般慢性病和抑郁、焦虑等患者。

9.感知训练(sensory and perceptual training) 对周围及中枢神经系统损害患者进行触觉、实体觉(stereognosis),运动觉、感觉运动觉的训练。

10.认知训练(cognitive training) 包括注意力、记忆力、理解力、复杂操作能力、解题(problem-solving)能力等方面的训练。

11.园艺疗法(horticultural therapy) 通过种植花草、栽培盆景、园艺设计等作业进行治疗,对身体和精神和训练均有好处。

12.日常生活自助器具的订购和指导作用 对有运动障碍的患者提供订制或购买自助器具的咨询,并指导患者使用这些器具,以方使患者借器具的帮助能完成日常生活的一些动作如梳洗,穿着鞋袜、备餐、进食、步行等。

13.轮椅处方(Wheel chair prescription) 为需要轮椅代步的患者写出订购处方,以选择适当类型的轮椅及必要的附件,并进行使用轮椅的训练。

14.手矫形器和夹板的制作和使用指导 为手功能障碍的患者提供简单的矫形器(如矫正腕下垂和手指挛缩)或夹板,经过训练,使手保持在功能位下进行一些简单的活动。

15.家居环境咨询　根据瘫痪或其他严重功能障碍的情况,为患者提供有关出院后住宅条件的咨询(包括进出通路、房屋建筑布局、设备等),提出必需的装修意见。

16.就业咨询(vocational counseling)　根据患者的技能、专长、身体功能状况、兴趣和就业的可能性,向患者提供有关就业的意见和建议。

17.职前训练(prevocational training)　在正式从事职业工作前,先进行技能、心理等方面的训练。

18.卫生教育　举办专题讲座,向患者进行有关功能障碍的预防和康复的教育,如对关节炎患者讲如何保护关节、如何使活动做得省力等。卫生教育不但面向患者,而且还面向其家人,使能配合做好家庭康复。

以上作业治疗项目由康复医师和作业治疗师根据治疗目标和需要和设备技术的条件进行选择,其中最重要的和常用的项目是:日常生活活动训练、职业技能训练、工艺活动和日常生活自助器具的订购和指导作用。

第七章　康复护理

一、康复护理的特点

康复护理是健康医学的基本内容之一,是在总的康复医疗计划实施过程中,为达到躯体的、精神的、社会的和职业的全面康复的目的,紧密配合康复医师和其他康复专业人员,对康复对象进行的除基础护理以外的功能促进护理。预防继发性残疾,减轻残疾的影响,使患者达到最大限度的康复和重返社会。随着康复医学向临床的不断渗透,以及整体护理模式在各级医院的普及,康复护理将成为各种老年病、慢性病的常规护理内容。

(一)康复护理的目的

减轻痛苦,促进康复。使患者尽量减少继发性功能障碍,使残余的能力得到维持和强化,最大程度恢复生活能力。提高生存质量,重返家庭,回归社会。

(二)康复护理的原则

1.功能训练　应预防在先,早期进行并贯穿于护理的始终。

2.康复护理　要与日常生活活动相结合,注重实用性,以达到患者的生活自理。

3. 重视心理康复　残疾人由于自身的缺陷,往往有孤独感、自卑感、敏感、抑郁等情绪反应。他们迫切希望和要求自己缺损的机体功能在短时间完全恢复;不满足现状的康复,而产生疑病、焦虑和抑郁。针对残疾人心理特点,在实施心理工作时应采取相应的措施,帮助他们克服自卑感,避免周围环境(包括家庭)对他们的不正确的评价和不恰当的比较,引导他们接受现实,认识现有的肢体功能,尽量发挥参与能力,积极运用补偿心理和补偿行为,鼓励自尊、自信、自强、自立,并进行功能训练,尽量发挥残存功能,使其具备回归社会的能力,最大程度的适应现在的生活,更好地融入社会。

4. 提倡协作精神　康复护理人员需要与康复小组其他人员保持密切的联系,遇到康复中存在的问题,应及时进行沟通和解决,良好的协作关系是取得最大康复疗效的关键。

(三)康复护理的内容

1.观察患者的病情并做好记录　康复护士要与各有关人员保持良好的人际关系,详细观察病情及康复训练过程中残疾程度的变化:观察和了解情况,认真作好记录,提供信息,在综合治疗过程中起到协调作用,有利于康复治疗实施。

2.预防继发性残疾和并发症　如偏瘫患者应预防压疮、肌肉萎缩、关节挛缩畸形的发生。

3.学习和掌握各有关功能训练技术　配合康复医师及其他康复技术人员对残疾者进行功能评价和功能训练。根据患者的不同性质和需求,不断学习,不断实践。如对偏瘫致语言障碍者,除语言治疗师的集中训练外,护理人员应利用每一个机会与患者交谈,使语言训练得到巩固和提高。

4.训练患者进行"自我保护"　又称"自护"指患者自己参与某种活动,并在其中发挥主动性、创造性,使其更完美、更理想地达到目标。一般护理通常是照顾患者,为患者进行日常生活料理。如喂饭、洗漱、更衣、移动等又称之为"替代护理"。康复护理的原则是在病情允许条件下,训练患者进行自理,即"自我护理"。对残疾者及其家属要进行必要的康复知识宣传,通过耐心的引导,鼓励和帮助,使他们掌握"自我护理"的技巧,从而部分地或全部地做到生活自理。以便适应新生活,重返社会。

5.心理护理　残疾人和慢性病患者有其特殊的、复杂的心理活动,甚至精神、心理障碍和行为异常。康复医护人员应理解患者、同情患者,时刻掌握康复对象的心理动态,及时地、耐心地做好心理护理工作。不允许有任何讥笑、讽刺的言行。

6.不同时期康复护理的重点　康复护理是以功能障碍为核心,帮助解决功能维持、重组、代替、适应和能力重建的有关问题,在伤、病、残的各个阶段,工作重点各有不同。

(1)急性期和早期:应仔细观察残疾情况(性质、程度、范围、影响),及时发现潜在的问题,预防感染、压疮、畸形、萎缩;

(2)功能恢复期:着重于潜在能力的激发;参与功能的保持和强化;日常生活活动能力的再训练;康复辅助用具的使用指导等。

二、康复护理的发展基础及理论

康复护理师护理专业中的一个新领域,是康复医学不可分割的一个重要组成部分。随着社会经济的发展及人们对生存质量的不断提高,使康复护理得到了迅速发展。

(一)中枢神经损伤后恢复的理论

近30年来在神经系统疾病康复领域中最重要的研究成果之一,就是人们逐步认识到中枢神经系统具有高度的可塑性和功能重组,这是神经系统损伤后功能恢复的重要理论依据,也是康复护理的发展基础。

(二)长期制动及长期卧床的不良生理效应

伤残患者由于伤情或治疗的原因需要制动和卧床,制动和卧床可以使受伤部位充分休息,减轻疼痛,促进创伤愈合,防止再受伤。但长期制动和卧床造成了各系统功能障碍。

1.肌肉系统　长期制动和卧床最早最显著的异常在肌肉系统,表现为肌萎缩和肌力下降,股四头肌和背伸肌特别容易受损。静卧3~5周使肌力减弱50%。

2.骨骼系统

(1)骨质疏松:制动后骨组织失去正常的压力刺激,骨质吸收加快,特别是骨小梁吸收增加,导致骨质疏松。

(2)进行关节炎:长期制动可引起严重的关节退变,继而出现关节囊及周围软组织的改变,关节挛缩。

3.心血管系统

(1)体液重新分布:卧床后约500ml~700ml的血液潴留在肺和左心。颈动脉的压力感受器张力下降,抗利尿激素分泌减少,尿量增加。4周后血浆减少15%~20%。

(2)心功能减退:卧床3周后心功能降低25%,舒张期收缩,射血时间减少,心搏量和心输出量减少6%~13%。

(3)静脉血栓形成:长期制动后血流缓慢,血液黏滞度增加,容易形成血栓。

(4)体位性低血压:长期卧床后肾上腺交感神经系统活动增加,突然直立时血液大量灌流到下肢,回心血量和心输出量减少,导致收缩压下降。

4.对呼吸系统的影响　卧床时膈肌和肋间肌运动下降,加上呼吸阻力增加而肺扩张减少,呼吸变浅,肺泡换气量减少,二氧化碳含量增加,导致呼吸加快。长期卧床分泌物的排出困难,坠积在肺的下部,而肺的上部分泌物过少,纤毛运动减弱,清除更加困难,最终易发生坠积性肺炎和呼吸道感染。

5.对泌尿生殖系统的影响　长期卧床使肾血流增加,排尿增加,钠与磷的排泄增加。高尿钙和高尿磷易导致肾与膀胱结石,继而产生血尿和尿路感染。

6.对肾上腺和胃肠功能的影响　长期制动使食欲减退,肾上腺活动增减而肠蠕动缓慢,营养吸收减慢。

7.对中枢神经系统的影响　长期制动可使时间感、空间感和定向力减退,同时伴有社会脱离者则认知能力下降,更长时间的脱离则导致情绪不稳、情绪敌对、不合作、焦虑、抑郁和神经质,记忆力、判断力、学习力和解决问题的能力下降。

(二)自我护理理论

自我护理理论由美国当代著名护理理论家多罗西·奥瑞姆提出,其代表性著作为《护理:时间的概念》。自护理论不仅可用于个人,而且可以使用于家庭、集体或社会中,对于开发护理实践有着非常重要的指导意义。

1.自我护理　是个体在稳定或变化后的环境中为维持生命,增进健康与幸福,确保自身功能健全和发展而进行的自我照顾活动;是人的一种普遍存在的本能;是一种通过学习而获得、连续的、有意识的行为。人的自护能力在日常生活中得到发展,自身行为包括调查、判断、决策及调控生存与发展相关的行为。在进行自护活动时,需要智慧和经验参与及他人的指导和帮助。当个人或集体都能有效进行自护时,能维持人的整体性并促进个体功能发展。

2.自护力量　自护力量是指人的自我保护的能力。与自护力量相对应的是照顾性护理力量,指的是护理和照顾他人的能力,包括照顾婴幼儿和那些部分不能或完全不能自理的人的能力。个体、家庭以及各种形式的集体都具有照顾性护理力量。

3.治疗性自护需要　治疗性自护需要是为了已知的自护需求而在一段时间内必须持续实施的全部自护行为。治疗性自护需要由保证人类功能和发展的三种类型的需要构成。即:一般的自护需要+成长的自护需要+健康欠佳的自护需要=治疗性自护需要。

(1)一般性自护需求:是人在生命周期各个发展阶段必不可少的,与维持人的结构和功能的完整性及生命过程息息相关的需求,包括:①空气;②水;③食物;④排泄;⑤活动、休息、睡眠;⑥独处和社会交往;⑦避免灾害;⑧正常状态的感觉。

(2)成长的自护需求:与人生的发展过程、发展状况和人生各个阶段的事件以及可能发生的不利成长的事件有关。人的成长的自护需要包括与成长有关的一般自护需要和一些新的、特定情况下的需要,如怀孕、早产、失去亲人等。

(3)健康状况不佳时的自护需要:健康状况不佳时的自护需要与遗传和体质上的缺陷、人体结构和功能上的异常及诊断治疗措施有关,是患者、伤者、残疾人和正在接受治疗的人的需要。包括:①寻求病理状态所需的医疗性帮助;②认识并应对病理状态的影响和后果,包括对成长的影响;③有效的遵循诊断、治疗和康复措施,预防病理状态的出现,调整机体功能的完整性和矫正畸形等;④认识、应对或调整治疗措施所带来的不适或者不良反应;⑤修正自我概念,承认自己的健康状态和对特定的治疗措施的需要;⑥学会在病理状态下生活。

4.自护缺陷　自护缺陷(selfcare deficit)是指自护力量不能满足治疗性自护需要。与其对应的是照顾性护理力量缺陷,指护理和照顾其他人的能力不能满足他人的治疗性需要。自护缺陷或照顾性缺陷与治疗性自护需要的关系如下:

自护力量<治疗自护需要=自护缺陷

照顾性护理力量<治疗性自护需要=照顾性护理缺陷

如果自护力量或照顾性护理力量缺陷不足以满足治疗性自护需要,表明存在着自护缺陷或照顾性缺陷,必须寻求专业护理作为必要的补充,以满足治疗性自护需要。

5.护理力量　护理力量(nursing agency)是护士为有自护缺陷的人提供给的专业护理。通过这种护理使其具备维持生命、健康和幸福的能力。护理力量是护士必须具备的综合素质,包括护士在行为上和智力上的双重能力以及应用专业知识、技能和经验。

6.护理系统　护理系统(nursing system)是由护士为患者提供给的护理行为和患者自身的行为所构成的行为系统。根据护理力量与患者自护力量之间的互补程度,可将护理系统分为三种类型:

(1)全补偿系统:适用于那些没有自护能力的患者,护士必须"替"患者做所有的事才能满足他的治疗性自护需要。

(2)部分补偿系统:在此系统中护士和患者在满足治疗性需要时都能起主要作用,护士"帮"患者完成自护活动。

(3)辅助-教育系统:在此系统中,患者需要进行学习并且能够学会如何让自护。护士提供的帮助是心理上的支持、技术上的指导及提供一个所需的环境。在这个系统中,护士的职责从前两个系统的"替他做""帮他做"过渡为"教育、支持他做"。具体表现为帮助患者制定决策,控制行为,获取知识和技术。这是康复护理中常见的,也是最重要的护理系统。

三、康复护理技术

康复护理技术有两方面内容,即基本护理技术和康复专业护理技术,基本护理如饮食护理、皮肤护理、口腔护理;呼吸训练、放松训练、关节活动训练、膀胱训练、吞咽训练等目的是使患者最大限度恢复残疾的功能,尽早的回归家庭回归社会。

(一)膀胱护理措施

主要针对因神经损伤导致的膀胱尿道功能失调而实施的特殊护理,神经源性膀胱功能失调主要表现尿潴留和尿失禁,护理的目的就是恢复排尿功能,改善排尿症状,减少残余尿,预防泌尿系统。

1. 留置导尿　对于意识不清患者,可留置导尿持续导尿。持续导尿容易产生泌尿系感染,所以应该严格遵守无菌操作原则,保持尿道通畅,及时倾倒尿液,每日尿道口护理。定时更换导尿管。

2. 间歇导尿　对病情稳定,无泌尿系感染患者可以实施间歇的导尿,每日饮水量不超过2000ml,如果两次导尿期间可以自排尿100ml以上,残余量300ml以上,6小时导尿一次;如果自排200ml以上,残余尿200ml,8h导尿一次,残余尿100ml~200ml时,每日导尿1~2次,当残余尿少于100ml可以停止导尿。

3. 尿意习惯训练　就是帮助患者形成规律排尿的习惯,晨起、睡前或餐前鼓励患者排尿,白天3小时排尿一次,夜间2次。保护皮肤干燥,及时用温水清洗会阴部,勤换被褥,防止感染和皮肤破损并发压疮。

(二)肠道护理

对于有腹泻的患者,要注意保护肛门周围皮肤,保持皮肤清洁干燥,必要时肛门周围涂软膏保护皮肤,避免破损感染,并注意骶尾部皮肤变化。神经损伤患者卧床时间长,缺乏活动的患者,可因肌张力减退而导致排便困难。

(三)放松训练

可以使患者肌肉放松,以减轻或消除紧张和焦虑情绪,让患者处于休息、放松状态,有利于患者的全面康复卧位、坐位、站位均可,选择清净的环境,采取自然放松的姿势,放松全身肌肉。

(四)呼吸训练措施

改善因慢性肺部疾患,肋间肌、膈肌瘫痪导致的咳嗽功能下降,排痰能力下降,呼吸功能障碍。一般采用吹哨式呼吸,锻炼呼吸肌肉,恢复有效的呼吸功能。

(五)肌力训练方法

进行肌力训练,能有效的恢复肌肉的功能和增加肌肉的力量,还可以保护关节、支撑脊柱和防止继发性损伤。

1.被动运动训练　0~1级,病后3~4日病情较稳定,患肢所有的关节都应做到全范围的关节被动运动,以防关节挛缩,每日2~3次,活动顺序从大关节到小关节循序渐进,直到主动运动恢复。被动运动的同时应该给予按摩,对患肢进行按摩可促进血液、淋巴回流,防止和减轻水肿。

2.肌力运动训练　1~2级在肌肉收缩的同时给予外力的帮助,使其能够完成较大范围的肌肉和关节活动。如:翻身训练、桥式运动。

3.主动运动训练　2~3级患者运动时不需要助力,也不用克服外来阻力,鼓励患者主动用力来进行训练,对肌肉、关节和神经系统功能恢复作用明显。

4.抗阻力运动　4~5级,接近于正常肌力,可以利用器械,如哑铃、沙袋、拉力器等,促进肌纤维增粗,肌力增强,对恢复肌肉的形态和功能有良好的疗效。

5.精细运动　主要是改善手功能训练,通过打字、搭积木,拧螺丝等让患者反复进行放开、抓物和取物训练。加强和提高患者手的综合能力。

(六)移动训练方法

1.翻身　向健侧或患侧翻身。

2.桥式运动　预防患者今后行走时出现偏瘫步态十分重要。

3.坐位耐力训练　对部分长期卧床患者为避免其坐起引起体位性低血压,首先应进行坐位耐力训练,先从半卧位(30°)开始,如果能坚持30min并且没有明显体位性低血压,可以逐渐增大角度(45°、60°、90°),如患者能在90°座位坐30min,可进行床边坐起训练。

4.坐位左右平衡训练　护士站于患侧,一手放于患者腋下,一手放在其健侧腰部。嘱其头部保持正直,将重心移向健侧,反复进行。

5.坐位前后平衡训练　在护士的协助下身体向前或后倾斜,然后慢慢恢复中立位反复训练。完成一级后进行二级训练就是要求患者躯干能做前后左右上下各方向不同摆幅的摆动运动。

6.坐到站起平衡训练　指导患者双手交叉,让患者屈髋、身体前倾,重心移至双腿,然后做抬臀站起动作。

7.站立平衡训练　扶站、平衡杠内站立、独立站立及单足交替站立的三级平衡训练。

8.步行训练　患腿向前迈步时,躯干伸直健手扶栏杆,重心移至健腿,护士扶住其骨盆,帮助患侧骨盆向前下方运动,防止患侧在迈步时外旋,健腿迈步时,护士一手放在患腿膝部,防止健侧迈腿时患腿膝关节突然屈曲,另一手放在患侧骨盆处,以防其后缩,随着负重能力的提高,健腿可适当超过患腿。

9.上下楼梯训练　原则是健足先上,伸直健腿,把患腿提到同一台阶,下楼时患足先下,健足跟着迈到同一台阶,步态稳定后,指导患者用双手扶楼梯栏杆独自上下楼梯。

(七)床上正确体位的摆放

偏瘫早期的康复治疗中,正确体位能预防和减轻偏瘫典型的曲肌或伸肌痉挛模式的出现和发展,如上肢屈曲并肩胛带后缩,下肢伸展伴髋关节外旋。因此,在床上肢体应置于抗痉挛体位。

1.患侧卧位　患侧时,使患肩前伸,将患肩拉出,避免受压和后缩,肘关节伸直,前臂外旋,指关节伸展,膝关节微曲,健腿屈曲向前置于体前支撑枕上。该体位可以增加患侧感觉输入,牵拉整个偏瘫侧肢体,有助于防治痉挛。

2.健侧卧位　健侧卧位是患者最舒适的体位,患肩前伸,肘、腕、指各关节伸展,放在胸前的枕上,上肢向头顶方上下举约1000次,患腿屈曲向前放在另一支撑面上,髋关节自然屈曲,足不要内翻。

3.仰卧位　仰卧位时,因受颈紧张反射和迷路反射的影响,异常反射活动较强,也容易引起骶尾部、足跟外侧或外踝部发生压疮,因此,脑卒中患者应以侧卧位为主,必须采取仰卧位时,患臂应放在体旁的枕上,肩关节前伸,保持伸肘,腕背伸,手指伸展,患侧臀部和大腿下放置支撑枕,使骨盆前伸,防止患腿外旋,膝下可置一小枕,使膝关节微曲,足底避免接触任何支撑物,以免足底感受器受刺激,通过阳性支撑反射加重足下垂。

第八章　心理康复

第一节　概　述

心理护理是通过护士的行为、语言、态度表情和姿势等改变患者的心理状态和行为,使之有利于疾病的转归与健康。心理护理在骨科患者中的应用,探讨心理护理在骨科患者中的应用,研究心理护理学在骨科临床上的不同特点,增强护理工作的针对性和有效性,提高患者的生活质量,通过良好的心理护理有效的缓解患者的各种不良情绪,密切观察病情的变化,充分重视其心理状态,并采取针对性护理措施,使患者的情绪调节到最佳状态,以利于患者早日康复。

一、心理护理的意义

1.有利于调动患者的主观能动性,树立战胜疾病的信心。

2.有利于适应医院环境和各种人际关系,处于最佳的心理状态接受治疗和护理。

3.有利于避免不良情绪的刺激,改变患者的一些不良行为、创造良好的医院病房环境,促进疾病尤其是心身疾病的治疗。

4.有利于在我国临床医学范围内建立"生物—心理—社会"医学模式和整体护理。

二、心理护理程序

在建立良好的护患关系的基础上,在整体护理的整个过程之中,进行连续的、动态的,有计划、有评价的系统护理,按照护理程序保证患者得到完整的、连贯的、具有专人负责的管理。具体步骤如下:

1.评估　评估是心理护理程序的第一步,是通过观察、晤谈、调查、量表测查等手段,对患者作综合信息的收集工作,收集患者主、客观资料、整理分析资料和列出心理护理诊断,通常与收集患者的其他资料同时进行。

2.收集资料　此次患病心理因素与疾病的关系、家庭经济状况、家族史等情况,包括患病后的心理反应及心理需求,以往心理健康状况,采用现代心理学的研究方法,通过人格量表、情绪量表、问卷、测评工具进行客观、量化的心理评估。心理测量是制定心理护理计划和对心理护理疗效进行评价的科学手段,同时心理测量也是心理护理规范化、科学化的根本途径

3.分析原因　分析患者的性格类型,遗传因素,躯体健康状况,理化因素:如是否有酗酒、吸毒、药物滥用等;心理社会因素:如生长发育史、生活事件、社会支持情况;以及如个体的生活习惯、宗教信仰等。

4.诊断　心理护理程序的第二步,是根据收集到的系统信息,对患者作综合的临床护理诊断,确定患者的心态,对患者的心态进行"好、中、差"分类,然后分析是否存在"焦虑、抑郁、恐惧、担忧"等情况,最后确定患者存在的消极心态属于是轻度、中度还是重度。

5.计划　在列出心理护理诊断或护理问题后,制定心理护理目标;根据目标解决存在的。心理问题的决策,即心理护理计划。制定心理护理目标时,应有明确的针对性,是应针对现存的或潜在的心理护理问题,目标应包括具体的达到的结果及时间。

6.执行　即将心理护理计划的具体措施付诸实施。

7.评价　即检验预期效果是否够达到,列出执行措施后出现的反应;再将反应与原来制定的护理目标进行比较、以观察是否达到要求;在评价的基础上对心理反应重新估计。

8.结论　随着医学的发展,心理护理越来越显其重要,是整体护理不可缺少的一个部分。护理专业的本质是对人类的关怀和照顾。关怀是离不开心理活动的,也就是说护理专业是对人类的关怀,包括躯体、心理、社会的全方位照顾。护理人员必须具备良好的医德修养和心理素质,丰富的心理学知识和深厚的实际经验,灵活掌握心理护理的程序,才能达到良好的心理护理效果,提高护理质量,促进人类的健康的需要。

第二节 骨科创伤后的心理和社会问题

一、骨科创伤对心理健康的影响

创伤似乎是人类生活不可避免的组成部分。人类的历史不仅仅是一个文化和艺术的历史,也是战争、一个群体征服另一个群体、家庭内暴力和自然灾害的历史。在这样的背景下,很多人在其一生中会有至少一次的潜在的创伤性事件。其中,部分人会受到持续的心理痛苦的困扰,这些痛苦包括从轻微而弥漫的焦虑,到影响个体社会功能方方面面的各种症状,骨科创伤给人类心理带来的创伤亦不言而喻。创伤通常会让人感到无能为力或是无助感和麻痹感。创伤的发生都是突然的、无法抵抗。

随之而来的会出现相应情绪低落、恐惧焦虑,惶惶不可终日,极度悲伤、失望、痛苦、抱怨、食欲不振,周身乏力等症状;同时还会全身瘫软,没有制动力,这种情况如不进行心理干预,治疗,将会成为永久的心理。

二、建立心理康复系统

(一)建立个体心理调节机制

对患者加强有关康复知识的教育和宣教,使患者能够正确认识并能够科学的评估自己的伤残程度,使事故造成的心理障碍逐步减轻或消除,打消患者顾虑,增加康复信心,帮助患者及早树立信心,及时肯定患者在功能锻炼中每一细微的进步成绩,使患者对护理工作表示信任,为以后的协助锻炼打下基础。

(二)建立有关人员协助支持系统

大多数骨科患者生活自理存在障碍,心理负担较重,在此情况下,家属的陪伴与支持尤为重要。护理人员在做患者心理护理工作的同时,也要重视对患者家属的心理指导,鼓励家属对患者多加关心、体贴照顾,满足患者需要,并向其介绍同类患者的康复经验。在对患者实施康复训练的过程中,家属可以起到积极参与、协助、督促的作用,尽力使患者在整个治疗过程当中保持最佳的心理状态。

（三）建立专家协助支持系统

将多学科结合在一起，比如可以让营养咨询师参与进来，为患者定制食谱，以最佳的身体状况接受康复训练。

（四）建立社区辅助支持系统

通过对在职护理人员康复护理知识的培训，患者出院后，护士与其所在社区护士互动交流学习，使患者尽快掌握相关的康复护理技术和医学基本知识。与此同时，可利用社区的黑板报、墙报、科普读物等宣传资料向社会宣传康复护理学、康复医学的工作规律、技术、特点和方法，让人们认识到康复这一科别，并明白其实用性和必要性，将康复护理康复医学推广到人们之间。

第三节　心理治疗

一、治疗原则

心理治疗是通过密切医患关系而进行的，因此就必须始终保持医患关系处于良好状态中。为此，必须遵循以下基本原则。

（一）真诚性原则

疾病能否治好，是患者、家属及治疗者十分关心的问题。对于治疗者来说，应当以真诚的态度，认真地了解患者的症状、发病机制、诊断及治疗过程中的反应，并在慎重地确定治疗方案之后，还要根据具体情况不断地进行修正和完善。在此基础上就可以向患者作出科学的、实事求是的解释和保证，让患者认为治疗者的保证是有理有据、合情合理的。对于时间上的保证要稍长一些，以免到期达不到预期效果而引起患者的失望和挫折感，甚至对治疗者产生怀疑。当然，也需要向患者说明，任何保证都需要患者积极配合，发挥主动，遵守医嘱，否则会影响治疗。对治疗过程中患者取得的进展，也应及时给予肯定和赞赏。

（二）科学性原则

进行心理治疗一定要遵循心理学规律，要以科学的心理学理论为指导。因此，治疗者首先必须具有坚实的专业基础，并树立治病救人的态度，不能以盈利和惑众为目的。

（三）接受性原则

对所有来求治的患者,不论其年龄大小、职务高低、初诊或复诊,都要做到一视同仁,热情接待,要用同情、理解的目光和鼓励、启发式的提问引导患者,耐心地倾听患者的诉说。其实,倾听的同时就是治疗的开始,因为患者在诉说的时候可以得到宣泄,并可能由此而减轻症状。要让患者感到不论他所说的内容是什么,你都不会觉得好笑,更不可冷眼旁观、猎奇,甚至讥笑鄙视。要以极大的同情心来理解患者的所作所为,要深有同感,这样患者才能感到你是可以信赖的,才能接受治疗。

（四）支持性原则

患者患病后必然会产生一种受挫折的心理,但又无可奈何,常常是经历了一番磨难或痛苦的挣扎后才不得已才来求治。有的患者可能是辗转多家医院但疗效不好,有的患者是已感到绝望或仅抱有一线希望,所以他们在求治时常常询问:我的病能治好吗?为此,治疗者要不断地向患者传递支持的信息,说明疾病的可治性,并可列举成功的例子,以解除他们因缺乏相关知识而产生的焦虑不安的情绪和增强同疾病作斗争的信心和勇气。支持的方式是要让患者感到你是有科学依据的,态度要坚定、慎重、亲切可信、充满信心,不要让患者感到你是在夸夸其谈。

（五）中立原则

心理治疗的目的是要帮助患者自我成长,心理治疗师不是"救世主",因此在心理治疗过程中,不能替患者作任何选择,而应保持某种程度的"中立"。例如当遇到来访者来询问:"我该与谁结婚?""我应该离婚吗?"等问题时,要让来访者自己做决定。

（六）回避原则

心理治疗中往往要涉及个人的隐私,交谈是十分深入的。因此不宜在熟人之间做此项工作。亲人与熟人均应在治疗中回避。

（七）保密原则

对患者的姓名、职业、病情及治疗过程进行保密是治疗者所应遵循的职业道德,也是进行心理治疗所应遵循的一个重要原则。没有获得患者的许可,治疗者绝不可泄露患者的情况,包括不和自己的亲戚诉说,不和同事交流,更不可公开患者情况。保密性原则也是心理治疗所必需的,在治疗一开始时就应向患者说明,这样可取得患者的信任,促进良好的医患关系,获得有关病情的可靠信息。

二、心理护理的目标

骨科心理护理作为一种重要的护理方法越来越受到重视,它贯穿于患者住院的全过程,能较好地解决患者的负性情绪心理问题,起到药物所起不到的作用。骨科患者多为意外损伤所致,生理和心理上都难以接受,传统的护理有时难以满足患者的需求。除了满足患者的治疗和生理需要外,加强心理护理是非常必要的,及时调节患者的心理状态,有利于患者积极地配合治疗全过程,尽快得到康复。骨科患者入院后,一方面是外伤和疾病造成的身体的痛苦,另一方面是希望得到最好、最及时的治疗和最佳护理。调节患者的心理状态:心理因素是影响疾病转归的重要因素之一。骨科临床患者多伴有部分的功能障碍和疼痛,多需要采取手术治疗。患病后,在心理上会有某些不同程度的反应,如抑郁、焦虑、怀疑、孤独感、被动依赖、否认、侥幸等。而心理护理是护理人员在与患者交往过程中,通过良好的言语、表情、态度和行为,去影响患者的感受认识,改变其心理状态和行为;调适上述的不健康心理,使之达到最适治疗的心理状态,对促进疾病的康复有着十分重要的意义。

(一)解除患者负性心理

如手术患者对手术的某些错误认知、术前过度的紧张或焦虑的情绪状态,对手术的预后具有不同程度的影响。通过心理护理,促进患者形成良好的手术认知、调整情绪状态处于适当的焦虑水平,有助于促进手术患者保持适宜的心理状态、防止心身症状的恶性循环,以及发挥手术疗效。

(二)协助患者角色适应

患者突然生病后往往难以放弃原有的责任,在患者角色转变过程中易出现角色冲突等不良适应状态。通过心理护理,可以促使个体角色适应,有利于疾病的康复;助患者适应新的社会角色和生活环境。

(三)帮助患者建立良好的人际关系

通过心理护理,帮助患者适应新的社会环境,建立良好的社会关系,特别是医患关系、护患关系、患者之间的关系,以尽可能为患者创造有利于治疗和康复的最佳心身状态。

(四)满足患者的心理需要

心理社会因素可引起个体躯体的不适症状或病痛。通过心理护理,帮助个体调整心理社会状态。给患者提供关于疾病发生发展、疾病诊断、治疗方法及预后复发等知识掌握的需要。

三、心理治疗方法

(一)支持疗法

患者从家庭到医院,周围的人和事物都是陌生的,难免产生紧张恐惧心理,影响饮食和睡眠。因此,护理人员应热情接待每一位新入院患者,主动介绍医院环境、规章制度,尽最大努力满足患者的需要,让患者感到温暖,并指导家属给患者全面的支持和鼓励。

(二)行为疗法

患者一方面希望得到最好,最快的治疗,另一方面最担心手术能不能恢复功能和解除疼痛等。对手术疑虑重重,担心麻醉意外手术失败,术中大出血,神经损伤等,患者处于紧张、焦虑之中,会造成治疗上的不配合,神经系统、内分泌系统的功能的紊乱、食欲减退、睡眠质量下降,从而影响疾病的治疗和机体的康复。此时,护理人员要及时发现患者的心理变化,采取适当的护理措施,给予全面、细致的健康指导,恰当的劝说和解释,以改变患者的认知方式。美好的语言、友善的态度,可以改变患者的情绪状态,巧妙的积极暗示又可使患者按照治疗方案行事,从而使患者在一种轻松、愉快的心态下接受治疗和护理。帮助患者适应新的生活环境,根据患者的实际情况,合理安排其生活,使患者心情舒畅,精力充沛,增进健康。指导患者科学有效的功能锻炼,健康指导,分散患者对疾病的注意力,增强患者战胜疾病的信心。帮助患者建立良好的人际关系:良好的人际关系,是保证完成各项工作重要基础,患者在住院期间这一点也显得十分重要。护理人员与病之间的关系是建立在平等、尊重、信任、合作基础上的人际关系,而且是治疗疾病的一种手段。

(三)合理情绪疗法

在临床实践工作中,由于患者来自不同的社会环境,从事不同的职业,个人的性格、爱好、生活习惯、经济地位和心理需求都不同,对疾病的认识也不同。他们既有一般健康人的心理特点,又有患者的特殊表现,因此,护理人员运用掌握的心理护理知识,了解、分析、掌握各类患者不同心理状态,有目的、有计划地制定护理措施,通过干预患者的心理活动,使千差万别的患者都能达到治疗和康复所需要的最佳心理状态,起到药物起不到的作用。生活中经常产生的心理现象。暗示既能影响患者的心理活动,又能影响人的生理活动,所以积极地暗示可使患者得到良好的信息刺激,从而心情愉快,情绪高涨,精神振奋,促使患者积极地配合治疗,使疾病向积极的方向转化。

第九章　假肢与矫形器

　　假肢,也称"义肢",是供截肢者使用以代偿缺损肢体部分功能的人造肢体,有上肢假肢和下肢假肢。多用铝板、木材、皮革、塑料等材料制作,其关节采用金属部件,现在假肢界主流是钛合金和碳素纤维材料。义肢指人造肢体,用来取代肢体的功能障碍(不论暂时性或永久性),或是用来掩饰肢体伤残。与义体(如义乳,假鼻子,假发之类)最大的不同,在于义肢的功能性较强,且单指上下肢而言,不过最近也有人把人造阴茎或人造阴道也算在内。

第一节　假　肢

　　假肢(prosthesis)是用于弥补截肢者肢体的缺损和代偿其失去的肢体功能而制造、装配的人工肢体。假肢的制作、装配和使用是一个系统的康复工程,需要康复医师、假肢制作技师、物理治疗师、作业治疗师、心理治疗师和截肢患者共同参与。康复医师负责截肢的评定、康复方案、假肢处方、假肢适配性检查;假肢制作师负责假肢的制作和假肢的维修工作;物理治疗师、作业治疗师和心理治疗师负责残肢的评定、塑形、肌力训练、假肢使用训练和心理治疗等。截肢者本人是假肢的使用者,截肢者良好的心理、良好的残肢条件、积极主动参与残肢和假肢使用的训练是取得假肢最好装配效果的关键。

一、假肢的分类

(一)按部位分类

如表8-1所示。

(二)按结构分类

1.壳式假肢　亦称外骨骼式假肢。由制成人体形状的壳体承担假肢外力,

表8-1　按部位分类

上肢假肢		下肢假肢	
名称	作用部位	名称	作用部位
肩离断假肢	截肢部位达到部分肩胛骨者使用的假肢,较常见于电击伤患者,算是很重的伤残。	髋离断假肢	适合髋离断截肢术或者大腿极短残肢的患者。
上臂假肢	指截肢部位达到肘关节以上者使用的假肢。	大腿假肢	大腿部位截肢且残肢长度合适的患者使用。
肘离断假肢	指截肢部位在整个前臂缺失的患者使用的假肢。	膝离断假肢	用于膝关节离断术截肢或者大腿超长残肢或小腿极短残肢。
前臂假肢	指截肢部位至肘关节以下者使用的假肢。(虎克船长用的就是肘下义肢喔!钢铁神兵中的铁甲面也是前臂假肢)。	小腿假肢	用于小腿部位截肢并残肢长度合适的患者。
腕离断假肢	指截肢部位位于腕关节处,整个手掌缺失的患者使用的假肢。	足部补缺假肢	用于足部部分或全部缺失的患者。
手部假肢	可能是单指,也可能是多指或者部分掌缺失的患者使用的假肢。		

特点是结构简单、重量轻,但表面为硬壳,易损伤衣裤。

2.骨骼式假肢　亦称内骨骼式假肢。特点是假肢的中间为类似骨骼的管状结构,外包海绵物,最外层覆盖肤色袜套或人造皮,外观好,穿着时不易损伤衣裤等,现代假肢多采用此种结构。

(三)按功能分类

1.功能假肢

(1)无机关功能性假肢:像虎克船长的钩子,功能就很单纯,许多上肢假肢利用一些模组化套件,在不同状况下换装不同假肢。

(2)有机关功能性假肢:例如大多数下肢假肢都会装有关节及相应的运动辅助装置(液压、气压、弹簧),甚至有电子动力回馈系统等,上肢假肢则有不同控制源(肌电、索控)的各类功能性假肢。

2.美容假肢

纯粹为了美观而制作,例如美容假手,对于截肢者建立自信自尊相当有帮助。许多假肢制作师也兼从事这类假肢的化妆(涂装)工作。

(四)按安装时间分类

1.临时假肢　用临时接受腔和假肢的一些基本部件装配而成的简易假肢。

它结构简单,制作容易,价格便宜,用于截肢后早期使用。临时假肢的主要优点是有利于早期下床和负重训练,促进残肢定型,并可对接受者及时修正,缩短康复的时间。

2.正式假肢　为正常长期使用需要而制作的完整假肢。

(五)按动力分类

市面上有出现一些智能假肢,通过微处理器,协助机械关节作出更恰当的细微动作。能保证假肢在支撑期和摆动期表现得更为优异。

医学工程界亦积极研究人造神经或人造肌肉的研究,也许有一天,截肢者可以透过这些新科技,完全恢复肢体功能。

二、假肢的使用

患者在截肢后,为了弥补其肢体损伤或者代偿失去的功能而制造的体外装置称为假肢。假肢安装前需要对患者进行全面评定,评定的主要目的是确定患者能否安装假肢,或者确定患者适合安装何种类型的假肢,预测患者功能结局等。

(一)截肢后全身状况的评定

1.躯体状况

(1)一般情况:如患者年龄、性别、截肢部位、原因、截肢水平、截肢时间、伤口处理情况等,特别是截肢原因。外伤引起的截肢,患者相对年轻,全身情况较好;肿瘤、糖尿病等疾病引起的截肢,患者往往全身状况较差,给假肢安装及训练带来不利影响。

(2)是否存在合并伤:如电击伤所致前臂截肢患者常伴臂丛神经损伤,枪弹伤所致髋离断截肢患者常伴内脏器官损伤。

(3)是否伴有其他系统的疾病:如心脑血管疾病、糖尿病、神经精神性疾病等。

(4)是否伴有其他肢体功能障碍:其他肢体的功能对患侧的假肢装配与训练产生显著影响,如一侧大腿截肢患者,若伴有对侧上臂截肢,由于其对称平衡功能破坏,患者无法扶拐行走,穿脱假肢也变得非常困难。

2.心理状况

截肢对人体造成重大创伤,尤其是外伤性截肢,患者毫无心理准备,突然的打击使患者极度痛苦、悲观绝望,甚至无法生活,不同年龄患者截肢后的心理特点不同。

3. 不适合于安装假肢的情况

具有以下情况的人群不适合安装假肢:体质极度衰弱;平衡与协调功能严重障碍;血液病或出血性疾病;严重心脏病;严重高血压、低血压;意识障碍或无表达意思能力;视力严重障碍;严重的精神神经性疾病,如精神病、癫痫、癔症;对树脂过敏

(二)截肢后残肢局部状况的评定

1. 皮肤情况　检查皮肤局部组织量、硬度、皮肤颜色、皮肤亮度和感觉等;观察有无感染、溃疡、窦道、游离植皮、残肢皮肤松弛、臃肿、皱缩以及骨残端粘连的瘢痕,这些都影响假肢的佩戴。

1)有无病理性斑痕:正常时无。若有病理性斑痕或大面积瘢痕存在,应检查瘢痕的部位、大小、厚度、成熟度,愈合还是未愈合,等。

2)有无皮肤粘连:正常时无。若有粘连存在,应检查皮肤粘连的范围、程度,及对关节活动的影响。

3)有无皮肤内陷:正常时无。若有皮肤内陷存在,应检查其内陷深度。

4)有无开放性损伤:若有开放性损伤存在,应检查其大小、形状、渗出物,等。

5)有无植皮:若有植皮,注意植皮的部位、类型、愈合程度。

6)有无皮肤病:正常时无。若有皮肤病存在,应先治疗皮肤病,而后安装假肢。

2. 残肢畸形及程度

正常残肢无畸形。若截肢后残肢摆放不当或长时间缺少运动,则有可能导致关节挛缩或畸形。大腿截肢易出现髋关节屈曲外展畸形,小腿截肢易出现膝关节屈曲畸形。如果大腿截肢后如髋关节屈曲、外展畸形;小腿截肢后如膝关节有屈曲畸形,均不利于安装假肢。

(三)残肢长度测量

1. 上臂残端长度　上臂残肢长度指肩峰到上臂残肢末端的距离。评定标准:根据上臂残肢长百分比来评定,测量方法:肢体放松,测量肩峰到残肢末端之间的距离,测量点从腋窝前缘到残肢末端,应在肩峰下 16~24cm。

2. 肘离断残肢长度　指肩峰到残肢末端(相当于肱骨外髁)的距离,测量方法:同上臂残肢长度的测量

3. 前臂残端长度　前臂残肢长度指肱骨外髁到前臂残肢末端的距离。测量方法:在肘关节 90°屈曲、前臂旋转中立位(拇指向上)状态下,从肱骨外髁和鹰嘴处作标记,测量肱骨外髁至残肢末端的距离,测量点从尺骨鹰嘴延尺骨到

残肢末端,应在肘下2~18cm。评定标准:根据前臂残肢长百分比来评定。前臂残肢长百分比= 前臂残肢长度(cm)/前臂全长(cm)×100%。

4.腕离断残肢长度　指肱骨外髁到桡骨茎突或前臂残肢末端的距离。测量方法:同前臂残肢长度测量。

5.手掌残端长度　又称残掌长,指手掌截除后的残端长度。测量方法:测量尺骨茎突与掌骨残端之间的距离。

6.手指残端长度　又称残指长,是指手指截除后的残端长度。测量方法:测量手指根部至手指残端之间的距离。

7.大腿残肢长度　指坐骨结节到大腿残肢末端的长度。测量方法:患者俯卧位,坐骨结节做标记,测量坐骨结节与残肢末端之间的距离。评定标准①大腿极短残肢:大腿残肢在坐骨结节平面以下3~5cm;②大腿短残肢:小粗隆以远、近侧1/3经股骨的截肢;③大腿中残肢:大腿中1/3与下1/3之间的截肢;④大腿长残肢:远侧1/3段经股骨的截肢。

8.膝离断残肢长度　指坐骨结节到大腿残肢末端(相当于股骨外上髁)的距离。测量方法:患者俯卧位,在坐骨结节处做标记,测量坐骨结节至大腿残端之间的距离。

9.小腿残肢长度　指髌韧带中间点(MPT)到小腿残肢末端的距离。测量方法:①确定髌韧带中间点(MPT),即髌骨下端和胫骨粗隆上缘之间的中间点;②用专用卡尺测量MPT到残肢末端之间的距离,即为小腿残肢长度。评定标准:①小腿长残肢:将小腿划分为三等份,在小腿下1/3范围内的截肢,为小腿长残肢;②小腿中残肢:将小腿划分为三等份,在小腿中1/3范围内的截肢,为小腿中残肢;③小腿短残肢:将小腿划分为三等份,在小腿上1/3范围内的截肢,为小腿短残肢。

10.赛姆截肢残肢长度　指髌韧带中间点到踝离断末端的距离,测量方法:同小腿残肢长度的测量。

11.跗骨残端长度　指跗骨截除后的残端长度。测量方法:测量脚后跟与跗骨残端之间的距离。

12.跖骨残端长度　指跖骨截除后的残端长度。测量方法:测量脚后跟与跖骨残端之间的距离。

13.足趾残端长度　指足趾截除后的残端长度。测量方法:测量足趾根部与足趾残端之间的距离。

(四)残端周径的测量

残端周径亦称残肢围长,是指残肢的周径或周长。测量的目的是为了解残端水肿的情况和判断假肢接受腔的合适程度,尽量做到每周测量一次。

1.测量方法　①上臂截肢围长:以腋下为起点,每隔3cm测量到残肢末端的围长;②肘离断截肢围长:同上臂围长的测量;③前臂截肢围长:以肘屈曲皱纹处为起点,每隔3cm测量到残肢末端的围长;④腕离断截肢围长:同前臂围长的测量;⑤髋离断截肢围长:测量髂骨以及骨盆水平位置的围长;⑥大腿截肢围长:以坐骨结节处为起点,每隔3cm测量到残肢末端的围长;⑦膝离断围长:同大腿截肢围长的测量;⑧小腿截肢围长:以髌韧带中间点(MPT)为起点,每隔3cm测量到残肢末端的围长;⑨赛姆截肢围长:同小腿截肢围长的测量。

2.残肢围长测量注意事项

(1)皮尺不要拉太紧或太松,以皮肤没有起皱褶为准。

(2)皮尺在肢体前、后、内、外保持水平,不能有的位置高,有的位置低。

(3)注意晨起后围长的变化。

(4)一般早上起床后残肢围长会稍微变粗。

(5)观察残肢有无水肿,如果有水肿,测量后的尺寸偏大。

(6)测量后的尺寸注意和健测作对比。

(五)残端形状

残肢外形有多种,如圆柱形、圆锥形、沙漏状、折角状、鳞茎状等。为适应现代全面接触、全面承重接受腔的安装,理想的残肢外形应具有现代截肢术留下的圆柱形而不是传统的截肢术留下的圆锥形等其他形状。如果假肢负重力线不良或假肢接受腔不合适,可造成患者步态异常。

(六)关节活动度

残肢关节活动度又称残肢关节活动范围,是指残肢关节从起点到终点的运动弧。对上肢截肢者主要评定肩关节有无正常的活动度;对下肢主要评定髋关节屈伸、内收外展、内外旋,以及膝关节的屈伸运动。

测量方法　参阅相关章节

(七)肌力检查

残肢肌力是指残肢肌肉的最大主动收缩力。进行残肢评定时,应对各关节主要肌群肌力进行检查,如髋关节的伸肌、屈肌、外展肌,膝关节的伸肌(股四头肌),肘关节的屈肌(肱二头肌),前臂伸腕肌等。主要肌群力量,至少达三级以上才能佩戴假肢。

测定方法　参阅相关章节

三、康复治疗

(一)上肢假肢的康复治疗

1.上肢残体使用假肢前的训练 一般来讲,术后第二日应在床上进行呼吸运动和健肢运动,术后第3~5d开始进行全身适应性训练,包括增强体能训练、心理上准备、假肢的制作等。

(1)全身运动训练:尤其是截肢水平较高,年老体弱、多病、体质较差时,加强体能训练就更加重要。可以选择各种适合患者的运动训练项目。

(2)残肢训练:残端负重训练;维持和改善关节活动度训练;增强肌力训练;肌肉收缩后维持10s,间隔休息10s,30min/次,每日数次。为增强训练,2~3周后可以在残肢远端捆绑沙袋增加负荷。具体如下:

1)上臂残肢:分别完成屈曲、伸直、外展、内收方向的全力肌肉收缩。

①肩90°屈曲(前举)肌群训练:

第一步:取坐位,上肢自然下垂;第二步:将残肢尽量前屈到90°,并坚持10s。

②肩关节伸展(后伸)肌群训练:

第一步:取坐位或俯卧,上肢内收;第二步:将残肢尽量后伸并坚持10s。

③肩关节外展肌群训练:

第一步:取坐位,上肢自然下垂;第二步:将残肢尽量外展到90°,并坚持10s。

④肩关节水平外展肌群训练:

第一步:俯卧,肩关节90°外展,上臂平放于床上;第二步:残肢尽力上抬做水平位外展,并坚持10s。

⑤肩关节水平内收肌群训练:

第一步:仰卧,肩关节外展90°;第二步:残肢尽力上抬做水平内收,并坚持10s。

2)前臂残肢:除肩关节屈曲、伸直、外展、内收方向全力肌肉收缩训练和ADL训练(训练患者用餐、化妆、更衣等动作)之外,主要是肘屈、伸肌群的训练。

①肘屈肌群训练:

第一步:取坐位,两上肢自然下垂于体侧;第二步:将残肢的肘关节尽力屈曲,并坚持10ss。

②肘伸肌群训练:

第一步:俯卧,残肢肩关节外展90°,残肢的肘关节屈曲,第二步:训练者固定其上臂,令患者尽力伸直肘关节,并坚持10s。

(3)残肢缠绕绷带:穿戴假肢前就要给残肢绷带加压治疗。当应用假肢后,只要脱掉假肢就要将残肢缠上绷带。其目的是预防残肢肿胀,伤口疼痛,促使残肢萎缩、定型。注意在缠绕绷带时,不要阻碍残肢的血液循环,否则将起到相反作用。

2.上肢假肢康复治疗注意事项

(1)上肢假肢的手皮材料为硅胶,避免用尖锐物品刺破,避免接触高温以防损坏。

(2)肌电假肢不用时,手指间应留有空隙,但空隙不应过大,将手指调控到一个合适的位置后,再退出操作程序。晚上休息或不使用假肢时,可关闭电源。

(3)要防止肌电假肢内的电路板受潮,防止高温及腐蚀性的气体侵蚀。要保持假肢的干燥,尽量不要在雨天或湿度较高的环境下使用。

(4)换装电池时,应先关闭电源、防止短路。电池的充电时间一般为8~10h,充电结束后应马上取出电池。

(5)应避免将肌电假肢和电池放在高温的环境中,这样会缩短产品电子器件的使用寿命,使接受腔老化,严重时还会引发电池爆炸。

(6)不要试图拆开假肢,非专业人员对于产品的任何处理都会给产品带来损伤。

(7)电池的使用寿命一般为一年。电池充满电后,使用时间急剧缩短,就应及时更换新电池。

(8)不要擅自拆开电池及更换修理电池,不要使用厂家以外的电池、充电器。

(9)每天晚上用淡洗涤剂擦洗接受腔内表面,保持接受腔内表面的清洁。接受腔内衬套、残肢套也应经常擦洗,保持干净清爽。

(10)要避免假肢的摔打和碰撞,防止损坏接受腔和电路板。假肢不用时,要将假肢放在小孩触摸不到的地方。

3.假肢操纵训练 首先要进行装卸假肢和调整挽索的训练,使患者能独立正确地安装假肢,然后进行假肢操纵练习,用肩部主动牵动挽索控制假肢运动。如在使用肘上二维控制系统的假肢时,用肩肱关节前屈动作在肘部未锁住时起屈肘作用,在肘部锁住时则操纵假手的动作。用肩肱关节后伸动作来操纵肘部锁的启闭。在使用肘上三维控制系统时,则用肩肱关节前屈起到屈肘作用,用肩胛关节后伸启闭肘锁,用对侧耸肩操纵假手。 由美军假肢实验研究室设计的APRL假手是用主动动作牵拉挽索使假手闭合,起握持作用,有被动的弹力结构使假手张开。其操作方式是:牵拉挽索使手指抓握,放松挽索时手指锁于抓握位,再次牵拉挽索时手指开锁,然后放松挽索时手被动张开。以上动作可先进行个别动作练习,熟练后再作综合连贯的动作练习,要求动作稳定有力,最后练习用假手作自我服务训练。

(二)下肢假肢的康复治疗

安装假肢前的训练:一般来讲,术后第二天应在床上进行呼吸运动和健肢运动,术后第3~5d开始进行全身适应性训练,包括增强体能训练、心理上准备、假肢的制作等。

1.全身运动训练　尤其是截肢水平较高,或双下肢截肢,患者年老体弱、多病、体质较差时,加强体能训练就更加重要。可以选择各种适合患者的运动训练项目,如轮椅篮球、坐地排球、引体向上、上肢抗阻训练、腰背肌训练等。

2.残肢训练　在不影响残肢手术效果的情况下应该尽早进行残肢运动训练。小腿截肢者应该尽早进行股四头肌的等长收缩训练,大腿截肢者应该尽早进行臀大肌和内收肌的等长收缩训练,前臂截肢者要进行屈伸肌和肩关节周围肌肉的训练;当硬绷带包扎去除以后应该尽早地在运动疗法师的指导和监督下进行恢复和增加肌肉力量及关节活动度的训练,从徒手训练开始,逐步增加到使用沙袋、滑轮牵引等抗阻训练。这是预防关节挛缩、防止畸形的重要措施,也为尽早穿戴假肢创造有利的条件。残端负重训练:用保护垫将残端包扎后训练。单腿截肢者在平行杠内将木凳调成相应的高度,凳上垫一软垫,身体重心向残肢转移,使残端支撑在凳。维持和改善关节活动度训练:关节各个轴向的运动,20min/次,每日数次。一般术后1周大腿截肢者可以面朝下,俯卧位,让别人帮助做轻柔的残肢内收和后伸活动,1~2次/d;术后2周可以开始俯卧位自己练习将残肢后伸,内收(大腿残肢与健侧大腿用力向当中并拢)或夹持物体,双侧臀部肌肉用力向上,抬起大腿残肢和健侧大腿,每次抬起应尽力持续一段时间,持续抬起的时间逐渐延长。增强肌力训练:肌肉收缩后维持10s,间隔休息10s,30min/次,每日数次。为增强训练,2~3周后可以在残肢远端捆绑沙袋增加负荷。具体如下:

1)大腿截肢:大腿截肢易出现髋关节屈曲、外展、外旋位挛缩,重点是臀肌、伸肌群和内收大腿、内旋肌的肌力训练。

①屈髋肌训练:

第一步:健肢屈髋屈膝,双手抱住健侧膝盖;第二步:将残肢尽量屈曲,并坚持10s。

②伸髋肌训练：

第一步：仰卧，残肢下垫一折叠的软枕；第二步：残肢向下尽量将软枕压扁，并坚持10s。

③髋内收肌训练：

第一步：仰卧或俯卧，双腿间夹一折叠的软枕；第二步：残肢尽量内收将枕头压扁，并坚持10s。

④髋外展肌训练：

第一步：侧卧；第二步：将残肢尽量外展，并坚持10s。

2）小腿截肢：易出现膝关节屈曲挛缩，重点加强股四头肌训练。

①屈膝肌训练：

第一步站立，上肢扶住床尾，残肢自然下垂；第二步：将残肢膝关节尽量屈起，并坚持10s。

②伸膝肌训练：

第一步：仰卧，残肢的大腿下垫一硬枕，自然屈膝；第二步：将膝关节尽量伸直，并坚持10s（沙袋）。

3）站立与行走训练：

①坐位平衡训练：让患者坐在平衡板上，双手交叉向前方平举，治疗师站于其身后，一手扶持其肩部，另一手扶持其骨盆，治疗师双手用力使平衡板摇摆，诱发患者头部、胸部和双上肢的调整反应。

②跪位平衡训练：继坐位平衡反应出现后进行。患者膝手卧位平衡训练：在患者维持膝手卧位的姿势下，让其身体重心向患肢移动，同时治疗师施加外力干扰患者的身体平衡，诱发患者的调整反应能力。当患者膝手卧位平衡反应出现后，让其跪位，治疗师双手扶持其骨盆，协助患者完成重心移动，患肢负重，身体调整反应等训练。

③腋拐步行训练：步行训练程序：平行杠内各种站立位训练—腋拐平衡训练—四点步态训练。四点步态最稳定，有利于患者在有限的空间中完成转身和各种动作。

（4）残肢缠绕绷带：穿戴假肢前就要给残肢绷带加压治疗。当应用假肢后，只要脱掉假肢就要将残肢缠上绷带。其目的是预防残肢肿胀、伤口疼痛，促使残肢萎缩、定型。注意在缠绕绷带时，不要阻碍残肢的血液循环，否则将起到相反作用。

四、装配下肢假肢对截肢术的要求

(一)假肢装配对残肢的一般要求

残肢应有适当的长度,以保证有足够的杠杆力,但在假肢的关节部位最好留有一定空间;残存关节应尽可能保留原有的生理功能,无挛缩畸形;残端应有适度的软组织包覆,不应有压痛、骨刺、神经瘤;残肢要有良好的皮肤条件,健康、平整、少疤痕粘连,无窦道溃疡。

(二)下肢截肢部位的选择

原则上应尽量保留残肢长度,以下三种情况应注意:

1.若从靠近胫骨的髌韧带附着部位截肢,既会使膝关节的伸屈功能丧失,又会对安装假肢后的残端承重带来不利,因此应选择膝关节离断。

2.进行赛姆截肢时,考虑到与假肢接受腔的适配问题,以及为减少残端膨大所造成的外观不良,最好在术中切除内外踝的多余部分。

3.部分足截肢时,术后由于肌力不均衡,易产生足下垂、内翻变形,同时还要考虑愈后的穿鞋问题,因此可在充分考虑肌腱的再缝合、移植术等条件下,选择肖帕尔关节离断。

(三)截肢术中的技术处理

1.皮肤的处理 在下肢截肢时,存在有循环障碍的情况下,可根据情况将血液循环良好一侧的皮瓣留长。术中后侧皮瓣要保留长。半骨盆切除、髋关节离断、赛姆截肢时,后侧皮瓣都要保留长;而进行膝关节离断时,应将前侧皮瓣留长。

2.血管的处理 对大动脉必须双重结扎,动脉与静脉还应分开予以结扎,术后必须使用引流。

3.神经的处理 在切断神经时,除必须使神经末梢端避开将有可能形成疤痕的部位外,还要设法使其游离在肌肉中,以免穿戴假肢时引起疼痛。

4.骨的处理 骨成形术是在骨切断处的更远部位剥离骨膜,用以封闭骨切断后开放的骨髓腔。小腿截肢时,为达到残端承重的目的,可采用骨膜和骨皮质在胫骨和腓骨之间架桥的方法,以促使骨融合。

5.肌肉的处理 大致有以下三种方法

(1)肌膜缝合法:肌膜缝合法指对骨轴呈直角方向切断肌肉,皮肤与肌膜之间不剥离而缝合肌膜的方法。这种用残肢肌膜包住骨断端的方法,因肌肉本身固定性差,肌肉收缩会导致肌肉向残肢近端聚集,而骨端部则凸出于皮下,影响假肢适配。所以,应尽量避免实施此种手术方法。

（2）肌肉缝合法、肌肉成形术：此法是注重残肢的生理机能，而将各个拮抗肌按其与截肢前期相同的紧张状态缝合起来的方法。术后可减轻肌肉萎缩，循环状况也较好。

（3）肌肉固定缝合于骨端部的方法：使缝合在一起的拮抗肌保持其紧张状态与截肢前期相同；但还要将肌肉穿过骨端部所钻的孔，并牢牢地固定在骨端部。采用这种方法，肌肉的紧张状态与截肢前期相近，残肢可得到良好的功能。但对于血液循环障碍患者，易引起末端组织坏死，不宜采用此法。

五、截肢术后的残肢护理及训练

（一）弹力绷带包扎

1.伤口拆线后，立即进行弹性绷带包扎，包扎时需注意以下几个方面：小腿残肢采用10cm宽、大腿残肢采用12.5~15cm宽的弹性绷带，长度为2~4m。

2.弹力绷带的缠绕步骤：全日包扎，连夜间也不可除去，但每天应换缠4~5次/d，弹性绷带的松紧情况，应为越往残肢末端部缠得越紧，切不可疏忽。

（二）理疗

理疗的作用是减轻肿胀、增加或减少血运。在截肢者的康复治疗中主要用于预防和治疗各种残肢并发症，如肿胀、疼痛、挛缩、粘连、溃疡、炎症等。

1.目前常使用的理疗方法

1）温度疗法（冷、热）

①冷疗法：冷疗法的作用有减轻疼痛、减轻肌肉急性痉挛、增加胶原的弹性、减少局部循环、减少局部组织代谢、减少浮肿等。其中，10min以下的短时间冷却可减少局部循环，而15~30min的长时间冷却可增加局部循环。

②热疗法：热疗的热能治疗法由浅入深为：热敷、蜡疗、水疗、超短波、微波、超声波。

2）机械疗法：按摩、涡流浴、电疗、水疗等。

2.常见残肢并发症的理疗

1）残肢肿胀：可采用蜡疗、音频电疗、红外线、按摩、磁疗。

2）残肢痛及幻肢痛：蜡疗、超短波、紫外线、经皮肤电刺激神经疗法、共鸣火花、磁疗、超声波、直流电药物离子导入、按摩。

3）疤痕及粘连：音频电疗、蜡疗、超声波、直流电药物离子导入、红外线等。

4）皮肤溃疡及窦道：紫外线、红外线、共鸣火花、音频电疗、激光等。

5）皮肤及皮下组织感染化脓性炎症：紫外线、超短波、磁疗、直流电药物离子导入、拔火罐等。配合抗生素药物治疗，效果更好。

6)关节挛缩畸形:低、中频脉冲电,超声波、音频电疗;还可针对病因采用蜡疗、红外线、超短波等。此外,配合进行体疗和按摩,会收到更好的效果。

(三)体疗(训练)

体疗是利用某些器械或徒手,进行各种主动或被动运动的一种训练方法。一般说来,下肢截肢者术后第二日即应在床上进行呼吸运动和健肢运动,3~4日起便可开始残肢的主动运动。拆线后,则应根据肌力的增加情况,从徒手训练开始,逐步增加到使用沙袋、滑轮牵引等的抗阻训练。这些训练包括姿势保持、残肢训练、躯干肌训练、健侧腿训练等。

(四)保持正常姿势

由于肢体失去平衡,如果忽略了截肢后的训练及早期安装假肢,往往会引起骨盆倾斜和脊柱侧弯。由于截肢切断了拮抗的肌肉,大腿截肢后髋关节常有屈曲、外展的趋势,小腿截肢后膝关节常有屈曲的趋势。为了减少疼痛,患者往往不自觉地采取这种趋势的不良体位。这样,容易使残肢关节产生对装配假肢极为不利的屈曲位挛缩。因此,从截肢后次日起,必须每日坚持数次俯卧,并绝对避免各种不良姿势。

(五)临时假肢的安装

临时假肢一般在截肢后二周即可安装。这是促进截肢者早日康复的一种有效办法。临时假肢的优点是可促使残肢早日成熟。减少卧床,可预防残肢挛缩,从而能保持或改善全身状态。可利用临时假肢在平行杠内训练,并进行实用的步行训练。患者穿戴临时假肢即可出院,还得以提前重返社会。

六、下肢假肢处方

(一)良好下肢假肢应具备的条件

1.有较好的下肢代偿功能,能稳定、便利地支撑人体完成行走、站立、坐、蹲、转体、上下台阶等动作。

2.假肢结构不能过重,要轻便灵活且经久耐用。

3.接受腔设计制作合理,与残肢适配好、无压痛等不适感,而且要保证截肢者稳定地控制假肢,还要穿脱方便、卫生、便于清洗。

4.外形逼真,双腿长短一致,装饰外手套的形状、质感、颜色要接近患者健肢。

5.根据特殊需要(如洗澡或游泳用、田径运动用)制作的专用假肢,要符合患者的要求。

（二）开具下肢假肢处方时注意

1.初次安装假肢的患者,除要了解患者的性别、年龄、体重、身高等一般性资料外,还要了解患者医学方面的资料,如全身状态、截肢原因、残肢情况等;

2.对其残存关节的活动范围及肌力情况作出评价,以便为患者选择更合适的假肢处方,或对症施以装肢前的康复治疗及训练。

第二节　矫　形　器

矫形器（Orthoses）是装配在人体外部,通过力的作用,以预防、矫正畸形、补偿功能和辅助治疗关节及神经肌肉疾病的总称。随着现代材料学和生物力学的发展,矫形器的装配和应用已经成为康复医学的重要组成部分,在促进骨关节和神经肌肉病损等疾病的功能康复中发挥了重要的作用。

一、矫形器的基本作用

1.稳定和支持作用　通过限制肢体或躯干关节的异常活动,维持脊柱、骨和关节的稳定性,减轻疼痛或恢复其承重作用。

2.固定和保护　通过固定病变部位来矫正肢体已出现的畸形,预防畸形的发生和发展。

3.保护和免荷作用　通过对病变肢体的固定和保护,促进炎症和水肿吸收,保持肢体和关节的正常对线。对某些承重的关节,可以减轻或免除肢体或躯干的长轴承重,从而促进病变愈合。

4.代偿和助力作用　通过矫形器的外力源装置（如橡皮筋、弹簧等）代偿已瘫痪肌肉的功能,对肌力较弱者予以助力,使其维持正常运动。

二、分类

根据安装部位分为上肢矫形器、下肢矫形器和脊柱矫形器三大类。

表9-1　矫形器分类

上肢矫形器		下肢矫形器		脊柱矫形器	
名称	英文简写	名称	英文简写	名称	英文简写
肩肘腕手矫形器	Shoulder Elbow Wrist Hand Orthosis (SEWHO)	膝踝足矫形器	Knee Ankle Foot Orthosis（KAFO）	颈矫形器	Cervical Orthosis （CO）

上肢矫形器		下肢矫形器		脊柱矫形器	
肘腕手矫形器	Elbow Wrist Hand Orthosis（EWHO）	踝足矫形器	Ankle Foot Orthosis（AFO）	胸腰骶矫形器	Thorax Lumbus Sacrum Orthosis（TL-SO）
腕手矫形器	Wrist Hand Orthosis（WHO）	足矫形器	Foot Orthosis（FO）	腰骶矫形器	Lumbus Sacrum Orthosis（LSO）
手矫形器	Hand Orthosis（HO）				

（一）上肢矫形器

根据功能分为固定性（静止性）和功能性（可动性）两大类。前者没有运动装置，用于固定、支持、制动。后者有运动装置，可允许肢体活动或控制、帮助肢体运动。

上肢矫形器基本上可分为两类，即固定性（静止性）矫形器和功能性（能动性）矫形器。固定性矫形器没有可以活动的组成部分，主要用作固定肢体与功能位，限制异常活动，适用于上肢关节和腱鞘的炎症，促进骨折愈合等。功能性矫形器的特点是允许肢体有一定程度的活动，或通过支具的活动来达到治疗目的。有时，上肢矫形器也可兼有固定性和功能性两种作用。

上肢矫形器主要用于补偿失去的肌力，扶持麻痹的肢体，保持或固定肢体功能位，提供牵引力以防止挛缩，预防或矫正畸形。有时，也可作为一种附加装置用于患者。随着整形外科特别是手外科，以及康复医学的发展，上肢矫形器的品种日益复杂化，其中尤以各种手部支具的品种较多，需依靠医生和制作者共同努力方能取得应有成效。

功能性上肢矫形器的力源可来自自身，也可来自外部。自身力由患者肢体的肌肉运动提供，可通过自主运动，也可通过电刺激。外源力可来自各种弹性物如弹簧、橡皮筋、弹性塑料等，也可通过气动、电动或索控，后者系指用一根牵引索来使矫形器活动，例如，通过肩胛骨运动使肩带移动并拉紧牵引索而使手部矫形器活动。

（二）下肢矫形器

主要作用是支撑体重，辅助或替代肢体功能，限制下肢关节不必要的活动，保持下肢稳定，改善站立和步行时姿态，预防和矫正畸形。选用下肢矫形器必须注意穿戴后对肢体没有明显的压迫，如用KAFO屈膝90°时不能压迫腘窝，内侧会阴处无压迫；对下肢有水肿的患者矫形器不宜紧贴皮肤。

（三）脊柱矫形器

主要用于固定和保护脊柱,矫正脊柱的异常力学关系,减轻躯干的局部疼痛,保护病变部位免受进一步的损伤,支持麻痹的肌肉,预防、矫正畸形,通过对躯干的支持、运动限制和对脊柱对线的再调整达到矫治脊柱疾患的目的。

三、矫形器的使用

（一）检查及诊断

包括患者的一般情况、病史、体格检查,拟制作或穿戴矫形器部位的关节活动范围和肌力情况,是否使用过矫形器及其使用情况。

（二）矫形器处方

注明目的、要求、品种、材料、固定范围、体位、作用力的分布、使用时间等。

（三）装配前治疗

主要是增强肌力,改善关节活动范围,提高协调能力,为使用矫形器创造条件。

（四）矫形器制作

包括设计、测量、绘图、取模、制造、装配程序。

（五）训练和使用

矫形器正式使用前,要进行试穿(初检),了解矫形器是否达到处方要求,舒适性及对线是否正确,动力装置是否可靠,并进行相应的调整。然后,教会患者如何穿脱矫形器,如何穿上矫形器进行一些功能活动。训练后,再检查矫形器的装配是否符合生物力学原理,是否达到预期的目的和效果,了解患者使用矫形器后的感觉和反应,这一过程称为终检。终检合格后方可交付患者正式使用。对需长期使用矫形器的患者,应每3个月或半年随访一次,以了解矫形器的使用效果及病情变化,必要时进行修改和调整。

（六）矫形器康复处方

矫形器康复处方应以患者残疾特点、功能状况和个体差异为依据,以代偿功能、治疗疾病和矫治畸形为目的。对矫形器的装配做出明确的、详细的描述和要求,由医生向矫形师表达完整的矫形器治疗要求的责任文件。

为了给患者配用最佳矫形器,医师应对肢体残疾患者做全面检查,做出正确的诊断,并根据对疾病原因、肢体畸形、肌肉麻痹等病理情况进行分析,确定使用矫形器的目的、矫形器的具体构成形式和患者穿用矫形器的时间等。

1.在为肢体残疾患者治疗的整个过程中,护士、理疗师、矫形士应相互配合,以肢体残疾患者为中心,准确执行矫形器处方,做好矫形器的装配与检查。

矫形器处方中应明确注明下列事项：

（1）疾病诊断，脊柱或肢体残障部位、程度。

（2）使用矫形器的目的，矫形器覆盖身体的部位。

（3）矫形器的基本结构，使用部件。

（4）矫形器铰链的种类（单轴、多轴、其他），使用材料，形状及可活动范围。

2.矫形器处方的要素

患者的个人信息记录在处方的顶端，包括姓名、身份证号、地址、电话号码、年龄、性别、诊断和开具处方的时间。这些信息对于医疗计划的制定、财务监控和对患者病理生物力学状态的发展进行评估是十分重要的。正确地诊断病情和记录病史，可以使治疗者依据疾病的自然史和病理来判断患者可能发生的改变。如已知患者患有脊髓灰质炎、脊髓损伤、中风、脑外伤、糖尿病等，治疗者就会考虑到患者有肌力减退、感觉缺失、肌力紧张改变及发生畸形的可能性。

矫形器处方的正文即主要部分，若仅标明矫形器名称（如"小腿矫形器"）当然是不够的，但也没必要将矫形器每一个部件的尺寸、形状、放置位置都做详尽的描述。

在正文处用字母缩写，如 AFO、KAFO、WHO，再加上治疗和功能目的简要描述，足以使矫形器师应用他的知识和技术设计制作矫形器。

3.理由

叙述理由就是阐明为什么采用矫形器治疗是必要的，目的如何。治疗目的可分为预防或矫正畸形，保护无力或疼痛的肌肉骨骼节段，改进功能等等。

在对患者进行病理生物力学分析后确定的矫形器治疗目的，通常可作为矫形器治疗的理由。例如，因小腿三头肌无力而表现为站立相末期过度足背伸者，需 AFO 限制过度足背伸，在这种情况下矫形器治疗的理由是：若不使用 AFO，患者有屈膝跌倒危险，有过度牵拉病变的小腿三头肌的危险，可导致不能完全恢复。

下　篇　骨科创伤康复护理

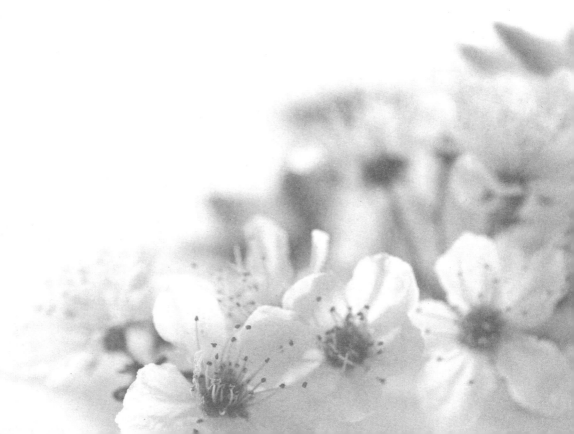

第一章　骨折的康复护理

第一节　锁骨骨折的康复护理

一、概述

锁骨位置表浅,易发生骨折,是临床常见的骨折之一,约占全身骨折的5%~6%。

(一)应用解剖学

锁骨位置表浅,全长可触及,平均长度15cm,锁骨弯曲呈"S"形,内侧半凸向前,外侧半凸向后。锁骨外侧1/3上下扁平,横断面为椭圆形;锁骨干较细;内1/3较粗,为三棱形。内端与胸骨相连构成胸锁关节,外侧与肩峰相连构成肩锁关节,横架于胸骨和肩峰之间,是肩胛带与躯干唯一联系支架(图1-1)。

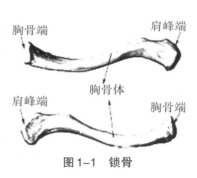

图1-1　锁骨

(二)病因

间接暴力造成骨折多见。跌倒时手或肘着地,外力自前臂或肘部沿上肢向近心端冲击;肩部着地更多见,撞击锁骨外端造成骨折。多发生儿童及青壮年。

间接暴力造成骨折多为斜形或横行,其部位多见于中段;直接暴力造成骨折因着力点不同而异,多为粉碎或横型。幼儿多为青枝骨折。

各年龄均可发生,但以儿童多见,约50%的锁骨骨折发生于7岁以下的儿童。新生儿常见骨折原因是产伤;儿童常见原因是摔伤,多为青枝骨折;成人锁骨骨折多为间接暴力所致,如跌倒时手掌、手肘或肩部先着地,暴力沿上肢冲击锁骨外端造成骨折。直接暴力所致的骨折多伴有复合伤,暴力从前方或上方作用于锁骨,发生横断性骨折或粉碎性骨折。

（三）分类

按骨折部位分为：

1.锁骨中 1/3 骨折占锁骨骨折的 75% 以上。

由于锁骨解剖的特殊性,锁骨在此处从管状渐变为扁平,另外该处骨质相对薄弱,在剪力的作用下,易发生骨折。多为横行或斜行骨折,直接暴力多为粉碎型骨折。

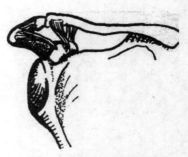

图 1-2　锁骨外 1/3 骨折 I 型

2.锁骨外 1/3 骨折占锁骨骨折的 15% 左右。

根据骨折和喙锁韧带损伤程度的不同,分为五个亚型：

I 型：此型多无移位,发生于喙锁韧带外侧,韧带完整。位于喙锁韧带与斜方韧带之间,为最常见的类型（图 1-2）。

II 型：此型是伴有喙锁韧带损伤的骨折,发生于喙锁韧带内侧,近侧骨折段失去牵拉固定而容易向上错位,而上肢重量和肌肉牵拉使远骨折段下移（图 1-3）。

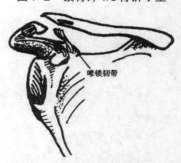

图 1-3　锁骨外 1/3 骨折 II 型

III 型：此型是锁骨外侧端包括肩锁关节面的骨折,无韧带损伤。该型骨折几乎全能愈合但易引起肩锁关节退行性关节炎（图 1-4）。

IV 型：此型多发生于 16 岁以下儿童。喙锁韧带与骨膜相连而骨折近段移位,远端骨与骨膜已形成分离。

V 型：此型多见于老人,为粉碎骨折,喙锁韧带附着骨折与远近骨折端分离。

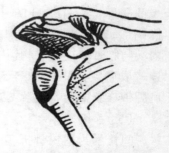

图 1-4　锁骨外 1/3 骨折 III 型

3.锁骨内侧 1/3 骨折　此型最少见,多无移位,占锁骨骨折的 5% 左右（图 1-5）。

一般分为三型：I 型：骨折线位于肋锁韧带附着点的内侧,韧带保持完整,骨折无明显移位；II 型：肋锁韧带损伤,骨折有明显移位；III 型：锁骨内端关节面骨折,应与胸锁关节脱位相鉴别。

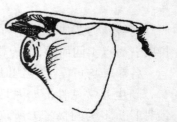

图 1-5　锁骨外 1/3 骨折

(四)临床表现

骨折后肿胀,压痛或有畸形,可能摸到骨折断端。伤肩下沉并向前内倾斜,上臂贴胸不敢活动,健手托扶患侧肘部,以减轻上肢重量牵拉引起疼痛。

幼儿多为青枝骨折,皮下脂肪丰满,畸形不明显,因不能自述疼痛位置,只有啼哭表现,但患儿头多向患侧偏斜,颌部转向健侧,此为临床诊断特点之一。

有时直接暴力引起的骨折,可刺破胸膜发生气胸,或损伤锁骨下血管和神经,出现相应症状和体征。

二、治疗

锁骨骨折的治疗分为非手术和手术治疗。

(一)非手术治疗

非手术治疗主要是手法复位外固定。具有创伤小,操作简单、安全等优点。

1.儿童或成人无移位的锁骨骨折

(1)婴幼儿青枝骨折或无移位骨折

幼儿青枝骨折用三角巾悬吊即可;无移位骨折用三角巾悬吊或"8"字绷带固定1~2周(图1-6)。制动期间尽可能保持复位姿势,使骨折端尽可能减少短缩。固定2~3周后拍摄X线片,骨折愈合可去除外固定。

(2)成年人无移位的骨折

用"8"字绷带固定4~6周。

2.儿童或成人有移位骨折

手法复位后给予"8"字绷带固定4~6周,并定期调整或更换"8"字绷带,达到临床愈合后方可解除固定。固定后应注意观察有无血管、神经压迫症状。

手法复位可在局麻下进行。患者坐在木凳上,双手叉腰,肩部外旋后伸挺胸,医生站于背后,一脚踏在凳上,顶在患者肩胛间区,双手握住两肩向后、向外、向上牵拉纠正移位(图1-7)。复位后纱布棉垫保护腋窝,用绷带缠绕两肩在背后交叉呈"∞"字形,然后用石膏绷带同样固

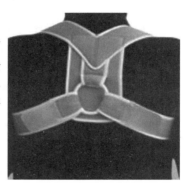

图1-6 "8"字绷带固定

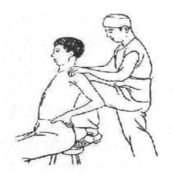

图1-7 锁骨骨折复位法

定,使两肩固定在高度后伸、外旋和轻度外展位置(图1-8)。

固定后即可练习握拳,伸屈肘关节及双手叉腰后伸,卧木板床休息,肩胛区可稍垫高,保持肩部后伸。

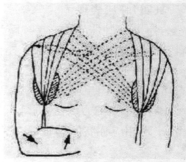

图1-8 "∞"字形石膏绷带固定法

(二)手术治疗

1.手术适应证

(1)严重的成交角畸形以致威胁皮肤完整性,采用非手术方法无法获得良好的骨折复位。

(2)严重移位、粉碎、不稳定的锁骨中段骨折。

(3)成人锁骨远端骨折合并喙锁韧带撕裂。

(4)合并有神经、血管损伤。

(5)骨折端分离并有软组织嵌入阻碍骨折复位。

(6)骨不连、开放性骨折或陈旧性骨折不愈合。

(7)锁骨骨折合并同侧肩胛颈骨折,形成漂浮肩。

(8)锁骨粉碎骨折,骨块间夹有软组织影响骨愈合。

(9)并发有神经系统或神经血管病变,如帕金森病等,不能长期忍受非手术制动时。

(10)患者不能接受畸形外观,出于美观的原因,要求手术的患者。

2.手术方式

锁骨骨折内固定方法有多种,在手术方式及内固定物的选择上各有优缺点,临床常根据患者年龄、骨折部位、骨折类型、程度、患者经济状况及医生的经验,选择符合患者的最佳固定方式。

(1)克氏针固定:克氏针固定是临床上较早应用于锁骨骨折的治疗方法,适用于横断和短斜形骨折,根据锁骨髓腔大小选择克氏针。

克氏针固定优点是操作简便、易取出,但不能有效的控制骨折部位旋转活动,克氏针易松动、滑脱,针尾还可刺激皮肤引起局部疼痛、破溃,克氏针甚至移动刺入肺内,术后患肢制动时间长,活动量和力度受限,影响患者早期功能锻炼。

克氏针固定既往使用较多,目前临床使用克氏针作锁骨骨折内固定有减少趋势。但在基层医院,克氏针固定仍然不失为一种经济、实用、可靠的治疗方法。

（2）钢板固定：钢板固定适用于各类型的锁骨中段骨折。目前大部分患者都倾向选择钢板固定，特别是解剖型钢板及重建钢板；锁定型钢板在锁骨陈旧性骨折、严重粉碎性骨折、漂浮肩患者中固定更可靠。

钢板固定具有固定牢靠稳定、并发症少、肩关节功能恢复早等优点，但手术切口较大，需二次手术取出钢板。

（3）记忆合金环抱器固定：记忆合金环抱器固定适用于锁骨中段及中内侧1/3段骨折。

记忆合金环抱器固定具有良好的抗弯和抗旋作用，具有操作简便、快捷等优点，维持骨折稳定的同时，应力遮挡小，对骨内血管、骨内膜无损伤，有利于骨折愈合，缩短了骨愈合时间。

（4）锁骨钩钢板固定：锁骨钩钢板固定适用于锁骨远端骨折或合并有肩锁关节脱位患者。锁骨钩钢板设计符合肩锁部的解剖生理特性，解决了治疗肩锁关节脱位和锁骨外端骨折中稳定性和早期活动难以同时保障的问题，应为首选。

（5）T型钢板固定：T型钢板固定适用于锁骨近段骨折或合并胸锁关节脱位患者。T型钢板相对较薄，容量小，松质骨螺钉固定，可克服以往克氏针固定等治疗方法带来的并发症，安全可靠。

三、锁骨骨折的康复

（一）康复评定

1.肌力检查

了解患侧肌群及健侧肌群的肌力情况，肌力检查多以徒手肌力检查法（MMT）为主（注：检查时引起锁骨骨折断端发生运动的动作禁止）。做耸肩动作，查锁骨周围肌群肌力，主要有胸锁乳突肌、肩胛提肌、斜方肌等（可与健侧做对比）；做肩关节前屈、后伸、外展、旋转等动作，可查三角肌、冈上肌、冈下肌、大圆肌、小圆肌等肌群肌力。

2.关节活动度测量

肩关节活动角度，正常为：前屈（180°）、后伸（60°）、外展（180°）、内旋（90°）、外旋（90°）、水平内收（130°）、水平外展（50°）（注：伤后至4~6周内不应做全关节活动范围的运动及禁止造成锁骨骨折断端发生运动的动作）。若锁骨骨折发生在远端时，需要重点了解肩关节的活动范围及受限程度。

3.日常生活活动能力评定（见附表）

4.骨折处疼痛和肿胀程度　骨折处为运动后疼痛还是静止状态时疼痛。

5.是否伴有神经和血管损伤　若伴有神经损伤时会造成肩关节及肩以下部位感觉减退或消失(包括浅感觉、深感觉、位置觉等);运动功能完全或不完全丧失(包括肩关节部分运动及肘关节、腕关节和指关节屈伸运动);若伴有血管损伤时局部可能出现青紫、瘀斑或肿胀。

6.肺功能及呼吸运动检查　看患者呼吸频率、节律、有无呼吸困难;胸腹部的活动度,胸廓的扩张性。还可查肺容量、肺通气功能、小气道通气功能、气体代谢测定等。

7.肩关节稳定性。

8.局部肌肉是否有萎缩　受伤早期肌肉萎缩不明显,后期可能会出现废用性肌萎缩,关节周围软组织挛缩等。

9.骨质疏松情况　老年人常伴有骨质疏松,X线片或骨密度检测可确诊。

10.是否伴有心理障碍。

(二)康复计划

1.预防或消除肿胀。

2.加强肌力训练,防止废用性肌萎缩,关节周围软组织挛缩等。

3.保持肘、腕、指各关节活动度,扩大肩关节的活动范围。

4.改善局部血液循环,促进血肿吸收和炎性渗出物吸收。

5.若伴有神经损伤,给予神经康复治疗(如肌皮电神经刺激,中频治疗等)。

6.促进骨折愈合,防止骨质疏松。

(三)康复治疗

1.第一阶段(伤后或术后1周内)　伤后或术后48h内局部用冷敷。肩部固定,伤侧不应负重,主要进行肘、腕、手的屈伸及前臂的内外旋功能练习,被动活动每个动作5~7次,主动运动每个动作15~20次,3~4次/d。72h后可用物理因子治疗:①超声波治疗,局部接触移动法,15~20min/次,每日1次,10d为一个疗程。注意:若有金属固定物(如钢针、钢板等),应慎用电疗法治疗;②超短波治疗:双极对置,无热或微热,10~15min/次,每日1次,10d为一个疗程;③红外偏振光治疗:垂直照射患部,以有温热感为宜,每次15~20min/次,1~2次/d,10d为一个疗程。

2.第二阶段(伤后或术后2~3周)　锁骨骨折有固定的患者除进行肘、腕、手的屈伸及前臂的内外旋功能练习(被动活动每个动作5~7次,主动运动每个动作15~20次,3~4次/d外,逐渐进行抗阻训练,肩关节可在不引起疼痛的前提下做垂臂钟摆练习,继续肘、腕部肌肉等长锻炼,开始手指等张锻炼及三角肌等长锻炼。还可进行肩关节前屈、外展(15°~30°)以内被动活动,每个动作重复5~7次,3~4次/d。伤侧仍避免负重,物理因子治疗可继续同上治疗。

3.第三阶段(伤后或术后4~6周) 约6周时移除固定,肩关节可轻度外展活动(<80%)。伤侧仍避免负重,可配合一些器械进行训练,加大肩关节钟摆锻炼幅度;开始各方向主动活动,但外展不超过80°,继续活动肘、腕及手部各关节进行抗阻训练和肌肉等长锻炼;可在立位时患侧手抓握3kg的重量时进行曲肘练习,重复10~15下/次,3~4次/d,也可做不负重的耸肩动作,每个动作重复7~8次,每日可重复3~4次。还可用患肢辅助健侧完成一些日常生活负重动作。

4.第四阶段(伤后或术后7~12周) 此时如无延期愈合、不愈合等并发症,无特别注意事项。负重:逐渐加至全负重;关节活动:各关节最大限度主动活动,适当增加被动活动,以最大限度恢复肩关节活动范围;肌力训练:肩胛带肌肉等长锻炼及阻力锻炼,负重下可做耸肩动作。正常愈合者可用患肢正常生活。

(四)康复评价

优:骨折正常愈合,达到或接近解剖复位,无局部畸形,X线片示对位良好,肩关节活动功能正常。

良:骨折正常愈合,术后骨折略有移位,对线良好,肩关节活动功能正常。

差:骨折明显畸形愈合,或有骨不连和再次骨折,肩关节活动功能受限。

四、锁骨骨折的护理

(一)护理评估

1.一般情况评估 一般入院患者评估(评估单见附表);

2.风险因素评估 患者的日常生活活动能力(ADL)评估(Barthel指数),Braden评估,患者跌倒、坠床风险评估(评估单见附表);

3.评估患者对疾病的心理反应 骨折患者的应激性心理反应包括疼痛、焦虑或恐惧、陌生感、自我形象紊乱、疾病预后的担忧和失落感。

4.评估患者是否有外伤史 青壮年和儿童是否有撞伤、跌倒且肩部着地史,新生儿是否有难产、上肢和肩部过度牵拉史,从而估计伤情。

5.有骨折专有的体征

(1)症状:局部肿胀、疼痛、成角畸形;

(2)体征:肩部下垂、异常活动、骨擦感或骨擦音。

6.评估患者有无软组织损伤和上肢神经功能及肱动脉有无损伤。

7.X线摄片及CT检查结果　以明确骨折的部位、类型和移动情况。

8.评估患者既往健康状况　患者是否存在影响活动和康复的慢性疾病。

9.评估患者生活自理能力和心理社会状况。

（二）护理诊断

1.自理能力缺陷：与骨折肢体固定后活动或功能受限有关。

2.疼痛：与创伤有关。

3.焦虑：与疼痛、疾病预后等因素有关。

4.知识缺乏：缺乏骨折后预防并发症和康复锻炼的相关知识。

5.肢体肿胀：与骨折有关。

6.潜在并发症：有周围血管神经功能障碍的危险。

7.潜在并发症：有感染的危险。

（三）护理措施

1.术前护理及非手术治疗

（1）心理护理：患者良好的心理状态是保证手术成功的重要前提。骨折后患者均有焦虑、恐惧、担心术后疗效等心理问题，护士应了解病情，主动关心患者，了解其心理状况，做好术前宣教，消除顾虑，缓解心理压力，以良好的心态积极配合手术治疗。锁骨骨折后，患者因担心肩胸部畸形，影响美观和功能，会出现焦虑、烦躁，此时护士应告知患者锁骨骨折治疗效果较好，讲述疾病相关知识及介绍疾病相关病例，帮助患者树立战胜疾病的信心，以消除患者心理障碍。

（2）饮食护理：术前训练患者床上大小便，指导患者进高蛋白、高维生素、高钙及粗纤维饮食，多吃新鲜蔬菜水果，饮适量水，以增强体质，提高组织修复和抗感染能力。

（3）休息与体位：局部固定后，宜卧硬板床，取半卧位或平卧位，避免侧卧位，以防外固定松动。平卧时不用枕头，在两肩胛间垫窄，使两肩后伸外展；患侧胸壁侧方垫枕，以免悬吊的肢体肘部及上臂下坠。日间活动不宜过多，尽量卧床休息，离床活动时用三角巾或前臂吊带将患肢悬吊于胸前，双手叉腰，挺胸、提肩，可缓解对腋下神经、血管的压迫。

（4）症状护理　肿胀：①用物理疗法改善血液循环，促进渗出液的吸收。损伤早期（伤后3~5d）局部冷敷，以降低毛细血管的通透性，减少渗出，减轻肿胀，晚期（5d后）热敷可以促进血肿、水肿的吸收；②如肢体肿胀伴有血液障碍，应检查石膏固定是否过紧，必要时拆开固定物，解除压迫。

（5）保持有效的固定。

（6）完善术前的各种化验和检查：包括常规的 X 线胸片、心电图、肝肾功能、出凝血时间等检查。

（7）皮肤及胃肠护理：按骨科手术常规皮肤准备，术前禁食 12h，禁饮 4h。

（8）功能锻炼：骨折固定后立即指导患者进行上臂肌的早期舒缩活动，可加强两骨折端在纵轴上的压力，有利于愈合。

2.术后护理

（1）休息与体位：患侧上肢用三角巾或前臂吊带将患肢悬吊于胸前，平卧时去枕，在两肩胛间垫窄枕，使两肩后伸外展，同时患侧胸壁侧方垫枕，以免患侧肢体下坠，保持上臂及肘部与胸部平行。同时做好基础护理，保持床单位清洁、平整，尤其是年老体弱患者。卧床时间长，骨突出处垫软枕及按摩，防止压疮发生。

（2）术后观察：①与麻醉医生交接班，予以心电监护、吸氧，监测 T、P、R、BP、SpO$_2$ 变化，每小时记录一次；②查看伤口敷料包扎情况，观察有无渗血、渗液；③注意伤口负压引流管是否通畅，防止扭曲、折叠、脱落，记录引流液的量、性质；④密切观察肢体远端动脉搏动及手指的血供感觉、活动、肤色、皮温，注意有无压迫神经和血管的现象，如出现皮肤发冷、发紫、静脉回流差，感觉麻木的症状，立即报告医生查找原因及时对症处理。

（3）症状护理：

1）疼痛：①评估疼痛的原因，向患者解释手术后疼痛的规律，指导缓解疼痛的方法，如听音乐、看报纸与家属聊天等分散对疼痛的注意力；②给予伤口周围的按摩，缓解肌紧张；③正确评估患者疼痛的程度，对疼痛明显者可适当给予止痛剂；④采用止痛泵止痛法，利用止痛泵缓慢从静脉内给药，减轻疼痛。

2）患肢血液循环障碍：观察患者末梢循环，注意观察患肢皮肤温度和颜色、动脉搏动、毛细血管充盈时间及被动活动手指时的反应。

3）肿胀：①伤口局部肿胀：术后 1d 内可用冷敷，术后 24h 后可用热敷，或周林频谱仪、红外线灯照射；②让患者平卧木板床，肩胛部垫以小枕头，使肩部后伸，予三角巾悬吊患侧上肢，保持功能位，以利静脉回流和减少肿胀；③患肢肢体的肿胀如伴有血液循环障碍时应检查外固定物是否过紧。

4）出血：注意观察伤口出血量和速度，因为是微创手术，一般出血少，如出血较多，可更换敷料，必要时可给予止血药物。

5）发热：因异物植入引起的吸收热，多于术后第二天出现，经冰敷、温水擦浴或药物降温等处理，一般可于 1~3d 恢复正常。

6）关节僵硬：为了预防关节僵硬，应鼓励患者尽早进行患肢功能锻炼。

（4）一般护理：协助洗漱、进食，并鼓励指导患者做些力所能及的自理活动。

（5）饮食护理 加强饮食护理，鼓励患者进食，宜进营养丰富、高纤维素的饮食，防止便秘的发生。

（6）并发症的观察和护理

1）胸部损伤：应观察局部有无血肿，患者神志、呼吸的频率。如发现憋气、呼吸加快、呼吸困难，应警惕气胸的发生，及时报告医生，及时处理；

2）气管损伤：主要是锁骨下动、静脉及腋下动脉损伤应观察局部皮下有无血肿、瘀斑、肢体远端动脉搏动及血运等；

3）臂丛神经损伤：主要观察患侧上肢皮肤颜色、温度、感觉等。如出现发白或青紫、湿度下降、感觉麻木等异常时，及时报告医生，对症处理。

（7）功能锻炼：在术后固定的早中期：骨折急性损伤处理后 2~3d，损伤反应开始消退，肿胀和疼痛开始消退，即可开始功能锻炼。如握拳、伸指、分指、屈伸、腕绕环、肘屈曲、前臂旋前、旋后等主动练习，并逐渐增加幅度；晚期：骨折基本愈合，外固定去除后，锻炼目的为恢复肩关节活动，常用方法为主动运动、被动运动、助力运动和关节牵伸运动。

3.出院指导

（1）心理指导：讲述疾病相关知识及介绍成功病例，帮助患者树立战胜病魔的信心。

（2）休息与体位：保持活动与休息时的体位要求。早期卧床休息为主，可间断下床活动。半年内不要剧烈活动，避免再次骨折。

（3）用药：出院带药时，应将药物的名称、剂量、用法、注意事项告诉患者，按时用药。

（4）饮食：骨折早期（术后 1~2 周），由于创伤对胃肠道的刺激，短期内出现肠蠕动减慢、腹胀、食欲不振等，因此饮食应以清淡可口，易消化的半流质或软食为主；第二阶段（术后 3~5 周），为骨痂形成期，饮食宜富有营养，鼓励患者多食高蛋白、高热量食物；第三阶段（伤后或伤后 6~8 周），为骨痂成熟期，此阶段饮食应以滋补为主，增加钙质、胶质和滋补肝肾的食品。并且一定要多食蔬菜、水果，避免辛辣刺激食物，预防便秘。

（5）固定：复位固定后即出院的患者，应告诉其保持正确姿势，早期禁止做肩前屈动作，防止骨折移位；解除外固定出院的患者，应告诉其全面练习肩关节活动的要求。首先分别练习肩关节每个方向的动作，重点练习薄弱方面，如肩前屈，活动范围由小到大，次数由少到多，然后进行各方面动作的综合练习，如肩关节环转活动,两臂做"箭步云手"等,不可过于急躁,活动幅度不可过大,力量不可过猛,以免造成软组织损伤。保持患侧肩部及上肢有效固定位,并维持3周。

(6)功能锻炼:出院后指导患者患肢保持功能位,不宜过早提携重物,防止骨间隙增大,引起骨不连。外固定者,避免前屈、内收动作。解除外固定后,加强功能锻炼,着重练习肩的前屈,肩旋转活动,如划船动作,力度需适中,以防过猛而再次损伤。

(7)复查时间及指征:定期到医院复查,术后1个月、3个月、6个月需行X片复查,了解骨折愈合情况。手法复位外固定者如出现骨折处疼痛加剧,患肢麻木,手指颜色改变,温度低于或高于正常等情况须随时复查。

(四)护理评价

1.疼痛能耐受。

2.心理状态良好,配合治疗。

3.肢体肿胀减轻。

4.切口无感染。

5.无周围神经损伤,无并发症发生。

6.X显示:骨折端对位、对线佳。

7.患者及家属掌握功能锻炼知识,并按计划进行,肩肘关节无僵直。

第二节　肱骨近端骨折的康复护理

一、概述

肱骨近端骨折是指大结节基底部以上部位的骨折。肱骨近端骨折是常见骨折之一,占全身骨折的4%~5%,占肩部骨折的26%,多见于老年骨质疏松者,是65岁以上老年人的第三常见骨折,仅次于桡骨远端骨折和股骨近端骨折,对患者肩部功能及全身功能的有重要的影响(图1-9)。

(一)应用解剖学

肱骨近端是指大结节基底部以上部位,其中包括外科颈。肱骨近端是肩关节的重要组成部分。Coldman将肱骨近端分为四个基本解剖部分:肱骨头、大结节、小结节和干骺端(图1-10)。

（二）病因

肱骨近端骨折主要原因是直接暴力和间接暴力。

1.造成肱骨近端骨折最常见的是上肢伸展位摔伤所致,造成骨折的外力多较轻微或为中等强度,而发生骨折的内在因素是骨质疏松、骨强度减弱。年轻患者遭受严重的外力,可造成严重的损伤,常表现为骨折伴盂肱关节脱位。

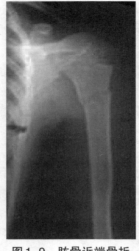 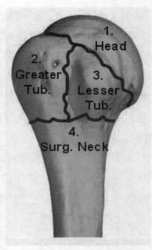

图1-9　肱骨近端骨折　图1-10　肱骨近端解剖部分

2.造成肱骨近端骨折的另一种外伤机制是上臂过度旋转,尤其在上臂外展位同时有过度旋转,肱骨近端与肩峰相顶触时易发生骨折,常见于老年患者。

3.第三种外伤原因是肩部侧方遭受直接外力所致,可造成肱骨大结节骨折。

4.造成肱骨近端骨折的其他少见原因是癫痫发作或电休克治疗时,由于肌肉痉挛性的收缩可造成肱骨近端骨折脱位。

5.肿瘤、转移性病变,可使骨质破坏,骨强度减弱,遭受外力即可发生骨折。肱骨近端是病理性骨折的多发部位之一。

（三）分类

Neer于1970年提出了肱骨近端骨折的四部分分类法,将肱骨近端4个组成部分,即肱骨头、大结节,小结节和干骺端相互移位>1cm或成角>45°认为是移位骨块。

按此标准,将肱骨近端骨折分为6型:

Ⅰ型:一部分骨折　肱骨上端可为一处骨折(如单一肱骨外科颈骨折、单一大结节骨折或小结节骨折等),也可是多处骨折,即同时有两处或两处以上部位的骨折(如外科颈骨折合并大结节骨折等),但任何一处骨折的移位都不>1cm,成角不>45°。从病理损伤考虑,这种骨折软组织损伤较轻或骨端间有紧密的嵌插,骨折比较稳定,一般骨折愈合较快。这种类型骨折占肱骨上端骨折的绝大多数。这种没有明显移位的骨折,由于仍有软组织将骨折块连为一体,因此称为"一部分骨折"。

Ⅱ型:二部分骨折　按解剖部位命名即为肱骨解剖颈骨折,且骨端间移位>1cm或成角>45°。此种骨折肱骨头的血液循环受到破坏,常发生肱骨头缺血坏死。这种一处骨折因有明显的移位(或同时有轻度移位的大、小结节骨折),从而使肱骨头与肱骨干上端形成分离的两部分,因此属于"二部分骨折"。

Ⅲ型:骨干移位骨折　以解剖部位命名即为外科颈骨折。骨折移位>1cm或成角畸形>45°。单一骨干移位,肱骨上端分成两个分离的部分,因此也属于"二部分骨折"。如同时再合并一个结节骨折且移位也>1cm以上,并且肱骨上端分成三个各自分离的部分,因此应属于"三部分骨折"。如同时合并两个结节的骨折,且均有>1cm的移位,肱骨上端则分成四个各自分离的骨块,即肱骨头、大结节、小结节和肱骨干上端。这种骨折属于"四部分骨折"。

Ⅳ型:大结节骨折　大结节骨折且移位>1cm以上。大结节有三个面作为冈上肌、冈下肌和小圆肌的附着点。外伤时可造成整个大结节骨折移位,也可为大结节的一个面撕脱骨折。如为部分撕脱骨折且有明显移位时,则说明肩袖有纵向撕裂。如大结节移位骨折同时有外科颈的移位骨折,则关节段骨块由于受附力与小结节的肩胛下肌的牵拉而发生内旋。

Ⅴ型:小结节移位骨折　可为单独小结节撕脱骨折,移位>1cm以上,即属"二部分骨折"。如同时合并有外科颈骨折且有明显移位,则属于"三部分骨折"。此时关节段由于只受附着于大结节的肩袖牵拉,因此可发生外展、外旋移位。

Ⅵ型:肱骨上端骨折合并肱盂关节脱位　肱骨上端骨折脱位是指肱骨上端骨折同时合并盂肱关节的真正完全脱位,而不是指肱骨头的旋转移位或关节内的半脱位现象。在"二部分"或"三部分"有折脱位的病例,肱骨头仍可能有一定的血循环。如发生"四部分骨折"脱位时,肱骨头血循环遭受破坏,易造成肱骨头缺血坏死。

(四)临床表现

患者有明确的外伤史,受伤后上臂立即出现疼痛、肿胀、畸形、上肢活动障碍,并可见伤肢短缩,用手触之有异常活动,骨摩擦感。在肩及骨折断端可闻及摩擦音。

二、治疗

肱骨近端骨折的治疗原则是争取理想的复位,尽可能地保留肱骨头的血液循环供应,保持骨折端的稳定,并能早期开始功能锻炼。

根据骨折严重程度和患者年龄情况选择非手术治疗、手术固定或人工关节置换进行治疗。

(一)非手术治疗

肱骨近端骨折中80%~85%为无移位或轻微移位骨折,可通过非手术治疗取得良好的效果。通常对于"一部分骨折"和多数"二部分骨折"均可采用非手术治疗。高龄患者因骨质较为疏松,一般也采用非手术治疗。

肱骨近端骨折非手术治疗方法包括手法复位夹板固定、悬吊石膏、牵引、肩外展支架固定等。

(二)手术治疗

肱骨近端骨折中有10%~20%需要手术治疗。

1.手术适应证

手术适应证主要有:

"三部分骨折"及"四部分骨折"多需手术治疗。

2.手术方式

(1)闭合复位经皮克氏针固定:闭合复位或利用钢针撬拨复位,对肱骨头血供干扰小,肱骨头坏死率较低。骨折复位后可采用经皮克氏针固定或外固定架固定。此技术对无骨质疏松的患者为有效的治疗方法。

(2)闭合复位髓内钉固定:闭合复位髓内钉固定是治疗肱骨近端骨折的有效方法,但髓内钉固定对四部分骨折的治疗效果尚不肯定。

闭合复位髓内钉固定对骨折部位的创伤小,减少了肱骨头缺血性坏死的发生率,感染率也较低,但骨折复位不够理想,骨折固定也不够稳定。

(3)切开复位钢板内固定:切开复位钢板内固定是治疗肱骨近端骨折的常用方法,用于肱骨近端骨折内固定的钢板有多种类型,如T形钢板、1/3管形钢板、钩状钢板、三叶钢板、锁定钢板等。

(4)切开复位张力带钢丝固定:张力带钢丝固定对软组织的损害轻微,利于骨折血运的重建,"三部分"或"四部分"肱骨近端骨折都可考虑张力带钢丝固定。

(5)人工肱骨头置换:多数学者认为Neer四部分肱骨近端骨折的最佳治疗手术方法是人工肱骨头置换术。对于伴有肩关节脱位的肱骨近端粉碎骨折,肱骨头置换术比开放复位内固定术更有利。

人工肱骨头置换术既适用于新鲜性肱骨近端骨折,也可用于陈旧性肱骨近端骨折,对于后者,人工肱骨头置换术缓解疼痛的效果更加明显。

(6)肩关节融合术:肩关节融合术是很早就采用的一种治疗严重肱骨近端骨折的方法。虽然术后能明显减轻疼痛,但关节活动受限,生活质量差,大多数患者难以接受。

随着生活质量的提高,肱骨近端骨折治疗水平的提高,对于肱骨头严重粉碎性骨折多采用关节置换术,而关节融合术则日趋减少。

三、肱骨近端骨折的康复

(一)康复评定

1.肌力检查

了解患侧肌群及健侧肌群的肌力情况,肌力检查多以徒手肌力检查法(MMT)为主。(注:检查时引起肱骨骨折断端发生运动的动作禁止)。做旋转上臂动作,查肱骨周围肌群肌力,主要有肱三头肌、肱二头肌、肱桡肌等(可与健侧做对比);做肩肘关节前屈、后伸、外展、旋转等动作,可查肱三头肌、肱二头肌、肱桡肌等肌群肌力。

2.关节活动度测量

肩关节活动角度,正常为:前屈(180°)、后伸(60°)、外展(180°)、内旋(90°)、外旋(90°)、水平内收(130°)、水平外展(50°)(注:伤后至4~6周内不应做全关节活动范围的运动及禁止造成肱骨骨折断端发生运动的动作)。

3.日常生活活动能力评定(见附表)。

4.骨折处疼痛和肿胀程度 骨折处为运动后疼痛或是静止状态时疼痛。

5.是否伴有神经和血管损伤 若伴有神经损伤时会造成肩关节及肩以下部位感觉减退或消失(包括浅感觉、深感觉、位置觉等);运动功能完全或不完全丧失(包括肩关节部分运动及肘关节、腕关节和指关节屈伸运动);若伴有血管损伤时局部可能出现青紫、瘀斑或肿胀。

6.肩关节稳定性。

7.局部肌肉是否有萎缩 受伤早期肌肉萎缩不明显,后期可能会出现废用性肌萎缩,关节周围软组织挛缩等。

8.骨质疏松情况 老年人常伴有骨质疏松,X线片或骨密度检测可确诊。

9.是否伴有心理障碍。

(二)康复计划

1.预防或消除肿胀。

2.加强肌力训练,防止废用性肌萎缩,关节周围软组织挛缩等。

3.保持肘、腕、指各关节活动度,扩大肩关节的活动范围。

4.改善局部血液循环,促进血肿吸收和炎性渗出物吸收。

5.若伴有神经损伤,给予神经康复治疗(如肌皮电神经刺激,中频治疗等）。

6.促进骨折愈合，防止骨质疏松。

（三）康复治疗

1.第一阶段（伤后或术后0~4周）　伤后或术后48h内局部用冷敷。复位后用三角巾悬吊臂，当天就在三角巾内进行手指的握拳、屈伸练习及腕关节屈曲和背伸练习；外固定1周内行手部及腕肘关节屈伸、旋转、抓、握等动作，2~3次/d，5~10min/次，避免负重；7~10d后，肿胀消退，疼痛减轻，开始进行肩关节功能锻炼。肩关节被动运动：佩戴颈腕吊环，功能锻炼时可摘下①手指用力握拳，用力伸手指，各持续5s，20次/组，3组/d；②被动前屈上举锻炼，持续10s，3组/d；③钟摆样锻炼，20次/组，3组/d；④外旋锻炼，持续20s，1~2组/d；伤后或术后2~3周疼痛肿胀减轻后，做肩部前驱、后伸动作；还可以指导患者用健肢拖住患肢前臂做耸肩、肩胛骨外旋与内旋练习。活动的范围以不引起患肩疼痛为限。

2.第二阶段（伤后或术后4~6周）　解除外固定后，在第一阶段的基础上，全面练习肩关节的活动，①环转运动："划圆圈"，患者弯腰90°，患肢自然下垂，以肩为顶点做圆锥体旋转运动，顺时针和逆时针在水平面划圆圈，开始范围小，逐渐扩大划圈范围；②内收：用患侧手横过面部去触摸健侧耳朵；③内旋：患侧手持一根50cm的木棍，放在背后向上举起，健侧手由肩部向上拉木棍，持续数秒，20次/组，3组/d；④爬墙：做手指爬墙动作练习肩外展、上举运动，患者面对侧身对墙而立，患手摸墙，用手指交替上爬直到肩关节上举完全正确；⑤滑轮：用健肢帮助患侧肩做上举、外展、内旋活动；⑥木棒：用假肢帮患侧肩外展、上举。

3.第三阶段（伤后或术后6~12周）　开始进行肩关节主动功能锻炼：X线显示骨折有明显愈合迹象后开始，逐步增加三角肌及肩袖肌力，从等张收缩到抗阻力锻炼，循序渐进。仰卧位时，进行前屈锻炼；站立位时前屈上举。①三角肌等长收缩练习：耸肩，20次/组，3组/d；②主动前屈锻炼：用健侧前臂托起患侧前臂向上举过头顶，持续10s，3次/组，3组/d；③内旋、外旋锻炼：在门把上系一根松紧带，利用松紧带的弹力作用练习，10次/组，3组/d；④外展、外旋锻炼：双手抱头作外展、外旋锻炼，10次/组，3组/d。热敷肩关节20min。

4.第四阶段（伤后或术后12周后）　主要增加肩关节活动范围和力量，以抗阻力运动为主，增强肌力和耐力。主动内旋，加强前屈锻炼，拉伸后关节，进行外旋、内旋、内收锻炼，加强力量训练。外旋力量锻炼、前屈锻炼可加强抗阻力前屈锻炼，增加肩胛骨稳定性的锻炼。逐步开始在器械帮助下行肩部力量锻炼。①手指爬墙活动:患者上肢依于墙上,手指在墙上从低向高爬动,用力加强前屈及上举活动,以伸展肩关节,2次/d,30min/次;②主动练习:内旋运动:患侧手放在背后,用健侧手握住患侧手用力向上触摸对侧肩胛骨;外旋运动:用患侧手横过面部去触摸对侧耳朵、肩部,以拉开粘连,改善内收肌等肌肉的功能;③两臂做划船动作或游泳动作;④抗阻内旋和外旋锻炼:当肌力增强后,使用墙壁拉力器进行抗阻训练;⑤利用木棍做上举、外展、前屈、后伸运动。

(四)康复评价

优:骨折正常愈合,达到或接近解剖复位,无局部畸形,X线片示对位良好,肩关节活动功能正常。

良:骨折正常愈合,术后骨折略有移位,对线良好,肩关节活动功能正常。

差:骨折明显畸形愈合,或有骨不连和再次骨折,肩关节活动功能受限。

四、肱骨近端骨折的护理

(一)护理评估

1.一般情况评估 一般入院患者评估(评估单见附表);

2.风险因素评估 患者的日常生活活动能力(ADL)评估(Barthel指数),Braden评估,患者跌倒、坠床风险评估(评估单见附表);

3.评估患者对疾病的心理反应 骨折患者的应激性心理反应包括疼痛、焦虑或恐惧、陌生感、自我形象紊乱、疾病预后的担忧和失落感。

4.评估患者是否有外伤史。

5.有骨折专有的体征:

(1)症状:局部肿胀、疼痛、成角畸形.

(2)体征:异常活动、骨擦感。。

6.评估患者有无软组织损伤和上肢神经功能及肱动脉有无损伤。

7.X线摄片及CT检查结果 以明确骨折的部位、类型和移动情况。

8.评估患者既往健康状况 患者是否存在影响活动和康复的慢性疾病。

9.生活自理能力和心理社会状况。

(二)护理诊断

1.自理能力缺陷:与骨折肢体固定后活动或功能受限有关.

2.疼痛:与创伤有关。

3.焦虑:与疼痛、疾病预后等因素有关。

4.知识缺乏:缺乏骨折后预防并发症和康复锻炼的相关知识。

5.恐惧:与担心疾病的预后可能致残有关。

6.肢体肿胀:与骨折有关。

7.关节僵硬:与长期制动有关。

8.潜在并发症:有周围血管神经功能障碍的危险。

9.潜在并发症:有感染的危险。

(三)护理措施

1.术前护理及非手术治疗

(1)心理护理:患者肱骨骨折后,因剧烈疼痛,活动障碍,并且由于患肢骨折部位较高,肩关节活动明显受限,产生不适感,所以患者常产生焦虑、紧张、恐惧心理。护士应及时观察患者心理状况,通过良好的语言,对患者进行有效的心理疏导,关心安慰患者,并教会其松弛疗法,减轻不舒适感,了解患者及家属对疾病治疗及预后的认识程度,介绍疾病相关知识及成功病例,帮助患者建立信心,消除不良情绪,使其积极配合治疗和护理。

(2)观察呼吸情况:由于患肢处于贴胸位固定,部分患者会感觉呼吸不畅,可适当放松固定,同时嘱患者深呼吸2~3次/d,10min/次,以增加肺活量,并有效咳嗽,即深吸气后再咳嗽,以增加肺活量,减少肺部并发症。可加强腹式呼吸,以防肺部感染。

(3)促进患肢浅静脉回流:外伤后由于肿胀,深静脉回流多已受影响,随着肿胀加重,浅静脉回流亦会受影响,通过顺浅静脉回流方向对患肢进行自远及近地按摩,100~200次/d,利于维持良好的静脉回流通路,促进水肿消退,以利早期手术。

(4)严密观察指端血运:肱骨近端骨折脱位可合并肩袖的撕裂及血管损伤,尤其是腋神经易被骨块卡压及脱位的肱骨头牵拉。血管损伤是较少的并发症,一旦发生后果比较严重。故应严密观察患肢肢端血运,如出现苍白、青紫、发绀及麻木应立即处理。

(5)饮食护理:术前训练患者床上大小便,指导患者进高蛋白、高维生素、高钙及粗纤维饮食,多吃新鲜蔬菜水果,饮适量水,以增强体质,提高组织修复和抗感染能力。

(6)休息与体位:无论是三角巾悬吊及手法复位后,还是外展支架固定,只要患者全身情况允许日间均应下床活动,卧床时床头抬高30°~45°位较为舒适。平卧位时,在患侧上肢下垫一软枕使之与躯干平行放置,避免前驱后驱或后伸。

(7)外展架固定的护理:①维持外展固定的正确位置:肩关节外展70°,前屈 30°,屈肘 90°,随时予以调整和加固。外展型骨折固定位于内收位,内收型骨折固定于外展位,防止已修复的骨折再移位。告知患者定期 X 线复查,了解骨折端的位置变化情况,防止畸形愈合;②外展架固定期间,鼓励患者锻炼,做手指的握拳、伸指练习;③有明显不适,如疼痛、肿胀、麻木等其他症状时,立即通知医师,查明原因,对症处理。

（8）症状护理　肿胀:①用物理疗法改善血液循环,促进渗出液的吸收。损伤早期(伤后 3~5d)局部冷敷,以降低毛细血管的通透性,减少渗出,减轻肿胀,晚期(5d 后)热敷可以促进血肿、水肿的吸收;②如肢体肿胀伴有血液障碍,应检查石膏固定是否过紧,必要时拆开固定物,解除压迫。

（9）保持有效的固定

（10）完善术前的各种化验和检查:包括常规的 X 线胸片、心电图、肝肾功能、出凝血时间等检查。

（11）皮肤及胃肠护理:按骨科手术常规皮肤准备,术前禁食 12h,禁饮 4h。

（12）功能锻炼:骨折固定后立即指导患者进行上臂肌的早期舒缩活动,可加强两骨折端在纵轴上的压力,有利于愈合。

2. 术后护理

（1）休息与体位:患者清醒后取平卧或健侧卧位,患肢屈肘置于胸前,平卧位时在患肢下垫一软枕使之与躯干平行放置,避免前屈或后伸,术后第 2d 可抬高床头 30°~45°卧位,患肢用软枕抬高,无明显身体不适,可下床活动,站立或下床活动时可用三角巾或上肢吊带将患肢悬吊颈部,屈肘固定,并保持肩关节轻度外展位。

（2）术后观察:①与麻醉医生交接班,予以心电监护、吸氧,监测 T、P、R、BP、SpO_2 变化,每小时记录一次;②查看伤口敷料包扎情况,观察有无渗血、渗液;③注意伤口负压引流管是否通畅,防止扭曲、折叠、脱落,记录引流液的量、性质;④密切观察肢体远端动脉搏动及手指的血供感觉、活动、肤色、皮温,注意有无压迫神经和血管的现象,如出现皮肤发冷、发紫、静脉回流差,感觉麻木的症状,立即报告医生查找原因及时对症处理;⑤负压引流者应观察引流液色、质和量,若 24h 引流量大于 200ml,应及时向医生汇报;⑥夹板或石膏固定者,术后应维持有效的固定,经常观察患者,查看固定位置有无变动,观察患肢手指的血运,有无局部压迫症状,如出现患肢青紫、肿胀、剧痛等,应立即报告医生处理。保持患肢于功能位置,如果肘关节屈曲角度过大,影响桡动脉正常搏动,应适当将肘关节伸直后再固定。

（3）症状护理

①疼痛：评估疼痛的原因，向患者解释手术后疼痛的规律，指导缓解疼痛的方法，如听音乐、看报纸与家属聊天等分散对疼痛的注意力；给予伤口周围及肘、腕关节的按摩，缓解肌紧张；正确评估患者疼痛的程度，对疼痛明显者可适当给予止痛剂；采用止痛泵止痛法，利用止痛泵缓慢从静脉内给药，减轻疼痛；②肿胀：伤口局部肿胀，术后 1d 可用冷敷，术后 24h 后可用热敷，或周林频谱仪、红外线灯照射；③患肢血液循环障碍：观察患者末梢循环，注意观察患肢皮肤温度和颜色、动脉搏动、毛细血管充盈时间及被动活动手指时的反应；④出血：注意观察伤口出血量和速度，因为是微创手术，一般出血少，如出血较多，可更换敷料，必要时可给予止血药物；⑤发热：因异物植入引起的吸收热，多于术后第 2d 出现，经冰敷、温水擦浴或药物降温等处理，一般可于 1~3d 恢复正常；⑥关节僵硬：为了预防关节僵硬，应鼓励患者尽早进行患肢功能锻炼。

（4）一般护理：协助洗漱、进食，并鼓励指导患者做些力所能及的自理活动。

（5）饮食护理：术后患者因疼痛、体位不适等原因，食欲下降，讲解饮食对促进机体恢复的重要性，鼓励患者进食，给予高蛋白、高维生素、含钙丰富的食物，如瘦肉、鱼、鸡蛋、牛奶，宜清淡易消化，多食蔬菜、水果。

（6）功能锻炼：根据骨折类型、是否脱位及手术固定方法、牢固程度决定功能锻炼方法。①术后 1d：可在医务人员指导下行患肢手指的握拳、伸指、腕关节的屈曲、背伸活动；②术后 2~7d：行患肢肘关节的屈伸练习，从被动到自动，继续加强手指及腕关节活动，2~3 次/d；③术后 1~2 周：患肢疼痛肿胀减轻后，练习患肢肩关节的前屈、后伸活动，活动以患肢疼痛为限，不可操之过急，逐步加大范围；④术后 4~6 周：外固定解除后，可全面练习肩关节的活动徒手练习以下动作：肩关节的环转活动，肩内旋运动，肩内收、外旋运动，肩外展、内旋、后伸运动，肩外展上举运动。

3. 出院指导

（1）心理指导：讲述疾病相关知识及介绍成功病例，帮助患者树立战胜病魔的信心。

（2）休息与体位：不强调卧床，尽可能离床活动。保持活动与休息时的体位要求。长臂石膏托固定后，卧床时头肩部抬高，患肢垫枕与躯干平行，离床活动时，患肘用三角巾悬吊于胸前。半年内不要剧烈活动，避免再次骨折。

（3）用药：出院带药时，应将药物的名称、剂量、用法、注意事项告诉患者，按时用药。

（4）饮食：骨折早期（术后1~2周），由于创伤对胃肠道的刺激，短期内出现肠蠕动减慢、腹胀、食欲不振等，因此饮食应以清淡可口，易消化的半流质或软食为主；第二阶段（术后3~5周），为骨痂形成期，饮食宜富有营养，鼓励患者多食高蛋白、高热量食物；第三阶段（术后6~8周），为骨痂成熟期，此阶段饮食应以滋补为主，增加钙质、胶质和滋补肝肾的食品。并且一定要多食蔬菜、水果，避免辛辣刺激食物，预防便秘。

（5）固定：注意维护外展架固定的位置，观察患肢手指的血运。保持患肢于功能位置。如果肘关节屈曲角度过大，影响桡动脉正常搏动，应适当降肘关节伸直后再固定。

（6）功能锻炼：向患者讲明术后功能锻炼的重要性，出院后继续功能锻炼，最大限度的恢复患肢功能，督促患者在日常生活中使用患肢。注意外展性骨折禁忌患肩外展，内收型骨折禁忌肩内收。外固定解除后，逐步达到生活自理。

（7）复查时间及指征：定期到医院复查，查看外固定架及骨折愈合情况。石膏固定期间，如患肢皮肤发绀、发凉、剧烈疼痛或感觉异常、麻木，应立即就诊。分别在术后1个月、3个月、6个月复查X线片，了解骨折的愈合情况，以便及时调整固定，防止畸形。

（四）护理评价

1.疼痛能耐受。

2.心理状态良好，配合治疗。

3.肢体肿胀减轻。

4.切口无感染。

5.无周围神经损伤，无并发症发生。

6.X显示：骨折端对位、对线佳。

7.患者及家属掌握功能锻炼知识，并按计划进行，肩肘关节无僵直。

第三节　肱骨干骨折的康复护理

一、概述

肱骨外科颈以下1cm至肱骨髁上2cm之间发生的骨折,称为肱骨干骨折。肱骨干骨折发病率占全身骨折3%~5%,多见于青壮年。多发于骨干的中部,其次为下部,上部最少,下1/3骨折易发生骨不连,中下1/3骨折易合并桡神经损伤。

(一)应用解剖学

肱骨干位于外科颈下1cm与肱骨髁上2cm间。肱骨干上1/3段呈圆柱形,下1/2段呈棱柱形(图1-11)。

(二)病因

直接暴力、间接暴力及旋转暴力均可导致肱骨干骨折(图1-12)。

1.直接暴力

直接暴力如打击伤、挤压伤或火器伤等,多发生于中1/3处,多为横行骨折、粉碎骨折或开放性骨折,有时可发生多段骨折。

2.间接暴力

间接暴力如跌倒时手或肘着地等,多见于肱骨中下1/3处,多为斜行骨折或螺旋形骨折,此种骨折尖端易刺入肌肉,影响手法复位。

3.旋转暴力

旋转暴力如投掷手榴弹、标枪或翻腕赛等,多可引起肱骨中下1/3交界处骨折,所引起的肱骨骨折多为典型螺旋形骨折。

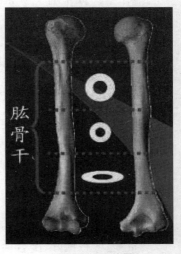

图1-11　肱骨

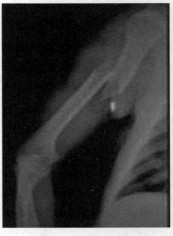

图1-12　肱骨干骨折

（三）分类

AO分类：(图1-13)

A型：简单骨折，包括发生在近、中、远侧1/3部位的螺旋形、斜形、横形骨折；

B型：楔形骨折，为A型基础上有楔形骨折块；

C型：复杂骨折，有2个以上粉碎骨折块或多段骨折，如螺旋形粉碎、多段骨折、不规则骨折。

每一类骨折又可分为1、2、3亚型，每一亚型又分三组，因此肱骨干骨折可分为3型、9个亚型和27个组。A1表示骨折预后较好，C3表示骨折预后最差。

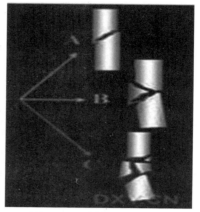

图1-13 肱骨干骨折分类

（四）临床表现

伤后患臂疼痛、肿胀明显、活动障碍，患肢不能抬举，有异常活动及骨擦音，局部有明显环形压痛和纵向叩击痛。检查时必须注意腕及手指的功能，以便确定是否合并有神经损伤。肱骨中下1/3骨折常易合并桡神经损伤，桡神经损伤后，可出现腕下垂、掌指关节不能伸直，拇指不能伸展，手背第1、2掌骨间（虎口区）皮肤感觉障碍。

二、治疗

（一）非手术治疗

肱骨干有较多肌肉包绕，骨折轻度成角或短缩畸形不影响外观及功能者，可采用非手术方法治疗(图1-14)。

1.上臂悬垂石膏

依靠石膏的重量牵引达到骨折复位并维持对位。采用悬垂石膏，应每周摄X线片，以便及时矫正骨折端分离或成角畸形。2~3周后改用其他外固定治疗。

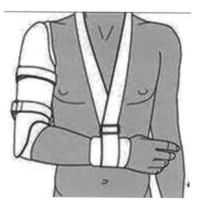

图1-14 肱骨干骨折固定

2.U形接骨夹板

适用于横形骨折及无明显移位的斜型及螺旋形骨折，起维持骨折对位对线的作用，以利于骨折愈合。

3.维耳波支持带

适用于儿童及老年人无移位的肱骨干骨折,无须行骨折手法复位,用以维持骨折对位。

4.小夹板固定

适用于移位、成角畸形不大、对线较好的肱骨干中部骨折。夹板置于患肢后,用3~4根布带分别绑扎,并随时调节绑扎带的松紧,避免影响伤肢血循环及发生压疮。

5.肩人字石膏

骨折复位后为了维持复位后的位置,需要将上肢制动于外展外旋位时,需用肩人字石膏。但石膏较重,影响呼吸、热天易出汗等,患者均感很不舒适,故现已少用或以肩外展支架来替代。

6.尺骨鹰嘴骨牵引

适用于长时间卧床的患者和开放粉碎性肱骨干骨折,或短期内无法进行手术治疗的患者。

7.肩外展支架

是一种通过软组织的牵拉使骨折复位的装置。但功能支架不宜用于有广泛软组织损伤、骨缺损、骨折端对线不良及不合作的患者。功能支架可应用于骨折早期或伤后1~2周。急性期使用时应注意肢体的肿胀程度及神经血管的状况,应保持上臂悬垂于胸前,防止骨折端成角畸形。功能支架在4周内应每周随诊。支架至少应维持8周。

(二)手术治疗

1.手术适应证

(1)反复手法复位失败,骨折端对位对线不良,愈合后影响功能。

(2)骨折分离移位,或骨折端有软组织嵌入。

(3)合并神经血管损伤。

(4)陈旧骨折不愈合。

(5)影响功能及外形的畸形愈合。

(6)同一肢体或其他部位有多发性骨折,如AO分类的B3型及C型。

(7)病理性骨折。

(8)8~12h内污染不重的开放性骨折。

2.手术方式

手术方式有多种,临床医师应根据自身的经验、器械设备、骨折类型、软组织条件及全身状况,选择对患者最有利的方法。

（1）Rush钉固定：适用于肱骨中、下段骨折，目前已较少应用。

（2）Kuntscher钉固定：Kuntscher钉是一种髓内钉，适用于肱骨中上1/3骨折。留于骨外的钉尾，影响肩或肘关节的活动，故临床上使用不普遍。

（3）带锁髓内钉固定：髓内钉术后应早期行肩关节功能练习。

（4）钢板螺丝钉固定：根据肱骨干骨折部位的不同，使用不同形状、不同宽度及厚度的钢板。

（5）外固定架固定：外固定架适用于开放骨折伴有广泛软组织损伤的患者，也适用于无法进行坚强内固定及骨折部已发生感染的患者。使用外固定架后应定期行X线检查，及时调整骨折端的对位对线，早期行功能锻炼，以期获得满意的效果。

三、肱骨干骨折的康复

（一）康复评定

1.肌力检查

了解患侧肌群及健侧肌群的肌力情况，肌力检查多以徒手肌力检查法（MMT）为主（注：检查时引起肱骨干骨折断端发生运动的动作禁止）。做旋转上臂动作，查肱骨周围肌群肌力，主要有肱三头肌、肱二头肌、肱桡肌等（可与健侧做对比）；做肩肘关节前屈、后伸、外展、旋转等动作，可查肱三头肌、肱二头肌、肱桡肌等肌群肌力。

2.关节活动度测量

肩关节活动角度，正常为：前屈（180°）、后伸（60°）、外展（180°）、内旋（90°）、外旋（90°）、水平内收（130°）、水平外展（50°）（注：伤后至4~6周内不应做全关节活动范围的运动及禁止造成肱骨骨折断端发生运动的动作）。

3.日常生活活动能力评定（见附表）。

4.骨折处疼痛和肿胀程度　骨折处为运动后疼痛或是静止状态时疼痛。

5.是否伴有神经和血管损伤　若伴有神经损伤时会造成肩关节及肩以下部位感觉减退或消失（包括浅感觉、深感觉、位置觉等）；运动功能完全或不完全丧失（包括肩关节部分运动及肘关节、腕关节和指关节屈伸运动）；若伴有血管损伤时局部可能出现青紫、瘀斑或肿胀。

6.肩关节稳定性。

7.局部肌肉是否有萎缩　受伤早期肌肉萎缩不明显，后期可能会出现废用性肌萎缩，关节周围软组织挛缩等。

8.骨质疏松情况　老年人常伴有骨质疏松，X线片或骨密度检测可确诊。

9. 是否伴有心理障碍。

(二)康复计划

1. 预防或消除肿胀。

2. 加强肌力训练,防止废用性肌萎缩,关节周围软组织挛缩等。

3. 保持肘、腕、指各关节活动度,扩大肩关节的活动范围。

4. 改善局部血液循环,促进血肿吸收和炎性渗出物吸收。

5. 若伴有神经损伤,给予神经康复治疗(如肌皮电神经刺激,中频治疗等)。

6. 促进骨折愈合,防止骨质疏松。

(三)康复治疗

1. 第一阶段(伤后或术后2周内) 伤后或术后48h内局部用冷敷。在骨折复位和夹板固定后,可立即作手指及肩、肘、腕关节的伸屈活动,以免发生关节僵硬;1周内患肢上臂肌肉用力做主动收缩活动,加强两骨折端在纵轴上的挤压力。做握拳、伸指、屈腕及主动耸肩动作10~20次,练习强度和频率以不感到疼痛和疲劳为度。禁忌上臂的旋转活动,防止再移位。伴有桡神经损伤者,安装伸指及伸腕弹性牵引装置,使屈肌群能颈丛被动伸展。用橡皮筋牵拉掌指关节,进行手指的主动屈曲活动;在固定的2周内逐渐加大活动量,功能锻炼要循序渐进,由轻至重,由少至多,逐渐加大活动量。

2. 第二阶段(伤后或术后2~3周) 开始主动的腕、肘关节的屈伸活动和肩关节外展内收活动,活动量不宜过大,逐渐增加活动量和活动频率。①悬吊患肢:站立位上体向健侧侧屈、前倾30°,患肢在三角巾胸前悬臂吊带支持下,自由下垂10~20s,做5~10次;②伸、屈肩、肘关节:健手握住患侧腕部,使患肢向前伸展,再屈肘,后伸上臂,肩关节环转及双臂上举活动;③旋转肘关节;④双臂上举运动:两手置于胸前,十指相扣,屈肘45°,用健肢带动患肢,先使肘屈曲120°,双上臂同时上举,再缓慢返回原处。

3. 第三阶段(伤后或术后4~6周) 固定解除后,骨折断端愈合稳定,此时进行全面锻炼,可增加锻炼的次数和活动范围,直至骨折愈合。应经常对肩关节、肘关节进行活动训练,活动度从小到大,手法要轻柔、力度适中,不可过急,以防再度损伤。①肩外展、内旋、后伸运动(反臂摸腰):用患侧手指背侧触摸腰部;②肩外展、内旋运动(举臂摸头):用患侧手触摸头顶后逐渐向对侧移动,去触摸对侧耳朵及枕部;③双臂轮转:"划圆圈",患者弯腰90°,患肢自然下垂,以肩为顶点做圆锥体旋转运动,顺时针和逆时针在水平面划圆圈,开始范围小,逐渐扩大划圈范围。此法可使肩、肘、腰、腿、颈部均得到锻炼;④做手指爬墙动作:患者侧身对墙而立,患手摸墙,用手指交替上爬直到肩关节上举完全正确,练习肩外展、上举运动。

4.第四阶段(伤后或术后6~12周) 开始进行肩关节主动功能锻炼:X线显示骨折有明显愈合迹象后开始,逐步增加三角肌及肩袖肌力,从等张收缩到抗阻力锻炼,循序渐进。仰卧位时,进行前屈锻炼;站立位时前屈上举。①三角肌等长收缩练习:耸肩,20次/组,3组/d;②主动前屈锻炼:用健侧前臂托起患侧前臂向上举过头顶,持续10s,3次/组,3组/d;③内旋、外旋范围锻炼:在门把上系一根松紧带,利用松紧带的弹力作用练习,10次/组,3组/d;④外展、外旋锻炼:双手抱头作外展、外旋锻炼,10次/组,3组/d。

5.第五阶段(伤后或术后12周后) 主要增加肩关节活动范围和力量,以抗阻力运动为主,增强肌力和耐力。主动内旋,加强前屈锻炼,拉伸后关节,进行外旋、内旋、内收锻炼,加强力量训练。外旋力量锻炼、前屈锻炼可加强抗阻力前屈锻炼,增加肩胛骨稳定性的锻炼。逐步开始在器械帮助下行肩部力量锻炼。①手指爬墙活动:患者上肢依于墙上,手指在墙上从低向高爬动,用力加强前屈及上举活动,以伸展肩关节,2次/d,30min/次;②主动练习:内旋运动,患侧手放在背后,用健侧手握住患侧手用力向上触摸对侧肩胛骨。外旋运动:用患侧手横过面部去触摸对侧耳朵、肩部,以拉开粘连,改善内收肌等肌肉的功能;③两臂做划船动作或游泳动作;④抗阻内旋和外旋锻炼:当肌力增强后,使用墙壁拉力器进行抗阻训练;⑤利用木棍做上举、外展、前屈、后伸运动。

(四)康复评价

优:骨折正常愈合,达到或接近解剖复位,无局部畸形,X线片示对位良好,肩关节活动功能正常。

良:骨折正常愈合,术后骨折略有移位,对线良好,肩关节活动功能正常。

差:骨折明显畸形愈合,或有骨不连和再次骨折,肩关节活动功能受限。

四、肱骨干骨折的护理

(一)护理评估

1.一般情况评估 一般入院患者评估(评估单见附表)。

2.风险因素评估 患者的日常生活活动能力(ADL)评估(Barthel指数),Braden评估,患者跌倒、坠床风险评估(评估单见附表)。

3.评估患者对疾病的心理反应 骨折患者的应激性心理反应包括疼痛、焦虑或恐惧、陌生感、自我形象紊乱、疾病预后的担忧和失落感。

4.评估患者是否有外伤史。

5.评估患者是否有骨折专有的体征：

(1)症状：局部肿胀、疼痛、成角畸形；

(2)体征：异常活动、骨擦感、骨折合并桡神经损伤可出现垂腕，手掌指关节不能伸直，拇指不能伸展和手背、虎口区感觉减退或消失。

6.评估患者有无软组织损伤和上肢神经功能及肱动脉有无损伤。

7.X线摄片及CT检查结果　以明确骨折的部位、类型和移动情况。

8.既往健康状况　是否存在影响活动和康复的慢性疾病。

9.生活自理能力和心理社会状况。

(二)护理诊断

1.自理能力缺陷：与骨折肢体固定后活动或功能受限有关。

2.疼痛：与创伤有关。

3.焦虑：与疼痛、疾病预后等因素有关。

4.知识缺乏：缺乏骨折后预防并发症和康复锻炼的相关知识。

5.恐惧：与担心疾病的预后可能致残有关。

6.肢体肿胀：与骨折有关。

7.关节僵硬：与长期制动有关。

8.潜在并发症：有周围血管神经功能障碍的危险。

9.潜在并发症：有感染的危险。

(三)护理措施

1.术前护理及非手术治疗

(1)心理护理：肱骨干骨折，因剧烈疼痛，活动障碍，常使患者产生焦虑、紧张、恐惧心理。特别伴有神经损伤时，患者心理压力大，易产生悲观情绪。因此，护士应讲解疾病相关知识，使患者有充分的思想准备，及时观察患者心理状况，预防不良情绪的产生。关注患者感觉和运动恢复的微小变化，以此激励患者，消除不良情绪，使其看到希望，积极配合治疗和护理。

(2)饮食护理：术前训练患者床上大小便，指导患者进高蛋白、高维生素、高钙及粗纤维饮食，多吃新鲜蔬菜水果，饮适量的水，以增强体质，提高组织修复和抗感染能力。

(3)休息与体位　"U"形石膏托固定时可平卧，患侧肢体用垫枕垫起，保持骨折不移动；悬垂石膏固定时只能取坐卧位或半卧位，维持其下垂牵引作用。但需避免过度；内固定术后，使用外展固定者，以半卧位为宜，平卧位时，可于患肢下垫一软枕，使之与躯体平行，以减轻肿胀。

(4)皮肤护理：桡神经损伤后，引起支配区域皮肤营养改变，使皮肤萎缩干燥,弹性下降,容易受伤,损伤后伤口易形成溃疡。需注意预防:①每日温水擦洗患肢,保持清洁,促进血液循环;②定时改变体位,避免皮肤受压引起压疮;③禁用热水袋,防止烫伤。

(5)症状护理。肿胀:①用物理疗法改善血液循环,促进渗出液的吸收。损伤早期(伤后3~5d)局部冷敷,以降低毛细血管的通透性,减少渗出,减轻肿胀,晚期(5d后)热敷可以促进血肿、水肿的吸收;②如肢体肿胀伴有血液障碍,应检查石膏固定是否过紧,必要时拆开固定物,解除压迫。

(6)保持有效的固定。

(7)完善术前的各种化验和检查:包括常规的X线胸片、心电图、肝肾功能、出凝血时间等检查。

(8)皮肤及胃肠护理:按骨科手术常规皮肤准备,术前禁食12h,禁饮4h。

(9)功能锻炼:骨折固定后立即指导患者进行上臂肌的早期舒缩活动,可加强两骨折端在纵轴上的压力,有利于愈合。

2.术后护理

(1)休息与体位:内固定术后,使用外展固定者,以半卧位为宜;平卧位时,可于患肢下垫一软枕,使之与躯体平行,以减轻肿胀。

(2)术后观察:①与麻醉医生交接班,予以心电监护、吸氧,监测T、P、R、BP、SpO_2变化,每小时记录一次;②查看伤口敷料包扎情况,观察有无渗血、渗液;③注意伤口负压引流管是否通畅,防止扭曲、折叠、脱落,记录引流液的量、性质;④密切观察肢体远端动脉搏动及手指的血供、感觉、活动、肤色、皮温,注意有无压迫神经和血管的现象,如出现皮肤发冷、发紫、静脉回流差,感觉麻木的症状,立即报告医生查找原因及时对症处理。特别是已经有桡神经损伤者,观察神经功能恢复情况,恢复的初始时间越早,效果越好;⑤夹板或石膏固定者,术后应维持有效的固定,经常查看固定位置有无变动,观察患肢手指的血运,有无局部压迫症状,如出现患肢青紫、肿胀、剧痛等,应立即报告医生处理。保持患肢于功能位置,如果肘关节屈曲角度过大,影响桡动脉正常搏动,应适当将肘关节伸直后再固定。

(3)症状护理:①疼痛:评估疼痛的原因,向患者解释手术后疼痛的规律,手术切口疼痛在术后3d内较剧烈,以后逐日递减。指导缓解疼痛的方法,如听音乐、看报纸与家属聊天等分散对疼痛的注意力;给予伤口周围及肘、腕关节的按摩,缓解肌紧张;正确评估患者疼痛的程度,对疼痛明显者可适当给予止痛剂;采用止痛泵止痛法,利用止痛泵缓慢从静脉内给药,减轻疼痛;组织缺血引起的疼痛,表现为剧烈疼痛且呈进行性,肢体远端有缺血体征,可及时解除压迫。3d后,如疼痛进行性加重或搏动性疼痛,伴有皮肤红肿热,伤口有脓液渗出或有臭味,则多为继发感染,及时应用有效抗生素;②肿胀:伤口局部肿胀,术后1d可用冷敷,术后24h后可用热敷,或周林频谱仪、红外线灯照射;③血管痉挛:行神经修复和血管重建术后,可能出现血管痉挛。预防措施有:避免一切不良刺激;严格卧床休息,石膏固定患肢2周,患肢保暖,保持室温25°C左右,不在患肢测血压;镇痛,禁止吸烟;1周内应用扩血管、抗凝药,保持血管的扩张状态;密切观察患肢血液循环变化;检查皮肤颜色、温度、毛细血管回流反应、肿胀或干瘪、伤口渗血等;④患肢血液循环障碍:观察患者末梢循环,注意观察患肢皮肤温度和颜色、动脉搏动、毛细血管充盈时间及被动活动手指时的反应;⑤出血:注意观察伤口出血量和速度,因为是微创手术,一般出血少,如出血较多,可更换敷料,必要时可给予止血药物;⑥发热:因异物植入引起的吸收热,多于术后2d出现,经冰敷、温水擦浴或药物降温等处理,一般可于1~3d恢复正常;⑦关节僵硬:为了预防关节僵硬,应鼓励患者尽早进行患肢功能锻炼。

(4)饮食护理:术后患者因疼痛、体位不适等原因而食欲下降,讲解饮食对促进机体恢复的重要性,鼓励患者进食,给予高蛋白、高维生素、含钙丰富的食物,如瘦肉、鱼、鸡蛋、牛奶,宜清淡易消化,多食蔬菜、水果。

(5)一般护理:协助洗漱、进食,并鼓励指导患者做些力所能及的自理活动。

(6)功能锻炼:骨折固定后立即指导患者进行上臂肌的早期舒缩活动,可加强两骨折端在纵轴上的压力,有利于愈合。

3.出院指导

(1)心理指导:肱骨干骨折的复位要求较其他部位骨折低,遗留20°以内的向前成角和30°以内的向外成角畸形并不影响功能;斜行骨折愈合即使缩短2.5cm,也不会发生明显的异常。应先给患者及家属讲解明确,以减轻心理负担。肱骨干骨折伴有桡神经损伤时,患肢伸腕、伸指功能障碍,短期内症状改善不明显,治疗周期长,患者心理压力大,易产生及早悲观的情形。可介绍治疗措施,对患者感觉和运动恢复的微小变化予以重视,并以此激励患者,主动配合治疗。

(2)休息与体位:保持活动与休息时的体位要求。悬吊石膏固定等患者2周内不能平卧,只能取坐位或半卧位。因此要向患者讲解该体位的治疗意义。长臂石膏托固定后,卧床时头肩部抬高,患肢垫枕与躯干平行,离床活动时,患肘用三角巾悬吊于胸前。半年内不要剧烈活动,避免再次骨折。

（3）用药：出院带药时，应将药物的名称、剂量、用法、注意事项告诉患者，按时用药。伴桡神经损伤者，口服营养神经药物并配合理疗1~2月。

（4）饮食：骨折早期（术后1~2周），由于创伤对胃肠道的刺激，短期内出现肠蠕动减慢、腹胀、食欲不振等，因此饮食应以清淡可口，易消化的半流质或软食为主；第二阶段（术后3~5周），为骨痂形成期，饮食宜富有营养，鼓励患者多食高蛋白、高热量食物；第三阶段（术后6~8周），为骨痂成熟期，此阶段饮食应以滋补为主，增加钙质、胶质和滋补肝肾的食品，并且一定要多食蔬菜、水果，避免辛辣刺激食物，预防便秘。

（5）固定：注意维护固定的位置，观察患肢手指的血运。小夹板固定指导：小夹板固定后，很多患者都不愿意住院而要回家休息，那就更应仔细向患者及家属交代注意事项，尤其在伤后3d内。注意事项包括：小夹松不可任意移动位置；注意患肢手指的血液循环情况，有异常情况及时来院就诊检查；小夹板固定5~6周后可根据骨折愈合情况拆除小夹板，3个月内避免提重物；对老年患者更应嘱咐尽早开始肩肘关节锻炼，以免发生关节粘连、功能障碍等并发症，预约定期门诊复查。

（6）功能锻炼：向患者讲明术后功能锻炼的重要性，出院后继续功能锻炼，最大限度的恢复患肢功能，督促患者在日常生活中使用患肢。注意外展性骨折禁忌患肩外展，内收型骨折禁忌肩内收。外固定解除后，逐步达到生活自理。

（7）复查时间及指征：定期到医院复查，查看外固定架及骨折愈合情况。"U"形石膏固定的患者，在肿胀消退后，石膏固定会松动，应来院复诊；悬吊石膏固定两周后来院更换长臂石膏托，维持固定6周左右后再拆除石膏。术后1个月、3个月、6个月复查X线片，了解骨折移位或愈合情况，伴桡神经损伤者，并定期复查肌电图，了解神经功能恢复情况。

（四）护理评价

1.疼痛能耐受。

2.心理状态良好，配合治疗。

3.肢体肿胀减轻。

4.切口无感染。

5.无周围神经损伤，无并发症发生。

6.X线片显示：骨折端对位、对线佳。

7.患者及家属掌握功能锻炼知识，并按计划进行，肩肘关节无僵直。

第四节　肱骨远端骨折的康复护理

一、概述

肱骨远端骨折是肘部常见骨折之一,约占全身骨折的11.1%,占肘部骨折的50%~60%,多见于5~12岁儿童。在成人中约占全身骨折的2%,占肱骨骨折的1/3,在临床上相对难处理的骨折之一。

(一)应用解剖学

肱骨远端是指肱骨髁上部至远端关节面之间。肱骨远端呈前后扁平状,前有冠状窝,后有鹰嘴窝,两窝之间仅有一薄层骨质,此处容易发生骨折(图1-15)。

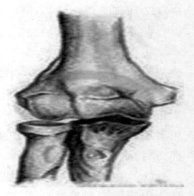

图1-15　肱骨远端

(二)病因

老年患者多由低能量的摔伤所致,年轻患者多为高能量的交通伤和坠落伤所致。肱骨远端骨折类型复杂,常见的有肱骨髁上骨折、肱骨髁间骨折、肱骨内外髁骨折等,骨折的原因也各有不同(图1-16)。

1.肱骨髁上骨折

(1)伸展型:此型占9%,由于跌倒时手着地,同时肘关节过伸及前臂旋前致伤。由于骨折端的严重移位,可造成正中神经、桡神经(偶有尺神经)及肱动脉的挫伤、压迫及裂伤。

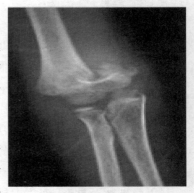

图1-16　肱骨远端骨折

(2)屈曲型:约占5%,由于跌倒时肘关节屈曲,导致远骨折端向前移位、近骨折端向后移位,远骨折端前侧的骨膜及近骨折端后部骨膜剥离,合并神经血管等软组织损伤较少。

2.肱骨髁间骨折　大多认为因尺骨的滑车切迹撞击肱骨髁所致,屈肘和伸肘位都可发生,可分为屈曲和伸直型两种损伤。

3.肱骨外髁骨折　指肱骨干与肱骨髁交界处发生的骨折。肱骨干肘线与肱骨髁肘线之间有30°~50°的前倾角,这是容易发生肱骨髁上骨折的解剖因素。多发于10岁以下儿童。肱骨髁上骨折多发生于运动伤、生活伤和交通事故,系间接暴力所致。

4.肱骨内上髁骨折　儿童比成年人多见。跌倒时前臂屈肌腱的猛烈收缩牵拉或肘部受外翻应力作用而引起肱骨内上踝骨折或骨骺分离骨折。

(三)分类(图1-17)

1.肱骨髁上骨折

(1)伸展型:此型占9%,骨折线斜向后上方,远骨折端向后上方移位,并可表现尺偏或桡偏及旋转。严重者骨折近端向前方穿透骨膜,穿入肱前肌及肱二头肌,骨折远端前部及骨折近端后部骨膜剥离。由于骨折端的严重移位,可造成正中神经、桡神经(偶有尺神经)及肱动脉的挫伤、压迫及裂伤。

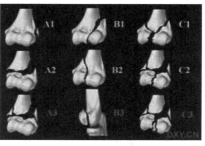

图1-17　肱骨远端骨折分型

(2)屈曲型:约占5%,由于跌倒时肘关节屈曲,导致远骨折端向前移位、近骨折端向后移位,远骨折端前侧的骨膜及近骨折端后部骨膜剥离,合并神经血管等软组织损伤较少。

2.肱骨髁间骨折　可分为屈曲和伸直型两种损伤。

(1)屈曲型损伤:外力直接作用于肘后方鹰嘴部位,加上同时存在的前臂肌肉收缩,造成骨折所需的暴力比预期的要小。

(2)伸直型损伤:外力沿尺骨传导至肘部,尺骨鹰嘴半月切迹像楔子一样嵌入滑车而将肱骨髁劈裂,使肱骨髁及髁上发生骨折。肱骨髁常在肱骨干后方,常合并皮肤等软组织损伤,并呈明显移位和粉碎。

3.肱骨外髁骨折　指肱骨干与肱骨髁交界处发生的骨折。肱骨干肘线与肱骨髁肘线之间有30°~50°的前倾角,这是容易发生肱骨髁上骨折的解剖因素。可分为伸直型和屈曲型。

4.肱骨内上髁骨折　儿童比成年人多见。分为:

(1)Ⅰ型损伤:仅有骨折或骨骺分离,移位甚微。

(2)Ⅱ型损伤:骨块向下有移位,并向前旋转移位,可达关节水平。

(3)Ⅲ型损伤:骨折块嵌夹在关节内,并有肘关节半脱位。

④Ⅳ型损伤:肘关节后脱位或后外侧脱位,骨块夹在关节内。

(四)临床表现

1.肱骨髁上骨折

(1)伤后局部迅速肿胀,疼痛,功能丧失,压痛点明显,完全骨折者很易察觉骨折摩擦征;(2)肘部畸形,伸直型者,肘后突畸形,但仔细触摸肘三点之正常关系未变。屈曲形者,肘后平坦,肘前饱满。有侧方移位者,肘尖偏向一侧;(3)有血管损伤者,桡动脉,尺动脉搏动减弱或消失,末梢循环障碍。正中神经损伤时,拇、食二指不能屈曲,拇指不能对掌,腕不能桡屈。桡侧3个半手指及手掌桡侧皮肤感觉障碍。尺神经损伤时,小指与环指的指间关节屈曲,掌指关节过伸,腕不能尺侧屈,各指不能分开及并拢。拇指内收障碍,小指与环指的尺侧半皮肤感觉障碍;桡神经损伤症状与体征见肱骨干骨折。

2.肱骨髁间骨折

局部肿胀,疼痛。因髁间移位、分离致肱骨髁变宽,尺骨向近端移位使前臂变短。可出现骨擦音,肘后三角关系改变。明显移位者,肘部在所有方向均呈现不稳定。鹰嘴部突出,畸形,肘后浅表解剖关系改变,肘关节呈半屈位,前臂旋前,剧烈疼痛,压痛及活动时有骨擦音声响。

3.肱骨外髁骨折或外上髁骨骺骨折

外侧肿胀,并逐渐扩散,可以达整个关节,骨折脱位型肿胀最严重。肘外侧出现瘀斑,逐渐扩散可达腕部。伤后2~3d皮肤出现水泡。肘外侧明显压痛,甚至可发生肱骨下端周围压痛。移位型骨折,可能触到骨擦音及活动骨块。可发生肘外翻畸形,肘部增宽,肘后3点关系改变,肘关节活动丧失。被动活动时疼痛加重,旋转功能一般不受限。肘关节呈半伸展位,早期肿胀及压痛局限于肘关节外侧,有时可叩到巨大骨块移位,或骨擦音感。

4.肱骨内上髁骨折

受伤后肘关节呈半屈位,肘内侧和内上踝周围软组织肿胀,或有较大血肿形成,临床检查肘关节的等腰三角形关系存在。

二、治疗

(一)非手术治疗

1.适应证

(1)无明显移位的各类型骨折。

(2)髁上骨折多采用手法闭合复位。

(3)无翻转的外髁骨折。

(4)Ⅱ以内的内上髁骨折。

(5)难以进行有效内固定的C型骨折。

2.复位和固定方式

（1）手法整复（应配合局麻或臂丛麻醉）。

（2）尺骨鹰嘴牵引辅以手法复位：当复位后不能取得良好复位者，在手术前争取正常骨长度和对线。

（3）克氏针固定后石膏夹板固定：适用于肱骨远端非关节面骨折，多用于儿童骨折患者。克氏针固定4~6周，取针后影像学证实骨折牢固后可进行康复锻炼。

（4）外固定架：伤口开放严重污染时。

（5）石膏固定：无明显移位或复位后较稳定者。

（6）小夹板固定：复位后不稳定或有残余移位者。

（7）鹰嘴牵引加小夹板固定：适用于极不稳定者，复位后不能取得良好复位者，为手术前争取正常骨长度和对线。

（二）手术治疗

手术治疗分为切开复位内固定和全肘关节置换两种方式，两种手术方式各有不同的适应证。

1.切开复位内固定

肱骨远端骨折切开复位内固定术仍是治疗肱骨远端骨折的主要方法。

适应证：①年轻患者的明显移位骨折；②老年患者的简单骨折，如A、B、C1型骨折，以及骨质疏松不严重的复杂骨折，如C2、C3型骨折；③关节面完整，或通过切开复位可达到解剖复位；④骨质良好，内固定能够达到牢固固定；⑤皮肤软组织条件允许的开放性骨折，如彻底清创后的GustiloI、Ⅱ、ⅢA型骨折。

2.全肘关节置换术

行全肘关节置换术患者最初3个月内不提重量超过0.5kg的东西，以后患肢所提重量也不超过2.5kg。因此对于那些从事体力劳动的年轻患者，只追求活动度而让其丧失工作能力显然是不合适的，一个僵硬但能从事重体力劳动的肘关节可能更有用。对于经历过一次内固定手术而又并发严重的创伤性关节炎的年轻患者，间隔性肘关节成形术也可能比全肘关节置换更有用。

三、肱骨远端骨折的康复

1.肌力检查

了解患侧肌群及健侧肌群的肌力情况，肌力检查多以徒手肌力检查法（MMT）为主（注：检查时引起肱骨远端骨折断端发生运动的动作禁止）。做旋转上臂动作，查肱骨周围肌群肌力，主要有肱三头肌、肱二头肌、肱桡肌等（可与健侧做对比);做肩肘关节前屈、后伸、外展、旋转等动作,可查肱三头肌、肱二头肌、肱桡肌等肌群肌力。

2.关节活动度测量

肩关节活动角度,正常为:前屈(180°)、后伸(60°)、外展(180°)、内旋(90°)、外旋(90°)、水平内收(130°)、水平外展(50°)(注:伤后至4~6周内不应做全关节活动范围的运动及禁止造成肱骨骨折断端发生运动的动作)。

3.日常生活活动能力评定(见附表)

4.骨折处疼痛和肿胀程度　骨折处为运动后疼痛或是静止状态时疼痛。

5.是否伴有神经和血管损伤　若伴有神经损伤时会造成肩关节及肩以下部位感觉减退或消失(包括浅感觉、深感觉、位置觉等);运动功能完全或不完全丧失(包括肩关节部分运动及肘关节、腕关节和指关节屈伸运动);若伴有血管损伤时局部可能出现青紫、瘀斑或肿胀。

6.肩关节稳定性

7.局部肌肉是否有萎缩　受伤早期肌肉萎缩不明显,后期可能会出现废用性肌萎缩,关节周围软组织挛缩等。

8.骨质疏松情况　老年人常伴有骨质疏松,X线片或骨密度检测可确诊。

9.是否伴有心理障碍。

(二)康复计划

1.预防或消除肿胀。

2.加强肌力训练,防止废用性肌萎缩,关节周围软组织挛缩等。

3.保持肘、腕、指各关节活动度,扩大肩关节的活动范围。

4.改善局部血液循环,促进血肿吸收和炎性渗出物吸收。

5.若伴有神经损伤,给予神经康复治疗(如肌皮电神经刺激,中频治疗等)。

6.促进骨折愈合,防止骨质疏松。

(三)康复治疗

1.第一阶段(伤后或术后1周)　伤后或术后48h内局部用冷敷。术后当日:患者回病房清醒后,即可进行康复干预,首先要检查伤肢的运动情况、关节屈伸功能,以排除有无神经损伤,并嘱患者握拳松拳,2次/d,5~10min/次,以促进血液循环,减轻肿胀。神经损伤者,被动活动患肢为主,并鼓励患者活动患肢;肿胀明显者,向心方向按摩(挤压)患手,2次/d,5~10min/次。术后第1~2d:局部麻醉作用完全消失,此时即可做张手握拳练习,以使上肢肌力得到锻炼,张手与握拳各停留10s,10次/组,4~6组/d。术后第三天,做肩关节活动度练习,患者平卧位,锻炼之前患者可口服止痛药,以防止伤口疼痛,让患者握拳屈肘90°置于胸前,前屈肩关节:患肢慢慢离开床面上举,有的患者感到困难、吃力,这时嘱患者深呼一口气,屏气2~3s,抬高患侧上肢,并逐渐上举,完成第一次肩关节前屈;若患者不能上举,可先帮助患者练习上臂肌力,医护人员助其做被动肩关节上举。对于患肢能主动前屈并上举的患者,胸前悬挂三角巾悬挂患肢,同时可做肩后伸、肩外展及内收等各个方向的运动。术后3d后:可做肘关节屈曲练习:患者平卧位,患肢平放,这时,患肢充分放松,在患侧疼痛可耐受范围内逐渐的肘关节屈曲角度,直到屈90°,手心向上。肘关节伸直练习:拳心向上,逐渐加大伸直角度直到180°。若在伸直过程中,患者诉伤口疼痛,可休息片刻,不可强行伸直,以主动活动为主,尽力屈伸,待软组织适应疼痛后再加大角度,一屈一伸为1次,一般10次/组,2~3组/d,以后逐渐增加组数。

2.第二阶段(伤后或术后1~2周)　增加肩部主动练习,包括肩屈伸内收、外展与耸肩,并逐渐增加运动幅度。注意疼痛、肿胀、感觉异常、手指活动、防止骨筋膜室综合征;避免负重,手指和掌指关节主动活动,肩部钟摆运动;避免肩内外旋,手指的屈伸、外展、内收肌力练习,上肢悬吊,健侧手负责日常生活;避免PROM以防止骨化性肌炎。石膏夹板固定/克氏针固定:避免肘关节活动,手指主动活动,肩部钟摆,避免肩内外旋;切开复位内固定:3~5d后,各关节主动活动(固定牢固),锻炼后支具和后侧石膏加以保护,避免肩内外旋,如骨质不好,需固定,但易发关节僵直。

3.第三阶段(伤后或术后2~3周)　注意疼痛、肿胀、感觉异常、手指活动,持续的肿胀易发压迫性神经肿胀手指和掌指关节主动活动,肩部钟摆运动,避免肩内外旋,如手指肿胀增加向心性按摩,增加手指肌力练习,避免负重,避免PROM以防止骨化性肌炎;石膏夹板固定/克氏针固定:如稳定骨折,肘关节可耐受AROM(2~3周),如复位骨折,肘后保护下练习大于90°屈肘,避免肩膀与前臂旋转,伸形的髁上骨折需绝对制动;切开复位内固定:增加AROM避免关节僵直,避免PROM以防止骨化性肌炎。

4.第四阶段(伤后或术后3~4周)　去除外固定,主动进行肘关节屈伸练习或前臂旋前、旋后练习。伸展型骨折着重恢复屈伸活动度,屈曲型骨折增加伸展活动度,防止骨折端承受不利的活动力而引起二次骨折。做前臂外旋活动(小云手、大云手),2次/d,5~10min/次。

5.第五阶段(伤后或术后5~7周)　检查肘关节ROM和关节僵硬程度,前臂的等长运动,肩部钟摆运动,避免肩内外旋,增加抓握肌力练习,指导患者回家后继续锻炼,避免负重,避免PROM以防止骨化性肌炎;石膏夹板固定/克氏针固定:X线片显示骨折复位牢固,开始监护下ROM练习,克氏针去除,除锻炼外需佩戴护具;切开复位内固定:各关节主动活动(固定牢固),锻炼前热疗改善关节僵硬,增加屈伸练习避免关节僵直。

6.第六阶段(伤后或术后8~12周) 检查肘关节ROM和关节僵硬程度,开始部分负重,3个月后可全部负重,PROM结合AROM,PROM引起骨化性肌炎的可能性减小,关节僵硬可增加热疗,ADL功能性锻炼,当X线片显示骨折愈合,去除支具。

(四)康复评价

优:骨折正常愈合,达到或接近解剖复位,无局部畸形,X线片示对位良好,肩关节活动功能正常。

良:骨折正常愈合,术后骨折略有移位,对线良好,肩关节活动功能正常。

差:骨折明显畸形愈合,或有骨不连和再次骨折,肩关节活动功能受限。

四、肱骨近端骨折的护理

(一)护理评估

1.一般情况评估 一般入院患者评估(评估单见附表)。

2.风险因素评估 患者的日常生活活动能力(ADL)评估(Barthel指数),Braden评估,患者跌倒、坠床风险评估(评估单见附表)。

3.评估患者对疾病的心理反应 骨折患者的应激性心理反应包括疼痛、焦虑或恐惧、陌生感、自我形象紊乱、疾病预后的担忧和失落感。

4.评估患者是否有外伤史。

5.评估患者是否有骨折专有的体征:

(1)症状:局部肿胀、疼痛、成角畸形;

(2)体征:异常活动、骨擦感、骨折合并桡神经损伤可出现垂腕,手掌指关节不能伸直,拇指不能伸展和手背、虎口区感觉减退或消失。

6.评估患者有无软组织损伤和上肢神经功能及肱动脉有无损伤。

7.X线摄片及CT检查结果 以明确骨折的部位、类型和移动情况。

8.评估患者既往健康状况 患者是否存在影响活动和康复的慢性疾病。

9.评估患者生活自理能力和心理社会状况。

(二)护理诊断

1.自理能力缺陷:与骨折肢体固定后活动或功能受限有关。

2.疼痛:与创伤有关。

3.焦虑:与疼痛、疾病预后等因素有关。

4.知识缺乏:缺乏骨折后预防并发症和康复锻炼的相关知识。

5.恐惧:与担心疾病的预后可能致残有关。

6.肢体肿胀:与骨折有关。

7.关节僵硬:与长期制动有关。

8.潜在并发症:有骨筋膜室综合征的危险。

9.潜在并发症:有肘内翻畸形或肘关节僵直的危险。

10.潜在并发症:有周围血管神经功能障碍的危险。

11.潜在并发症:有感染的危险。

(三)护理措施

1.术前护理及非手术治疗

(1)心理护理:患者肱骨骨折后,因剧烈疼痛,活动障碍,常使患者产生焦虑、紧张、恐惧心理,及时观察患者心理状况,关心安慰患者,并教会其松弛疗法,减轻不舒适感,了解患者及家属对疾病治疗及预后的认识程度,介绍疾病相关知识及成功病例,消除不良情绪,积极配合治疗和护理。

(2)饮食护理:术前训练患者床上大小便,指导患者进高蛋白、高维生素、高钙及粗纤维饮食,多吃新鲜蔬菜水果,饮适量水,以增强体质,提高组织修复和抗感染能力。

(3)休息与体位:行长石膏托固定后,平卧时患肢垫软枕与躯干平行,离床活动时,用三角巾悬吊前臂于胸前。行尺骨鹰嘴持续骨牵引治疗时,应取平卧位适当支撑患肢,减少疲劳感。

(4)症状护理:肿胀:①用物理疗法改善血液循环,促进渗出液的吸收。损失早期(伤后3~5d)局部冷敷,以降低毛细血管的通透性,减少渗出,减轻肿胀,晚期(5d后)热敷可以促进血肿、水肿的吸收。②如肢体肿胀伴有血液障碍,应检查石膏固定是否过紧,必要时拆开固定物,解除压迫。

(5)保持有效的固定。

(6)完善术前的各种化验和检查:包括常规的X线胸片、心电图、肝肾功能、出凝血时间等检查。

(7)皮肤及胃肠护理:按骨科手术常规皮肤准备,术前禁食12h,禁饮4h。

(8)功能锻炼:骨折固定后立即指导患者进行上臂肌的早期舒缩活动,可加强两骨折端在纵轴上的压力,有利于愈合。

2.术后护理

(1)休息与体位:行尺骨鹰嘴持续骨牵引治疗时,应取平卧位适当支撑患肢,减少疲劳感。

（2）术后观察：①与麻醉医生交接班，予以心电监护、吸氧，监测 T、P、R、BP、SpO_2 变化，每小时记录一次；②查看伤口敷料包扎情况，观察有无渗血、渗液；③注意伤口负压引流管是否通畅，防止扭曲、折叠、脱落，记录引流液的量、性质；④密切观察肢体远端动脉搏动及手指的血供感觉、活动、肤色、皮温，注意有无压迫神经和血管的现象，如出现皮肤发冷、发紫、静脉回流差、感觉麻木的症状，立即报告医生查找原因及时对症处理；⑤夹板或石膏固定者，术后应维持有效的固定，经常查看固定位置有无变动，观察患肢手指的血运，有无局部压迫症状，如出现患肢青紫、肿胀、剧痛等，应立即报告医生处理。保持患肢于功能位置，如果肘关节屈曲角度过大，影响桡动脉正常搏动，应适当将肘关节伸直后再固定。

（3）症状护理

①疼痛：评估疼痛的原因，向患者解释手术后疼痛的规律，指导缓解疼痛的方法，如听音乐、看报纸与家属聊天等分散对疼痛的注意力；给予伤口周围及肘、腕关节的按摩，缓解肌紧张；正确评估患者疼痛的程度，对疼痛明显者可适当给予止痛剂；采用止痛泵止痛法，利用止痛泵缓慢从静脉内给药，减轻疼痛；②肿胀：伤口局部肿胀，术后1d可用冷敷，术后24h后可用热敷，或周林频谱仪、红外线灯照射；③患肢血液循环障碍：观察患者末梢循环，注意观察患肢皮肤温度和颜色、动脉搏动、毛细血管充盈时间及被动活动手指时的反应；④出血：注意观察伤口出血量和速度，因为是微创手术，一般出血少，如出血较多，可更换敷料，必要时可给予止血药物；⑤发热：因异物植入引起的吸收热，多于术后第2天出现，经冰敷、温水擦浴或药物降温等处理，一般可于1~3d恢复正常；⑥关节僵硬：为了预防关节僵硬，应鼓励患者尽早进行患肢功能锻炼。

（4）并发症的护理

①骨筋膜室综合征：是由于固定过紧或肢体高度肿胀而致骨筋膜室内高压，前臂组织血液灌流不足引起。当患儿啼哭时，应引起高度重视，密切观察是否有"5P"征的征象；剧烈疼痛继之无痛：一般止痛剂不能缓解。如至晚期，缺血严重，神经麻痹即转为无痛；苍白或发绀；肌肉麻痹：患肢进行性肿胀，肌腹处发硬，压痛明显；手指处于屈曲位，主动或被动牵伸手指时疼痛加剧；感觉异常：患肢出现套状感觉减退或消失；无脉：桡动脉搏动减弱或消失。如出现上述表现，应立即松开所有包扎的石膏、绷带和敷料，并立即报告医生，紧急手术切开减压。②肘内翻畸形：是由于骨折固定不良、远折端内旋、两端形成交叉、远端受力影响向内倾斜而形成。在护理上应保持有效的固定，如伸直尺偏型骨折，应维持屈肘90°、前臂旋前位固定，动态观察，若发现有尺偏时，立即纠

正。③肘关节僵直:是由于过度的被动牵拉和反复被动活动引起的。因此,在行尺骨鹰嘴牵引时,不要随意增加牵引重量,严格把握牵引时限;肘关节功能锻炼时,以主动活动为主,被动活动以患者不感疼痛为宜。

(5)饮食护理:术后患者因疼痛、体位不适等原因,食欲下降,讲解饮食对促进机体恢复的重要性,鼓励患者进食,给予高蛋白、高维生素、含钙丰富的食物,如瘦肉、鱼、鸡蛋、牛奶,宜清淡易消化,多食蔬菜、水果。

(6)一般护理:协助洗漱、进食,并鼓励指导患者做些力所能及的自理活动。

(7)功能锻炼:根据骨折类型、是否脱位及手术固定方法、牢固程度决定功能锻炼方法。功能锻炼的方法力求简单,使患者易于学习和坚持。①复位及固定当日开始做握拳、屈伸手指练习。2d增加腕关节屈伸练习,患肢三角巾胸前悬挂位,做肩前后左右摆动练习。一周后增加肩部主动练习,包括肩屈、伸、内收、外展与耸肩,并逐渐增加其运动幅度;②3周后去除固定,主动进行肘关节屈、伸练习,前臂旋前和旋后练习。伸展骨折着重恢复屈曲活动度,屈曲型骨折则增加伸展活动度。禁止被动反复粗暴屈、伸肘关节,以避免形成骨化性肌炎。

3.出院指导

(1)心理指导:讲述疾病相关知识及介绍成功病例,帮助患者树立战胜病魔的信心。

(2)休息与体位:保持活动与休息时的体位要求。长臂石膏托固定后,卧床时头肩部抬高,患肢垫枕与躯干平行,离床活动时,患肘用三角巾悬吊于胸前。半年内不要剧烈活动,避免再次骨折。

(3)用药:出院带药时,应将药物的名称、剂量、用法、注意事项告诉患者,按时用药。

(4)饮食:骨折早期(术后1~2周),由于创伤对胃肠道的刺激,短期内出现肠蠕动减慢、腹胀、食欲不振等,因此饮食应以清淡可口,易消化的半流质或软食为主;第二阶段(术后3~5周),为骨痂形成期,饮食宜富有营养,鼓励患者多食高蛋白、高热量食物;第三阶段(术后6~8周),为骨痂成熟期,此阶段饮食应以滋补为主,增加钙质、胶质和滋补肝肾的食品。并且一定要多食蔬菜、水果,避免辛辣刺激食物,预防便秘。

(5)固定:注意维护外展架固定的位置,观察患肢手指的血运。保持患肢有功能位置。如果肘关节屈曲角度过大,影响桡动脉正常搏动,应适当将肘关节伸直后再固定。

(6)功能锻炼:向患者讲明术后功能锻炼的重要性,出院后继续功能锻炼,最大限度的恢复患肢功能,督促患者在日常生活中使用患肢。注意外展性骨折禁忌患肩外展,内收型骨折禁忌肩内收。外固定解除后,逐步达到生活自理。

(7)复查时间及指征:定期到医院复查,查看外固定架及骨折愈合情况。石膏固定期间,如患肢皮肤发绀、发凉、剧烈疼痛或感觉异常、麻木,应立即就诊。自石膏固定之日算起,2周后复诊,将肘关节有屈曲60°~90°固定的石膏托改为肘关节钝角位长臂石膏托固定,再过3周来院拆除石膏。分别在骨折后1个月、3个月、6个月复查X线片,了解骨折的愈合情况,以便及时调整固定,防止畸形。

(四)护理评价

1.疼痛能耐受。

2.心理状态良好,配合治疗。

3.肢体肿胀减轻。

4.切口无感染。

5.无周围神经损伤,无并发症发生。

6.X显示:骨折端对位、对线佳。

7.患者及家属掌握功能锻炼知识,并按计划进行,肩肘关节无僵直。

第五节　尺骨近端骨折的康复护理

一、概述

(一)应用解剖学

尺骨位于前臂内侧,属长骨,有近端、远端及尺骨体。近端大,远端小。尺骨近端前方有滑车切迹,与肱骨滑车相关节。滑车切迹的上、下方均有突起分别称为鹰嘴(可于皮下触及)和冠突。冠突下方有粗糙的骨面,称为尺骨粗隆。冠突外侧有一凹陷的关节面,称为桡切迹(图1-18)。

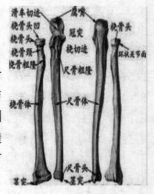

图1-18　尺骨

（二）病因

尺骨近端骨折通常为直接或间接暴力作用于肘关节所致，多为低能量损伤，约占所有前臂近端骨折的21%（图1-19）。

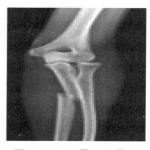

图1-19 尺骨近端骨折

（三）分类

1.鹰嘴骨折（图1-20）

Morrey根据肘关节的稳定性、骨折移位以及粉碎的程度提出了鹰嘴骨折的Mayo分型。

（1）Ⅰ型：无移位或轻度移位的骨折。

（2）Ⅱ型：骨折移位但肘关节稳定性良好。

（3）Ⅲ型：鹰嘴关节面存在较大的骨折块，肘关节不稳。

每一型又进一步分为A、B两个亚型，分别代表非粉碎性和粉碎性骨折。

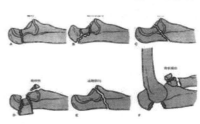

图1-20 鹰嘴骨折分类

2.冠突骨折（图1-21）

冠突骨折主要有两种分型方法。

1989年，Regan和Morrey主要从侧位片上将冠突骨折分为三型：

（1）Ⅰ型：冠突尖端的撕脱骨折。

（2）Ⅱ型：累及冠突的高度≤50%。

（3）Ⅲ型：累及冠突的高度>50%，Ⅲ型骨折又分为A型（无肘关节脱位）和B型（伴有肘关节脱位）。

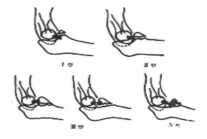

图1-21 冠突骨折分类

3.Monteggia骨折（图1-22）

Monteggia骨折是指伴有桡骨头脱位的尺骨近端骨折。Monteggia损伤会破坏上尺桡关节，从而使桡骨头从肱骨小头及尺骨脱位。

1967年，Bado根据桡骨头脱位的方向对Monteggia骨折进行了分类。

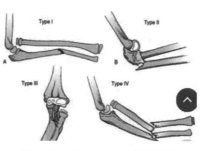

图1-22 Monteggia骨折分类

（1）Ⅰ型：桡骨头向前脱位，尺骨近端骨折向前成角。

（2）Ⅱ型：桡骨头后脱位，尺骨近端骨折向后成角。

（3）Ⅲ型：桡骨头向外侧或前外侧脱位伴有尺骨近端骨折。

（4）Ⅳ型：桡骨头前脱位，伴有尺骨近端和桡骨近端骨折。

（四）临床表现

局部疼痛、肿胀，外观上有明显的畸形。

二、治疗

尺骨近端骨折的治疗方法有非手术和手术治疗两大类，由于尺骨的解剖较为复杂，尺骨近端骨折的治疗有时也会比较困难。

（一）非手术治疗（图1-23）

1.鹰嘴骨折

鹰嘴骨折很少选择保守治疗，但如果患者不适合进行手术治疗，或患者要求不高，且骨折无移位、伸肘装置完整，也可进行非手术治疗。对于这些患者而言，密切观察是非常重要的，以明确骨折的解剖位置是否得以维持，愈合过程是否顺利。

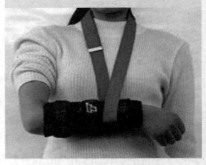

肘关节固定在最大屈曲度，以防止骨折端出现缝隙，通常在45°~90°之间缝隙比较

图1-23 尺骨近端骨折的非手术治疗

大。在确认完全骨性愈合之前，任何上肢负重以及活动性的伸肘活动都应该避免。

2.冠突骨折

冠突骨折的非手术治疗适应于肘关节稳定，单纯冠突尖端≤2 mm的骨折，或累及冠突高度＜15%的小块骨折。

经过短期的肘关节制动后，尽早开始关节活动度练习。单纯的冠突骨折常伴有韧带损伤，因此，在康复的早期，应常规评价肘关节的关节关系是否协调一致，确定是否存在不稳。

（二）手术治疗

1.鹰嘴骨折

孤立的、简单非粉碎性横型鹰嘴骨折通常可选择后路张力带钢丝（TBW）固定。TBW对骨折端可形成动态加压的作用力，但是，对于粉碎性骨折和某些斜形骨折，TBW是禁忌。如果鹰嘴骨折位于裸区以远，累及冠突基底部，一般也不适宜应用TBW。

2.冠突骨折

冠突骨折可通过后侧、内侧或外侧入路进行显露和固定。后方皮肤切口，分离外侧皮瓣可同时处理外侧副韧带损伤。通常可从桡骨头前方显露冠突，也可在桡骨头切除后置入假体之前处理冠突骨折。术中前臂置于旋前位，以保护骨间后神经。

较大的冠突尖端骨折可用加压螺钉或螺纹克氏针进行固定。在X线透视或关节镜监视下，固定方向可从前向后，亦可从后向前。如果骨折粉碎，或骨折块太小没有足够的空间置入螺钉，应考虑缝合固定技术，将冠突附近的前关节囊与骨折块一起缝合固定可获得较好的稳定性。

3.复杂骨折

冠突合并鹰嘴骨折的治疗富有挑战性。

患者取侧卧位或俯卧位，手术采用后侧入路。鹰嘴近端骨折块联合肱三头肌止点翻向近侧，暴露冠突骨折块。屈肘位复位冠突骨折块。适当剥离鹰嘴内外侧面的软组织，直视下确认骨折块达成解剖复位。术中必须保留侧副韧带或手术结束前修补韧带，以维持肘关节的稳定性。在显露内侧任何骨折块时都应特别注意保护尺神经。关节内骨折块应用折块间螺钉或螺纹克氏针进行固定。最后复位鹰嘴骨折块，在鹰嘴的后方用钢板进行固定。如果怀疑肱桡关节存在对线不良，应测量对侧肘关节X线片上的PUDA，恢复尺骨近端正常的角度。

三、尺骨近端骨折的康复

(一)康复评定

1.肌力检查

了解患侧肌群及健侧肌群的肌力情况，肌力检查多以徒手肌力检查法（MMT）为主（注：检查时引起尺骨近端骨折断端发生运动的动作禁止）。做旋转上臂动作，查尺骨周围肌群肌力，主要有肱桡肌、桡侧腕屈肌、肘肌、掌长肌、尺侧腕屈肌、尺侧腕伸肌、指伸肌等（可与健侧做对比）；做肘、腕关节前屈、后伸、外展、旋转等动作，可查肱桡肌、桡侧腕屈肌、肘肌、掌长肌、尺侧腕屈肌、尺侧腕伸肌、指伸肌等肌群肌力。

2.关节活动度测量

肘关节活动角度，正常为：屈曲：0°~150°；伸展：150°~0°；过伸：从0°起测量，一般为5°~15°（注：伤后至4~6周内不应做全关节活动范围的运动及禁止造成尺骨骨折断端发生运动的动作）。

3.日常生活活动能力评定(见附表)。

4.骨折处疼痛和肿胀程度 骨折处为运动后疼痛还是静止状态时疼痛。

5.是否伴有神经和血管损伤 若伴有神经损伤时会造成肘关节及肘以下部位感觉减退或消失(包括浅感觉、深感觉、位置觉等);运动功能完全或不完全丧失(包括肘关节、腕关节和指关节屈伸运动);若伴有血管损伤时局部可能出现青紫、瘀斑或肿胀。

6.肘关节稳定性。

7.局部肌肉是否有萎缩 受伤早期肌肉萎缩不明显,后期可能会出现废用性肌萎缩,关节周围软组织挛缩等。

8.骨质疏松情况 老年人常伴有骨质疏松,X线片或骨密度检测可确诊。

9.是否伴有心理障碍。

(二)康复计划

1.预防或消除肿胀。

2.加强肌力训练,防止废用性肌萎缩,关节周围软组织挛缩等。

3.保持肘、腕、指各关节活动度,扩大肩关节的活动范围。

4.改善局部血液循环,促进血肿吸收和炎性渗出物吸收。

5.若伴有神经损伤,给予神经康复治疗(如肌皮电神经刺激,中频治疗等)。

6.促进骨折愈合,防止骨质疏松。

(三)康复治疗

1.第一阶段(术后2周内) 伤后或术后48h内局部用冷敷。术后当日:患者回病房清醒后,即可进行康复干预,首先要检查伤肢的运动情况、关节屈伸功能,以排除有无神经损伤,并嘱患者握拳松拳,2次/d,5~10min/次,以促进血液循环,减轻肿胀。神经损伤者,被动活动患肢为主,并鼓励患者活动患肢;肿胀明显者,向心方向按摩(挤压)患手,2次/d,5~10min/次。术后第1~2d:手术麻醉作用消失后,此时即可主动进行肌肉等长收缩锻炼及肘腕关节、手指诸关节练习,肘关节功能锻炼包括:屈曲、伸展、外展、内旋的活动;腕关节活动包括主动屈、伸腕练习;手部练习包括最大限度的握拳及伸指练习,每次活动用力至最大程度,坚持5~10s后放松,3~4次/d,3~5min/次。术后第5d后:患者主动进行肘关节的屈伸及前臂的旋转活动,锻炼时注意缓慢而持续用力,每次用力需在屈伸、旋转的最大程度上持续5~10s,2次/组,2组/d,经3~5d活动,肘关节屈伸幅度多能至80°~90°,旋前、旋后各40°。然后行石膏外固定,固定后继续行肌肉的主动收缩活动,此时可增加活动时间,每间隔2h/次,以不疲劳为度。

此后每周患者间断主动活动肘关节,锻炼方式同上,每2次/组,1组/d。练习前解除石膏外固定,练习后再行石膏外固定。

2.第二阶段(伤后或术后3~4周) 解除石膏外固定,主动进行肘关节屈伸练习或前臂旋前旋后练习。伸展型骨折着重恢复屈伸活动度,屈曲型骨折增加伸展活动度,禁止被动反复粗暴屈、伸肘关节,以避免形成骨化性肌炎。防止骨折端承受不利的活动力而引起二次骨折。做前臂外旋活动(小云手、大云手),2次/d,5~10min/次。

3.第三阶段(伤后或术后5~6周) 主动活动肘关节,锻炼方式同上,进行肘关节屈、伸练习,前臂旋前、旋后练习。伸展骨折着重恢复屈曲活动度,屈曲型骨折则增加伸展活动度。

4.第四阶段(伤后或术后6周后) 检查肘关节ROM和关节僵硬程度,开始部分负重,3个月后可全部负重,PROM结合AROM,PROM引起骨化性肌炎的可能性减小,关节僵硬可增加热疗,ADL功能性锻炼。当X-线片显示骨折愈合,去除支具,开始负重活动。

(四)康复评价

优:骨折正常愈合,达到或接近解剖复位,无局部畸形,X线片示对位良好,肩关节活动功能正常。

良:骨折正常愈合,术后骨折略有移位,对线良好,肩关节活动功能正常。

差:骨折明显畸形愈合,或有骨不连和再次骨折,肩关节活动功能受限。

四、尺骨近端骨折的护理

(一)护理评估

1.一般情况评估 一般入院患者评估(评估单见附表)。

2.风险因素评估 患者的日常生活活动能力(ADL)评估(Barthel指数),Braden评估,患者跌倒、坠床风险评估(评估单见附表)。

3.评估患者对疾病的心理反应 骨折患者的应激性心理反应包括疼痛、焦虑或恐惧、陌生感、自我形象紊乱、疾病预后的担忧和失落感。

4.评估患者是否有外伤史。

5.评估患者是否有骨折专有的体征:

(1)症状:局部肿胀、疼痛、成角畸形;

(2)体征:异常活动、骨擦感、骨折合并桡神经损伤可出现垂腕,手掌指关节不能伸直、拇指不能伸展和手背、虎口区感觉减退或消失。

6.评估患者有无软组织损伤和上肢神经功能及肱动脉有无损伤。

7.X线摄片及CT检查结果 以明确骨折的部位、类型和移动情况。

8.评估患者既往健康状况 患者是否存在影响活动和康复的慢性疾病。

9.评估患者生活自理能力和心理社会状况。

(二)护理诊断

1.自理能力缺陷:与骨折肢体固定后活动或功能受限有关。

2.疼痛:与创伤有关。

3.焦虑:与疼痛、疾病预后等因素有关。

4.知识缺乏:缺乏骨折后预防并发症和康复锻炼的相关知识。

5.恐惧:与担心疾病的预后可能致残有关。

6.肢体肿胀:与骨折有关。

7.关节僵硬:与长期制动有关。

8.潜在并发症:有骨筋膜室综合征的危险。

9.潜在并发症:有肘内翻畸形或肘关节僵直的危险。

10.潜在并发症:有创伤后关节炎的危险。

11.潜在并发症:有周围血管神经功能障碍的危险。

12.潜在并发症:有感染的危险。

(三)护理措施

1.术前护理及非手术治疗

(1)心理护理:患者尺骨近端骨折后,因剧烈疼痛,活动障碍,常产生焦虑、紧张、恐惧心理,及时观察患者心理状况,关心安慰患者,并教会其松弛疗法,减轻不舒适感,了解患者及家属对疾病治疗及预后的认识程度,介绍疾病相关知识及成功病例,消除不良情绪,积极配合治疗和护理。

(2)饮食护理:术前训练患者床上大小便,指导患者进高蛋白、高维生素、高钙及粗纤维饮食,多吃新鲜蔬菜水果,饮适量水,以增强体质,提高组织修复和抗感染能力。

(3)休息与体位:行长石膏托固定后,平卧时患肢垫软枕与躯干平行,离床活动时,用三角巾悬吊前臂于胸前。

(4)症状护理:肿胀:①用物理疗法改善血液循环,促进渗出液的吸收。损伤早期(伤后3~5d)局部冷敷,以降低毛细血管的通透性,减少渗出,减轻肿胀,晚期(5d后)热敷可以促进血肿、水肿的吸收;②如肢体肿胀伴有血液障碍,应检查石膏固定是否过紧,必要时拆开固定物,解除压迫。

(5)保持有效的固定

(6)完善术前的各种化验和检查:包括常规的X线胸片、心电图、肝肾功能、出凝血时间等检查。

（7）皮肤及胃肠护理：按骨科手术常规皮肤准备，术前禁食12h，禁饮4h。

（8）功能锻炼：骨折固定后立即指导患者进行上臂肌的早期舒缩活动，可加强两骨折端在纵轴上的压力，有利于愈合。

2. 术后护理

（1）休息与体位：平卧时患肢垫软枕与躯干平行，离床活动时，用三角巾悬吊前臂于胸前。

（2）术后观察：①与麻醉医生交接班，予以心电监护、吸氧，监测T、P、R、BP、SpO2变化，并记录；②查看伤口敷料包扎情况，观察有无渗血、渗液；③注意伤口负压引流管是否通畅，防止扭曲、折叠、脱落，记录引流液的量、性质；④密切观察肢体远端动脉搏动及手指的血供感觉、活动、肤色、皮温，注意有无压迫神经和血管的现象，如出现皮肤发冷、发紫、静脉回流差，感觉麻木的症状，立即报告医生查找原因及时对症处理；⑤夹板或石膏固定者，术后应维持有效的固定，经常观察患者，查看固定位置有无变动，观察患肢手指的血运，有无局部压迫症状，如出现患肢青紫、肿胀、剧痛等，应立即报告医生处理。保持患肢于功能位置，如果肘关节屈曲角度过大，影响桡动脉正常搏动，应适当将肘关节伸直后再固定。

（3）症状护理

①疼痛：评估疼痛的原因，向患者解释手术后疼痛的规律，指导缓解疼痛的方法，如听音乐、看报纸与家属聊天等分散对疼痛的注意力；给予伤口周围及肘、腕关节的按摩，缓解肌紧张；正确评估患者疼痛的程度，对疼痛明显者可适当给予止痛剂；采用止痛泵止痛法，利用止痛泵缓慢从静脉内给药，减轻疼痛；②肿胀：伤口局部肿胀，术后一日可用冷敷，术后24h后可用热敷，或周林频谱仪、红外线灯照射；③患肢血液循环障碍：观察患者末梢循环，注意观察患肢皮肤温度和颜色、动脉搏动、毛细血管充盈时间及被动活动手指时的反应；④出血：注意观察伤口出血量和速度，因为是微创手术，一般出血少，如出血较多，可更换敷料，必要时可给予止血药物；⑤发热：因异物植入引起的吸收热，多于术后第2天出现，经冰敷、温水擦浴或药物降温等处理，一般可于1~3天恢复正常；⑥关节僵硬：为了预防关节僵硬，应鼓励患者尽早进行患肢功能锻炼。

（4）并发症的护理

①骨筋膜室综合征：是由于固定过紧或肢体高度肿胀而致骨筋膜室内高压，前臂组织血液灌流不足引起。当患儿啼哭时，应引起高度重视，密切观察是否有"5P"征的征象。剧烈疼痛继之无痛：一般止痛剂不能缓解。如至晚期，

缺血严重,神经麻痹即转为无痛;苍白或发绀;肌肉麻痹;患肢进行性肿胀,肌腹处发硬,压痛明显;手指处于屈曲位,主动或被动牵伸手指时疼痛加剧;感觉异常:患肢出现套状感觉减退或消失;无脉:桡动脉搏动减弱或消失。如出现上述表现,应立即松开所有包扎的石膏、绷带和敷料,并立即报告医生,紧急手术切开减压;②肘内翻畸形:是由于骨折固定不良、远折端内旋、两端形成交叉、远端受力影响向内倾斜而形成。在护理上应保持有效的固定,如伸直尺偏型骨折,应维持屈肘90°、前臂旋前位固定,动态观察,若发现有尺偏时,立即纠正;③肘关节僵直:是由于过度的被动牵拉和反复被动活动引起的。因此,在行尺骨鹰嘴牵引时,不要随意增加牵引重量,严格把握牵引时限;肘关节功能锻炼时,以主动活动为主,被动活动以患者不感疼痛为宜。

(5)饮食护理:术后患者因疼痛、体位不适等原因,食欲下降,讲解饮食对促进机体恢复的重要性,鼓励患者进食,给予高蛋白、高维生素、含钙丰富的食物,如瘦肉、鱼、鸡蛋、牛奶,宜清淡易消化,多食蔬菜、水果。

(6)一般护理:协助洗漱、进食,并鼓励指导患者做些力所能及的自理活动。

(7)功能锻炼:根据骨折类型、是否脱位及手术固定方法、牢固程度决定功能锻炼方法。功能锻炼的方法力求简单,使患者易于学习和坚持。①复位及固定当日开始做握拳、屈伸手指练习。第2d增加腕关节屈伸练习,患肢三角巾胸前悬挂位,做肩前后左右摆动练习。1周后增加肩部主动练习,包括肩屈、伸、内收、外展与耸肩,并逐渐增加其运动幅度;②6周后去除固定,主动进行肘关节屈、伸练习,前臂旋前、旋后练习。伸展骨折着重恢复屈曲活动度,屈曲型骨折则增加伸展活动度。禁止被动反复粗暴屈、伸肘关节,以避免形成骨化性肌炎。

3.出院指导

(1)心理指导:讲述疾病相关知识及介绍成功病例,帮助患者树立战胜病魔的信心。

(2)休息与体位:保持活动与休息时的体位要求。长臂石膏托固定后,卧床时头肩部抬高,患肢垫枕与躯干平行,离床活动时,患肘用三角巾悬吊于胸前。半年内不要剧烈活动,避免再次骨折。

(3)用药:出院带药时,应将药物的名称、剂量、用法、注意事项告诉患者,按时用药。

(4)饮食:骨折早期(术后1~2周),由于创伤对胃肠道的刺激,短期内出现肠蠕动减慢、腹胀、食欲不振等,因此饮食应以清淡可口,易消化的半流质或软食为主。第二阶段(术后3~5周),为骨痂形成期,饮食宜富有营养,鼓励患者多食高蛋白、高热量食物。第三阶段(术后6~8周),为骨痂成熟期,此阶段饮食应以滋补为主,增加钙质、胶质和滋补肝肾的食品。并且一定要多食蔬菜、水果,避免辛辣刺激食物,预防便秘。

(5)固定:注意维护外展架固定的位置,观察患肢手指的血运。保持患肢在功能位置。如果肘关节屈曲角度过大,影响桡动脉正常搏动,应适当将肘关节伸直后再固定。

(6)功能锻炼:向患者讲明术后功能锻炼的重要性,出院后继续功能锻炼,最大限度的恢复患肢功能,督促患者在日常生活中使用患肢。注意外展性骨折禁忌患肩外展,内收型骨折禁忌肩内收。外固定解除后,逐步达到生活自理。

(7)复查时间及指征:定期到医院复查,查看外固定架及骨折愈合情况。石膏固定期间,如患肢皮肤发绀、发凉、剧烈疼痛或感觉异常、麻木,应立即就诊。自石膏固定之日算起,2周后复诊,将肘关节由屈曲60°~90°固定的石膏托改为肘关节钝角位长臂石膏托固定,再过3周来院拆除石膏。分别在骨折后1个月、3个月、6个月复查X线片,了解骨折的愈合情况,以便及时调整固定,防止畸形。

(四)护理评价

1.疼痛能耐受。

2.心理状态良好,配合治疗。

3.肢体肿胀减轻。

4.切口无感染。

5.无周围神经损伤,无并发症发生。

6.X线片显示:骨折端对位、对线佳。

7.患者及家属掌握功能锻炼知识,并按计划进行,肩肘关节无僵直。

第六节　桡骨近端骨折的康复护理

一、概述

桡骨近端骨折占儿童骨折1%,多发生在骨骺接近闭合的儿童,即9~14岁。性别及左右侧无明显差异。

（一）应用解剖学

桡骨位于前臂外侧，属长骨，有近端、远端及桡骨体。近端小，远端大。桡骨近端有圆柱状的桡骨头（可于皮下触及），其上有桡骨头凹，与肱骨小头相关节。侧面有环状关节面，与尺骨桡切迹相关节。桡骨头下方较细，称为桡骨颈，其内下方有桡骨粗隆（图1-24）。

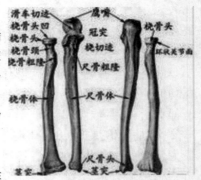

图1-24　桡骨

（二）病因

桡骨近端骨折通常为直接或间接暴力作用于肘关节所致（图1-25）。

（三）分类（图1-26）

目前最普遍采用的分型为Jeffrey分型。

Ⅰ型：桡骨小头移位的骨折。A型，外翻型骨折；B型，继发于肘关节脱位。

Ⅱ型：桡骨颈移位的骨折。A型，成角损伤；B型，扭转损伤。

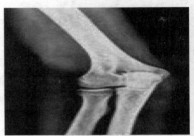

图1-25　桡骨近端骨折

Ⅲ型：挤压伤。A型，桡骨小头骨软骨炎；B型，桡骨颈成角骺损伤。

（四）临床表现

1.临床表现

患者伤后，前臂肿胀、疼痛、畸形，前臂和手的活动受限，可有缩短和成角畸形，侧方移位，远近桡尺关节半脱位或脱位。局部压痛，骨擦感和异常活动。有时会损伤正中神经。

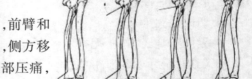

图1-26　桡骨近端骨折分类

二、治疗

决定治疗方法的因素很多，包括骨折移位的程度、与其他损伤的关系、病儿的年龄和损伤后的时间。

（一）非手术治疗（图1-27）

桡骨近端骨折的非手术治疗方法主要为手法复位、石膏和夹板外固定。

桡骨近端骨折闭合复位的效果优于手术，可以接受的复位是：骨折成角<45°，没有横向移位，临床检查前臂旋前和旋后在50°~60°范围，除非必要，尽量不采用内固定。

(二)手术治疗

桡骨近端骨折的手术治疗方法主要为切开复位内固定术。

桡骨近端骨折切开复位术适用于:骨折后桡骨小头完全移位者和骨折后桡骨小头向内移位者。手术最好在伤后24~48h内进行。

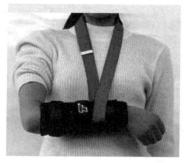

图1-27 桡骨近端骨折固定

三、桡骨近端骨折的康复

(一)康复评定

可通过一般性检查、局部情况功能及运动障碍的程度,应用手法及物理的手段进行功能的测量,必要时需与健侧进行比较测量及检查。

(二)康复计划

1.肌力检查

了解患侧肌群及健侧肌群的肌力情况,肌力检查多以徒手肌力检查法(MMT)为主(注:检查时引起桡骨近端骨折断端发生运动的动作禁止)。做旋转上臂动作,查桡骨周围肌群肌力,主要有肱桡肌、桡侧腕屈肌、桡侧腕长伸肌、肘肌、掌长肌、指伸肌、拇长展肌、拇短伸肌等(可与健侧做对比);做肘、腕关节前屈、后伸、外展、旋转等动作,可查肱桡肌、桡侧腕屈肌、桡侧腕长伸肌、肘肌、掌长肌、指伸肌等肌群肌力。

2.关节活动度测量

肘关节活动角度,正常为:屈曲:0°~150°;伸展:150°~0°;过伸:从0°起测量,一般为5°~15°。(注:伤后至4~6周内不应做全关节活动范围的运动及禁止造成尺骨骨折断端发生运动的动作)。

3.日常生活活动能力评定。

4.骨折处疼痛和肿胀程度 骨折处为运动后疼痛或是静止状态时疼痛。

5.是否伴有神经和血管损伤 若伴有神经损伤时会造成肘关节及肘以下部位感觉减退或消失(包括浅感觉、深感觉、位置觉等);运动功能完全或不完全丧失(包括肘关节、腕关节和指关节屈伸运动);若伴有血管损伤时局部可能出现青紫、瘀斑或肿胀。

6.肘关节稳定性

7.局部肌肉是否有萎缩: 受伤早期肌肉萎缩不明显,后期可能会出现废用性肌萎缩,关节周围软组织挛缩等。

8.骨质疏松情况 老年人常伴有骨质疏松,X线片或骨密度检测可确诊。

9.是否伴有心理障碍。

(三)康复治疗

1.第一阶段(伤后或术后0~2周) 伤后或术后48h内局部用冷敷。术后当日:患者回病房清醒后,即可进行康复干预,首先要检查伤肢的运动情况、关节屈伸功能,以排除有无神经损伤,并嘱患者握拳松拳,2次/d,5~10min/次,以促进血液循环,减轻肿胀。神经损伤者,被动活动患肢为主,并鼓励患者活动患肢;肿胀明显者,向心方向按摩(挤压)患手,2次/d,5~10min/次。术后第1~2d:手术麻醉作用消失后,此时即可主动进行肱二头肌、肱三头肌等长收缩锻炼及肩关节、腕关节及手指诸关节练习,肩关节功能锻炼包括:前屈、后伸、内收、外展、内旋、外旋的活动:腕关节活动包括主动屈、伸腕练习;手部练习包括最大限度的握拳及伸指练习,每次活动用力至最大程度,坚持5~10s后放松,3~4次/d,3~5min/次。术后第5d后:患者主动进行肘关节的屈伸及前臂的旋转活动,锻炼时注意缓慢而持续用力,每次用力需在屈伸、旋转的最大程度上持续5~10s,2次/组,2组/d,经3~5d活动,肘关节屈伸幅度多能至80°~90°,旋前、旋后各40°。然后行石膏外固定,固定后继续行肌肉的主动收缩活动,此时可增加活动时间,每间隔2h一次,以不疲劳为度。此后每周患者间断主动活动肘关节,锻炼方式同上,2次/组,1组/周。练习前解除石膏外固定,练习后再行石膏外固定。

2.第二阶段(伤后或术后3~4周) 解除石膏外固定,主动进行肘关节屈伸练习或前臂旋前旋后练习。伸展型骨折着重恢复屈伸活动度,屈曲型骨折增加伸展活动度,禁止被动反复粗暴屈、伸肘关节,以避免形成骨化性肌炎。防止骨折端承受不利的活动力而引起二次骨折。做前臂外旋活动(小云手、大云手),2次/d,5~10min/次。

3.第三阶段(伤后或术后5~6周) 主动活动肘关节,锻炼方式同上,进行肘关节屈、伸练习,前臂旋前和旋后练习。伸展骨折着重恢复屈曲活动度,屈曲型骨折则增加伸展活动度。

4.第四阶段(伤后或术后6~10周) 解除石膏外固定,可做各关节面的功能锻炼。主动活动肘关节,锻炼方式同上,进行肘关节屈、伸练习,前臂旋前和旋后练习。伸展骨折着重恢复屈曲活动度,屈曲型骨折则增加伸展活动度。禁止被动反复粗暴屈、伸肘关节,以避免形成骨化性肌炎。5~10次/组,2组/d。

5.第五阶段(伤后或术后10周后) 当X线片显示骨折愈合,开始负重活动。

(四)康复评价

优:骨折正常愈合,达到或接近解剖复位,无局部畸形,X线片示对位良好,肩关节活动功能正常。

良:骨折正常愈合,术后骨折略有移位,对线良好,肩关节活动功能正常。

差:骨折明显畸形愈合,或有骨不连和再次骨折,肩关节活动功能受限。

四、桡骨近端骨折的护理

(一)护理评估

1.一般情况评估　一般入院患者评估(评估单见附表)。

2.风险因素评估　患者的日常生活活动能力(ADL)评估(Barthel指数),Braden评估,患者跌倒、坠床风险评估(评估单见附表)。

3.评估患者对疾病的心理反应　骨折患者的应激性心理反应包括疼痛、焦虑或恐惧、陌生感、自我形象紊乱、疾病预后的担忧和失落感。

4.评估患者是否有外伤史。

5.评估患者是否有骨折专有的体征:

(1)症状:局部肿胀、疼痛、成角畸形;

(2)体征:异常活动、骨擦感。

6.评估患者有无软组织损伤和上肢神经功能及肱动脉有无损伤。

7.X线摄片及CT检查结果　以明确骨折的部位、类型和移动情况。

8.既往健康状况　是否存在影响活动和康复的慢性疾病。

9.生活自理能力和心理社会状况。

(二)护理诊断

1.自理能力缺陷:与骨折肢体固定后活动或功能受限有关。

2.疼痛:与创伤有关。

3.焦虑:与疼痛、疾病预后等因素有关。

4.知识缺乏:缺乏骨折后预防并发症和康复锻炼的相关知识。

5.恐惧:与担心疾病的预后可能致残有关。

6.肢体肿胀:与骨折有关。

7.关节僵硬:与长期制动有关。

8.潜在并发症:有骨筋膜室综合征的危险。

9.潜在并发症:有肘内翻畸形或肘关节僵直的危险。

10.潜在并发症:有创伤后关节炎的危险。

11.潜在并发症:有周围血管神经功能障碍的危险。

12.潜在并发症:有感染的危险。

(三)护理措施

1.术前护理及非手术治疗

(1)心理护理:患者尺骨近端骨折后,因剧烈疼痛,活动障碍,常产生焦虑、紧张、恐惧心理,及时观察患者心理状况,关心安慰患者,并教会其松弛疗法,减轻不舒适感,了解患者及家属对疾病治疗及预后的认识程度,介绍疾病相关知识及成功病例,消除不良情绪,积极配合治疗护理。

(2)饮食护理:术前训练患者床上大小便,指导患者进高蛋白、高维生素、高钙及粗纤维饮食,多吃新鲜蔬菜水果和适量的水,以增强体质,提高组织修复和抗感染能力。

(3)体位:平卧时患肢抬高位,以利于静脉和淋巴的回流减轻肿胀。离床活动时,用三角巾悬吊前臂于胸前。无论是石膏固定还是夹板固定,患肢必须保持在肘关节屈曲90°,前臂中立位。

(4)症状护理 肿胀:患肢抬高位,以利于静脉和淋巴的回流减轻肿胀,①用物理疗法改善血液循环,促进渗出液的吸收。损伤早期(伤后3~5d)局部冷敷,以降低毛细血管的通透性,减少渗出,减轻肿胀,晚期(5d后)热敷可以促进血肿、水肿的吸收;②如肢体肿胀伴有血液障碍,应检查石膏固定是否过紧,必要时拆开固定物,解除压迫。

(5)保持有效的固定。

(6)完善术前的各种化验和检查:包括常规的X线胸片、心电图、肝肾功能、出凝血时间等检查。

(7)皮肤及胃肠护理:按骨科手术常规皮肤准备,术前禁食12h,禁饮4h。

(8)功能锻炼:骨折固定后立即指导患者进行上臂肌的早期舒缩活动,可加强两骨折端在纵轴上的压力,有利于愈合。

2.术后护理

(1)休息与体位:平卧时抬高患肢,有利于静脉回流,减轻肿胀,离床活动时,用三角巾悬吊前臂于胸前。患肢必须保持在肘关节屈曲90°,前臂中立位。

(2)术后观察:①与麻醉医生交接班,予以心电监护、吸氧,监测T、P、R、BP、SpO_2变化,并记录;②查看伤口敷料包扎情况,观察有无渗血、渗液;③注意伤口负压引流管是否通畅,防止扭曲、折叠、脱落,记录引流液的量、性质;④密切观察肢体远端动脉搏动及手指的血供感觉、活动、肤色、皮温,注意有无压迫神经和血管的现象,如出现皮肤发冷、发紫、静脉回流差,感觉麻木的症状,立即报告医生查找原因及时对症处理;⑤夹板或石膏固定者,术后应维持有效的固定,经常观察患者,查看固定位置有无变动,观察患肢手指的血运,有无局部压迫症状,如出现患肢青紫、肿胀、剧痛等,应立即报告医生处理。保持患肢于功能位置,如果肘关节屈曲角度过大,影响桡动脉正常搏动,应适当将肘关节伸直后再固定。

（3）症状护理

①疼痛:评估疼痛的原因,向患者解释手术后疼痛的规律,指导缓解疼痛的方法,如听音乐、看报纸与家属聊天等分散对疼痛的注意力;给予伤口周围及肘、腕关节的按摩,缓解肌紧张;正确评估患者疼痛的程度,对疼痛明显者可适当给予止痛剂;采用止痛泵止痛法,利用止痛泵缓慢从静脉内给药,减轻疼痛;②肿胀:伤口局部肿胀,术后1d可用冷敷,术后24h后可用热敷,或周林频谱仪、红外线灯照射;③患肢血液循环障碍:观察患者末梢循环,注意观察患肢皮肤温度和颜色、动脉搏动、毛细血管充盈时间及被动活动手指时的反应;④出血:注意观察伤口出血量和速度,因为是微创手术,一般出血少,如出血较多,可更换敷料,必要时可给予止血药物;⑤发热:因异物植入引起的吸收热,多于术后第2d出现,经冰敷、温水擦浴或药物降温等处理,一般可于1~3d恢复正常;⑥关节僵硬:为了预防关节僵硬,应鼓励患者尽早进行患肢功能锻炼。

（4）并发症的护理:

①骨筋膜室综合征:是由于固定过紧或肢体高度肿胀而致骨筋膜室内高压,前臂组织血液灌流不足引起。当患儿啼哭时,应引起高度重视,密切观察是否有"5P"征的征象。剧烈疼痛继之无痛:一般止痛剂不能缓解。如至晚期,缺血严重,神经麻痹即转为无痛;苍白或发绀;肌肉麻痹:患肢进行性肿胀,肌腹处发硬,压痛明显;手指处于屈曲位,主动或被动牵伸手指时疼痛加剧;感觉异常:患肢出现套状感觉减退或消失;无脉:桡动脉搏动减弱或消失。如出现上述表现,应立即松开所有包扎的石膏、绷带和敷料,并立即报告医生,紧急手术切开减压;②肘内翻畸形:是由于骨折固定不良、远折端内旋、两端形成交叉、远端受力影响向内倾斜而形成。在护理上应保持有效的固定,如伸直尺偏型骨折,应维持屈肘90°、前臂旋前位固定,动态观察,若发现有尺偏时,立即纠正;③肘关节僵直:是由于过度的被动牵拉和反复被动活动引起的。因此,在行尺骨鹰嘴牵引时,不要随意增加牵引重量,严格把握牵引时限;肘关节功能锻炼时,以主动活动为主,被动活动以患者不感疼痛为宜。

（5）饮食护理:术后患者因疼痛、体位不适等原因,食欲下降,讲解饮食对促进机体恢复的重要性,鼓励患者进食,给予高蛋白、高维生素、含钙丰富的食物,如瘦肉、鱼、鸡蛋、牛奶,宜清淡易消化,多食蔬菜、水果。

（6）一般护理：协助洗漱、进食，并鼓励指导患者做些力所能及的自理活动。

（7）功能锻炼：根据骨折类型、是否脱位及手术固定方法、牢固程度决定功能锻炼方法。功能锻炼的方法力求简单，使患者易于学习和坚持。

3.出院指导

（1）心理指导：讲述疾病相关知识及介绍成功病例，帮助患者树立战胜病魔的信心。

（2）休息与体位：保持活动与休息时的体位要求。长臂石膏托固定后，卧床时头肩部抬高，患肢垫枕与躯干平行，离床活动时，患肘用三角巾悬吊于胸前。半年内不要剧烈活动，避免再次骨折。

（3）用药：出院带药时，应将药物的名称、剂量、用法、注意事项告诉患者，按时用药。

（4）饮食：骨折早期（伤后1~2周），由于创伤对胃肠道的刺激，短期内出现肠蠕动减慢、腹胀、食欲不振等，因此饮食应以清淡可口、易消化的半流质或软食为主。第二阶段（伤后3~5周），为骨痂形成期，饮食宜富有营养，鼓励患者多食高蛋白、高热量食物。第三阶段（伤后6~8周），为骨痂成熟期，此阶段饮食应以滋补为主，增加钙质、胶质和滋补肝肾的食品。并且一定要多食蔬菜、水果，避免辛辣刺激食物，预防便秘。

（5）固定：保持有效的固定，注意维护外展架固定的位置，观察患肢手指的血运。保持患肢有功能位置。如果肘关节屈曲角度过大，影响桡动脉正常搏动，应适当将肘关节伸直后再固定。

（6）功能锻炼：向患者讲明术后功能锻炼的重要性，出院后继续功能锻炼，最大限度的恢复患肢功能，督促患者在日常生活中使用患肢。注意外展性骨折禁忌患肩外展，内收型骨折禁忌肩内收。外固定解除后，逐步达到生活自理。

（7）复查时间及指征：定期到医院复查，查看外固定架及骨折愈合情况。石膏固定期间，如患肢皮肤发绀、发凉、剧烈疼痛或感觉异常、麻木，应立即就诊。分别在骨折后1个月、3个月、6个月复查X线片，了解骨折的愈合情况，以便及时调整固定，防止畸形。

（四）护理评价

1.疼痛能耐受。

2.心理状态良好，配合治疗。

3.肢体肿胀减轻。

4.切口无感染。

5.无周围神经损伤,无并发症发生。

6.X 显示:骨折端对位、对线佳。

7.患者及家属掌握功能锻炼知识,并按计划进行,肩肘关节无僵直。

第七节　尺桡骨干骨折的康复护理

一、概述

尺桡骨双骨折很常见,多发生于青少年,尺桡骨双骨折可发生重叠、成角、旋转及侧方移位四种畸形。桡骨干单骨折较少见,因有尺骨支持,骨折端重叠、移位较少,主要发生旋转移位。尺骨干单骨折极少见,因有桡骨支持移位不明显,除非合并下尺桡关节脱位。

(一)应用解剖学

1.尺骨

居前臂内侧部,分一体两端。上端粗大,前面有一半圆形深凹,称滑车切迹,与肱骨滑车相关节。切除后上方的突起称鹰嘴,前下方的突起称冠突。冠突外侧面有桡切迹,与桡骨头相关节;冠突下方的粗糙隆起,称尺骨粗隆。下端为尺骨头,其前、外、后有环状关节面与桡骨的尺切迹相关节,下面光滑借三角形的关节盘与腕骨隔开。尺骨头后内侧的锥状突起,称尺骨茎突。鹰嘴、尺骨头和茎突均可在体表扪到。

2.桡骨

位于前臂外侧部,呈三棱柱形,分一体两端。上端膨大称桡骨头,头上方有关节凹与肱骨小头相关节;周围的环状关节面与尺骨相关节;头下方略细,称桡骨颈。颈的内下方有一突起称桡骨粗隆。桡骨内侧缘为薄锐的骨间缘。下端前凹后凸,外侧向下突出,称茎突。下端内面有关节面,称尺切迹,与尺骨头相关节,下面有腕关节面与腕骨相关节。桡骨茎突与桡骨头在体表可扪到。

(二)病因

尺桡骨骨干骨折一般由直接暴力、间接暴力、扭转暴力造成。

(三)分类

尺桡骨骨折按部位分为三型。

1.尺桡骨双骨折

根据骨折的原因分为：

（1）直接暴力：骨折为横形或粉碎性，骨折线在同一平面。

（2）间接暴力：跌倒手掌触地暴力向上传达桡骨中或上1/3骨折。残余暴力通过骨间膜转移到尺骨造成尺骨骨折，所以骨折线位置低，桡骨为横形或锯齿状，尺骨为短斜型骨折移位。

（3）扭转暴力：受外力同时，前臂又受扭转暴力造成骨折，跌倒时身体向一侧倾斜，前臂过度旋前或旋后发生双骨螺旋性骨折。多数由尺骨内上斜向桡骨外下，骨折线方向一致，尺骨干骨折线在上，桡骨骨折线在下。

2.桡骨干骨折

幼儿多为青枝骨折。成人桡骨干上1/3骨折时附着在桡骨结节的肱二头肌及附着于桡骨上1/3旋后肌，使骨折近端向后旋转移位，桡骨干中1/3或下1/3骨折时骨折线在旋前圆肌抵止点以下，由于旋前及旋后肌力量相等，骨折近端处于中立位而骨折远端受旋前方肌牵拉，旋前移位，单纯桡骨干骨折重叠移位不多。

3.尺骨干骨折

单纯尺骨干骨折极少见，多发生在尺骨下1/3，由直接暴力所致，骨折端移位较少见。

（四）临床表现

主要表现为局部肿胀畸形及压痛，可有骨擦音及异常活动，前臂活动受限。儿童常为青枝骨折，有成角畸形而无骨端移位。有时合并正中神经或尺神经、桡神经损伤，要注意检查。

二、治疗

尺桡骨骨折的治疗方法很多，主要分为非手术和手术治疗。

（一）非手术治疗

非手术治疗主要是手法复位外固定。具有创伤小、花费少、操作简单、安全、快速解除疼痛等优点。特别是儿童，一定范围内的畸形在生长发育过程中可自行矫正。

1.对于儿童或成人无移位尺桡骨骨折的情况

（1）对于婴幼儿的无移位骨折或青枝骨折：多有成角畸形，可在适当麻醉下，轻柔手法牵引纠正，石膏固定6~8周，亦可用石膏楔形切开法纠正成角畸形。

（2）成年人无移位的骨折：可用功能位石膏托或小夹板固定4周。

2.对于儿童或成人骨折　有重叠、移位的情况需闭合复位。术前沿臂长轴方向牵拉患者手掌及拇指，使腕部尺偏，并使前臂旋前。然后使腕关节掌曲，并同时在桡骨远骨折段上向掌侧及尺侧推压。保持腕部在旋前及轻度掌曲尺偏位，应用前臂石膏托或小夹板固定4周，10~14日改为中立位4周。

（二）手术治疗

手术固定后1周内，以休息、制动为主，手法复位的患者要注意检查外固定情况，防止松动，导致畸形愈合，一般给患者采用克氏针固定法、钢板固定法等。

1.手术治疗的条件

患者若符合以下适应证中的任何一条即可进行手术：

（1）适用于手法复位失败者或复位后固定困难者。（2）上肢多处骨折。（3）骨间膜破裂者。（4）开放性骨折伤后时间不长、污染较轻者。（5）骨不连或畸形愈合、功能受限者。（6）并发有神经系统或神经血管病变，如帕金森病等，不能长期忍受非手术制动时。（7）不能接受畸形外观，出于美观的原因，要求手术的患者等。

2.手术治疗的方式

颈丛麻醉生效后仰卧位，以骨折处为中心，沿骨折部位切开暴露断端。尺桡骨骨干骨折内固定方法有多种，在手术方式及内固定物的选择上各有优缺点，临床常根据患者年龄、骨折部位、骨折类型、骨折程度、患者经济状况及医生的经验和熟练程度等多方权衡，找到符合患者的最佳固定方式。

（1）克氏针内固定：克氏针内固定是临床上较早应用于骨折内固定的治疗方法，适用于横断和短斜形骨折，根据骨髓腔大小选择克氏针。其优点是操作简便、易取出，但不能有效的控制骨折旋转活动，克氏针易松动、滑脱，针尾还可刺激皮肤引起局部疼痛、破溃，克氏针甚至会移动刺入肺内，术后患肢制动时间长，活动量和力度受限，影响患肘及前臂早期功能锻炼。目前为止，临床上依然广泛用于骨折内固定。

（2）钢板固定：适用于各类型的尺桡骨干骨折。钢板固定具有固定牢靠稳定、并发症少、肩关节功能恢复早等优点。目前大部分患者都选择钢板固定，特别是解剖型钢板。术中操作方便，但切口较大，需二次手术取出钢板。还有锁定型钢板，该材料虽然在临床应用时间短，但在一些陈旧性骨折中应用该材料，在起内支架作用方面固定更可靠。

三、尺桡骨骨折的康复

(一)康复评定

1.肌力检查

了解患侧肌群及健侧肌群的肌力情况,肌力检查多以徒手肌力检查法(MMT)为主(注:检查时引起尺桡骨骨折断端发生运动的动作禁止)。做屈伸肘和屈伸腕动作,查尺桡骨周围肌群肌力(可与健侧做对比);做腕关节掌屈、背伸、尺偏、桡偏、旋转等动作,可查肱桡肌、尺侧腕屈肌、桡侧腕屈肌、掌长肌等肌群肌力。

2.关节活动度测量

腕关节活动角度,正常为:掌屈(0°~80°)、背伸(0°~70°)、尺偏(0°~30°)桡偏(0°~20°)(注:伤后至4~6周内不应做全关节活动范围的运动及禁止造成尺桡骨骨折断端发生运动的动作)。若尺桡骨骨折发生在远端时,需要重点了解腕关节的活动范围及受限程度。

3.日常生活活动能力评定(见附表)。

4.骨折处疼痛和肿胀程度 骨折处为运动后疼痛或是静止状态时疼痛。

5.是否伴有神经和血管损伤 若伴有神经损伤时会造成腕关节及腕以下部位感觉减退或消失(包括浅感觉、深感觉、复合感觉等);运动功能完全或不完全丧失(包括肘关节、腕关节和指关节屈伸运动);若伴有血管损伤时局部可能出现青紫、瘀斑或肿胀。

6.整体功能下降程度。

7.腕关节稳定性及影响功能。

8.局部肌肉是否有萎缩 受伤早期肌肉萎缩不明显,后期可能会出现废用性肌萎缩,关节周围软组织挛缩、粘连等。

9.骨质疏松情况 老年人常伴有骨质疏松,X线片或骨密度检测可确诊。

10.是否伴有心理障碍。

(二)康复计划

1.预防或消除肿胀。

2.保持肘、腕、指各关节活动度,扩大腕关节的活动范围。

3.加强肌力训练,防止废用性肌萎缩,关节周围软组织挛缩等。

4.改善局部血液循环,促进血肿吸收和炎性渗出物吸收。

5.若伴有神经损伤,给予神经康复治疗(如肌皮电神经刺激,中频治疗、电针等)。

6.促进骨折愈合,防止骨质疏松(活血化瘀、加强补钙等)。

7.促进骨折愈合以恢复其支架作用,也要重视恢复关节的枢纽作用和肌肉的动力作用,以维持各种活动功能,增强肌力从而获得日常生活活动能力。

(三)康复治疗

1.第一阶段(伤后或术后1周)　伤后或术后48h内局部用冷敷,以休息、制动为主,手法复位的患者要注意检查外固定情况,防止松动,导致畸形愈合。72h手、腕可做主动屈、伸活动训练,不要做旋转练习,被动活动每个动作5~7次,主动运动每个动作15~20次,3~4次/d。72h后可用物理因子治疗:①超声波治疗,局部接触移动法,15~20min/次,1次/d,10d为一个疗程。注意:若有金属固定物(如钢针、钢板等)应慎用电疗法治疗;②超短波治疗:双极对置,无热或微热,10~15min/次,1次/d,10d为一个疗程;③红外偏振光治疗:垂直照射患部,以有温热感为宜,15~20min/次,1~2次/d,10d为一个疗程。注意手指的血液循环及感觉变化,防止骨筋膜室综合征的发生。

2.第二阶段(伤后或术后2~3周)　尺桡骨骨折有固定的患者除进行肘、腕、手的屈伸及前臂的内外旋功能练习(被动活动每个动作5~7次,主动运动每个动作15~20次,3~4次/d,要轻柔进行),还要继续肘、腕部肌肉等长锻炼,开始手指等张锻炼。还可进行肩关节前屈、外展(15°~30°)以内被动活动,每个动作重复5~7次,3~4次/d。伤侧仍避免负重,物理因子治疗可继续同上治疗。

3.第三阶段(伤后或术后4~6周)　约6周时移除固定,适当增加肩、腕、手关节的抗阻训练和肌肉等长锻炼,前臂内外旋无阻力主动运动练习,可辅助器械进行训练,可适当进行作业治疗,增加日常生活能力训练。10~15次/每个动作,3~4次/d,还可用患肢辅助健侧完成一些日常生活负重动作。

4.第四阶段(伤后或术后7~9周)　此时去除外固定后如无延期愈合、不愈合等并发症,无特别注意事项。负重:逐渐加至全负重。关节活动:各关节最大限度主动活动,适当增加被动活动,着重训练前臂的内外旋功能,可辅助器械和抗阻力训练,增加作业治疗,提高日常生活能力。未经过早期系统化的康复训练有肩、肘、腕、手功能障碍者,可辅助关节松动术治疗、作业治疗和物理因子治疗,以最大限度恢复各关节活动范围。肌力训练:肱桡肌、尺侧腕屈肌、桡侧腕屈肌、掌长肌等周围肌肉等长锻炼及抗阻力锻炼,正常愈合者可用患肢正常生活。

(四)康复评价

优:骨折正常愈合,达到或接近解剖复位,无局部畸形,X线片示对位良好,肘、腕、手关节活动功能正常。

良:骨折正常愈合,术后骨折略有移位,对线良好,肘、腕、手关节活动功能正常。

差:骨折明显畸形愈合,或有骨不连和再次骨折,肘、腕、手关节活动功能受限。

四、尺桡骨骨折的护理

(一)护理评估

1.一般情况评估　一般入院患者评估(评估单见附表)。

2.风险因素评估　患者的日常生活活动能力(ADL)评估(Barthel指数),Braden评估,患者跌倒、坠床风险评估(评估单见附表)。

3.评估患者对疾病的心理反应　骨折患者的应激性心理反应包括疼痛、焦虑或恐惧、陌生感、自我形象紊乱、疾病预后的担忧和失落感。

4.评估患者受伤史　青壮年和儿童是否有撞伤、跌倒且前臂骨折史,新生儿是否有难产、上肢过度牵拉史,从而估计伤情。

5.肘部、上肢及手部情况

(1)尺桡骨及相关部位:望诊:前臂是否明显肿胀或有无皮下瘀斑,尺桡骨干是否有隆起畸形,患侧前臂是否移位、挛缩,是否用健手托住患侧前臂以减轻前臂旋转、牵拉所引起的疼痛;触诊:在患处是否可摸到移位的骨折端,患肢的伸屈;内外旋是否受限。婴幼儿由于皮下脂肪丰满不易触及骨端,但给患儿穿衣时,患儿是否因为疼痛而啼哭;量诊:两侧腕关节桡骨茎突至肱骨外上髁的距离是否等长。

(2)手部血液循环:观察甲床的颜色、毛细血管回流时间是否迟缓以判断是否有前臂血管受压、损伤等合并症。

(3)上肢感觉:是否正常,以判断是否伴有前臂的桡神经、尺神经、正中神经损伤。

6.X线摄片及CT检查结果　以明确骨折的部位、类型和移动情况。

7.评估患者既往健康状况　是否存在影响活动和康复的慢性疾病。

8.评估患者生活自理能力和心理社会状况。

(二)护理诊断

1.自理能力缺陷:与骨折肢体固定后活动或功能受限有关。

2.疼痛:与创伤有关。

3.知识缺乏:缺乏骨折后预防并发症和康复锻炼的相关知识。

4.焦虑:与疼痛、疾病预后等因素有关。

5.肢体肿胀:与骨折部位及损伤血管有关。

6.潜在并发症:有周围血管神经功能障碍的危险。

7.潜在并发症:有感染、畸形、粘连的危险。

(三)护理措施

1.术前护理及非手术治疗

(1)心理护理:由于前臂具有旋转功能,骨折后患肢手的协调性及灵活性丧失,给生活带来极大不便,患者易产生焦虑和烦躁情绪,所以护士应向患者做好安抚工作,并协助生活料理。

(2)饮食护理:根据既往史,应予高蛋白、高维生素、高钙及粗纤维饮食,促进生长发育及骨质愈合。

(3)休息与体位:患肢维持在肘关节屈曲90°,前臂中立位。适当抬高患肢,以促进静脉回流,减轻肿胀。

(4)功能锻炼:受伤臂肌的舒缩运动:指导复位固定后的患者进行上臂肌和前臂肌的舒缩运动、用力握拳和充分屈伸手指的动作;肩、肘、腕关节的运动:术后2周,局部肿胀消退,开始肩、肘、腕关节的运动,但禁止做前臂旋转动作和推墙动作;4周后练习前臂旋转和用手推墙动作;去除外固定后,进行各关节全活动范围的功能锻炼。

2.术后护理

(1)休息与体位:术后适当抬高患肢,使患肢高于心脏水平,合理使用脱水剂消肿,使用抗生素预防感染,并注意观察伤口渗血情况以及肢端末梢血运。

(2)症状护理:①疼痛:影响睡眠时,适当给予止痛、镇静剂;②伤口:观察有无渗血渗液情况。

(3)一般护理:协助洗漱、进食,并鼓励指导患者做些力所能及的自理活动。

(4)功能锻炼:伸指握拳;小云手、大云手;反转手;活动范围由小到大,拆除夹板后,全面活动伤肢,并注意进行前臂旋转功能的锻炼。

3.出院指导

(1)心理指导:讲述疾病相关知识及介绍成功病例,帮助患者树立战胜病魔的信心。

(2)休息:行长臂石膏托固定后,卧床时患肢垫枕与躯干平行;离床活动时,用三角巾或前臂吊带悬吊于胸前。

(3)用药:出院带药时,应将药物的名称、剂量、用法、注意事项告诉患者,按时用药。

（4）饮食:宜高蛋白、高热量、含钙丰富且易消化的饮食,多食蔬菜及水果。

（5）固定:保持患侧前臂有效固定位,并维持3周。

（6）功能锻炼:按计划进行功能锻炼,最大限度的恢复患肢功能,4周后可进行各关节的全面运动。

（7）复查时间及指征:石膏固定后,如患肢出现"5P"征,应立即就诊,在骨折后1个月、3个月、6个月复查X线片,了解骨折的愈合情况,以便及时调整固定,防止畸形愈合。

（四）护理评价

1.疼痛能耐受。

2.心理状态良好,配合治疗。

3.肢体肿胀减轻。

4.切口无感染。

5.无周围神经损伤,无并发症发生。

6.X 显示:骨折端对位、对线佳。

7.患者及家属掌握功能锻炼知识,并按计划进行,肘,腕关节无僵直。

第八节　尺桡骨远端骨折的康复护理

一、概述

桡骨远端骨折极为常见,约占全身骨折的1/10。多发生于老年妇女、儿童及青年。骨折发生在桡骨远端2~3cm范围内,多为闭合骨折。

（一）应用解剖学

尺骨:下端为尺骨头,其前、外、后有环状关节面与桡骨的尺切迹相关节,下面光滑借三角形的关节盘与腕骨隔开。头后内侧的锥状突起,称尺骨茎突。鹰嘴、尺骨头和茎突均可在体表扪到。

桡骨:下端前凹后凸,外侧向下突出,称茎突。下端内面有关节面,称尺切迹,与尺骨头相关节,下面有腕关节面与腕骨相关节。桡骨茎突与桡骨头在体表可扪到。

（二）病因

尺桡骨远端骨折非常常见，约为平时骨折的1/10。多见于老年妇女、青壮年，发生均为外伤暴力。骨折发生在尺桡骨远端2~3cm范围内，常伴桡腕关节及下尺桡关节的损坏。

（三）分类

尺桡骨远端骨折可分为三型：

（1）伸直型骨折（Colles骨折）

最常见，多为间接暴力致伤。跌倒时腕关节处于背伸及前臂旋前位、手掌着地，暴力集中于桡骨远端松质骨处而引起骨折。骨折远端向背侧及桡侧移位。儿童可为骨骺分离；老年人由于骨质疏松，轻微外力即可造成骨折且常为粉碎骨折，骨折端因嵌压而短缩。粉碎骨折可累及关节面或合并尺骨茎突撕脱骨折及下尺桡关节脱位。

（2）屈曲型骨折（Smith骨折）

较少见，骨折发生原因与伸直型骨折相反，故又称为反Colles骨折。跌倒时手背着地，骨折远端向掌侧及尺侧移位。

（3）巴通骨折（Barton骨折）

指桡骨远端关节面纵斜形骨折，伴有腕关节脱位者。跌倒时手掌或手背着地，暴力向上传递，通过近排腕骨的撞击引起桡骨关节面骨折，在桡骨下端掌侧或背侧形成以带关节面软骨的骨折块，骨块常向近侧移位，并腕关节脱位或半脱位。

（四）临床表现

尺桡骨远端骨折常见腕部肿胀、压痛明显，手和腕部活动受限。伸直骨折有典型的餐叉状和枪刺样畸形，尺桡骨茎突在同一平面，支持实验阳性。屈曲型骨折畸形与伸直型相反。注意正中神经有无损伤。

二、治疗

治疗的目的是使腕关节能获得充分的无痛运动及稳定性，恢复正常工作和日常活动，而且将来不会有退行性病变倾向。

对于桡骨远端骨折的治疗，目前仍然存在一些争议，保守治疗及手术治疗对于桡骨远端骨折的预后并非呈现相关关系。多数桡骨远端骨折通过非手术治疗可以获得良好的功能恢复。对部分关节内明显移位骨折及手法复位失败的患者，手术治疗的目的是要精确重建关节面、加强内固定及术后早期功能锻炼。关节外骨折要求恢复掌倾角、尺偏角及桡骨高度，以减少骨折继发移位的可能。任何对位对线不良均可导致功能受限、载荷分布变化、中排腕骨不稳，以及桡腕关节骨性关节炎的风险。

满意复位的标准为：桡骨短缩＜2~3mm，桡骨远端关节面为掌倾而非背倾，尺偏角恢复接近或达到20°，无粉碎性骨折片和关节面不平整。

（一）非手术治疗

手法复位外固定为主要的治疗方法。

桡骨远端屈曲型骨折复位手法与伸直型骨折相反。由于复位后维持复位位置较困难，因此宜在前臂旋后位用长臂石膏屈曲90°固定5~6周。复位后若极不稳定，外固定不能维持复位者，则需切开复位钢板或钢针内固定。

（二）手术治疗

1.手术适应证

（1）严重粉碎骨折：移位明显，桡骨远端关节面破坏。

（2）不稳定骨折：手法复位失败，或复位成功，外固定不能维持复位及嵌插骨折，导致尺桡骨远端关节面显著不平衡者。

2.手术方法

桡骨远端骨折的手术治疗方法主要包括：经皮克氏针固定、有限内固定联合外固定架固定、切开复位钢板螺钉内固定。切开复位内固定的手术入路选择主要有：掌侧入路、背侧入路以及掌背侧联合入路；不同的手术方式及手术入路适用于不同的骨折类型及个体情况，且各有优缺点。对于复位后骨折缺损严重关节面无以支撑者，可考虑自体骨、异体骨或人工骨植骨。需要指出的是，桡骨远端的骨折类型、骨折的复位程度、内固定材料与固定方式、手术时机、患者年龄、性别、内科疾病及其他部位的合并损伤均会对手术疗效产生影响。

三、尺桡骨远端骨折的康复

（一）康复评定

1.肌力检查

了解患侧肌群及健侧肌群的肌力情况，肌力检查多以徒手肌力检查法（MMT）为主。（注：检查时引起锁骨骨折断端发生运动的动作禁止）。做屈伸时和屈膝伸腕动作查尺线骨周围肌群肌力，主要有胸锁乳突肌、肩胛提肌，斜方肌等（可与健侧做对比）；做肩关节前屈、后伸、外展、旋转等动作，可查三角肌、冈上肌、冈下肌、大圆肌、小圆肌等肌肉肌力。

2.关节活动度测量

肘关节活动角度,正常为:屈曲(0°~135°/150°)、伸展(0°~5°)、前臂旋前(0°~80°/90°)、旋后(0°~80°/90°)(注:伤后至4~6周内不应做全关节活动范围的运动及禁止造成尺桡骨远端骨折断端发生运动的动作)。

3.日常生活活动能力评定(附表)。

4.骨折处疼痛和肿胀程度　骨折处为运动后疼痛还是静止状态时疼痛。

5.是否伴有神经和血管损伤　若伴有神经损伤时会造成前臂及腕关节以下部位感觉减退或消失(包括浅感觉、深感觉、复合感觉);运动功能完全或不完全丧失(包括肩关节部分运动及肘关节、腕关节和指关节屈伸运动);若伴有血管损伤时局部可能出现青紫、瘀斑或肿胀。

6.肺功能及呼吸运动检查　看患者呼吸频率、节律、有无呼吸困难;胸腹部的活动度,胸廓的扩张性。还可查肺容量、肺通气功能、小气道通气功能、气体代谢测定等。

7.前臂及腕关节稳定性。

8.局部肌肉是否有萎缩　受伤早期肌肉萎缩不明显,后期可能会出现废用性肌萎缩,关节周围软组织挛缩等。

9.骨质疏松情况　老年人常伴有骨质疏松,X线片或骨密度检测可确诊。

10.是否伴有心理障碍。

(二)康复计划

1.预防或消除肿胀。

2.加强肌力训练,防止废用性肌萎缩,关节周围软组织挛缩等。

2.保持肘、腕、指各关节活动度,扩大肘关节及腕关节的活动范围。

3.改善局部血液循环,促进血肿吸收和炎性渗出物吸收。

4.若伴有神经损伤,给予神经康复治疗(如肌皮电神经刺激,中频治疗等)。

5.促进骨折愈合,防止骨质疏松。

(三)康复治疗

1.第一阶段(伤后或术后1周)　手法复位或内固定术后1周内,局部制动,辅助光、电治疗(无金属固定物),肩、肘关节无阻力主动运动训练。

2.第二阶段(伤后或术后2~4周)　增加肩、肘关节抗阻训练,手指伸、屈功能训练,局部物理因子治疗。

3.第三阶段(伤后或术后4~6周)　去除外固定,加强肩、肘关节抗阻练习,开始做全关节的屈伸运动训练,局部蜡疗、光、电治疗和作业治疗。

4.第一阶段(伤后6或术后6~8周) 除上述治疗外,增加前臂旋转功能训练,并逐渐加大抗阻力训练强度。有严重腕关节功能障碍需先行关节松动术治疗。

(四)康复评价

优:骨折正常愈合,达到或接近解剖复位,无局部畸形,X线片示对位良好,肩、肘、腕、手关节活动功能正常。

良:骨折正常愈合,术后骨折略有移位,对线良好,肩、肘、腕、手关节活动功能正常。

差:骨折明显畸形愈合,或有骨不连和再次骨折,肘、腕、手关节活动功能受限。

四、尺桡骨远端骨折的护理

(一)护理评估

1.一般情况评估 一般入院患者评估(评估单见附表)。

2.风险因素评估 患者的日常生活活动能力(ADL)评估(Barthel指数),Braden评估,患者跌倒、坠床风险评估(评估单见附表)。

3.评估患者对疾病的心理反应 骨折患者的应激性心理反应包括疼痛、焦虑或恐惧、陌生感、自我形象紊乱、疾病预后的担忧和失落感。

4.评估患者受伤史 青壮年和儿童是否有撞伤、跌倒时手掌或手背着地史、骨折史,新生儿是否有难产、上肢过度牵拉史,从而估计伤情。

5.肘部、腕部及手部情况

(1)尺桡骨及相关部位:望诊:观察腕部是否明显肿胀或有无皮下瘀斑,尺桡骨远端是否有隆起畸形,患侧前臂是否移位、挛缩,是否用健手托住患侧腕部及手部,以减轻前臂旋转牵拉所引起的疼痛;观察皮肤颜色,是否有压疮;触诊:在患处是否可摸到移位的骨折端,患肢的伸屈,内外旋是否受限;皮肤温度是否有改变;量诊:两侧腕关节桡骨茎突至中指的距离是否等长。

(2)手部血液循环:观察甲床的颜色、毛细血管回流时间是否迟缓以判断是否有前臂血管受压、损伤等合并症。

(3)上肢感觉:是否正常,以判断是否伴有前臂的桡神经、尺神经、正中神经损伤。

6.X线摄片及CT检查结果 以明确骨折的部位、类型和移动情况。

7.评估患者既往健康状况 是否存在影响活动和康复的慢性疾病。

8.评估患者生活自理能力和心理社会状况。

（二）护理诊断

1.自理能力缺陷：与骨折肢体固定后活动或功能受限有关。

2.疼痛：与创伤有关。

3.知识缺乏：缺乏骨折后预防并发症和康复锻炼的相关知识。

4.焦虑：与疼痛、疾病预后因素有关。

5.肢体肿胀：与骨折有关。

6.潜在并发症：有周围血管神经功能障碍的危险。

7.潜在并发症：有感染的危险。

（三）护理措施

1.术前护理及非手术治疗

（1）心理护理：患者因环境陌生，容易出现紧张情绪，在入院时热情接待患者，做好入院宣教及告知，让其尽快熟悉病房环境。多关心、巡视患者，与其聊天，多鼓励及表扬，消除不良情绪。做好家属沟通工作，取得其配合。

（2）饮食护理：手术前常规 12h 禁食，8h 禁水。

（3）体位：伤肢抬高，置于屈肘90°位，伤肢石膏外固定，中立位放置。给予患肢保暖，观察患肢手指末梢血运情况。

（4）功能锻炼：嘱患者固定时，手指和关节活动；拆固定后，腕及前臂的旋转活动。

2.术后护理

（1）休息与体位：一般应使上臂自然下垂，肘关节屈曲90°，腕关节背伸30°，前臂中立位或稍旋后位15°，手半握拳，拇指对掌位，三角巾悬吊。

（2）症状护理

1）疼痛：术后24h疼痛最明显，特别是麻醉药过后，患者诉疼痛明显，观察疼痛的性质及过程，及时给予情志护理，使用冷疗及运用止痛剂。

2）伤口：观察有无渗血渗液，感染的情况。

（3）一般护理：给予去枕平卧位，禁食水2h，注意观察有无恶心、呕吐，生命体征。注意观察伤肢肿胀、感觉、温度、皮肤色泽及活动情况，发现异常，及时报告医师处理。给予加床栏，以防坠床发生。清洗伤肢皮肤，便于病情观察，注意保暖。

（4）功能锻炼：早期尽量控制旋前移位，以防发生畸形愈合，影响前臂的旋转功能。

3.出院指导

（1）心理指导：讲述疾病相关知识及介绍成功病例，帮助患者树立战胜病魔的信心。

（2）休息与体位：避免剧烈活动及异常受力，防止摔倒，保持心情愉快，按时休息，合理饮食。

（3）用药：出院带药时，应将药物的名称、剂量、用法、注意事项告诉患者，按时用药。

（4）饮食：适当多食维生素C含量丰富的蔬菜，以促进骨痂生长和伤口愈合。

（5）固定：继续支具固定，不得随意去除固定，保持固定物干洁。

（6）功能锻炼：按计划进行功能锻炼，最大限度的恢复患肢功能，4周后可进行各关节的全面运动。

（7）复查时间及指征：石膏固定后，如患肢出现"5P"征，应立即就诊，在骨折后1个月、3个月、6个月复查X线片，了解骨折的愈合情况，以便及时调整固定，防止畸形愈合。

（四）护理评价

1.疼痛能耐受。

2.心理状态良好，配合治疗。

3.肢体肿胀减轻。

4.切口无感染。

5.无周围神经损伤，无并发症发生。

6.X显示　骨折端对位、对线佳。

7.患者及家属掌握功能锻炼知识，并按计划进行，肘、腕关节无僵直。

第九节　手部骨折的康复护理

一、概述

（一）手部的解剖学

手骨：包括腕骨、掌骨和指骨。

腕骨：8块，排成近、远两列。近侧列由桡侧向尺侧为：手舟骨、月骨、三角骨和豌豆骨；远侧列为：大多角骨、小多角骨、头状骨和钩骨。8块腕骨连接形成一掌面凹陷的腕骨沟。各骨相邻的关节面形成腕骨间关节。

掌骨:5块。由桡侧向尺侧,依次为1~5掌骨。掌骨近端为底,借腕骨;远端为头,借指骨,中间部为体。

指骨:属长骨,共14块。拇指有2节,分别为近节和远节指骨,其余各指为3节,分别为近节指骨、中节指骨和远节指骨。

(二)病因

现实生活中,手是最常见的容易发生骨折的部位,给人们生活和工作带来了诸多不便。跌倒常是手外伤直接暴力的结果,开放性骨折比例较高,且常伴有肌腱和神经血管等的合并损伤,临床治疗方案需视具体情况而定,即使经过内固定手术,亦常需石膏外固定辅助,外固定范围一般需超过腕部。

(三)分类

常见的手部骨折如下:

1.手舟骨骨折

手舟骨骨折多为间接暴力所致。手舟骨骨折容易漏诊,为明确诊断,应及时进行X线射片。手舟骨骨折可分为三种类型:(1)手舟骨结节骨折　属手舟骨远端骨折,一般愈合良好。(2)手舟骨腰部骨折　因局部血运不良,一般愈合缓慢。(3)手舟骨近端骨折　近端骨折块受血运影响,易发生不愈合及缺血性坏死。

2.掌骨骨折

触摸骨折局部有明显压痛,纵压或叩击掌骨头时疼痛加剧。若有重叠移位,则该骨缩短,骨折的症状可见掌骨头凹陷,握掌时尤为明显。掌骨颈、掌骨干骨折,骨折的症状可常有骨擦音。

3.指骨骨折

骨折有横断、斜行、螺旋、粉碎或波及关节面等。

二、治疗

1.手舟骨骨折　骨折症状表现为腕背侧疼痛、肿胀,尤以隐窝处明显,腕关节活动功能障碍。将腕关节桡侧倾,屈曲拇指和食指而叩击其掌侧关节时可引起腕部疼痛加剧。

2.掌骨骨折　骨折后局部肿胀、疼痛和掌指关节屈伸功能障碍。

3.指骨骨折　骨折后局部疼痛、肿胀,手指伸屈功能受限。有明显移位时,近节、中节指骨骨折可有成角畸形,末节指骨基底部背侧撕脱骨折有锤状指畸形,手指不能主动伸直,同时可扪及骨擦音,有异常活动,这些都是常见的这种手部骨折的症状。

手部骨折的治疗方法很多,主要有石膏固定、复位、内固定、骨块移植等治疗方法。骨科医生大多会借助X线片来判断是否有骨折,并决定如何治疗。而依据患者的职业、惯用手或非惯用手、年纪、骨折的位置及类型,医生会选择一个最适当的治疗方式。

(一)治疗方式

1.简单及未移位的骨折,通常只需石膏固定即可。

2.移位骨折经过复位后,利用钢针固定即可,无须开刀,此种方法称为闭锁性复位及固定。

3.有些骨折,则须手术开刀以重建骨骼。这些骨块经过开刀复位后,亦可用钢针,钢板或螺丝钉来固定骨块。

4.若有些骨碎片太过粉碎或受创时遗失而造成骨缺损情形,此时需要骨块移植术才可重建骨折骨骼,而骨移植的骨块往往由身体其他部位取得。

5.有时因骨折过于粉碎及复杂性,医生会使用外固定来治疗骨折,此时可在皮肤外骨折上下处建立裸露的金属杆,这些外固定直到骨折愈合后,才给予移除。

(二)固定方式

手部骨折常用的固定方式有克氏针、铁针头固定,钢丝固定,螺丝固定,钢板固定,骨锚固定等。

1.克氏针固定　几乎用于所有手部骨折。克氏针固定操作简单,易掌握;体积小、异物反应小;损伤小,复位不需广泛剥离;经济实惠。但是克氏针也有局限性,它不能防止旋转,分离。稳定性较差;常需加外固定,不能早起功能锻炼;穿刺时过关节面,破坏关节面光滑,影响功能;针尾刺激、穿戴不便、不敢洗手等,均影响手部功能锻炼;长时间固定针易松脱、感染。

2.骨锚固定　它适用于撕脱骨折、防止近点撕脱,主要用于锤状指。骨锚固定操作简单,副损伤小。但是它属于特殊器械,价格昂贵。

3.钢板螺钉固定　螺钉适用于撕脱骨折、指骨髁骨折及螺旋骨干骨折。钢板适用于短斜行和横行骨干骨折。它们在表面固定的稳定性强;固定牢固,可不加外固定,早起功能锻炼;缩短骨折的愈合时间。但是钢板螺钉固定操作复杂,术野暴露范围过大,周围组织损伤大,不适合小骨折块固定,价格较昂贵,钢板需要术后取出。而且容易出现钢板外露、钢板和螺钉松动、断裂等并发症。

三、手部骨折的康复评定

手部骨折可分为腕骨骨折、掌指关节骨折、指指骨骨折,而指骨骨折又分为近节指骨骨折、中节指骨骨折、远节指骨骨折。

(一)手部骨折的康复评定

1.一般检查

望诊:望皮肤的营养情况、色泽、有无伤口、瘢痕,皮肤有无红肿、窦道,手的姿势有无畸形等;触诊:可以感觉皮肤的温度、弹性、软组织质地,以及检查皮肤毛细血管反应,判断手指的血液循环情况;动诊:对关节活动度的检查。分为主动活动度和被动活动度;量诊:关节活动度、患肢周径的测定。

2.手指肌力评定

(1)徒手肌力检查法:0级:无手指运动;1级~2级:有轻微的手指运动或扪及肌腱活动;3级:无阻力时能做手指运动;4级~5级手指可做抗阻运动,手部做抗阻力运动时固定近端关节,阻力加在远端关节。如拇指内收时,阻力加在拇指尺侧,阻力方向向桡侧。

(2)握力计:检查手部屈肌的力量,测定2~3次,取最大值,一般为体重的50%。

(3)捏力计:拇指分别与示、中、无名、小指 的捏力;拇指与示、中指同时的捏力;拇指与示指绕侧的侧捏力。

3.手指肌腱功能评定

评定肌腱损伤时,一定要评定关节主、被动活动受限情况。若主动活动受限可能是关节僵硬、肌力减弱或瘢痕粘连;若被动活动大于主动活动,应考虑肌腱与瘢痕组织粘连。Eaton(1975)首先提出测量关节总活动度ATM,作为一种肌腱评定的方法,ATM260°评定标准为:优,活动范围正常;良,ATM>健测75%;尚可,ATM>健侧50%;差,ATM<健侧50%。

4.关节活动度

腕关节:掌屈60°,背伸30°,桡侧偏25°,尺侧偏35°。

拇指:桡侧外展0°~60°,尺侧内收0°,掌侧外展0°~90°,掌侧内收0°。

指:屈曲(掌指关节)0°~90°,伸展(指间关节)0°~45°

5.手感觉功能评定

骨折处疼痛(为运动后疼痛还是静止状态时疼痛),伴有神经损伤时会造成肩关节及肩以下部位感觉减退或消失(包括浅感觉、深感觉、复合感觉等),评定移动触觉、恒定触觉、振动觉、两点分辨觉、触觉识别等。

6.手的灵巧性和协调性评定

(1)Jebsen手功能评定。

(2)明尼苏达操作等级测试。

(3)purdue钉板测试。

7.局部肌肉是否有萎缩　受伤早期肌肉萎缩不明显,后期可能会出现废用性肌萎缩,关节周围软组织挛缩等。

8.骨质疏松情况　老年人常伴有骨质疏松,X线片或骨密度检测可确诊。

9.是否伴有心理障碍。

(二)康复计划

1.预防和减轻肿胀。

2.促进骨折愈合,减轻疼痛感。

3.预防肌肉的误用、废用、和过度使用。

4.避免关节损害或损伤。

5.使高敏感区域脱敏,感觉再教育和再发展运动与感觉功能。

6.改善局部血液循环,促进血肿吸收和炎性渗出物吸收。

7.若伴有神经损伤,给予神经康复治疗(如肌皮电神经刺激,中频治疗等)。

8.促进骨折愈合,防止骨质疏松。

(三)康复治疗

手部骨折的患者可能出现肿胀、疼痛、骨折愈合缓慢或者不愈合、血液循环障碍等症状,在恢复期间,可全程应用物理因子疗法辅助患手康复。

1.第一阶段(伤后或术后1周内)　手部骨折早期康复的重点是制动促进早期愈合、控制肿胀,减轻疼痛。对于固定良好的骨折一般肿胀和疼痛减轻(一般伤后5~7d)就可开始主动活动,以减轻肿胀和废用性肌肉萎缩。

(1)运用手夹板,主要是维持腕部和手的功能位,促进骨折愈合,防止出现畸形,缓解疼痛 。

(2)消除肿胀的常用方法有:抬高患肢,伤肢固定,主动活动,加压包扎(弹力套适用于单个手指肿胀),局部按摩,冰疗等。

(3)减轻疼痛的方法有:剧烈疼痛的主要依靠药物的缓解,但是物理因子疗法和支具在缓解疼痛方面也起到非常好的效果。冷热交替浴,通常热水温在43.7℃,冷水温在18.3℃。超声波、蜡疗等热疗能够减轻疼痛,促进按摩前的放松。许多情况下热疗会加重肿胀,需要谨慎。主动运动前或进行中,经皮神经电刺激治疗能够缓解疼痛,这对感觉过敏或失交感神经支配导致的疼痛有非常明显的效果。

2.第二阶段(伤后或术后2~3周)　此期的康复重点是消除残余的肿胀,软化松解瘢痕组织,增加关节活动度,恢复正常的肌力和耐力,恢复手功能灵活性和协调性。

(1)待肿胀基本消除后,对于掌指关节开始以被动活动为主,进行指间关节的屈伸活动。待局部疼痛消失后以主动活动为主,每次活动的时间以局部无疲劳感为宜,同时以局部按摩,对患手组织进行揉搓挤捏,每次以局部有明显热感为宜;对于指骨骨折,重点是指间关节屈伸练习,若骨折愈合不良,活动时将手指固定保护好骨折部位,然后进行指间关节的被动活动,待指间关节的挛缩粘连松动后,以主动活动为主,助动活动为辅,直至各个关节活动范围恢复到最大范围,由于远端指间关节指端常合并过敏,需要脱敏治疗,可用不同质地的物质进行摩擦、敲打、按摩指尖。

(2)肌力和耐力训练:在开始肌力训练时,患者患手必须有接近全范围的关节活动和相对无痛。在肌力训练时,患者可以用健手提供助力,即进行等张练习、等长练习、等速练习。训练可使用手辅助器、手练习器、各种弹簧和负重物。治疗用滑轮等有助于帮助进行渐进性抗阻训练,逐渐增加重量练习能帮助恢复耐力,同时提高肌力。

(3)作业疗法:治疗泥手练习、弹力带锻炼、娱乐治疗。

3.第三阶段(伤后或术后4周):增加抗阻练习,骨折愈合后进行系统的练习。

(四)康复评价

优:骨折正常愈合,达到或接近解剖复位,无局部畸形,X线片示对位良好,手部各关节活动功能正常。

良:骨折正常愈合,术后骨折略有移位,对线良好,手部各关节活动功能正常。

差:骨折明显畸形愈合,或有骨不连和再次骨折,手部各关节活动功能受限。

四、手部骨折的护理

(一)护理评估

1.一般情况评估　一般入院患者评估(评估单见附表)。

2.风险因素评估　患者的日常生活活动能力(ADL)评估(Barthel指数),

Braden评估,患者跌倒、坠床风险评估(评估单见附表)。

3.评估患者对疾病的心理反应　骨折患者的应激性心理反应包括疼痛、焦虑或恐惧、陌生感、自我形象紊乱、疾病预后的担忧和失落感。

4.评估患者受伤史　青壮年和儿童是否有撞伤、跌倒时手部着地史,新生儿是否有难产、上肢和肩部过度牵拉史,从而估计伤情。

5.锁骨、上肢及手部情况

(1)手及相关部位:望诊:手部骨折区是否明显肿胀和或有无皮下瘀斑,手部是否有隆起畸形,患侧手部是否有关节活动受限以及手活动功能障碍,是否有上肢重量牵拉所引起的疼痛。触诊:在患处是否可摸到移位的骨折端,患肢的外展和上举是否受限。

(2)手部血液循环:观察甲床的颜色、毛细血管回流时间是否迟缓以判断是否有手部血管受压、损伤等合并症。

(3)上肢感觉:是否正常,以判断是否伴有锁骨下的臂丛神经损伤。

6.X线摄片及CT检查结果　以明确骨折的部位、类型和移动情况。

7.评估患者既往健康状况　是否存在影响活动和康复的慢性疾病。

8.评估患者生活自理能力和心理社会状况。

(二)护理诊断

1.自理能力缺陷:与骨折肢体固定后活动或功能受限有关。

2.疼痛:与创伤有关。

3.知识缺乏:缺乏骨折后预防并发症和康复锻炼的相关知识。

4.焦虑:与疼痛、疾病预后因素有关。

5.肢体肿胀:与骨折有关。

6.潜在并发症:有周围血管神经功能障碍的危险。

7.潜在并发症:有感染的危险。

(三)护理措施

1.术前护理及非手术治疗

(1)心理护理:骨折后患者多有焦虑、烦躁状态,因此患者入院后一定要做好心理疏导,让其放松心情。

(2)饮食护理:给予高蛋白饮食,提高机体抵抗力。

(3)休息与体位:患肢抬高、利于血液回流、防止压迫伤口。

(4)功能锻炼:早起制动,防止移动过程中造成再损伤,手术后可尽早进行功能锻炼。

2.术后护理

（1）休息与体位：平卧患肢抬高与心脏水平，24h~48h可卧床休息。3d后可下床活动，坐走或下床时上肢用三角巾悬吊可减轻肿胀，有利于静脉回流。

（2）症状护理：①疼痛：抬高患肢，减轻肿胀，减轻疼痛；②伤口：观察有无渗出或渗血以及感染的情况。

（3）一般护理：协助洗漱、进食，并鼓励指导患者做些力所能及的自理活动。

（4）功能锻炼：手术后尽早进行手指的活动，手指的屈伸及握拳动作；提肩练习；指导患者做固定外上下关节的活动，1次/h，拆除石膏夹板固定外练习肘关节的伸屈、旋前、旋后动作；健侧肢体每日做关节全范围运动。

3.出院指导

（1）心理指导：讲述疾病相关知识及介绍成功病例，帮助患者树立战胜病魔的信心。

（2）休息与体位：尽早进行关节活动，适当休息。

（3）用药　出院带药时，应将药物的名称、剂量、用法、注意事项告诉患者，按时用药。

（4）饮食：鼓励患者多食高蛋白、高热量、高维生素、含钙丰富、刺激性小的易消化食物，多食蔬菜、水果预防便秘，避免辛辣刺激食物，促进骨折愈合。

（5）固定：保持患侧肩部及上肢有效固定位，并维持3周。有效维持手的功能位和解剖位。

（6）功能锻炼：出院后指导患者患肢保持功能位，不宜过早提携重物，防止骨间隙增大，引起骨不连。注意休息，以免过度运动，造成再次损伤。

（7）复查时间及指征：定期到医院复查，术后1个月、3个月、6个月需行X片复查，了解骨折愈合情况。手法复位外固定者如出现骨折处疼痛加剧、患肢麻木、手指颜色改变，温度低于或高于正常等情况须随时复查。

（四）护理评价

1.疼痛能耐受。

2.心理状态良好，配合治疗。

3.肢体肿胀减轻。

4.切口无感染。

5.无周围神经损伤，无并发症发生。

6.X显示　骨折端对位、对线佳。

7.患者及家属掌握功能锻炼知识，并按计划进行，肘，腕，指关节无僵直。

第十节　股骨近端骨折的康复护理

一、概述

(一)股骨近端的解剖学

股骨是人体最结实的长骨,长度约为体高的1/4,分一体两端。上端有朝向内上前的股骨头,与髋臼相关节。头中央稍下有小的股骨头凹。头下方外侧的狭细部称股骨颈。颈与体连接处上外侧的方形隆起,称大转子;内下方的隆起,称小转子,有肌肉附着大转子的内侧面有一凹陷称为转子窝(又叫梨状窝)。大、小转子间,前有转子间线,后有转子间嵴相连。 两者之间称股骨粗隆间。大转子是重要的体表标志,可在体表扪到。股骨颈与体的夹角称颈干角,男性平均132°,女性平均127°,是骨折多发处。

(二)病因

股骨近端骨折可发生于任何年龄,但以中、老年人为多见。由于解剖位置的特殊性,常易发生股骨颈及股骨转子骨折。股骨颈部细小,处于疏松骨质和致密骨质的交界处,负重量大,又因老年人肝肾不足,筋骨衰弱,骨质疏松,即使受轻微的直接外力或间接外力便可引起骨折。青壮年和儿童发生股骨颈骨折较少见,若发生股骨颈骨折必因遭受强大暴力所致,如车祸、高地跌下等。此种骨折患者常合并其他骨折,甚至内脏损伤;股骨转子骨折病因与股骨颈相似,患者跌倒时,患肢因过度外展、外旋或内翻、内旋传达暴力,一直跌倒时大转子部受到暴力的冲击造成骨折。股骨转子骨折多见于老年人,男性多于女性,青壮年较少见,因老年人转子部骨质疏松,故多为粉碎性骨折。

(三)分类

股骨近端骨折最常见的有:股骨颈骨折 占成人骨折的3.6%。由于股骨解剖的特殊性,股骨颈的长轴线与股骨干纵轴之间形成颈干角,为110°~140°,平均127°。在重力传导时,力线并不治股骨颈中心传导,而是治股骨小转子、股骨颈内侧缘传导。

(1)按骨折部位分型:①头下型骨折:骨折面完全在股骨头下,整个股骨颈都在骨折远段。此型骨折对血运的影响较严重,极易发生股骨头坏死,预后差;②头颈型骨折:骨折面的一部分在股骨头下,另一部分则经过股骨颈,故称为头颈型骨折。此型骨折最常见。由于剪应力大而稳定性最差,骨折复位后容易再移位,骨折不易愈合和易造成股骨头缺血性坏死;③经颈型骨折:全部骨折面均通过股骨颈,实际上此型很少见,通常为头颈型骨折在X线片上的假象;④基底部骨折:骨折面在股骨颈基底部,有部分在关节囊外。此型股骨颈的营养血管损伤较轻,骨折较易愈合,预后较好。

(2)按骨折线方向分型:主要依据是用骨折线的倾斜度来反映所遭受剪切应力的大小。依远端骨折线与股骨干的垂直线所成的角度(Linton角)可分为:

外展型:Linton角<30°。此型剪式伤力小,骨折端常嵌顿稳定,易愈合。

内收型:Linton角>50°。此型剪式伤力大,不稳定,不易愈合。

(3)按骨折错位程度分型(即Garden分型,是临床上最常见的分型)

Garden Ⅰ型:不完全性骨折,无移位,这种骨折易愈合。

Garden Ⅱ型:完全性骨折但骨折端无移位。股骨颈虽然完全断裂,但对位良好。如系股骨头下骨折,仍有可能愈合,但股骨头坏死变形常有发生;如为股骨颈中部或基底部骨折,骨折容易愈合,股骨头血运良好,不易发生坏死。

Garden Ⅲ型:完全性骨折伴骨折端部分移位。

Garden Ⅳ型:完全性骨折伴骨折端完全移位。关节囊及滑膜有严重损伤,因此经关节囊和滑膜供给股骨头的血管也容易损伤,造成股骨头缺血性坏死。

2.股骨转子间骨折 占成人骨折的3.1%。

(1)按骨折两端的关系分为:外展型、中间型、内收型。

(2)按骨折部位分为:头下型、头颈型、经颈型、基底型。

(四)临床表现

中、老年人有摔倒外伤史,伤后感觉髋部疼痛,下肢活动受限,不能活动站立行走困难等功能障碍,局部肿胀、皮下瘀血、开放性伤口,压痛或有畸形,畸形处可触到移位的骨折断端,如骨折移位并有重叠,患腿短缩。有骨擦感或骨擦音。幼儿青枝骨折畸形多不明显且少见,且常不能自诉疼痛部位。

二、治疗

股骨近端骨折治疗原则以最大程度恢复其解剖形态为主,同时亦应兼顾局部的美学要求。

(一)非手术治疗

非手术治疗主要是手法复位加外固定。卧床休息,避免发生骨折移位。具有创伤小,操作简单、安全等优点。穿防摔鞋,下肢骨牵引或皮肤牵引6~8周,同时进行股四头肌等长收缩训练和下肢关节的被动活动。

1.对于儿童或年龄过大无移位股骨近端骨折的情况

(1)婴幼儿的无移位骨折或青枝骨折及老年粉碎性骨折:均不需要手法整复,可给予夹板固定卧床休息以限制活动,能使患者无痛的活动下肢。制动期间尽可能保持复位姿势,使骨折端尽可能减少移位,避免加重骨折。固定3个月后拍摄X线片,骨折愈合可去除外固定,逐渐扶拐下地,不负重走。

(2)成年人无移位的骨折:石膏绷带固定4~6周,严格卧床休息。

2.对于儿童或成人骨折有重叠、移位或成角畸形的情况

应予手法复位后给予夹板、石膏绷带固定4~6周,并积极护理,冰袋消肿,如有外伤输抗生素预防感染,达到临床愈合后方可解除固定。固定后应注意观察有无血管、神经压迫症状。

(二)手术治疗

股骨近端骨折除基底部血液供应较充足比较容易愈合外,愈合障碍较为多见。股骨颈骨折长不好,长年累月卧床不起,可诱发多种并发症,如压疮、尿路结石、脑血栓、坠积性肺炎等,严重影响健康,甚至威胁生命。约有近1/3患者可发生股骨头无菌性坏死。有的患者骨折愈合了,几年内仍有坏死可能。股骨近端骨折由于力学不稳定因素致骨折畸形愈合、髋内翻、下肢外旋短缩畸形,因此,必须重视对股骨近端骨折的治疗和康复护理,预防并发症,促进愈合。

1.手术适应证

(1)有移位的股骨颈骨折,应用闭合复位内固定手术治疗。对无移位骨折,也应尽早采取内固定治疗,以防转变为移位骨折。

(2)65岁以上老人的股骨颈头下型骨折,由于股骨头的血液循环已经严重破坏,股骨头坏死发生率很高,多采用人工关节置换术治疗。

(3)由于误诊、漏诊,或者治疗方法不当,导致股骨颈陈旧骨折不愈合,影响功能的畸形愈合,股骨头缺血坏死,关节面塌陷,导致髋关节骨关节炎疼痛跛行的,应采用手术治疗。

2.手术治疗的方式

股骨近端骨折是骨折中比较难处理的骨折方式。采取硬膜外麻醉或全麻生效后健侧在下侧卧位,根据患者的全身情况和不同的骨折类型选择相应的手术入路和固定材料。以骨折处为中心,沿骨折线的体表投影切开手术。

(1)闭合复位内固定

由于这一手术方法不切开关节囊,不暴露骨折端,对股骨头血液循环干扰较少。在X线监视下,复位及固定均可,术后骨折不愈合及股骨头坏死的发生

率均较低。对于常规闭合复位失败的患者,术中可采用头干互动三维复位法。

(2)切开复位内固定

适用于各类型的股骨近端骨折。

(3)钢板固定

适用于各类型的股骨近端骨折。钢板固定具有固定牢靠稳定、并发症少、股骨近端功能恢复早等优点。目前大部分患者都选择钢板固定,特别是解剖型钢板。术中操作方便,经济实惠,但切口较大,需二次手术取出钢板。还有锁定型钢板,该材料虽然在临床应用时间短,但在陈旧性骨折、严重粉碎性骨折、漂浮肩患者中应用该材料,在起内支架作用方面固定更可靠。

(4)人工关节置换术

对全身情况尚好的高龄患者的股骨头下型骨折,已合并骨关节炎或股骨头坏死者,可选择单纯人工股骨头置换术或全髋关节置换术治疗。

三、股骨近端骨折的康复

(一)康复评定

1.肌力检查

了解患侧肌群及健侧肌群的肌力情况,肌力检查多以徒手肌力检查法(MMT)为主。(注:检查时引起股骨骨折断端发生运动的动作禁止)。做伸膝动作,查股骨周围肌群肌力,主要有股四头肌、缝匠肌、短收肌、长收肌等(可与健侧做对比);做髋关节前屈、后伸、外展、内收、内外旋转等动作,可查髂腰肌、臀大肌、臀中肌、大收肌、臀小肌等肌群肌力。

2.关节活动度测量

髋关节活动角度,正常为:前屈(125°)、后伸(15°)、外展(45°)、内旋(45°)、外旋(45°)、内收(45°)(注:伤后至4~6周内不应做全关节活动范围的运动及禁止造成股骨骨折断端发生运动的动作)。若股骨骨折发生在远端时,需要重点了解髋关节的活动范围及受限程度。

3.日常生活活动能力评定(见附表)。

4.骨折处疼痛和肿胀程度 骨折处为运动后疼痛或是静止状态时疼痛。

5.是否伴有神经和血管损伤 若伴有神经损伤时会造成髋关节及髋以下部位感觉减退或消失(包括浅感觉、深感觉、复合觉等),运动功能完全或不完全丧失(包括髋关节部分运动及膝关节、踝关节和跖趾关节屈伸运动);若伴有血管损伤时局部可能出现青紫、瘀斑或肿胀。

6.肺功能及呼吸运动检查 看患者呼吸频率、节律、有无呼吸困难;胸腹部的活动度,胸廓的扩张性。还可查肺容量、肺通气功能、小气道通气功能、气体代谢测定等。

7. 髋关节稳定性。

8. 局部肌肉是否有萎缩　受伤早期肌肉萎缩不明显,后期可能会出现废用性肌萎缩,关节周围软组织挛缩等。

9. 骨质疏松情况　老年人常伴有骨质疏松,X 线片或骨密度检测可确诊。

10. 是否伴有心理障碍。

(二)康复计划

1. 预防或消除肿胀。

2. 加强肌力训练,防止废用性肌萎缩,关节周围软组织挛缩等。

3. 保持膝、踝、趾各关节活动度,扩大髋关节的活动范围。

4. 改善局部血液循环,促进血肿吸收和炎性渗出物吸收。

5. 若伴有神经损伤,给予神经康复治疗(如肌皮电神经刺激,中频治疗等)。

6. 促进骨折愈合,防止骨质疏松。

(三)康复治疗

1. 第一阶段(伤后或术后 1 周内)　前 1~3d 注意事项:保守治疗,严格卧床休息。康复:伤侧不应负重,不活动髋关节,适当活动膝关节及踝关节。无髋、膝关节周围肌肉力量锻炼。4~7d 使用下肢被动功能器行髋、膝、踝 3 关节的被动活动。

2. 第二阶段(伤后或术后 2~5 周)　无严重骨质疏松者 1 周后开始进行床上肌力训练,注意事项:髋关节屈曲不能超过 90°。2 周后进行床边坐、站及借助行步架进行步行练习。康复:伤侧不应负重,活动膝、踝关节,髋关节可在不引起疼痛的前提下做直腿抬高练习,继续膝、踝部肌肉等长锻炼,开始勾脚尖胫前肌练习。

3. 第三阶段(伤后或术后 4~6 周)

(1)趾踝主动练习:术后第 4~6 周天在维持小重量皮引下指导进行趾、踝屈伸活动锻炼,踝关节趾屈至最大坚持 10s,背伸坚持 10s,间隔放松 5s,每天坚持间断练习 100 次。也可因人而异,早期功能锻炼以运动不剧痛为原则,有利于促进静脉回流和动脉供血,消肿止痛,促进骨折愈合,预防肌肉萎缩和关节僵硬,避免并发症的发生。

(2)四肢协助锻炼:指导患者上下肢协助或在家属协助下坐起,下肢自由功能锻炼,接着双上肢配合健侧肢体着床将身体抬离床面,坚持 10s,间断练习,50次/d,以改善身体整体状况。

(3)股四头肌臀大肌等张收缩:平卧位或坐位,双下肢同时收缩肌肉或膝关节紧压床面,坚持10s,放松5s,间断练习,50次/d。

(4)髋膝关节功能锻炼:以上锻炼坚持3~5d后,去除牵引,指导患者主动或者家属协助锻炼髋膝关节。取平卧位,屈膝、屈髋、伸膝、伸髋关节,双下肢交替直腿抬高练习(初始肌肉等长收缩患肢很困难,但坚持练习有抬起的动作起或抬离床面即可),完成这一系列动作算一次,间断练习,50次/d。

(5)负重功能锻炼 功能锻炼是循序渐进的过程,锻炼前四节约2周,患肢肌力明显增强,诸关节活动度均有改善可做负重练习,也叫对抗力练习。①取仰卧位直腿抬高练习,在腿上加沙袋(从小重量开始),伸直腿用力蹬床头扶手以增加骨折端轴向应力;②患肢伸直,主动内收,外展;屈膝外旋内旋;无明显疼痛者可坐床边,下垂患肢,伸直屈曲练习;③年龄较轻,体质较强,骨折愈合迅速者可及早双拐下床锻炼,有患肢不负重逐渐到负重,至单拐,直至完全负重。

4.第四阶段(伤后或术后7~12周) 术后第3个月,开始做股四头肌静力性抗阻练习。恢复期骨折已有连接,停止牵引后治疗者已去除支架,可以练习在床沿上坐,并于坐位做躯干运动及髋、膝、踝的主动运动,积极进行双上肢支撑练习。1周后增加床沿坐,做踏脚凳上的踏步动作练习;再1周增加斜板上站立练习。体力较好时,可以开始扶双腋杖站立,进行坐下与站起的练习。第4周开始患肢不负重扶双腋杖或在平行杆中步行;第6周开始双腋杖四点步行;第8周开始单拐步行;第10周开始用单手杖步行。

(四)康复评价

优:骨折正常愈合,达到或接近解剖复位,无局部畸形,X线片示对位良好,髋关节活动功能正常。

良:骨折正常愈合,术后骨折略有移位,对线良好,髋关节活动功能正常。

差:骨折明显畸形愈合,或有骨不连和再次骨折,髋关节活动功能受限明显。

四、股骨近端骨折的护理

(一)护理评估

1.一般情况评估 一般入院患者评估(评估单见附表)。

2.风险因素评估 患者的日常生活活动能力(ADL)评估(Barthel指数),Braden评估,患者跌倒、坠床风险评估(评估单见附表)。

3.评估患者对疾病的心理反应 骨折患者的应激性心理反应包括疼痛、焦虑或恐惧、陌生感、自我形象紊乱、疾病预后的担忧和失落感。

4.评估患者受伤史 青壮年和儿童是否有外伤或车祸致撞伤、跌倒且髋部扭伤史,新生儿是否有难产、下肢和髋部过度牵拉史,从而估计伤情。

5.髋部、膝关节情况

(1)股骨颈及相关部位:望诊:患处是否明显肿胀或有无皮下瘀斑,股骨近端中段是否有隆起畸形,患侧髋部是否不自主内旋、外旋,患肢是否短缩,是否患侧髋部疼痛难忍影响功能。触诊:在患处是否可摸到肿胀、压痛、患肢的外展、外旋、前屈是否受限;量诊:双下肢是否等粗等长。

(2)胫腓骨及踝关节部血液循环:观察跗指甲床的颜色,毛细血管回流时间是否迟缓以判断是否有胫腓骨血管受压、损伤等合并症。

(3)下肢感觉:是否正常,以判断是否伴有坐骨神经下的神经损伤。

6.X线摄片及CT检查结果 以明确骨折的部位、类型和移动情况密切关注恢复情况,避免护理不当致各种卧床并发症。

7.评估患者既往健康状况 是否存在影响活动和康复的慢性疾病,是否有先天及后天营养不良型畸形。

8.评估患者生活自理能力和心理社会状况。

(二)护理诊断

1.自理能力缺陷:与骨折肢体固定后活动或功能受限有关。

2.疼痛:与创伤有关。

3.知识缺乏:缺乏骨折后预防并发症和康复锻炼的相关知识。

4.焦虑:与疼痛、疾病预后、经济负担、亲人陪护等因素有关。

5.肢体肿胀:与骨折有关。

6.潜在并发症:有周围血管神经功能障碍的危险。

7.潜在并发症:有感染、压疮、深静脉血栓、的危险。

(三)护理措施

1.术前护理及非手术治疗

(1)心理护理:股骨近端骨折后,因担心患肢畸形或骨不愈合,影响美观和功能,会有焦虑、自卑、烦躁、对生活失去信心等心理。告知患者股骨近端骨折治疗效果较好,以消除患者心理障碍,积极配合治疗。

(2)饮食护理:应予高蛋白、高维生素、高钙及粗纤维饮食。

(3)休息与体位:局部固定后,宜卧硬板床,取半卧位或平卧位,可采取侧卧位,侧卧位时患肢在上,两腿之间隔垫棉物以防股骨过度内收。日间活动不宜过多,尽量卧床休息,离床活动时必须有家人陪护以防跌倒二次错位,髋关节活动不宜度数太过。

(4)功能锻炼:早中期:骨折急性损伤处理后2~3d,损伤反应开始消退,肿胀和疼痛开始消退,即可开始功能锻炼。如直腿抬高,屈膝屈髋,踝背伸;趾屈。晚期:骨折基本愈合,外固定去除后,锻炼目的为恢复髋关节活动,常用方法为被动运动、主动运动、助力抗阻运动和关节牵伸运动。

2.术后护理

(1)休息与体位:石膏固定体位,平卧或侧卧静休。

(2)症状护理:①疼痛:影响睡眠时,适当给予止痛、镇静剂;②伤口:观察有无渗血渗液感染情况。

(3)一般护理:协助洗漱、进食,并鼓励指导患者做些力所能及的自理活动。

(4)功能锻炼 在术后固定期间,主动进行髋关节屈伸(禁止内旋、外旋)、膝关节屈伸及踝背伸、趾屈。

3.出院指导

(1)心理指导:讲述疾病相关知识及介绍成功病例,帮助患者树立战胜病魔的信心。

(2)休息与体位:早期卧床休息为主,可间断下床活动。

(3)用药:出院带药时,应将药物的名称、剂量、用法、注意事项告诉患者,按时用药。

(4)饮食:鼓励患者多食高蛋白、高热量、高维生素、含钙丰富、刺激性小的易消化食物,多食蔬菜、水果,避免辛辣刺激食物,预防便秘。

(5)固定:保持患侧髋部及下肢有效固定位,并维持3周。

(6)功能锻炼:出院后指导患者患肢保持功能位,不宜过早提携重物,防止骨间隙增大,引起骨不连。外固定者,避免前屈、内收动作。解除外固定后,加强功能锻炼,着重练习髋的前屈,后伸活动,如蹬腿,抱膝,力度需适中,以防过猛而再次损伤。

(7)复查时间及指征:定期到医院复查,术后1个月、3个月、6个月需行X片复查,了解骨折愈合情况。手法复位外固定者如出现骨折处疼痛加剧、患肢麻木、皮肤颜色改变,温度低于或高于正常等情况须随时复查。

(四)护理评价

1.疼痛能耐受。

2.心理状态良好,配合治疗。

3.肢体肿胀减轻。

4.切口无感染。

5.无周围神经损伤,无并发症发生。

6.X显示 骨折端对位、对线佳。

7.患者及家属掌握功能锻炼知识,并按计划进行,髋、膝关节无僵直。

第十一节 股骨干骨折的康复护理

一、概述

(一)应用解剖学

股骨干是指股骨小转子下2~5cm到股骨髁上2~4cm之间的部分。股骨体略弓向前,上段呈圆柱形,中段呈三角形,下段前后略扁。体后面有纵行间嵴,为粗线。此线上端分叉,向上外延续为粗糙的臀肌粗隆,向上内侧延续为耻骨肌线。粗线下端也分为内外两线,两线间的骨面为腘面。粗线中点附近,有口朝下的滋养孔。

(二)病因

股骨干骨折多属强大暴力所致。直接暴力引起者,如碰撞、挤压、重物打砸等,多引起横断、短斜和粉碎性骨折。间接暴力引起者,如高处坠落、扭转和杠杆外力的骨折,多为斜形或螺旋形骨折均属不稳定性骨折,儿童则可为稳定性或青枝骨折。

(三)分类

股骨骨折按部位分为三类:

(1)股骨上中1/3骨折:因受髂腰肌、臀中肌、臀小肌及外旋肌的牵拉而产生屈曲、外展移位。骨折远端因内收肌群的作用向内、上方移位。

(2)股骨中1/3骨折:除重叠外,移位无一定规律,骨折断端多向前外成角。

(3)股骨下1/3骨折:因膝后方关节囊及腓肠肌的牵拉,骨折远端常向后移位,严重移位骨折有损伤腘动脉、静脉及坐骨神经的危险。

(四)临床表现

有明显外伤,局部肿胀、皮下瘀血、压痛或有畸形,畸形处可触到移位的骨折断端,并出现成角、功能丧失、异常活动且有骨摩擦音。下 1/3 骨折时应根据足背、胫后动脉搏动及运动情况判定有无神经血管损伤。

二、治疗

股骨骨折的治疗方法很多,主要分为非手术和手术治疗。治疗原则以最大程度恢复其解剖形态为主,同时亦应兼顾局部的美学要求。

(一)非手术治疗

非手术治疗主要是手法复位加外固定。具有创伤小、操作简单、安全等优点。

1.对于儿童或成人无移位锁骨骨折的情况

(1)婴幼儿的无移位骨折或青枝骨折　均不需要手法整复,可给予弹性绷带固定以限制活动,能使患儿无痛的伸展膝关节。制动期间尽可能保持复位姿势,使骨折端尽可能减少短缩。固定 2~3 周后拍摄 X 线片,骨折愈合可去除外固定。

(2)成年人无移位的骨折:石膏绷带固定 4~6 周。

2.对于儿童或成人骨折有重叠、移位或成角畸形的情况

应予纵向拔伸牵引类手法复位后给绷带固定 4~6 周,并定期调整或更换绷带,达到临床愈合后方可解除固定。固定后应注意观察有无血管、神经压迫症状。

(二)手术治疗

骨折经复位固定后即使仍有较大的分离移位,也能很快愈合。鲜见不愈合者,因而通常无须手术,但近年来手术治疗日趋增多,以尽可能缩短外固定的时间。

1.手术适应证

(1)严重的成交角畸形以致威胁皮肤完整性,采用非手术方法无法获得良好的骨折复位。(2)严重移位、粉碎、不稳定的股骨骨折;合并有神经、血管损伤。(3)骨折端较宽分离并有软组织嵌入阻碍骨折的复位。(4)骨不连、开放性骨折或陈旧性骨折不愈合。(5)股骨粉碎骨折,骨块间夹有软组织影响骨愈合。(6)并发有神经系统或神经血管病变,如帕金森病等,不能长期忍受非手术制动时。(7)患者不能接受畸形外观,出于美观的原因,要求手术的患者等。

2.手术方式

适当体位,腰麻,以骨折处为中心,沿股骨切开暴露断端。股骨骨折内固定方法有多种,在手术方式及内固定物的选择上各有优缺点,临床常根据患者

年龄、骨折部位、骨折类型、针对患者经济状况及医生的经验和熟练程度等多方权衡,找到符合患者的最佳固定方式。

(1)钢板固定:适用于各类型的股骨中段骨折。钢板固定具有固定牢靠稳定、并发症少、功能恢复早等优点。目前大部分患者都选择钢板固定,特别是解剖型钢板。术中操作方便,但切口较大,需二次手术取出钢板。还有股骨钢板,该材料虽然在临床应用时间短,但在股骨陈旧性骨折、严重粉碎性骨折、漂浮肩患者中应用该材料,在起内支架作用方面固定更可靠。

(2)形状记忆合金环抱器固定:适用于股骨中段1/3段骨折。该固定材料是一种良好的骨折固定材料,具有良好的抗弯和抗扭作用,具有操作简便快捷等优点,维持骨折稳定的同时,对骨应力遮挡小,对骨内血管、髓内膜无损伤,有利于骨折愈合,缩短了骨愈合时间。

三、股骨干骨折的康复

(一)康复评定

1.肢体长度及周径测量　股骨干骨折后,肢体的长度和周径可能发生变化,测量肢体长度和周径是必要的。

(1)肢体长度的测量:下肢长度有真性长度和假性长度之分,假性长度指从脐到内踝间的距离。假性长度的测量方法在临床上并不常用,而常使用的方法是下肢真性长度的测量。下肢真性长度的测量方法是用皮尺测量髂前上棘通过髌骨中点至内踝(最高点)的距离。测量时可以测量整个下肢长度,也可分段测量大腿长度和小腿长度。大腿长度是指测量从髂前上棘至膝关节内侧间隙的距离。而小腿长度是指测量从膝关节内侧间隙至内踝的距离。

(2)肢体周径的测量:进行肢体周径测量时,必须选择两侧肢体相对应的部位进行测量。为了解肌肉萎缩的情况,以测量肌腹部位为佳。测量时用皮尺环绕肢体已确定的部位一周,记取肢体周径的长度。患肢与健肢同时测量进行对比,并记录测量的日期,以作康复治疗前后疗效的对照。下肢测量常用的部位是测量大腿周径时取髌骨上方10cm处,测量小腿周径时,取髌骨下方10cm处。

2.肌力评定　骨折后,由于肢体运动减少,常发生肌肉萎缩,肌力下降。肌力检查是判定肌肉功能状态的重要指标,常用徒手肌力评定(MMT法),主要检查髋周肌群、股四头肌、腘绳肌、胫前肌、小腿三头肌肌力。也可采用等速肌力测试。

3.关节活动度评定　检查患者关节活动范围是康复评定主要内容之一,

检查方法常用量角器法,测量髋、膝、踝关节各方向的主、被动关节活动度。

4.步态分析　股骨干骨折后,极易影响下肢步行功能,应对患者施行步态分析检查。步态分析的方法有临床分析和实验室分析。临床分析多用观察法、测量法等;实验室分析包括运动学分析和动力学分析。

5.下肢功能评定　重点是评估步行、负重等功能。可用Hoffer步行能力分级、Holden的功能步行分类。

6.神经功能评定　常检查的项目有感觉功能检查、反射检查、肌张力评定。

7.疼痛评定　通常用VAS法评定疼痛的程度。

8.平衡功能评定　常用的量表主要有Berg平衡量表,Dinette量表,以及"站起-走"计时测试(见附表)。

9.日常生活活动能力评定　常用改良Barthel指数和功能独立性评定。

10.骨折愈合情况　包括骨折对位对线、骨痂生长情况,有无愈合延迟或不愈合或畸形愈合。主要通过X线检查完成,必要时CT检查。

(二)康复计划

1.改善疼痛、水肿、挛缩等症状。

2.改善和维持局部以及全身的循环、代谢情况,促进受伤后局部血液、淋巴循环的恢复和再生。

3.促进受伤关节、邻近关节,甚至健侧关节活动度的改善和维持。

4.肌肉功能(肌力、收缩速度、耐久力)的改善。

5.训练和提高活动的持续时间和耐久力。

6.预防并发症的发生,如下肢静脉栓塞、全身体力下降等。

7.改善心理状态,建立对疾病恢复的信心。

8.指导活动辅助装置的使用,如各种支具、假肢等。

(三)康复治疗

1.外伤炎症期康复治疗　此期约在外伤后3周之内。此期康复治疗的主要作用是:改善患肢血液循环,促进患肢血肿、炎性渗出物的吸收,以防止粘连;维持一定的肌肉收缩运动,防止废用性肌萎缩;通过肌肉收缩增加骨折断端的轴向生理压力,促进骨折愈合;利用关节运动牵伸关节囊及韧带等软组织,防止发生关节挛缩;改善患者身心状态,积极训练,防止合并症的发生。

(1)运动疗法:①在麻醉清醒后立即指导患者进行患肢的足趾及踝关节主动屈伸活动,以及髌骨的被动活动(尤其是髌骨的上下活动非常重要),以促进肢体的肿胀消退、骨折断端紧密接触,并可预防关节挛缩畸形。该活动训练至少3次/d,每次时间从5~10min开始,逐渐增加活动量。同时还可以在骨折部位近心侧进行按摩,使用向心性手法,以促进血液回流,水肿消退,并可防止肌肉废用性萎缩和关节挛缩,1~2次/d,15min/次;②术后次日开始行患肢肌肉的等长收缩练习,主要是股四头肌。进行患肢肌肉"绷紧-放松"的练习,训练量亦从3次/d,5~10min/次开始,根据患者的恢复情况逐渐增加运动量,每次训练量以不引起肌肉过劳劳累为宜,即练习完后稍感肌肉酸痛,但休息后次日疼痛消失,不觉劳累;③膝关节活动度的练习:施行手术治疗的患者,股四头肌等长收缩练习3~5d后可以逐渐过渡到小范围的主动伸屈膝练习,1~2次/d。内固定后无外固定者可在膝下垫枕,逐渐加高,以增加膝关节的活动范围。逐渐增大活动范围,争取术后早期使膝关节活动范围超过90°或屈伸范围接近正常。有学者认为,术后即可开始进行1次/d(且仅需1次)的膝关节全范围的活动。非手术治疗的患者去除外固定后开始膝关节活动度的练习;④CPM治疗:手术治疗的患者术后麻醉未清醒的状态下即可开始使用CPM训练,最迟于术后48h开始。将患肢固定在CPM机上被动屈伸,首次膝关节活动度在患者无痛的范围内进行,以后可根据患者耐受程度每日增加5°~10°;1周内增加至90°,4周后≥120°。每天的训练时间不少于2h,根据患者的耐受情况,甚至可以全天24h不间断地进行;⑤对健肢和躯干应尽可能维持其正常活动,尤其是年老体弱者,应每日做床上保健操,以改善全身状况,以防止制动综合征。在患肢的炎症水肿基本消除后,如无其他限制情况,患者可扶双拐下地,进行患肢不负重行走练习。

(2)物理因子治疗

①温热疗法:在患肢伤口无明显渗出后即可开始温热治疗,包括传导热疗(如蜡疗)和辐射热疗(如红外线、光浴)等均可应用。无石膏外固定时可在局部直接进行治疗,如有石膏外固定时则应在石膏上开窗或在外固定的两端进行治疗,亦可在健肢相应部位治疗,通过反射作用,改善患肢血液循环,促进吸收,加速愈合。治疗1~2次/d,30min/次,10次为一疗程。②超短波疗法和低频磁场疗法:超短波疗法和低频磁场可通过加强骨再生代谢过程,促使成纤维细胞和成骨细胞的分裂增殖,从而加速骨愈合过程。深部骨折适用超短波治疗,电极在骨折断端放置,微温热量,10~15min/次,1~2次/d,10次为1疗程。此法可在石膏外进行,但有金属内固定物时禁用。目前也有观点认为:临床上常用的钛合金内固定材料吸热及导热性能均差,在钛合金内固定部位应用超短波治疗不会对深部组织产生损害,但此观点尚有待证实。对浅部骨折如手足骨折,适合用低频磁场疗法,可局部应用,剂量0.02~0.03T,15~20min/次,1次/d;

③直流电钙、磷离子导入疗法:断端相应部位石膏局部开窗,两电极对置,电量适中,治疗20min,每日1次,10次1疗程。此法有助于骨痂形成,尤其对骨痂形成不良,愈合慢的患者适用;④超声波疗法:患肢伤口拆线后,可在骨折局部应用,接触固定法,剂量小于1.0W/cm²,接触移动法,剂量1.0~1.5W/cm²,治疗5~10min/次,10次一个疗程。此疗法消肿作用明显,并可促进骨痂生长。

2.骨痂形成期康复治疗　一般骨折的骨痂形成期约在伤后3~10周,但由于股骨干的密质很密,骨折后愈合时间相对较长,故此期的时间要相对较晚,期间的病理变化主要是骨痂形成,化骨过程活跃。临床上疼痛和肿胀多已消失,但易发生肌肉萎缩,组织粘连以及膝关节僵硬。此期康复治疗的主要作用是促进骨痂形成、恢复关节活动范围、增加肌肉收缩力量、提高肢体活动能力。

(1)运动疗法:基本同外伤炎症期。但此期骨折端已形成纤维骨痂,骨折已相对稳定,不易发生错位,故可以适当加大运动量,增加运动时间。因骨折固定肢体时间较长,易发生关节挛缩,此期重点应为恢复ROM训练。运动疗法训练每日上下午各1次,20~30min/次。另外,此期应开始增加患肢肌力的训练,可以在医务人员的保护下开始直腿抬高练习,也可以在膝下放一个橡皮球,伸膝同时将膝关节用力向下压以锻炼股四头肌的肌力。注意此期进行肌力训练时不可在股骨远端施加压力,以免骨折处应力过高,发生再次断裂。

(2)物理因子疗法:基本同外伤炎症期,此期重点在于防治瘢痕形成及组织粘连,尤其防治踝关节挛缩,除前述方法外尚可配合水疗及应用矫形器。

(3)作业疗法:此期可进行适当的ADL训练,提高患者的生活能力和肢体运动功能,以训练站立和肢体负重为主。开始时进行患肢不着地的双拐单足站立和平行杆中健肢站立练习;X线片上显示有明显骨痂形成时可扶双拐下地行走,患肢从负重1/4开始,逐渐过渡到1/2负重、3/4负重、全负重,即从足尖着地开始,逐渐过渡到前足着地,再渐过渡到大部分足着地至全足着地,扶双腋拐步行。

3.骨痂成熟期康复治疗　此期约延续2年,其病理变化是骨痂经改造已逐渐成熟为板状骨。临床上骨折端已较稳定一般已去除外固定物,此期康复治疗重点在于骨折后并发症的处理,如防治瘢痕、组织粘连等,并最大限度地恢复关节活动范围和肌肉收缩力量,提高患者日常生活活动能力和工作能力。

(1)运动疗法:重点是增加关节活动度训练,同时注意进行肌力训练和患侧膝关节本体感觉的训练。以主动运动为主,并根据需要可辅以被动运动和抗阻运动。

1)主动运动:患侧的髋、膝、踝关节进行各方向的主动活动,尽量牵伸挛缩、粘连的组织,注意髋关节的外展内收和踝关节的背伸跖屈活动。此时可以开始进行下蹲练习,利用自身的体重作为向下的压力,既可帮助增加膝关节的ROM,又练习了肌力。运动幅度应逐渐增大,以不引起明显疼痛为度,每一动作可重复多遍,每日练习数次。

2)关节牵引:若膝关节比较僵硬,关节松动手法不能收到满意的效果时可进行关节功能牵引治疗。操作时固定膝关节近端,通过牵引装置施加适当力量的牵引,一般采用俯卧位,在患侧踝关节处加牵引力。牵引重量以引起患者可耐受的酸痛感觉,又不产生肌肉痉挛为宜,通常5~15kg,5~15min/次,每日1~2次。在热疗后进行或牵引同时给予热疗效果更好。

3)恢复肌力训练:此期因骨折端已比较稳定,可以加大肌力训练的强度。恢复肌力的有效方法就是逐步增强肌肉的工作量,引起肌肉的适度疲劳。以主动运动为主。肌力达4级时进行抗阻运动,如利用股四头肌训练椅进行肌力练习、下蹲练习等,以促进肌力最大限度的恢复。

(2)物理因子疗法:其方法有①局部紫外线照射:促进钙质沉着与镇痛;②蜡疗、红外线、短波、湿热敷等疗法:促进血液循环,改善关节活动功能;③直流电碘离子导入、超声波、音频电流等:软化瘢痕、松解粘连;④如合并周围神经损伤时,可应用直流电碘离子导入、低中频电疗等疗法。

(3)作业疗法:此期可以进行斜板站立练习、跨越障碍物练习、上下斜坡及上下楼梯等练习,以提高患者生活自理能力,尽早回归家庭和参与社会生活。

(四)康复评价

优:骨折正常愈合,达到或接近解剖复位,无局部畸形,X线片示对位良好,胯及膝关节活动功能正常。

良:骨折正常愈合,术后骨折略有移位,对线良好,胯及膝关节活动功能正常。

差:骨折明显畸形愈合,或有骨不连和再次骨折,胯、膝关节活动功能受限。

四、股骨骨折的护理

(一)护理评估

1.一般情况评估 一般入院患者评估(评估单见附表)。

2.风险因素评估 患者的日常生活活动能力(ADL)评估(Barthel指数),Braden评估,患者跌倒、坠床风险评估(评估单见附表)。

3.评估患者对疾病的心理反应 骨折患者的应激性心理反应包括疼痛、

焦虑或恐惧、陌生感、自我形象紊乱、疾病预后的担忧和失落感。

4.评估患者受伤史　青壮年和儿童是否有撞伤、跌倒史,从而估计伤情。

5.下肢骨、胯及膝关节情况

(1)股骨及相关部位:望诊:股骨区是否明显肿胀和或有无皮下瘀斑,股骨中段是否有隆起畸形;触诊:在患处是否可摸到移位的骨折端,患肢的屈伸和旋内旋外是否受限。

(2)足部血液循环　观察甲床的颜色、毛细血管回流时间是否迟缓以判断是否有血管受压、损伤等合并症。

(3)下肢感觉　是否正常,以判断是否伴有胫神经、腓总神经损伤。

6.X线摄片及CT检查结果　以明确骨折的部位、类型和移动情况。

7.评估患者既往健康状况　是否存在影响活动和康复的慢性疾病。

8.评估患者生活自理能力和心理社会状况。

(二)护理诊断

1.自理能力缺陷:与骨折肢体固定后活动或功能受限有关。

2.疼痛:与创伤有关。

3.知识缺乏:缺乏骨折后预防并发症和康复锻炼的相关知识。

4.焦虑:与疼痛、疾病预后等因素有关。

5.肢体肿胀:与骨折有关。

6.潜在并发症:有周围血管神经功能障碍的危险。

7.潜在并发症:有感染的危险。

(三)护理计划

1.疼痛能耐受。

2.心理状态良好,配合治疗。

3.肢体肿胀减轻。

4.切口无感染。

5.无周围神经损伤,无并发症发生。

6.X线显示　骨折端对位、对线佳。

7.患者及家属掌握功能锻炼知识,并按计划进行,髋、膝关节无僵直。

(四)护理措施

1.术前护理及非手术治疗

(1)心理护理:股骨骨折后,因担心畸形,影响美观和功能,会产生心理障碍。讲解疾病相关知识,增强患者信心。剧烈疼痛会导致患者情绪危机,使其产生焦虑、紧张、烦躁等心理变化。护理人员要经常巡视病房,多与患者交谈,帮助患者正确面对现实,尽快进入患者角色。耐心细致的讲解手术过程及术前、术中、术后注意事项。讲解手术后相关功能锻炼,增强患者战胜疾病的信心,建立信任感和安全感,以最佳心态接受治疗。

(2)饮食护理:加强饮食营养,宜选择高蛋白、高维生素、高钙、高铁、粗纤维及果胶成分丰富的食物,如适当食鱼类、肉类以及新鲜水果蔬菜。有消瘦、贫血等患者,可选择静脉输入营养物质,如20%脂肪乳剂、复方氨基酸等。

(3)体位:局部固定后,宜卧硬板床,取半卧位或平卧位,避免侧卧位,以防外固定松动。

(4)功能锻炼:早中期:骨折急性损伤处理后2~3d,损伤反应开始消退,肿胀和疼痛开始消退,即可开始功能锻炼。如屈髋、旋内旋外、屈伸膝、并逐渐增加幅度;晚期:骨折基本愈合,外固定去除后,锻炼目的为恢复髋、膝关节活动,常用方法为主动运动、被动运动、助力运动和关节牵伸运动。

2.术后护理

(1)休息与体位:保持仰卧位,下肢在无痛下伸直,必要时采取适当体位。

(2)症状护理:①疼痛:向患者解释手术后疼痛的规律,指导缓解疼痛的方法,如听音乐、看报纸与家属聊天等分散对疼痛的注意力;给予伤口周围的按摩,缓解肌紧张;正确评估患者疼痛的程度,对疼痛明显者可适当给予止痛剂;采用止痛泵止痛法,利用止痛泵缓慢从静脉内给药,减轻疼痛。②肿胀:①伤口局部肿胀:术后用冰袋冷敷。②患肢肢体的肿胀如患有血液循环障碍时应检查外固定物是否过紧。③患肢给予抬高。③伤口:观察有无渗血渗液情况。

(3)一般护理:协助洗漱、进食,并鼓励指导患者做些力所能及的自理活动。

(4)功能锻炼:在术后固定期间,主动进行运动。

3.出院指导

(1)心理指导 讲述疾病相关知识及介绍成功病例,帮助患者树立战胜病魔的信心。

(2)休息与体位:早期卧床休息为主,可间断下床活动。

(3)用药:出院带药时,应将药物的名称、剂量、用法、注意事项告诉患者,按时用药。

(4)饮食:鼓励患者多食高蛋白、高热量、高维生素、含钙丰富、刺激性小的易消化食物,多食蔬菜、水果,避免辛辣刺激食物,预防便秘。

(5)功能锻炼:出院后指导患者患肢保持功能位,做到"三不"(不盘腿、不负重、不侧卧)。不宜过早提携重物,防止骨间隙增大,引起骨不连。外固定者,避免前屈、内收动作。解除外固定后,加强功能锻炼。

(6)复查时间及指征:定期到医院复查,术后1个月、3个月、6个月需行X片复查,了解骨折愈合情况。手法复位外固定者如出现骨折处疼痛加剧、患肢麻木、足趾颜色改变,温度低于或高于正常等情况须随时复查。

(四)护理评价

1.疼痛能耐受。

2.心理状态良好,配合治疗。

3.肢体肿胀减轻。

4.切口无感染。

5.无周围神经损伤,无并发症发生。

6.X线片显示:骨折端对位、对线佳。

7.患者及家属掌握功能锻炼知识,并按计划进行,髋、膝关节无僵直。

第十二节　股骨远端骨折的康复护理

一、概述

(一)股骨远端的解剖学

股骨远端包括股骨髁和股骨髁上,股骨内外髁构成远端关节面。股骨下端有两个向后突出的膨大。为内侧髁和外侧髁,内、外侧的前面、下面和后面都是光滑的关节面。两髁前方的关节面彼此相连,形成髌面,与髌骨相连,构成髌骨关节。两髁侧面最突起处,分别为内上髁和外上髁。内上髁上方的小突起,称收肌结节。它们都是体表可扪及的重要解剖标志。

(二)病因

股骨远端发生骨折,是临床常见的骨折之一,约占全身骨折的1.2%。股骨髁部骨折可由直接暴力或间接暴力所致。股骨双髁骨折多应从高处坠下,足部触地,先发生股骨髁上骨折,如暴力继续传达,骨折近端的断端嵌插于股骨二髁之间,将股骨髁劈开分为内外两块,称为"T"或"Y"性骨折。由于解剖位置的特殊性,股骨髁周围有关节囊、韧带、肌肉、肌腱附着。骨折块易受这些组织牵拉而发生移位,同时可伴有腘窝部血管、神经及周围软组织损伤。各年龄均可发生,但以青壮年及老年多见,约50%的股骨远端骨折发生于60岁以上的老年人。

（三）分类

股骨远端骨折最常见的有:(1)股骨髁部骨折 占成人骨折的4%。由于股骨解剖的特殊性,骨折多为粉碎性骨折和不稳定骨折,难以牢固固定,骨折接近膝关节,波及关节面,影响膝关节活动,是最难治的骨折之一。

股骨远端骨折部位分型:

A1型:内侧副韧带髁部撕脱骨折。

A2型:单纯髁上骨折。

A3型:股骨远端粉碎骨折伴髁上骨折。

B1型:一侧髁部骨折。

B2型:外侧髁连同一部分骨干骨折。

B3型:单侧或双侧髁后方骨折(Hoffa骨折)。

C1型:髁间T或Y型骨折。

C2型:股骨远端粉碎性骨折伴髁间骨折。

C3型:股骨远端粉碎性骨折伴一侧或两侧髁前方骨折。

（四）临床表现

中、老年人有摔倒外伤史,伤后感觉膝关节处疼痛,下肢活动受限,不能站立行走困难等功能障碍,局部肿胀、皮下瘀血、开放性伤口,压痛或有畸形,畸形处可触到移位的骨折断端,如骨折移位并有重叠,患腿短缩。有骨擦感或骨擦音。幼儿青枝骨折畸形多不明显且少见,且常不能自诉疼痛部位。

二、治疗

股骨近端骨折治疗原则以最大程度恢复其解剖形态、促进功能活动为主,同时亦应兼顾局部的美学要求。

（一）非手术治疗

非手术治疗包括闭合复位、骨牵引、管形石膏固定等,这些方法卧床休息时间长、护理难度大,并发症多,现已较少用。伤后6~8周,进行股四头肌等长收缩训练和下肢关节的被动活动。

1.对于儿童或年龄过大无移位股骨远端骨折的情况

(1)婴幼儿的无移位骨折或青枝骨折及老年粉碎性骨折:均不需要手法整复,可给予夹板固定卧床休息以限制活动,能使患者无痛的活动下肢。制动期间尽可能保持复位姿势,使骨折端尽可能减少移位,加重骨折。固定3个月后拍摄X线片,骨折愈合可去除外固定,逐渐挂拐下地,不负重走。

（2）成年人无移位的骨折：石膏绷带固定 4~6 周，严格卧床休息。

2.对于儿童或成人骨折有重叠、移位或成角畸形的情况

应予手法复位后给予夹板、石膏绷带固定 4~6 周，并积极护理，冰袋消肿，如有外伤，输抗生素预防感染，达到临床愈合后方可解除固定。固定后应注意观察有无血管、神经压迫症状。

（二）手术治疗

手术治疗股骨远端骨折的目的是解剖复位、坚强的内固定和早期进行康复锻炼。绝大多数股骨远端骨折都采用手术治疗。常用内固定有以下几种：松质骨螺钉及支持钢板；90°角状钢板；动力髁螺钉；股骨髁解剖钢板；股骨远端逆行带锁髓内钉。

1.手术适应证：

（1）有移位的股骨髁骨折，应用闭合复位内固定手术治疗。对无移位骨折，也应尽早采取内固定治疗，以防转变为移位骨折，

（2）由于误诊、漏诊，或者治疗方法不当，导致股骨远端陈旧骨折不愈合，影响功能的畸形愈合，股骨髁缺血坏死，关节面塌陷，导致膝关节骨关节炎疼痛跛行的，应采用手术治疗。

2.手术方式

股骨远端骨折是骨折中比较难处理的骨折方式。采取硬膜外麻醉或全麻生效后取健侧卧位，根据患者的全身情况和不同的骨折类型选择相应的手术入路和固定材料。以骨折处为中心，沿骨折线的体表投影切开手术。

（1）闭合复位内固定

由于这一手术方法不切开关节囊，不暴露骨折端，对股骨髁血液循环干扰较少。在 X 线监视下，复位及固定均可，术后骨折不愈合及膝关节坏死的发生率均较低。对于常规闭合复位失败的患者，术中可采用头干互动三维复位法。

（2）切开复位内固定

适用于各类型的股骨远骨折。钢板固定具有固定牢靠稳定、并发症少、髋关节功能恢复早等优点。目前大部分患者都选择钢板固定，特别是解剖型钢板。术中操作方便，但切口较大，需二次手术取出钢板。还有锁定型钢板，该材料虽然在临床应用时间短，但在严重粉碎性骨折患者中应用该材料，在起内支架作用方面固定更可靠。

（3）钢板固定

适用于各类型的股骨远端骨折。钢板固定具有固定牢靠稳定、并发症少、股骨远端功能恢复早等优点。目前大部分患者都选择钢板固定，特别是解剖

型钢板。术中操作方便,经济实惠,但切口较大,需二次手术取出钢板。还有锁定型钢板,该材料虽然在临床应用时间短,但在陈旧性骨折、严重粉碎性骨折患者中应用该材料,在起内支架作用方面固定更可靠。

(4)人工关节置换术

对全身情况尚好的高龄患者的股骨远端下型骨折,已合并骨关节炎或膝关节坏死者,可选择人工全膝关节置换术治疗。

三、股骨远端骨折的康复

(一)康复评定

1.肌力检查 了解患侧肌群及健侧肌群的肌力情况,肌力检查多以徒手肌力检查法(MMT)为主(注:检查时引起股骨远端骨折断端发生运动的动作禁止)。做直腿抬高动作及屈膝屈髋,查膝关节周围肌群肌力、韧带损伤。主要有髌上韧带、股四头肌、股三头肌、缝匠肌等(可与健侧做对比);做膝关节屈曲、过伸、内外旋转等动作,可查股四头肌、股内侧肌、骨外侧肌等肌群肌力。

2.关节活动度测量 膝关节关节活动角度,正常为:屈曲(120°~150°)、过伸(5°~10°)、内旋(10°)、外旋(20°)(注:伤后至4~6周内不应做全关节活动范围的运动及禁止造成股骨远端骨折断端发生运动的动作)重点了解膝关节的活动范围及受限程度。

3.日常生活活动能力评定。

4.骨折处疼痛和肿胀程度 骨折处为运动后疼痛或是静止状态时疼痛。

5.是否伴有神经和血管损伤 若伴有神经损伤时会造成膝关节及股骨远端以下部位感觉减退或消失(包括浅感觉、深感觉、复合觉等),运动(主动运动和被动运动)、局部情况功能及运动障碍的程度,应用手法及物理的手段进行功能的测量,必要时需与健侧进行比较测量及检查,若伴有血管损伤时局部可能出现青紫、瘀斑或肿胀。

6.局部肌肉是否有萎缩:受伤早期肌肉萎缩不明显,后期可能会出现废用性肌萎缩,关节周围软组织挛缩等。

7.骨质疏松情况:老年人常伴有骨质疏松,X线片或骨密度检测可确诊。

8.是否伴有心理障碍。

(二)康复计划

1.预防或消除肿胀。

2.改善局部血液循环,促进血肿吸收和炎性渗出物吸收。

3.保持膝关节关节活动度,扩大膝关节的活动范围。

4.加强肌力训练,保持肌肉力量,防止废用性肌萎缩,关节周围软组织挛缩等(主要有臀大肌、股四头肌、股三头肌、腓肠肌)。恢复膝关节日常生活及工作功能。

5.若伴有神经损伤,给予神经康复治疗(如肌皮电神经刺激,中频治疗等)。

6.促进骨折愈合,辅助补钙,防止骨质疏松。

(三)康复治疗

1.第一阶段:(伤后或术后1周内)　术后常用引流管,采用下肢棉垫加压包扎,保持功能位3d,术后3d去除加压包扎,膝关节垫高10~20cm练习伸直,此时可用物理因子治疗:①超短波治疗:双极对置,无热或微热,10~15min,1次/d,10d为一个疗程;②红外偏振光治疗:垂直照射患部,以有温热感为宜,15~20min/次,1~2次/d,10d为一个疗程。术后6~8d做直腿抬高练习,9~11d进行抱大腿膝关节屈伸关节活动。(主要进行膝关节的屈伸及髋关节的内外旋功能练习,被动活动每个动作15~20次,主动运动每个动作5~7次,每日3~6次;③怀疑有神经损伤的患者进行神经电生理检查。

2.第二阶段(伤后或术后2~5周)　无严重骨质疏松者1周后开始进行床上肌力训练,(主要有股四头肌、股三头肌、缝匠肌、胫骨前肌等髌上韧带)。注意事项:被动活动每个动作15~20次,主动运动每个动作5~7次,3~6次/d外,逐渐进行抗阻训练。2周后进行床边坐及借助助行器进行站立练习。髋固定于内收、内旋位屈肘45°位。康复:伤侧不应负重,活动膝、踝关节,髋关节可在不引起疼痛的前提下做直腿抬高练习,继续膝、踝部肌肉等长锻炼,开始做勾脚动作,进行胫前肌练习。

3.第三阶段(伤后或术后4~6周)　伤侧仍避免负重,主动活动:加大髋关节屈伸锻炼幅度;开始各方向主动活动,逐渐进行疼痛耐受范围内的膝关节活动度练习,约6周时移除外固定,继续活动膝关节、踝关节及足部各关节。继续股四头肌,股二头肌及下肢肌肉等长锻炼,条件允许的情况下可以接受物理因子治疗促进骨折的愈合。

4.第四阶段(伤后或术后7~12周)　此时如无延期愈合、不愈合等并发症,无特别注意事项。负重:逐渐增加负重。关节活动:各关节最大限度主动活动,适当增加被动活动,以最大限度恢复膝关节活动范围、肌肉力量。

(四)康复评价

优:骨折正常愈合,达到或接近解剖复位,无局部畸形,X线片示对位良好,下肢不扶拐在平地上连续走3min不少于30步者,观察2周骨折处不变形。

髋、膝、踝关节活动功能正常。

　　良：骨折正常愈合，术后骨折略有移位，对线良好，膝关节活动功能正常。

　　差：骨折明显畸形愈合，或有骨不连和再次骨折，膝关节活动功能受限明显。

四、股骨远端骨折的护理

(一)护理评估

1.一般情况评估　一般入院患者评估。

2.风险因素评估　患者的日常生活活动能力(ADL)评估(Barthel指数)，Braden评估，患者跌倒、坠床风险评估。

3.评估患者对疾病的心理反应　骨折患者的应激性心理反应包括疼痛、焦虑或恐惧、陌生感、自我形象紊乱、疾病预后的担忧和失落感。

4.评估患者受伤史　青壮年和儿童是否有外伤或车祸致撞伤、跌倒且髋部扭伤史，新生儿是否有难产、下肢和髋部过度牵拉史，从而估计伤情。

5.髋部、膝关节情况

(1)股骨远端及相关部位：望诊：患处是否明显肿胀或有无皮下瘀斑，股骨远端是否有隆起畸形，患侧髋部是否不自主内旋外旋，患肢是否短缩，是否患侧膝关节部及骨折部位疼痛难忍影响功能；触诊：在患处是否可摸到肿胀、压痛、患肢的外展、外旋、前屈是否受限；量诊：双下肢是否等粗等长。

(2)胫腓骨及踝关节部血液循环　观察趾指甲床的颜色，毛细血管回流时间是否迟缓，以判断是否有胫腓骨血管受压、损伤等合并症。

(3)患腿感觉　是否正常，以判断是否伴有坐骨神经下的神经损伤。

6.X线摄片及CT检查结果　以明确骨折的部位、类型和移动情况密切关注恢复情况，避免护理不当致各种卧床并发症及二次骨折。

7.评估患者既往健康状况　是否存在影响活动和康复的慢性疾病，是否有先天及后天营养不良型畸形。

8.评估患者生活自理能力和心理社会状况。

(二)护理诊断

1.自理能力缺陷：与骨折肢体固定后活动或功能受限有关。

2.疼痛：与创伤有关。

3.知识缺乏：缺乏骨折后预防并发症和康复锻炼的相关知识。

4.焦虑：与疼痛、疾病预后、经济负担、亲人陪护等因素有关。

5.肢体肿胀：与骨折有关。

6.潜在并发症:有周围血管神经功能障碍的危险。

7.潜在并发症:有感染、压疮、深静脉血栓的危险。

(三)护理措施

1.术前护理及非手术治疗

(1)心理护理:股骨骨折后,因担心畸形,影响美观和功能,会产生心理障碍。讲解疾病相关知识,增强患者信心。剧烈疼痛会导致患者情绪危机,使其产生焦虑、紧张、烦躁等心理变化。护理人员要经常巡视病房,多与患者交谈,帮助患者正确面对现实,尽快进入患者角色。耐心细致的讲解手术过程及术前、术中、术后注意事项。讲解手术后相关功能锻炼,增强患者战胜疾病的信心,建立信任感和安全感,以最佳心态接受治疗。

(2)饮食护理:加强饮食营养,宜选择高蛋白、高维生素、高钙、高铁、粗纤维及果胶成分丰富的食物,如适当食鱼类、肉类以及新鲜水果蔬菜。有消瘦、贫血等患者,可选择静脉输入营养物质,如20%脂肪乳剂、复方氨基酸等。

(3)休息与体位:局部固定后,宜卧硬板床,取半卧位或平卧位,可采取侧卧位,侧卧位时患肢在上,两腿之间隔垫棉物以防股骨远端过度屈曲受压。日间活动不宜过多,尽量卧床休息,离床活动时必须有家人陪护以防跌倒二次错位,膝关节活动不宜度数太过。

(4)功能锻炼:早中期:骨折急性损伤处理后2~3d,损伤反应开始消退,肿胀和疼痛开始消退,即可开始功能锻炼。如直腿抬高,屈膝屈髋,踝背伸,趾屈;晚期:骨折基本愈合,外固定去除后,锻炼目的为恢复髋关节活动,常用方法为被动运动、主动运动、助力抗阻运动和关节牵伸运动。

2.术后护理

(1)体位:石膏固定体位,平卧或侧卧静休,患腿支高体位。

(2)症状护理:①疼痛:向患者解释手术后疼痛的规律,指导缓解疼痛的方法,如听音乐、看报纸与家属聊天等分散对疼痛的注意力;给予伤口周围的按摩,缓解肌紧张;正确评估患者疼痛的程度,对疼痛明显者可适当给予止痛剂;采用止痛泵止痛法,利用止痛泵缓慢从静脉内给药,减轻疼痛;②肿胀:伤口局部肿胀:术后用冰袋冷敷;患肢肢体的肿胀如患有血液循环障碍时应检查外固定物是否过紧;患肢给予抬高;③伤口:观察有无渗血渗液感染情况;③一般护理 协助洗漱、进食,并鼓励指导患者做些力所能及的自理活动。

(3)功能锻炼 在术后固定期间,主动进行髋关节屈伸、膝关节屈伸及踝背伸、趾屈。

3.出院指导

(1)心理指导:讲述疾病相关知识及介绍成功病例,帮助患者树立战胜病魔的信心。

(2)休息:早期卧床休息为主,可间断下床活动。

(3)用药:出院带药时,应将药物的名称、剂量、用法、注意事项告诉或者,按时用药。

(4)饮食:鼓励患者多食高蛋白、高热量、高维生素、含钙丰富、刺激性小的易消化食物。多食蔬菜、水果,忌烟酒,禁食辛辣刺激食物,预防便秘。

(5)固定:保持患侧髋部及下肢有效固定位,并维持3周。

(6)功能锻炼:出院后指导患者患肢保持功能位,不宜过量运动,防止骨间隙增大,引起骨不连。外固定者,避免前屈、内收动作。解除外固定后,加强功能锻炼,着重练习髋的前屈,后伸活动,如蹬腿,抱膝,力度需适中,以防过猛而再次损伤。

(7)复查时间及指征:定期到医院复查,术后1个月、3个月、6个月需行 X 片复查,了解骨折愈合情况。手法复位外固定者如出现骨折处疼痛加剧、患肢麻木、足趾颜色改变,温度低于或高于正常等情况须随时复查。

(四)护理评价

1.疼痛能耐受。

2.心理状态良好,配合治疗。

3.肢体肿胀减轻。

4.切口无感染。

5.无周围神经损伤,无并发症发生。

6.X 线片:骨折端对位、对线佳。

7.患者及家属掌握功能锻炼知识,并按计划进行,髋、膝关节无僵直。

第十三节 髌骨骨折的康复护理

一、概述

(一)髌骨的解剖学

髌骨位于膝关节前方,股骨的下端前面,是人体内最大的籽骨,包埋于股四头肌腱内,为三角形的扁平骨。底朝上,尖向下,前面粗糙,后面为光滑的关节面,与股骨的髌面相关节,参与膝关节的构成。可在体表摸到。

(二)病因

直接暴力和间接暴力均可引起髌骨骨折。

导致髌骨骨折的原因主要有:

1. 直接暴力 由于髌骨位置表浅,且处于膝关节的最前方,因此而极易受到直接暴力的损伤,如撞击伤、踢伤等。直接暴力导致的髌骨骨折有时会合并同侧的髋关节后脱位。骨折多为粉碎性,移位较少,伸肌支持带很少损伤。因此,患者尚能主动伸直膝关节。

2. 间接暴力 股四头肌突然猛力收缩,超过髌骨的内在的应力时,则引起髌骨骨折。骨折多为横形,移位明显,但很少呈粉碎性,伸肌支持带损伤严重,不能主动伸直膝关节。

(三)分类

1. 根据骨折线的方向和骨折机制分

(1)横行骨折包括斜行骨折:约占所有髌骨骨折的2/3。为膝关节屈曲位,股四头肌强力收缩所致。

(2)粉碎骨折:约占所有髌骨骨折的1/3。主要为直接暴力所致。

(3)纵行骨折:少见。骨折线多在外侧,当屈膝位同时有外翻动作时,髌骨被拉向外侧,在股骨外髁上形成支点而造成。

(4)撕脱骨折:较少见。多在髌骨下极,不涉及关节面。

2. 根据骨折是否有移位分

(1)无移位型:骨折端无移位,可有纵行、横行、斜行、边缘星状及粉碎等多种形态的骨折线出现。

(2)移位型:以髌骨的中1/3骨折为多见,骨折端分离,骨折远端可向前下方翻转。髌骨骨折的治疗应最大限度地恢复关节面的平滑,给予较牢固内固定,早期活动膝关节,防止创伤性关节炎的发生。

(四)临床表现

髌骨骨折的发生年龄一般在20~50岁之间,男性多于女性,约为2:1。髌骨骨折后关节内大量积血,髌前皮下淤血、肿胀,严重者皮肤可发生水疱。活动时膝关节剧痛,有时可感觉到骨擦感。有移位的骨折,可触及骨折线间隙。

二、治疗

(一)非手术治疗

非手术治疗主要是手法复位加外固定。具有创伤小,操作简单、安全等优点。石膏托或管型固定适用于无移位髌骨骨折,不需手法复位,抽出关节内积血,包扎,用长腿石膏托或管型固定患肢于伸直位3~4周。在石膏固定期间练习股四头肌收缩,去除石膏托后练习膝关节伸屈活动。

(二)手术治疗

髌骨骨折超过2~3mm移位,关节面不平整超过2mm,合并伸肌支持带撕裂骨折,最好采用手术治疗。

1.手术适应证 髌骨骨折超过2~3mm移位,关节面不平整超过2mm,合并伸肌支持带撕裂骨折,最好采用手术治疗。其治疗目的是:恢复关节面形状,修复伸膝装置并牢固内固定,以允许早期活动。

2.手术方式

(1)石膏托或管形固定:此法适用于无移位髌骨骨折,不需手法复位,抽出关节内积血后包扎。用长腿石膏托或石膏管形固定患肢于伸直位3~4周,在此期间练习股四头肌收缩,去除石膏后练习膝关节屈伸活动。

(2)抱膝圈固定:无移位或移位不多(分离移位不超过0.5cm)者可用此法。因骨折容易整复,比较稳定,用绷带量好髌骨轮廓大小、作成圆圈,缠好棉花,用绷带缠好外层,另加布带四条,各长60cm。后侧垫一托板,长度由大腿中部到小腿中部,宽13cm、厚1cm,板中部两侧加上固定用的螺丝钉。骨折经整复满意,置患膝于托板上,膝关节后侧及髌骨周围衬好棉垫。将抱膝圈套于髌骨周围。固定带分别捆扎在后侧托板上。若肿胀消退,则根据消肿后髌骨轮廓大小、缩小抱膝圈。继续固定至骨折愈合。

(3)髌骨爪固定:分离移位较明显的髌骨骨折,可采用髌骨爪(抓髌器)固定,疗效颇为满意。

(4)髌骨全切除:适用于不能复位,不能部分切除的严重粉碎性骨折。

三、髌骨骨折的康复

(一)康复评定

可通过一般性检查、局部情况功能及功能及运动障碍的程度,应用手法及物理的手段进行功能的测量,必要时需与健侧进行比较测量及检查。

（二）康复计划

1.肌力检查　了解患侧肌群及健侧肌群的肌力情况,肌力检查多以徒手肌力检查法(MMT)为主(注:检查时引起髌骨骨折膝关节发生运动的动作禁止)。做直腿抬高动作及屈膝动作,查膝关节周围肌群肌力、韧带损伤。主要有髌上韧带、股四头肌及股三头肌和缝匠肌近膝关节端等(可与健侧做对比);做膝关节屈曲、过伸、内外旋转等动作,可查股四头肌、股内侧肌、骨外侧肌等肌群肌力。

2.关节活动度测量　膝关节关节活动角度,正常为:屈曲($120°\sim135°$)、过伸($5°\sim10°$)(注:髌骨骨折伤后至4~6周内不应做全关节活动范围的运动及禁止膝关节过度活动造成髌骨骨折断端发生疼痛及损伤加重)重点了解膝关节的活动范围及受限程度。

3.日常生活活动能力评定。

4.骨折处疼痛和肿胀程度　骨折处为运动后疼痛还是静止状态时疼痛。

5.是否伴有神经和血管损伤　若伴有神经损伤时会造成膝关节及股骨远端以下部位感觉减退或消失(包括浅感觉、深感觉),局部情况功能及运动障碍的程度,(注:若伴有血管损伤时局部可能出现青紫、瘀斑或肿胀。)

6.局部肌肉是否有萎缩　受伤早期肌肉萎缩不明显,后期可能会出现废用性肌萎缩,关节周围软组织挛缩等。

7.骨质疏松情况　老年人常伴有骨质疏松,X线片或骨密度检测可确诊。

8.是否伴有心理障碍。

（三）康复治疗

1.需外固定患者

(1)第一阶段(伤后或术后1周内):注意事项:保守治疗。康复:伤侧不应负重,禁止活动膝关节,无膝关节周围肌肉力量锻炼。若伴有青紫、瘀斑或肿胀出现,应进行物理因子消炎、消肿治疗,①超短波治疗:双极对置,无热或微热,10~15min/次,1次/d,10d为一个疗程;②红外偏振光治疗:垂直照射患部,以有温热感为宜,15~20/次,1~2次/d,10d为一个疗程。术后6日~8日做直腿抬高练习,9日-11d天进行抱大腿膝关节屈伸关节活动。(主要进行膝关节的屈伸及髋关节的内外旋功能练习,被动活动每个动作15~20次,主动运动每个动作5~7次,3~6次/d。③红外线治疗仪促进血液循环及肿胀消退。)若术后2~3d可开始压膝练习。也可采取如上物理因子治疗。

(2)第二阶段(伤后或术后2~3周):注意事项:膝关节保持伸展位,避免过度屈曲造成二次拉伤。康复:伤侧不应负重,在疼痛范围内适度活动膝关节,可做屈膝、内外旋活动,开始时轻轻活动,活动度数不宜过大,预防股四头肌等肌肉的失用性萎缩。

(3)第三阶段(伤后或术后4~6周):注意事项:约6周时移除外固定,患者主动屈伸练习、坐卧抱膝运动。仰卧垂腿运动、坐位加压垂腿运动等。后期钩腿练习、前后、侧向跨步练习等。日常生活:可在患肢辅助下,健侧完成一些负重动作。

(4)第四阶段(伤后或术后7~12周):注意事项:此时如无延期愈合、不愈合等并发症,无特别注意事项。负重:逐渐加至全负重。关节活动:各关节最大限度主动活动,适当增加被动活动,以最大限度恢复膝关节活动范围。肌肉力量:腿部肌肉等长锻炼及阻力锻炼。日常生活:正常愈合者可用患肢正常生活。

2.无需外固定患者

(1)手术当天:麻醉过后开始膝关节运动及股四头肌等长训练。

(2)术后1周:扶助行器不负重行走,5~7d开始膝关节屈伸功能锻炼,先CPM被动运动,再开始主动运动,如坐位加压垂腿、仰卧垂腿练习等。

(3)术后6~3月:随屈曲角度的增大开始抱膝练习,伸膝练习、屈膝练习、前后及侧向跨步练习。

(4)术后3月:进行静蹲、全蹲练习、患侧单腿蹲起练习,台阶前向下练习等。

(四)康复评价

优:骨折正常愈合,达到或接近解剖复位,无局部畸形,X线片示对位良好,膝关节活动功能正常。

良:骨折正常愈合,术后骨折略有移位,对线良好,膝关节活动功能正常。

差:骨折明显畸形愈合,或有骨不连和再次骨折,膝关节活动功能受限。

四、髌骨骨折的护理

(一)护理评估

1.一般情况评估 一般入院患者评估(评估单见附表)。

2.风险因素评估 患者的日常生活活动能力(ADL)评估(Barthel指数),Braden评估,患者跌倒、坠床风险评估(评估单见附表)。

3.评估患者对疾病的心理反应 骨折患者的应激性心理反应包括疼痛、焦虑或恐惧、陌生感、自我形象紊乱、疾病预后的担忧和失落感。

4.评估患者受伤史 患者是否有撞伤、跌倒且膝部着地史,从而估计伤情。

5.髌骨、下肢及着部情况

（1）髌骨及相关部位：望诊：髌骨区是否明显肿胀或有无皮下瘀斑，髌骨是否有隆起畸形，患侧膝部是否向内倾斜；触诊：在患处是否可摸到移位的骨折端，患肢的外展是否受限；量诊：双下肢是否等长。

（2）部位血液循环：观察甲床的颜色毛细血管回流时间是否迟缓以判断是否有髌骨下血管受压、损伤等合并症。

（3）下肢感觉：是否正常，以判断是否伴有髌骨下的胫神经及腓总神经损伤。

6.X线摄片及CT检查结果　以明确骨折的部位、类型和移动情况。

7.既往健康状况　是否存在影响活动和康复的慢性疾病。

8.生活自理能力和心理社会状况。

（二）护理诊断

1.自理能力缺陷：与骨折肢体固定后活动或功能受限有关。

2.疼痛：与创伤有关。

3.知识缺乏：缺乏骨折后预防并发症和康复锻炼的相关知识。

4.焦虑：与疼痛、疾病预后因素有关。

5.肢体肿胀：与骨折有关。

6.潜在并发症：有周围血管神经功能障碍的危险。

7.潜在并发症：有感染的危险。

（三）护理措施

1.术前护理及非手术治疗

（1）心理护理：胫骨平台骨折后，因担心腿部畸形，影响美观和功能，会有焦虑、烦躁心理。告知患者胫骨平台骨折治疗效果较好，以消除患者心理障碍。

（2）饮食护理：应予高蛋白、高维生素、高钙及粗纤维饮食。

（3）休息与体位：局部固定后，宜取半卧位或平卧位，避免患侧侧卧位，以防外固定松动、挤压患膝；应适时坐位，预防压疮及坠积性肺炎等不良并发症。日间活动不宜过多，尽量卧床休息。

（4）功能锻炼：早中期：骨折急性损伤处理后2~3d，损伤反应开始消退，肿胀和疼痛开始消退，即可开始功能锻炼。如屈踝、伸踝等主动练习，并逐渐增加幅度；晚期：骨折基本愈合，外固定去除后，锻炼目的为恢复膝关节活动，常用方法为主动运动、被动运动、助力运动和关节牵伸运动。

2.术后护理

(1)休息与体位 术后平卧。72h后可取坐位。

(2)症状护理

①疼痛:向患者解释手术后疼痛的规律,指导缓解疼痛的方法,如听音乐、看报纸与家属聊天等分散对疼痛的注意力。给予伤口周围的按摩,缓解肌紧张。正确评估患者疼痛的程度,对疼痛明显者可适当给予止痛剂。采用止痛泵止痛法,利用止痛泵缓慢从静脉内给药,减轻疼痛。②肿胀:伤口局部肿胀:术后用冰袋冷敷。患肢肢体的肿胀如患有血液循环障碍时应检查外固定物是否过紧。患肢给予抬高。③伤口:观察有无渗血渗液情况。

(3)一般护理:鼓励指导患者做些力所能及的自理活动。

(4)功能锻炼:在术后固定期间,主动进行踝关节运动。

3.出院指导

(1)心理指导:讲述疾病相关知识及介绍成功病例,帮助患者树立战胜病魔的信心。

(2)休息与体位:早期卧床休息为主,不可下床患肢负重活动。

(3)用药:出院带药时,应将药物的名称、剂量、用法、注意事项告诉患者,按时用药。

(4)饮食:早期以清淡饮食为主,如小米、大米、黑米等粥类饮食。待胃肠功能恢复正常后,可进食高蛋白、高热量、高维生素的饮食,以维持正氮平衡,蛋白质在热量的总量中占20%~30%,才能达到营养效果。蛋白质摄入增加,有利于白细胞和抗体的增加,加速创面愈合,减少疤痕形成。除此之外,因为糖类能参加蛋白质内源性代谢,能防止蛋白质转化为糖类。所以在补充蛋白质的同时应补给足够的糖类。还要鼓励患者多吃新鲜蔬菜、水果,多饮水,保持大便通畅。

(5)固定:保持患侧膝部及下肢有效固定位,并维持3周。

(6)功能锻炼:出院后指导患者患肢保持功能位,不宜过早下床,防止骨间隙增大,引起骨不连。外固定者,避免前屈、内收动作。解除外固定后,加强功能锻炼,着重练习膝的屈伸活动,力度需适中,以防过猛而再次损伤。

(7)复查时间及指征:定期到医院复查,术后1个月、3个月、6个月需行X片复查,了解骨折愈合情况。手法复位外固定者如出现骨折处疼痛加剧、患肢麻木、脚趾颜色改变,温度低于或高于正常等情况须随时复查。

（四）护理评价

1.疼痛能耐受。

2.心理状态良好,配合治疗。

3.肢体肿胀减轻。

4.切口无感染。

5.无周围神经损伤,无并发症发生。

6.X线片显示:骨折端对位、对线佳。

7.患者及家属掌握功能锻炼知识,并按计划进行,膝关节无僵直。

第十四节　胫骨平台骨折的康复护理

一、概述

（一）胫骨平台的解剖学

胫骨平台胫骨的近端的干骺端及关节面,骨科上称此解剖位置之为胫骨平台。胫骨上端与股骨下端形成膝关节。胫骨与股骨下端接触的面为胫骨平台。胫骨平台是膝关节的重要负荷结构,一旦发生骨折,使内、外平台受力不均,将产生骨关节炎改变。由于胫骨平台内外侧分别有内、外侧副韧带,平台中央有胫骨粗隆,其上有交叉韧带附着,当胫骨平台骨折时常发生韧带及半月板的损伤。

（二）病因

胫骨平台骨折可由间接暴力或直接暴力引起。高处坠落伤时足先着地,再向侧方倒下,力的传导由足沿胫骨向上,坠落的加速度使体重的力向下传导,共同作用于膝部,由于侧方倒地产生的扭转力,导致胫骨内侧或外侧平台塌陷骨折。当暴力直接打击膝内侧或外测时,使膝关节发生外翻或内翻,导致外侧或内侧平台骨折或韧带损伤。

（三）分类

Schatzker将胫骨平台骨折分为6型。

Ⅰ型:外侧平台的单纯楔形骨折或劈裂骨折。

Ⅱ型:外侧平台的劈裂压缩性骨折。

Ⅲ型:外侧平台单纯压缩性骨折。

Ⅳ型:内侧平台骨折。其可以是劈裂性或劈裂压缩性。

Ⅴ型:包括内侧平台与外侧平台劈裂的双髁骨折。

Ⅵ型:同时有关节面骨折和干骺端骨折。

(四)临床表现

外伤后膝关节肿胀疼痛、活动障碍,因系关节内骨折均有关节内积血,应注意询问受伤史,是外翻或内翻损伤,注意检查有无侧副韧带损伤。关节稳定性检查常受到疼痛、肌肉紧张的限制,特别是在双髁粉碎骨折者。在单髁骨折者,其侧副韧带损伤在对侧该侧副韧带的压痛点即为其损伤的部位;在断裂者,侧方稳定性试验为阳性,清晰的膝正侧位X线片,可显示骨折情况,特别对于无移位骨折。

二、治疗

(一)非手术治疗

1.适应证 胫骨平台骨折无移位或者骨折塌陷<2mm,劈裂移位<5mm,粉碎骨折或不易手术切开复位骨折。

2.牵引方法 跟骨牵引,重量3~3.5kg,并做关节穿刺,抽吸关节血肿,牵引期4~6周。依靠牵引力使膝关节韧带及关节紧张,间接牵拉整复部分骨折移位纠正膝内翻或外翻成角,在牵引期间积极锻炼膝关节活动,能使膝屈曲活动达90°,并使关节塑型。

3.关节镜下辅助复位及固定 关节镜下辅助复位及固定技术正在开始使用,关节镜下手术的软组织损伤少,提供较好关节面显露并能诊断及治疗并发的半月板损伤。治疗后早期开始CPM被动活动锻炼功能。

胫骨平台骨折的关节面塌陷超过2毫米,侧向移位超过5毫米;合并有膝关节韧带损伤及有膝内翻或膝外翻超过5°时应采取手术治疗。

(二)手术治疗

1.手术治疗适应证

胫骨平台骨折的关节面塌陷超过2mm,侧向移位超过5mm;合并有膝关节韧带损伤及有膝内翻或膝外翻超过5°时应采取手术治疗。

患者符合以下8条中任意一条时可选择手术治疗:

①严重的成交角畸形以致威胁皮肤完整性,采用非手术方法无法获得良好的骨折复位;②严重移位、粉碎、不稳定的关节面骨折和干骺端骨折;③合并有神经、血管损伤;④骨折端较宽分离并有软组织嵌入阻碍骨折的复位;⑤骨不连、开放性骨折或陈旧性骨折不愈合;⑥胫骨平台粉碎骨折,骨块间夹有软

组织影响骨愈合;⑦并发有神经系统或神经血管病变,如帕金森病等,不能长期忍受非手术制动时;⑧患者不能接受畸形外观,出于美观的原因,要求手术的患者等。

2.手术治疗的方式

手术内固定种类及选择:髌骨骨折的内固定有多种,总的可分为两类,一类行内固定后仍需一定时间的外固定;另一类内固定比较坚固,不需外固定。

两根钢丝分别单个上下针端固定。在粉碎骨折,还可加用横行或斜克氏针加钢丝固定。

三、胫骨平台骨折的康复

(一)康复评定

可通过一般性检查、局部情况功能及功能及运动障碍的程度,应用手法及物理的手段进行功能的测量,必要时需与健侧进行比较测量及检查。

(二)康复计划

恢复膝关节活动度,保持肌肉力量,主要有:股二头肌、半腱肌、半膜肌(屈膝),股四头肌(伸膝);恢复膝关节日常生活工作功能。

(三)康复治疗

1.伤后或术后早期(3d内)　伤后或术后早期功能锻炼的目的主要是保持肌肉的张力和减轻局部肿胀,防止出现关节僵硬和肌肉萎缩,术后置患肢于舒适位置,保持外展中立位,抬高患肢20°~30°以利于血液回流及肢体消肿,术后4h~6h即可开始进行踝关节背伸跖屈锻炼,并轻轻按摩伤口以外的肌肉以促进下肢静脉回流,减少深静脉血栓发生的机会,又能加速肿胀的消退。

2.伤后或术后2~3周　指导患者在床上进行患肢不负重活动,进行膝关节、踝关节以及足的小关节主动屈伸锻炼,髋关节的内收外展练习,股四头肌的等长收缩,利用牵引床以进行上臂的活动锻炼,训练臂力,以便下地时用拐。对于术前牵引或石膏固定时间较长,关节有一定程度僵硬的患者,应采取CPM机辅助锻炼再逐渐过渡到关节的主动功能锻炼,进而增加锻炼强度和活动范围增加膝与踝的主动运动。

3.伤后或术后4~3月　继续加强原来的功能锻炼并鼓励患者从床边扶床,拄双拐患肢不负重活动向部分负重活动逐步过渡。可用双拐开始扶助行走,从足趾着地开始负重,逐渐增加负重最后完全负重。此过程应逐渐进行

(四)康复评价

优:骨折正常愈合,达到或接近解剖复位,无局部畸形,X线片示对位良

好,肩关节活动功能正常。

良:骨折正常愈合,术后骨折略有移位,对线良好,膝关节活动功能正常。

差:骨折明显畸形愈合,或有骨不连和再次骨折,膝关节活动功能受限。

四、胫骨平台骨折的护理

(一)护理评估

1.一般情况评估　一般入院患者评估(评估单见附表)。

2.风险因素评估　患者的日常生活活动能力(ADL)评估(Barthel指数),Braden评估,患者跌倒、坠床风险评估(评估单见附表)。

3.评估患者对疾病的心理反应　骨折患者的应激性心理反应包括疼痛、焦虑或恐惧、陌生感、自我形象紊乱、疾病预后的担忧和失落感。

4.评估患者受伤史　青壮年、是否有撞伤、跌倒且膝部着地史,从而估计伤情。

5.胫骨平台、下肢及脚部情况

(1)胫骨平台及相关部位:望诊:胫骨平台区是否明显肿胀或有无皮下瘀斑,胫骨平台是否有隆起畸形,患侧膝部是否向内倾斜,是否用健足托住患侧膝部,以减轻因下肢重量牵拉所引起的疼痛;触诊:在患处是否可摸到移位的骨折端,患肢的外展和内收是否受限;量诊:两侧下肢的长度是否等长。

(2)腿部血液循环:密切观察患肢末梢血液循环、感觉、运动、足背动脉及胫后动脉搏动情况,观察患肢皮肤颜色、温度、肿胀情况,警惕本骨折并发腘动脉损伤、腓总神经损伤、筋膜间区综合征和韧带损伤。

(3)下肢感觉:是否正常,以判断是否伴有胫骨平台下的腓总神经损伤。

6.X线摄片及CT检查结果　以明确骨折的部位、类型和移动情况。

7.既往健康状况　是否存在影响活动和康复的慢性疾病。

8.生活自理能力和心理社会状况。

(二)护理诊断

1.自理能力缺陷:与骨折肢体固定后活动或功能受限有关。

2.疼痛:与创伤有关。

3.知识缺乏:缺乏骨折后预防并发症和康复锻炼的相关知识。

4.焦虑:与疼痛、疾病预后因素有关。

5.肢体肿胀:与骨折有关。

6.潜在并发症:有周围血管神经功能障碍的危险。

7.潜在并发症:有感染的危险。

(三)护理措施

1.术前护理及非手术治疗

(1)心理护理:胫骨平台骨折后,因担心腿部畸形,影响美观和功能,会有焦虑、烦躁心理。告知患者胫骨平台骨折治疗效果较好,以消除患者心理障碍。

(2)饮食护理:术前训练患者床上大小便,指导患者进高蛋白、高维生素、高钙及粗纤维饮食,多吃新鲜蔬菜、水果饮适量的水,以增强体质,提高组织修复和抗感染能力。

(3)休息与体位:局部固定后,宜卧硬板床,取半卧位或平卧位,避免侧卧位,以防外固定松动。日间活动不宜过多,尽量卧床休息。

(4)功能锻炼:早中期:骨折急性损伤处理后2~3d,损伤反应开始消退,肿胀和疼痛开始消退,即可开始功能锻炼。如屈踝、伸踝等主动练习,并逐渐增加幅度;晚期:骨折基本愈合,外固定去除后,锻炼目的为恢复膝关节活动,常用方法为主动运动、被动运动、助力运动和关节牵伸运动。

2.术后护理

(1)体位:术后平卧。

(2)术后观察:①与麻醉医生交接班,予以心电监护、吸氧,监测T、P、R、BP、SpO_2变化,每小时记录一次;②查看伤口敷料包扎情况,观察有无渗血、渗液;③注意伤口负压引流管是否通畅,防止扭曲、折叠、脱落,记录引流液的量、性质;④密切观察肢体远端动脉搏动及手指的血供感觉、活动、肤色、皮温,注意有无压迫神经和血管的现象,如出现皮肤发冷、发紫、静脉回流差,感觉麻木的症状,立即报告医生查找原因及时对症处理。

(3)症状护理:①疼痛:评估疼痛的原因,向患者解释手术后疼痛的规律,指导缓解疼痛的方法,如听音乐、看报纸与家属聊天等分散对疼痛的注意力。②给予伤口周围的按摩,缓解肌紧张。正确评估患者疼痛的程度,对疼痛明显者可适当给予止痛剂。采用止痛泵止痛法,利用止痛泵缓慢从静脉内给药,减轻疼痛;②患肢血液循环障碍:观察患者末梢循环,注意观察患肢皮肤温度和颜色、动脉搏动、毛细血管充盈时间及被动活动手指时的反应。③肿胀:伤口局部肿胀:术后1d可用冷敷,术后24h后可用热敷,或周林频谱仪、红外线灯照射。让患者平卧木板床,肩胛部垫以小枕头,使肩部后伸,予三角巾悬吊患侧上肢,保持功能位,以利静脉回流和减少肿胀。④患肢肢体的肿胀如患有血液循环障碍时应检查外固定物是否过紧。⑤出血:注意观察伤口出血量和速度,因为是微创手术,一般出血少,如出血较多,可更换敷料,必要时可给予止血药物。⑥发热:因异物植入引起的吸收热,多于术后第2d出现,经冰敷、温水擦浴或药物降温等处理,一般可于1~3d恢复正常。⑦关节僵硬:为了预防关节僵硬,应鼓励患者尽早进行患肢功能锻炼。

(4)一般护理:协助洗漱、进食,并鼓励指导患者做些力所能及的自理活动。

(5)饮食护理:加强饮食护理,鼓励患者进食,宜进营养丰富、高纤维素的饮食,防止便秘的发生。

(6)功能锻炼:在术后固定期间,主动进行踝关节运动。

3.出院指导

(1)心理指导:讲述疾病相关知识及介绍成功病例,帮助患者树立战胜病魔的信心。

(2)休息与体位:保持活动与休息时的体位要求。早期卧床休息为主,可间断下床活动。半年内不要剧烈活动,避免再次骨折。

(3)用药:出院带药时,应将药物的名称、剂量、用法、注意事项告诉患者,按时用药。

(4)饮食:骨折早期(术后1~2周),由于创伤对胃肠道的刺激,短期内出现肠蠕动减慢、腹胀、食欲不振等,因此饮食应以清淡可口,易消化的半流质或软食为主;第二阶段(术后3~5周),为骨痂形成期,饮食宜富有营养,鼓励患者多食高蛋白、高热量食物;第三阶段(伤后6~8周),为骨痂成熟期,此阶段饮食应以滋补为主,增加钙质、胶质和滋补肝肾的食品。并且一直要多食蔬菜、水果,避免辛辣刺激食物,预防便秘。

(5)固定:保持患侧膝部及下肢有效固定位,并维持3周。

(6)功能锻炼:出院后指导患者患肢保持功能位,不宜过早下床,防止骨间隙增大,引起骨不连。外固定者,避免前屈、内收动作。解除外固定后,加强功能锻炼,着重练习膝的屈伸活动,力度需适中,以防过猛而再次损伤。

(7)复查时间及指征:定期到医院复查,术后1个月、3个月、6个月需行X片复查,了解骨折愈合情况。手法复位外固定者如出现骨折处疼痛加剧、患肢麻木、脚趾颜色改变,温度低于或高于正常等情况须随时复查。

(五)护理评价

1.疼痛能耐受。

2.心理状态良好,配合治疗。

3.肢体肿胀减轻。

4.切口无感染。

5.无周围神经损伤,无并发症发生。

6.X线片显示:骨折端对位、对线佳。

7.患者及家属掌握功能锻炼知识,并按计划进行,膝关节无僵直。

第十五节　胫腓骨干骨折的康复护理

一、概述

(一)应用解剖学

胫腓骨是长管状骨中最常发生骨折的部位,约占全身骨折的13.7%。10岁以下儿童尤为多见,其中以胫腓骨双骨折最多,胫骨骨折次之,单纯腓骨骨折最少。胫腓骨由于部位的关系,遭受直接暴力打击、压轧的机会较多。又因胫骨前内侧紧贴皮肤,所以开放性骨折较多见。严重外伤、创口面积大、骨折粉碎、污染严重、组织遭受挫伤为本症的特点。

(二)病因(图1-28)

1.直接暴力　胫腓骨干骨折以重物打击,踢伤,撞击伤或车轮碾轧伤等多见,暴力多来自小腿的外前侧。骨折线多呈横断型或短斜行。巨大暴力或交通事故伤多为粉碎性骨折。骨折部位以中下1/3较多见,由于营养血管损伤,软组织覆盖少,血运较差等特点。延迟愈合及不愈合的发生率较高。

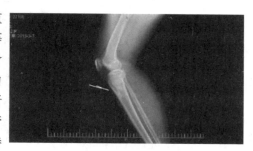

图1-28　胫腓骨干骨折

2.间接暴力　为由高处坠下、旋转、暴力、扭伤或滑倒等所致的骨折,特别是骨折线多呈斜行或螺旋形。腓骨骨折线较胫骨骨折线高,软组织损伤小,但骨折移位、骨折尖端穿破皮肤形成穿刺性、开放伤的机会较多。

儿童胫腓骨骨折遭受外力一般较小,加上儿童骨皮质韧性较大,多为青枝骨折。

(三)分类

胫骨骨折可分为三种类型:

1.单纯骨折　包括斜行骨折、横行骨折及螺旋骨折。

2.蝶形骨折　蝶形骨块的大小和形状有所不同,因扭转应力致成的蝶形骨折块较长,直接打击的蝶形骨折块上可再有骨折线。

3.粉碎骨折　一处骨折粉碎、还有多段骨折。

(四)临床表现

1.症状　胫腓骨骨折多为外伤所致,如撞伤、压伤、扭伤或高处坠落伤等。伤肢疼痛并出现肿胀、畸形等。胫骨的位置表浅,局部症状明显,胫腓骨骨折引起的局部和全身并发症较多,所产生的后果也往往比骨折本身更严重。要注意有无重要血管神经的损伤。当胫骨上端骨折时,尤其要注意有无胫前动脉、胫后动脉以及腓总神经的损伤。还要注意小腿软组织的肿胀程度,有无剧烈疼痛等小腿筋膜间隙综合征的表现。

2.体征　正常情况下,足指内缘、内踝和髌骨内缘应在同一直线上,胫腓骨折如发生移位,则此正常关系丧失。对小儿骨折,由于胫骨骨膜较厚,骨折后常仍能站立,卧位时膝关节也能活动,局部可能肿胀不明显,即临床体征不明显。如小腿局部有明显压痛时,要拍摄X线片,注意不能漏诊。

二、治疗

胫腓骨骨折的治疗目的是恢复小腿的承重功能。因此骨折端的成角畸形与旋转移位应该予以完全纠正,以免影响膝踝关节的负重功能和发生关节劳损。除儿童病例外,虽可不强调恢复患肢与对侧等长,但成年病例仍应注意使患肢缩短不多于1cm,畸形弧度不超过10°,两骨折端对位至少应在2/3以上。治疗方法应根据骨折类型和软组织损伤程度选择外固定或开放复位内固定。

(一)手法复位外固定

适用于稳定性骨折,或不稳性骨折牵引3周左右,待有纤维愈合后,再用石膏进行外固定。石膏固定的优点是可以按肢体的轮廓进行塑型,固定确实。但如包扎过紧,可造成肢体缺血甚至发生坏死;包扎过松或肿胀消退,肌肉萎缩可使石膏松动,骨折必将发生移位。因此固定期中要随时观察,包扎过紧应及时剖开,发生松动应及时更换。一般胫腓骨骨折急诊固定后,常需于3周左右更换一次石膏。更换后包扎良好的石膏不再随意更换,以免影响骨折愈合。但仍应定期随访,观察石膏有无松动及指导患者进行功能锻炼。

长腿石膏固定的缺点是固定范围超越关节,胫骨骨折愈合时间长,常可影响膝、踝关节活动功能。为此,可在石膏固定6~8周已有骨痂形成时,改用小夹板固定,开始关节活动。

(二)开放复位内固定

胫腓骨骨折一般骨性愈合期较长,长时间的石膏外固定,对膝、踝关节的功能必然造成影响。另外,由于肌肉萎缩和患肢负重等因素,固定期可能发生骨折移位。因此,对不稳定性骨折采用开放复位内固定者日渐增多,并可根据不同类型的骨折采用不同的方式和内固定方法。

1.螺丝钉内固定　斜行或螺旋形骨折,可采用螺丝钉内固定,于开放复位后,用1或2枚螺丝钉在骨折部固定,用以维持骨折对位,然后包扎有衬垫石膏,2~3周后改用无垫石膏固定10~12周。但1或2枚螺丝钉仅能维持骨折对位,只起到所谓骨缝合的作用,固定不够坚固。整个治疗期内必须有坚强的石膏外固定。

2.钢板螺丝钉固定　斜行、横断或粉碎性骨折均可应用。由于胫骨前内侧皮肤及皮下组织较薄,因此钢板最好放在胫骨外侧、胫前肌的深面。

3.髓内钉固定　胫骨干的解剖特点是骨髓腔较宽,上下两端均为关节面。一般髓内钉打入受到限制,且不易控制旋转外力;又因胫骨骨折手法复位比较容易,不稳定骨折需要卧床牵引的时间较短,因此以往胫骨髓内钉的应用不如股骨髓内钉普遍。

4.外固定架　有皮肤严重损伤的胫腓骨骨折,外固定架可使骨折得到确实固定,并便于观察和处理软组织损伤,尤其适用于肢体有烧伤或脱套伤的创面处理。粉碎性骨折或骨缺损时,外固定架可以维持肢体的长度,有利于晚期植骨。外固定架的另一优点是膝、踝关节运动不受影响,甚至可带支架起床行走,因此近年来应用较多。

(三)开放性胫腓骨骨折的处理方法

小腿开放性骨折的软组织伤轻重不等,可发生大面积皮肤剥脱伤、组织缺损、肌肉绞轧挫灭伤、粉碎性骨折和严重污染等。早期处理时,创口开放或是闭合,采用什么固定方法均必须根据不同伤因和损伤程度做出正确的判断。小腿的特点是前侧皮肤紧贴胫骨,清创后勉强缝合,常因牵拉过紧造成缺血、坏死或感染。因此,对 Gustilo Ⅰ 型或较清洁的 Ⅱ 型伤口,预计清创后一期愈合无大张力者可行一期缝合;对污染严重,皮肤缺损或缝合后张力较大者,均应清创后令其开放。如果骨折需要内固定,也可在内固定后用健康肌肉覆盖骨折部,令皮肤创口开放,等炎症局限后,延迟一期闭合创面或二期处理。大量临床资料证实,延迟一期闭合创口较一期缝合的成功率高。

(四)骨折的固定

预计创口能够一期愈合或延迟一期闭合创面的伤例,可按闭合性骨折处理原则进行治疗;如果需要内固定,可以在手术同时进行。对于污染严重或失去清创时机,感染可能性大的伤例,单纯外固定不能维持骨折对位时,可行跟骨牵引或用外固定架固定,一般不应一期内固定。

1.髓内锁钉 已于前文中述及胫骨髓腔中间细,两端粗,单纯髓内钉,难于控制两端,自20世纪90年代初,髓内锁钉出现,积极扩大了髓内锁钉在胫骨骨折的应用。开始为了加大髓内钉的直径,以便固定后,不用外固定,用于治疗各类型胫骨骨折,取得良好效果,但扩髓破坏了髓腔血供。

2.髓内扩张自锁钉 直径8mm的髓针,对绝大多数成年病例,可不扩髓,加以内针直径可达9~11mm,以固定髓腔,不需锁钉。治疗胫骨骨折,可适于上、中下1/3各型骨折、多段骨折及开放骨折。

三、胫腓骨骨干骨折的康复

(一)康复评定

1.运动功能评定。

2.心肺功能评定。

3.感知功能评定。

4.日常生活活动能力和生存质量的评定。

5.神经肌肉电生理检查。

(二)康复计划

康复训练表格。

(三)康复治疗

1.术后早期(0~3d) 术后早期功能锻炼的目的主要是保持肌肉的张力和减轻局部肿胀,防止出现关节僵硬和肌肉萎缩。术后置患肢于舒适的位置,保持外展中立位,抬高患肢20°~30°以利于血液回流及肢体消肿,术后4h~6h即可开始进行踝关节背伸跖屈锻炼,并轻轻按摩伤口以外的患肢肌肉,这样可促进下肢静脉回流,减少深静脉血栓发生的机会,又能加速肿胀的消退。术后第1d鼓励其深呼吸,有效咳嗽,同时上肢外展,扩胸增进体力,以维持上肢关节的活动范围,增加心肺功能。

2.术后中期(3~2周) 指导患者在床上患肢不负重活动,进行肢体膝关节、踝关节。以及足的小关节主动伸屈锻炼,髋关节的内收外展练习,股四头肌的等长收缩,利用牵引床以进行上臂活动锻炼,训练臂力,以便下地时用拐。对于术前牵引或石膏固定时间较长,关节有一定程度僵硬的患者,应采取CPM机辅助锻炼,再逐渐过渡到关节的主动功能锻炼。逐渐增加锻炼强度和活动范围,增加膝与踝的主动运动。

3.术后晚期(术后2~3月) 继续加强原来的功能锻炼并鼓励患者从床边扶床,挂双拐患肢不负重活动向部分负重活动逐步过渡。可用双拐开始扶助行走,从足趾着地开始负重,逐渐增加负重最后完全负重。此过程应逐渐进行。

四、胫腓骨骨折的护理

(一)护理评估

1.一般情况评估 一般入院患者评估(评估单见附表)。

2.风险因素评估 患者的日常生活活动能力(ADL)评估(Barthel指数),Braden评估,和患者跌倒、坠床风险评估(评估单见附表)。

3.评估患者对疾病的心理反应。

4.评估患者有无外伤史。

5.评估患者是否有骨折专有的体征。

6.评估患者有无软组织损伤和下肢神经功能及动脉有无损伤。

7.X线摄片及CT检查结果 以明确骨折的部位、类型和移动情况。

8.评估既往健康状况 患者是否存在影响活动和康复的慢性疾病。

9.评估患者生活自理能力和心理社会状况。

(二)护理诊断

1.疼痛:与骨折有关。

2.焦虑/恐惧:与疼痛、长期卧床及担忧预后有关。

3.有感染的危险:与皮肤受损、开放性骨折及内固定有关。

4.皮肤完整性受损的危险:与骨折后躯体活动受限有关。

5.潜在并发症:脂肪栓塞、骨筋膜室综合征、坠积性肺炎、骨化性肌炎、创伤性关血性骨坏死、缺血性肌痉挛。

(三)护理措施

1.非手术治疗及术前护理

(1)休息与体位:抬高患肢,促进静脉血液回流。保持外固定松紧适度,防止因伤后肢体肿胀使外固定过紧,造成压迫而引起血液循环障碍。

(2)石膏固定的护理:密切观察患肢的疼痛程度,有无麻木感,石膏固定24h内要经常检查足趾的背伸和跖屈情况,以判断腓总神经是否受压。只要怀疑神经受压,就应立即刨开石膏减压。

(3)小夹板固定的护理:随时查看小夹板的松紧度及肢体有无麻木,疼痛等。严防局部压疮,肢体坏死等严重并发症。

(4)牵引的护理:同牵引患者护理。

(5)同骨科常规术前护理。

2.术后护理

(1)同骨科常规术后护理。

(2)外固定器护理:同骨外固定术护理。

(3)密切观察患肢远端血液循环、感觉、运动、足背动脉及胫后动脉搏动情况,观察患肢皮肤颜色、温度、肿胀情况,警惕骨折合并腘动脉损伤、腓总神经损伤及小腿骨筋膜间区综合征,发现肢体远端动脉搏动触及不清、肢端发凉、感觉迟钝、肿胀严重、皮肤颜色改变,应立即通知医生,做出紧急处理。

(4)骨筋膜室综合征:切开术后须密切观察生命体征和出入水量变化,维持水电解质平衡,注意有无肾功能损害。

(5)抬高患肢,促进静脉血液回流,以减轻水肿和疼痛,促进伤口愈合。取髂骨植骨的患者,术后第2d半卧位,放松髂肌减轻压痛。

(6)患肢功能锻炼应尽早开始,防止膝、踝关节强直和肌肉萎缩。同时,在外固定坚强牢固的情况下,早期下床,适当给骨折端以应力刺激,促进骨折愈合。

3.出院指导

(1)心理指导:由于胫腓骨骨折术后并发症较多尤其是开放骨折延迟愈合,给患者带来较重的思想负担,表现为悲观、焦虑情绪,应多关心体贴患者,促进康复。

(2)饮食指导:向患者宣教加强营养的重要性,注意食物的色香味,增加食欲。给予高热量,高蛋白,高维生素饮食。多食动物内脏如心、肝、肾、排骨汤以及新鲜瓜果蔬菜,以促进骨折愈合。

4.出院指导

(1)同骨科出院指导。

(2)定期到医院复查:术后1个月、3个月、6个月需行X片复查,了解骨折愈合情况。手法复位外固定者如出现骨折处疼痛加剧、患肢麻木、脚趾颜色改变,温度低于或高于正常等情况须随时复查。

(3)扶拐下床活动患侧肢体全脚着地,防止摔倒,加强患肢膝踝关节伸屈锻炼,如有踝关节功能障碍可做踝部旋转,斜坡练步等功能锻炼,踝关节僵硬者,可做踝关节的下蹲背伸和站立屈膝背伸等。

（4）保持心情愉快，劳逸适度。

（四）护理评价

1. 疼痛能耐受。

2. 心理状态良好，配合治疗。

3. 肢体肿胀减轻。

4. 切口无感染。

5. 无周围神经损伤，无并发症发生。

6. X线片显示：骨折端对位、对线佳。

7. 患者及家属掌握功能锻炼知识，并按计划进行。

第十六节　胫腓骨远端骨折的康复护理

一、概述

胫骨远端爆裂骨折是高速纵向压力造成胫骨下关节面粉碎性骨折，及胫骨远端粉碎性骨折，骨折片向四周爆裂但该处四周仅由皮肤包围，不能提供骨片向四周移位的空间，皮肤必然受到莫大张力形成水疱，甚至皮肤破裂，骨片尖端可刺破皮肤虽然是由内向外的开放骨折，不同于由外向内伤力造成的开放骨折，但决不能忽视感染的危险性在许多病例远端腓骨遭受弯曲或扭转伤力而骨折，且明显移位，肢体缩短。

（一）病因（图1-29）

本病多由于直接暴力引起，直接暴力多见为压砸、冲撞、打击致伤，骨折线为横断或粉碎型；有时两小腿在同一平面折断，软组织损伤常较严重，易造成开放性骨折。间接暴力多见为高处跌下，跑跳的扭伤或滑倒所致的骨折；骨折线常为斜型或螺旋型，胫骨与腓骨多不在同一平面骨折。

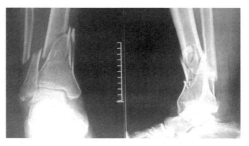

图1-29　胫腓骨远端骨折

（二）临床表现

局部疼痛、肿胀，畸形较显著，表现成角和重叠移位。应注意是否伴有腓总神经损伤,胫前、胫后动脉损伤,胫前区和腓肠肌区张力是否增加。往往骨折引起的并发症比骨折本身所产生的后果更严重。

二、治疗

(一)手法复位和外固定

麻醉后,两个助手分别在膝部和踝部做对抗牵引,术者两手在骨折端根据透视下移位的方向,推压挤捏骨断端整复,复位后可用小夹板或长腿石膏固定。

(二)骨牵引

如斜形、螺旋、粉碎型等胫腓骨折因骨断端很不稳定,复位后不易维持良好对位以及骨折部有伤口,皮肤擦伤和肢体严重肿胀,必须密切观察肢体的病例,不能立即以小夹板或石膏夹板固定,最好用跟骨持续牵引。

三、胫腓骨远端骨折的护理

(一)护理评估

1.一般情况评估 一般入院患者评估(评估单见附表)。

2.风险因素评估 患者的日常生活活动能力(ADL)评估(Barthel指数),Braden评估,和患者跌倒、坠床风险评估(评估单见附表)。

3.评估患者对疾病的心理反应。

4.评估患者是否有外伤史。

5.评估患者是否有骨折专有的体征。

6.评估患者有无软组织损伤和下肢神经功能及腓动脉有无损伤。

7.X线摄片及CT检查结果 以明确骨折的部位、类型和移动情况。

8.评估患者既往健康状况 患者是否存在影响活动和康复的慢性疾病。

9.评估患者生活自理能力和心理社会状况。

(二)护理诊断

1.自理能力缺陷:与骨折肢体固定后活动或功能受限有关。

2.疼痛:与创伤有关。

3.焦虑:与疼痛、疾病预后因素有关。

4.知识缺乏:缺乏骨折后预防并发症和康复锻炼的相关知识。

5.肢体肿胀:与骨折有关。

6.潜在并发症:有周围血管神经功能障碍的危险。

7.潜在并发症:有感染的危险。

（三）护理措施

1.非手术治疗及术前护理

（1）饮食护理：术前训练患者床上大小便，指导患者进高蛋白、高维生素、高钙及粗纤维饮食，多吃新鲜蔬菜水果饮适量的水，以增强体质，提高组织修复和抗感染能力。

（2）休息与体位：抬高患肢，促进静脉血液回流。保持外固定松紧适度，防止因伤后肢体肿胀使外固定过紧，造成压迫而引起血液循环障碍。

（3）石膏固定的护理：密切观察患肢的疼痛程度，有无麻木感，石膏固定24h内要经常检查足趾的背伸和跖屈情况，以判断腓总神经是否受压。只要怀疑神经受压，就应立即刨开石膏减压。

（4）小夹板固定的护理：随时查看小夹板的松紧度及肢体有无麻木，疼痛等。严防局部压疮，肢体坏死等严重并发症。

（5）牵引的护理

①始终保持有效牵引

②做好患肢的护理，每日用温水擦洗2次，按摩受压部位，防止压疮。

③有皮肤和软组织损伤者，保持创面的无菌和敷料的清洁干燥，对肿胀严重者，用25%的硫酸镁湿敷。

（6）并发症的观察和护理

①警惕小腿骨筋膜室综合征，重点要观察"5P"征。

②神经损伤：胫骨上端骨折患者若出现下述情况，则提示有腓总神经损伤。

③关节僵硬：功能锻炼是恢复患肢功能的重要措施。

2.术后护理

（1）心理护理：由于胫腓骨骨折术后并发症较多尤其是开放骨折延迟愈合，给患者带来较重的思想负担，表现为悲观、焦虑情绪，应多关心体贴患者，促进康复。

（2）饮食护理：对于骨折患者，要在饮食上多下工夫，做到营养丰富，色、香、味俱佳，以刺激食欲。①骨折早期应以清淡为主，忌吃酸辣、燥热、油腻之品，不可过早施以肥腻滋补之品，否则瘀血积滞，难以消散，必致拖延病情，使骨痂生长迟缓，影响关节功能的恢复。可给予新鲜蔬菜、蛋类、豆制品、田七煲瘦肉汤；②骨折中期，此期骨折部位瘀血已去，疼痛消失，胃肠功能恢复，食欲增加，饮食应由清淡转为适当的高营养补充，以满足骨痂生长的需要。可在食谱中加以骨头汤、田七煲鸡、动物肝脏之类的补给更多的维生素AD、钙及蛋白质;③骨折后期,此期饮食治疗适宜进补,通过补益肝肾、气血以促进更牢固的骨痂生成,同时还要补给足够的钙磷物质,以利于骨质的钙化。继续给予骨头汤、鹿筋汤、瘦肉、乳制品、牛奶、蛋黄、鱼肝油等含钙、维生素D较丰富的食物,能饮酒者可适量选用杜仲骨碎补酒、鸡血藤酒,以舒筋活络。

（3）一般护理

①抬高患肢,促进静脉血液回流,以减轻水肿和疼痛,促进伤口愈合。

②观察伤口渗血情况以及引流液的性质和量,保证伤口敷料的清洁干燥和创面无特殊异味。

③伤口疼痛时可适当用止痛剂。

④取髂骨植骨的患者,术后第2d半卧位,放松髂肌减轻压痛。

⑥采用单纯螺钉内固定和用普通钢板内固定术后,仍需用长腿石膏外固定8~10周,老年患者为了避免关节僵硬,术后4周左右改短腿石膏或石膏夹板。

（4）外固定器的护理

①术后将小腿抬高并置于中立位。

②固定针可能造成神经、血管损伤,应密切观察患肢神经症状。

③局部按摩促进血液循环。

④伤口肿胀者,密切观察渗血量,防止活动性出血,及时更换敷料。

⑤预防针眼感染

（5）骨筋膜室综合征切开术后须密切观察生命体征和出入水量变化,维持水电解质平衡,注意有无肾功能损害。

（6）用药护理:出院带药时,应将药物的名称、剂量、用法、注意事项告诉患者,按时用药。

3.出院指导

（1）小腿部肌肉丰富,骨折时常合并软组织挫伤、血管损伤,加上骨折后的固定,很容易造成骨筋膜室综合征的发生。向患者及家属介绍本征的发生机制、主要临床表现,特别强调其危害性,使他们提高警惕,以便能够早期发现征象,及时报告医护人员紧急处理,避免严重后果的发生。

（2）休息与体位:嘱患者将患肢放平,不能抬高,以免加重组织缺血;不能热敷或按摩,以免温度升高加快组织代谢。

（3）功能锻炼:提醒患者在三个固定后要经常活动足趾,检查其背伸和趾屈情况,以判断腓总神经是否受压。让患者了解神经受压只需1小时即可造成麻痹,但及时解除压迫即可恢复,压迫6小时~12h就可造成永久性的神经损害。

（4）饮食：宜高蛋白、高钙及高维生素饮食，以促进骨折愈合。

（5）注意事项：扶拐下床活动患侧肢体全足底着地，防止摔倒。加强患肢膝、踝关节屈伸锻炼，如有踝关节功能障碍可行踝部旋转、斜坡练步等；踝关节僵硬者，可行踝关节的下蹲背伸和站立屈膝背伸等。

（6）复诊：出院后3个月、6个月、1年复查X线片以了解骨折愈合情况。

（四）护理评价

1.疼痛能耐受。

2.心理状态良好，配合治疗。

3.肢体肿胀减轻。

4.切口无感染。

5.无周围神经损伤，无并发症发生。

6.X线片显示：骨折端对位、对线佳。

7.患者及家属掌握功能锻炼知识，并按计划进行。

第十七节　踝部骨折的康复护理

一、概述

（一）踝部的解剖学

踝部是小腿的胫骨与腓骨最下端与脚部结合的骨骼点，一般在普通的生活中，行走经常会扭到脚，轻则疼痛，重则拉伤韧带乃至骨膜受损。

（二）病因（图1-30）

踝骨一般不会出现骨折情况，多半是在扭到脚后出现骨裂。踝骨骨折是由于外伤或病理等原因致使骨质部分或完全断裂的一种疾病。

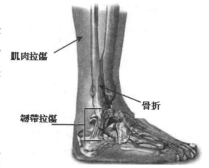

图1-30　踝骨骨折

（三）分类

1.内翻（内收）　该型骨折可分Ⅲ度。

（1）Ⅰ度：单纯内踝骨折，骨折缘由胫骨下关节面斜上内上，接近垂直方向。

（2）Ⅱ度：暴力较大，内踝发生撞击骨折的同时，外踝发生撕脱骨折，称双踝骨折。

（3）Ⅲ度：暴力较大，在内外踝骨折同时距骨向后撞击胫骨后缘，发生后踝骨折（三踝骨折）。

2.外翻（外展） 此型骨折按骨折程度可分为Ⅲ度。

（1）Ⅰ度：单纯内踝撕脱骨折，骨折线呈横行或短斜行，骨折面呈冠状，多不移位。

（2）Ⅱ度：暴力继续作用，距骨体向外踝撞击，发生外踝斜行骨折，即双踝骨折。如果内踝骨折的同时胫腓下韧带断裂，可以发生胫腓骨下端分离，此时距骨向外移位，可在腓骨下端相当于联合韧带上方，形成扭转外力，造成腓骨下1/3或中1/3骨折，称为Dupuytren骨折。

（3）Ⅲ度：暴力过大，距骨撞击胫骨下关节面后缘，发生后踝骨折，即三踝骨折。

3.外旋骨折 发生在小腿不动足部强力外旋，或足不动小腿强力内转时，距骨体的前外侧挤压外踝前内侧，造成腓骨下端斜行或螺旋形骨折亦可分成Ⅲ度。

（1）Ⅰ度：骨折移位较少，如有移位，其远骨折端为向外，向后并向外旋转。

（2）Ⅱ度：暴力较大，发生内侧付韧带断裂或发生内踝撕脱骨折，即双踝骨折。

（3）Ⅲ度：强大暴力，距骨向外侧移位，并向外旋转，撞击后踝，发生三踝骨折。

4.纵向挤压骨折 高处坠落，足跟垂直落地时，可致胫骨前缘骨折，伴踝关节向前脱位。如果暴力过大，可造成胫骨下关节面粉碎骨折。凡严重外伤，发生三踝骨折时，踝关节完全失去稳定性并发生显著脱位，称为Pott骨折。

（四）临床表现

主要表现为脚踝局部肿胀、疼痛、青紫、功能障碍、畸形及骨擦音等。

二、治疗

踝关节面比髋、膝关节面积小，但其承受的体重却大于髋膝关节，而踝关节接近地面，作用于踝关节的承重应力无法得到缓冲，因此对踝关节骨折的治疗较其他部位要求更高，踝关节骨折解剖复位的重要性越来越被人们所认识，骨折后如果关节面稍有不平或关节间隙稍有增宽，均可发生创伤性关节炎。无论哪种类型骨折的治疗，均要求胫骨下端即踝关节与距骨体的鞍状关节面吻合一致,而且要求内、外踝恢复其正常生理斜度,以适应距骨后上窄、前下宽形态。

(一)无移位骨折

用小腿石膏固定踝关节背伸90°中立位,1~2周待肿胀消退石膏松动后,可更换一次,石膏固定时间一般为6~8周。

(二)有移位骨折

1.手法复位外固定 手法复位的原则是采取与受伤机制相反的方向,手法推压移位的骨块使之复位。如为外翻骨折则采取内翻的姿势,足部保持在90°背伸位,同时用两手挤压两踝使之复位。骨折复位后,小腿石膏固定6~8周。

2.手术复位内固定 踝关节骨折的治疗,应要求解剖复位,对手法复位不能达到治疗要求者,仍多主张手术治疗。

三、踝骨骨折的康复

1.术后0~2周 根据损伤和手术特点,为使踝关节可以愈合牢固,有一些患者需要石膏托或支具固定2~4周。固定期间未经医生许可只能进行下述练习,盲目活动很可能造成损伤。

(1)术后1~3d:活动足趾:用力、缓慢、尽可能大范围地活动足趾,但绝对不可引起踝关节的活动。5分/组,组/小时。开始直抬腿练习:包括侧抬腿和后抬腿,避免肌肉过度萎缩无力。30次/组,组间休息30s,每次4~6组/次。2~3次/天。练习时有可能因石膏过重无法完成。

(2)术后一周:膝关节的弯曲和伸直练习:因组织制动,可能影响膝关节活动,要重视。15~20min/次,1d1次即可。大腿肌肉练习:抗阻伸膝、抗阻屈膝。练习大腿的绝对力量,选中等负荷(完成20次动作即感疲劳的负重量),20次/组,组间休息60s,2~4组/天。

2.术后2周 如果患者踝关节没有石膏固定,即可以开始下述练习,如果佩戴石膏,要经医生检查,去石膏或支具后练习踝关节的活动,练习后继续佩戴石膏或支具。

(1)主动活动踝关节:包括屈伸和内外翻。缓慢用力,最大限度。但必须无痛或略痛,防止过度牵拉造成不良后果。10~15min/次,2次/d,训练前热水泡脚20~30min或条件允许的情况下,强度不超过6的水针灸,以提高组织的延展性,利于练习。

(2)逐步开始被动踝关节屈伸练习:逐渐加力,时间同上。2~3月内和好脚踝一致即可。

（3）内外翻练习：必须在无痛或微痛的范围内，增加活动度和活动力度。因组织愈合尚未完全愈合，不可过度牵拉。时间同上。训练前热水泡脚20~30min或水针灸20min，强度控制在6以内，以提高组织的延展性，利于练习。

3.术后4~8周　根据X线检查结果，由专业医生决定是否开始与下肢负重有关的练习。此期可以拆除石膏或支具固定。

（1）开始踝关节及下肢负重练习：前跨步、后跨步、侧跨步，要求动作缓慢、有控制、上体不晃动。力量增加后，可双手提重物，增加负荷。20次/组，组间休息30s，2~4组/次，2~3次/d。

（2）强化踝关节周围肌肉力量：抗阻勾脚、抗阻绷脚、抗阻内外翻。30次/组，组间休息30s，4~6组，2~3次/d。

4.术后8周

（1）强化踝关节和下肢的各项肌力：静蹲。2min/次，休息5s，共10min，2~3次/d。提踵：训练量同上，从双腿过渡到单腿。台脚前向下练习：要求缓慢有控制，上体不晃动。20次/组，组间休息30s，2~3次/d。

（2）强化踝关节的活动度：保护下全蹲，双腿平均分配力量，尽可能使臀部接触足跟。3~5min/次，1~2次/d。

（3）注意：此期骨折愈合尚在生长改建，故练习及训练就循序渐进，不可勉强或盲目冒进。且应强化肌力以保证踝关节在运动中的稳定，并应注意安全，绝对避免再次摔倒。

5.术后12周

（1）3个月后可以开始由慢走过渡到快走练习。

（2）6个月后开始恢复体力劳动和运动。

四、踝部骨折的护理

（一）护理评估

1.一般情况评估　一般入院患者评估（评估单见附表）。

2.风险因素评估　患者的日常生活活动能力（ADL）评估（Barthel指数），Braden评估，和患者跌倒、坠床风险评估（评估单见附表）。

3.评估患者对疾病的心理反应。

4.是否有外伤史。

5.是否有骨折专有的体征。

6.评估患者有无软组织损伤。

7.X线摄片及CT检查结果　以明确骨折的部位、类型和移动情况。

8.评估既往健康状况　患者是否存在影响活动和康复的慢性疾病。

9.评估患者生活自理能力和心理社会状况。

(二)护理诊断

1.疼痛:与骨折有关。

2.恐惧:与担心疾病的预后有关

3.知识缺乏:与缺乏疾病相关知识有关

4.有感染的危险:与手术和长期卧床有关

5.潜在并发症:关节僵硬、感染、畸形愈合、创伤性关节炎

(三)护理措施

1.术前护理

(1)跟骨牵引

(2)石膏护理

2.术后护理

(1)休息与体位:抬高患肢,高于心脏水平15~20cm,促进血液循环以利消肿,可持续数月,适当使用消肿药物。

(2)渗血情况:渗血较多,及时更换辅料,保持干燥,防止伤口感染。若有活动性出血,及时通知医生进行处理。

(3)密切观察肢体远端搏动及感觉、活动,有无血管神经损伤。

3.出院指导

(1)将后期功能锻炼方法教给患者,指导其有计划地功能锻炼,循序渐进,以不疲劳为度,避免再次损伤。

(2)关节如有僵硬及疼痛,在锻炼的基础上继续配中药外洗,展筋酊按摩;继续服用接骨药物。定期到到医院复查,根据骨折愈合情况,确定解除内外固定的时间。

(3)嘱患者食高热量、高维生素、高钙、高锌、高铜饮食,以利骨折修复和机体消耗的补充。

(4)鼓励患者每日到户外晒太阳1小时,对不能到户外晒太阳的伤员要补充鱼肝油滴剂或维生素D奶、酸奶等。

(5)保持心情舒畅,以利于骨折愈合。

(四)护理评价

1.疼痛能耐受。

2.心理状态良好,配合治疗。

3.肢体肿胀减轻。

4.切口无感染。

5.无周围神经损伤，无并发症发生。

6.X线片显示：骨折端对位、对线佳。

7.患者及家属掌握功能锻炼知识，并按计划进行。

第十八节　距骨骨折的康复护理

一、概述

距骨骨折是以局部肿胀、疼痛、皮下淤斑、不能站立行走等为主要表现的距骨部骨折。距骨骨折较少见，多由直接暴力压伤或由高处坠落间接挤压所伤，后者常合并跟骨骨折。距骨骨折预后并不十分理想，易引起不愈合或缺血性坏死，应及早诊治。

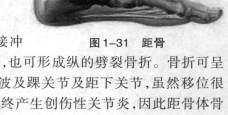

图1-31　距骨

（一）病因

距骨体骨折多为高处跌下，暴力直接冲击所致。距骨体可在横的平面发生骨折，也可形成纵的劈裂骨折。骨折可呈线状、星状或粉碎性。距骨体骨折往往波及踝关节及距下关节，虽然移位很轻，但可导致上述关节的阶梯状畸形，最终产生创伤性关节炎，因此距骨体骨折预后比距骨颈骨折更差。

1.距骨颈部及体部骨折　多由高处坠地，足跟着地，暴力沿胫骨向下，反作用力从足跟向上，足前部强力背屈，使胫骨下端前缘插入距骨的颈、体之间，造成距骨体或距骨颈骨折，后者较多。如足强力内翻或外翻，可使距骨发生骨折脱位。距骨颈骨折后，距骨体因循环障碍，可发生缺血性坏死。

2.距骨后突骨折　足强力跖屈被胫骨后缘或跟骨结节上缘冲击所致。

（二）临床表现

伤后踝关节下部肿胀、疼痛、不能站立和负重行走。功能障碍都十分显著，易与单纯踝关节扭伤混淆。距骨颈Ⅱ度骨折，踝关节前下部有压痛和足的纵轴冲挤痛。距骨体脱出踝穴者，踝关节内后部肿胀严重，局部有明显突起，拇趾多有屈曲挛缩,足外翻、外展。可在内踝后部触到骨性突起,局部皮色可出现苍白缺血或发绀。

若为距骨后突骨折,除踝关节后部压痛外,足呈跖屈状,踝关节背伸跖屈均可使疼痛加重;若为纵形劈裂骨折,踝关节肿胀严重或有大片淤血斑,呈内翻状畸形;可在踝关节内侧或外下侧触到移位的骨块突起。

二、治疗

距骨除颈部有较多的韧带附着,血循环稍好,上、下、前几个方向都是与邻骨相接的关节面,缺乏充分的血循供给,故应注意准确复位和严格固定,否则骨无菌性坏死和不连接发生率较高。根据骨折的类型及具体情况不同,采取相应的治疗措施。

(一)无移位的骨折

应以石膏靴固定6~8周,在骨折未坚实愈合前,尽量不要强迫支持体重。

(二)有移位的骨折

距骨头骨折多向背侧移位,可用手法复位,注意固定姿势于足跖屈位使远断端对近断端,石膏靴固定6~8周。待骨折基本连接后再逐渐矫正至踝关节90°功能位,再固定4~6周,可能达到更坚实的愈合。尽量不要强迫过早支重。距骨体的骨折如有较大的分离,手法复位虽能成功,但要求严格固定10~12周。如手法复位失败,可以采用跟骨牵引3~4周,再手法复位。然后改用石膏靴严格固定10~12周。但因距骨体粉碎或劈裂骨折时,上下关节软骨面多在损伤,愈合后发生创伤性关节炎的比例较高,恢复常不十分满意。

距骨后突骨折如移位,骨折片不大者可以切除,骨折片较大影响关节面较多时,可用克氏针固定,石膏靴固定8周。

(三)闭合复位失败多需手术切开整复和用螺丝钉内固定

距骨颈骨折约占距骨骨折的30%。自高处坠落时,足与踝同时背屈,距骨颈撞在胫骨远端的前缘,发生垂直方向的骨折。可分为三型:

1.Ⅰ型 距骨颈垂直骨折,很少或无移位。

2.Ⅱ型 距骨颈骨折合并距下关节脱位。距骨颈发生骨折后足继续背屈,距骨体被固定在踝穴内,足的其余部分过度背屈导致距下关节脱位。

3.Ⅲ型 距骨颈骨折合并距骨体脱位。距骨颈骨折后,背屈外力继续作用,距骨体向内后方旋转而脱位,并交锁于载距突的后方,常同时合并内踝骨折。常为开放性损伤。

三、距骨骨折的护理

(一)护理评估

1.一般情况评估　一般入院患者评估(评估单见附表)。

2.风险因素评估　患者的日常生活活动能力(ADL)评估(Barthel指数)，Braden评估,和患者跌倒、坠床风险评估(评估单见附表)。

3.评估患者对疾病的心理反应。

4.评估患者是否有外伤史。

5.评估患者有骨折专有的体征。

6.评估患者有无软组织损伤。

7.X线摄片及CT检查结果　以明确骨折的部位、类型和移动情况。

8.评估既往健康状况　患者是否存在影响活动和康复的慢性疾病。

9.评估患者生活自理能力和心理社会状况。

(二)护理诊断

1.自理能力缺陷:与骨折肢体固定后活动或功能受限有关。

2.疼痛:与创伤有关。

3.焦虑:与疼痛、疾病预后等因素有关。

4.知识缺乏:缺乏骨折后预防并发症和康复锻炼的相关知识。

5.肢体肿胀:与骨折有关。

6.潜在并发症:有周围血管神经功能障碍的危险。

7.潜在并发症:有感染的危险。

(三)护理措施

1.非手术治疗及术前护理

(1)心理护理:由于担心疾病预后,害怕患肢残废,患者会产生焦虑、担心等心理问题。针对患者的心态采取不同的措施,讲解有关疾病的知识、治疗过程及可能出现的情况,介绍成功病例,缓解患者心理担忧,稳定情绪。允许家人陪伴,增强患者战胜疾病的信心。

(2)饮食护理:给患者宣教加强营养的重要性,术前给予高热量、高蛋白、高维生素饮食,适当食肉类、鱼类及新鲜水果蔬菜。

(3)体位:抬高患肢,促进静脉血液回流,减轻肢体肿胀,减少疼痛和不适。观察患者患肢的末梢血运循环及运动、感觉、皮肤温度等。

(4)完善术前的各种化验和检查。

2.术后护理

（1）休息与体位：患者平卧时去枕，在两肩胛间垫窄枕，使两肩后伸外展，同时患肢抬高，促进血液回流，减轻肿胀。

（2）术后观察

①与麻醉医生交接班，予以心电监护、吸氧，监测T、P、R、BP、SpO$_2$变化，每小时记录一次。

②查看伤口敷料包扎情况，观察有无渗血、渗液。

③注意伤口引流管是否通畅，防止扭曲、折叠、脱落，记录引流液的量、性质。

④密切观察肢体远端动脉搏动及足部的血供感觉、活动、肤色、皮温，注意有无压迫神经和血管的现象，如出现皮肤发冷、发紫、静脉回流差，感觉麻木的症状，立即报告医生查找原因及时对症处理。

（3）引流管的护理：告知患者保持引流管通畅的重要性，嘱其在翻身、活动、功能锻炼时避免引流管折叠、扭曲、脱落，引流袋放置应低于切口30~50cm，如为负压引流器，指导家属保持引流器负压状态，确保引流效能。有异常时应及时向医护人员反映，以便及时处理。

（4）症状护理

①疼痛：①向患者解释手术后疼痛的规律，指导缓解疼痛的方法，如听音乐、看报纸与家属聊天等分散对疼痛的注意力；②给予伤口周围的按摩，缓解肌紧张；③正确评估患者疼痛的程度，对疼痛明显者可适当给予止痛剂；④采用止痛泵止痛法，利用止痛泵缓慢从静脉内给药，减轻疼痛。

②肿胀：①伤口局部肿胀：可给予患肢轻度抬高，冰敷；②患肢肢体的肿胀如患有血液循环障碍时应检查外固定物是否过紧。

（5）一般护理：协助洗漱、进食，并鼓励指导患者做些力所能及的自理活动。

（6）饮食护理：早期以清淡饮食为主，如小米、大米、黑米等粥类饮食。待胃肠功能恢复正常后，可进食高蛋白、高热量、高维生素的饮食，以维持正氮平衡，蛋白质在热量的总量中占20%~30%，才能达到营养效果。蛋白质摄入增加，有利于白细胞和抗体的增加，加速创面愈合，减少疤痕形成。除此之外，因为糖类能参加蛋白质内源性代谢，能防止蛋白质转化为糖类。所以，在补充蛋白质的同时应补给足够的糖类。还要鼓励患者多吃新鲜蔬菜、水果，多饮水，保持大便通畅。

（7）并发症的护理

①切口感染：术前应严格备皮；加强营养；进行全身检查并积极治疗糖尿病等感染灶；遵医嘱预防性使用抗生素。术中应严格遵守无菌操作原则。术后保持引流通畅，保持伤口清洁干燥，防止局部血液瘀滞，引起感染。

②出血：了解术中情况，尤其出血量。术后24h内患肢局部制动，以免加重出血。严密观察伤口出血量，注意伤口敷料有无渗血以及引流液的颜色、性状、量。观察患者瞳孔、神智、血压、脉搏、呼吸、尿量，警惕失血性休克。

（8）功能锻炼：在术后固定的早中期：骨折急性损伤处理后2~3d，损伤反应开始消退，肿胀和疼痛开始消退，即可开始功能锻炼。如股四头肌静力收缩，并逐渐增加幅度。晚期：骨折基本愈合，锻炼目的为恢复踝关节活动。

3.出院指导

（1）心理指导：讲述疾病相关知识及介绍成功病例，帮助患者树立战胜病魔的信心。保持心情愉快，加强营养，促使骨折愈合。

（2）休息与体位：保持活动与休息时的体位要求。半年内不要剧烈活动，避免再次骨折。

（3）用药：出院带药时，应将药物的名称、剂量、用法、注意事项告诉患者，按时用药。

（4）饮食：鼓励患者多食高蛋白、高热量、高维生素、含钙丰富、刺激性小的易消化食物，多食蔬菜、水果，避免辛辣刺激食物，预防便秘。

（5）复查时间及指征：定期到医院复查，术后1个月、3个月、6个月需行X片复查，了解骨折愈合情况。手法复位外固定者如出现骨折处疼痛加剧、患肢麻木、足部颜色改变，温度低于或高于正常等情况须随时复查。

第十九节　跟骨骨折的康复护理

一、概述（图1-32）

跟骨骨折以足跟部剧烈疼痛，肿胀和淤斑明显，足跟不能着地行走，跟骨压痛为主要表现。本病成年人较多发生，常由高处坠下或挤压致伤。经常伴有脊椎骨折，骨盆骨折，头、胸、腹伤。跟骨为松质骨，血循供应比较丰富，骨不连者少见。但如骨折线进入关节面或复位不良，后遗创伤性关节炎及跟骨负重时疼痛者很常见。

(一)病因

跟骨骨折在跗骨骨折中最常见,约占全部跗骨骨折的60%。多由高处跌下,足部着地,足跟遭受垂直撞击所致。

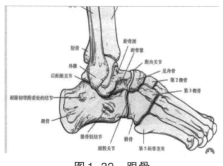

图1-32　跟骨

(二)分类

1.跟骨结节纵行骨折　多为高处跌下时,足跟外翻位结节底部着地,结节的内侧隆起部受剪切外力所致。很少移位,一般不需处理。

2.跟骨结节水平(鸟嘴形)骨折　为跟腱撕脱骨折的一种。如撕脱骨块小,不致影响跟腱功能。如骨折片超过结节的1/3,且有旋转及严重倾斜,或向上牵拉严重者,可手术复位,螺丝钉固定。

3.跟骨载距突骨折　为足内翻位时,载距突受到距骨内下方冲击而引起,极少见。一般移位不多,如有移位可用拇指将其推归原位,用短腿石膏固定4~6周。

4.跟骨前端骨折　较少见。损伤机制为前足强烈内收加上跖屈。应拍X线斜位片,以排除跟骨前上突撕裂骨折,短腿石膏固定4~6周即可。

5.接近跟距关节的骨折　为跟骨体的骨折,损伤机制亦为高处跌下跟骨着地,或足跟受到从下面向上的反冲击力量而引起。骨折线为斜行。X线片正面看,骨折线由内后斜向前外,但不通过跟距关节面。因跟骨为骨松质,因此轴线位观,跟骨体两侧增宽;侧位像,跟骨体后一半连同跟骨结节向后上移位,使跟骨腹部向足心凸出成摇椅状。

(三)临床表现

本病患者主要有以下的表现:

1.外伤后足跟疼痛,不能站立、行走。

2.局部肿胀、压痛、畸形或摸到骨擦音。

二、临床治疗

(一)非手术治疗

1.无移位的跟骨骨折包括骨折线通向关节者,用小腿石膏托制动4~6周,待临床愈合后即拆除石膏,用弹性绷带包扎,促进肿胀消退。同时作功能锻炼。但下地行走不宜过早,一般在伤后12周以后下地行走。

2.有移位的骨折如跟骨纵行裂开,跟骨结节撕脱骨折和跟骨载距突骨折等。可在麻醉下行手法复位,然后用小腿石膏固定于功能位4~6周,后结节骨折需固定于跖屈位。

3.60岁以上老年人的严重压缩粉碎性骨折采用功能疗法。即休息3~5d后用弹性绷带包扎局部,再作功能锻炼,同时辅以理疗按摩等。

(二)手术治疗

1.跟骨舌状骨折、跟骨体横形骨折波及关节并有移位者可在麻醉下用骨圆针撬拨复位,再用小腿石膏固定于轻度跖屈位4~6周。

2.有移位的跟骨横形骨折、舌状骨折以及跟骨后结节骨折应行切开复位,加压螺丝钉内固定。术后石膏固定于功能位4~6周。

3.青壮年的跟骨压缩骨折甚至粉碎性骨折有人主张早期即行切开复位并植骨,以恢复跟骨的大体形态及足纵弓。视情况用或不用内固定,术后用小腿石膏固定6~8周。

4.跟骨严重粉碎性骨折有人主张早期行关节融合术,包括跟距、跟骰关节。但多数人主张先行功能疗法,以促进水肿消退,预防肌腱、关节粘连。待后期出现并发症时,再行足三关节融合术。

5.手术方式

(1)骨圆针撬拨复位及固定;

(2)切开复位加压螺丝钉内固定;

(3)切开复位和骨移植术;

(4)关节融合术;

(5)跟骨截骨术。

三、跟骨骨折的康复

1.术后第1d跟骨骨折的康复锻炼可行足趾关节等张运动,下肢肌肉等张静力性收缩,3~4次/d15~30min/次。随时间延长,可适当增加运动量。

2.术后4~6周,可行踝关节被动跖曲、背伸运动,禁止内外翻运动。

3.术后8周跟骨骨折康复训练可逐渐负重训练。

4.术后8~12周跟骨骨折康复训练可行踝关节主动运动训练,术后12周跟骨骨折康复训练可行步态训练。踝关节僵硬者可行理疗,必要时手术可分解,亦可中药熏蒸。

5.非手术和手术治疗骨折均要按医生要求,定期复查。

四、跟骨骨折的护理

(一)护理评估

1.局部情况 足跟是否疼痛肿胀及瘀斑,有无足内外翻功能障碍,足底是否扁平,增宽。

2.全身情况。

3.既往健康状况。

4.X线检查 明确骨折部位及类型。

(二)护理诊断

1.疼痛:与骨折及软组织损伤有关。

2.知识缺乏:与不了解疾病相关知识有关。

3.生活自理能力缺陷:与患者下肢制动有关。

(三)护理措施

1.非手术治疗及术前护理

(1)心理护理:由于担心疾病预后,害怕患肢残废,患者会产生焦虑、担心等心理问题。针对患者的心态采取不同的措施,讲解有关疾病的知识、治疗过程及可能出现的情况,介绍成功病例,缓解患者心理担忧,稳定情绪。允许家人陪伴,增强患者战胜疾病的信心。

(2)饮食护理:给患者宣教加强营养的重要性,术前给予高热量、高蛋白、高维生素饮食,适当食肉类、鱼类及新鲜水果蔬菜。

(3)体位:抬高患肢,促进静脉血液回流,减轻肢体肿胀,减少疼痛和不适。观察患者患肢的末梢血运循环及运动、感觉、皮肤温度等。

(4)完善术前的各种化验和检查。

2.术后护理

(1)休息与体位:患者平卧时去枕,在两肩胛间垫窄枕,使两肩后伸外展,同时患肢抬高,促进血液回流,减轻肿胀。

(2)术后观察

①与麻醉医生交接班,予以心电监护、吸氧,监测 T、P、R、BP、SpO2 变化,每小时记录一次。

②查看伤口敷料包扎情况,观察有无渗血、渗液。

③注意伤口引流管是否通畅,防止扭曲、折叠、脱落,记录引流液的量、性质。

④密切观察肢体远端动脉搏动及足部的血供感觉、活动、肤色、皮温,注意

有无压迫神经和血管的现象,如出现皮肤发冷、发紫、静脉回流差,感觉麻木的症状,立即报告医生查找原因及时对症处理。

(3)引流管的护理:告知患者保持引流管通畅的重要性,嘱其在翻身、活动、功能锻炼时避免引流管折叠、扭曲、脱落,引流袋放置应低于切口30~50cm,如为负压引流器,指导家属保持引流器负压状态,确保引流效能。有异常时应及时向医护人员反映,以便及时处理。

(4)症状护理

1)疼痛:①向患者解释手术后疼痛的规律,指导缓解疼痛的方法,如听音乐、看报纸与家属聊天等分散对疼痛的注意力;②给予伤口周围的按摩,缓解肌紧张;③正确评估患者疼痛的程度,对疼痛明显者可适当给予止痛剂;④采用止痛泵止痛法,利用止痛泵缓慢从静脉内给药,减轻疼痛。

2)肿胀:①伤口局部肿胀:可给予患肢轻度抬高,冰敷。②患肢肢体的肿胀如患有血液循环障碍时应检查外固定物是否过紧。

(5)石膏护理

①促进石膏干燥,保持石膏清洁。冬季注意保持患肢的保暖。

②密切观察患肢末梢血运循环、皮肤颜色、温度、肿胀情况、运动及感觉等。

③观察患肢足背动脉是否可触及,有无麻木、疼痛等,警惕骨筋膜室综合征的发生,发现异常及时告知主管医生,并协助处理。

(6)一般护理:协助洗漱、进食,并鼓励指导患者做些力所能及的自理活动。

(7)饮食护理:早期以清淡饮食为主,如小米、大米、黑米等粥类饮食。待胃肠功能恢复正常后,可进食高蛋白、高热量、高维生素的饮食,以维持正氮平衡。蛋白质摄入增加,有利于白细胞和抗体的增加,加速创面愈合,减少疤痕形成。还要鼓励患者多吃新鲜蔬菜、水果,多饮水,保持大便通畅。

(8)并发症的护理

①切口感染:跟骨骨折术后感染较为常见。术前应严格备皮;加强营养;进行全身检查并积极治疗糖尿病等感染灶;遵医嘱预防性使用抗生素。术中应严格遵守无菌操作原则。术后保持引流通畅,保持伤口清洁干燥,防止局部血液瘀滞,引起感染。

②出血:了解术中情况,尤其出血量。术后24h内患肢局部制动,以免加重出血。严密观察伤口出血量,注意伤口敷料有无渗血以及引流液的颜色、性状、量。观察患者瞳孔、神智、血压、脉搏、呼吸、尿量,警惕失血性休克。

（9）功能锻炼：在术后固定的早中期：骨折急性损伤处理后2~3d，损伤反应开始消退，肿胀和疼痛开始消退，即可开始功能锻炼。如股四头肌静力收缩，并逐渐增加幅度；晚期：骨折基本愈合，锻炼目的为恢复踝关节活动。

3.出院指导

（1）心理指导：保持心情愉快，加强营养，促使骨折愈合。

（2）休息与体位：保持活动与休息时的体位要求。半年内不要剧烈活动，避免再次骨折。

（3）用药：出院带药时，应将药物的名称、剂量、用法、注意事项告诉患者，按时用药。

（4）饮食：鼓励患者多食高蛋白、高热量、高维生素、含钙丰富、刺激性小的易消化食物，多食蔬菜、水果，避免辛辣刺激食物，预防便秘。

（5）复查时间及指征：定期到医院复查，术后1个月、3个月、6个月需行X片复查，了解骨折愈合情况。

（四）护理评价

1.疼痛能耐受。

2.心理状态良好，配合治疗。

3.肢体肿胀减轻。

4.切口无感染。

5.无周围神经损伤，无并发症发生。

6.X显示：骨折端对位、对线佳。

7.患者及家属掌握功能锻炼知识，并按计划进行。

第二十节　足部骨折的康复护理

一、概述

足部骨折是指发生于足部距骨、跟骨、跖骨及趾骨部位的骨折。

距骨骨折后局部肿胀、疼痛、活动功能障碍，被动活动踝关节时距骨疼痛剧烈，明显移位或脱位时则出现畸形。跟骨骨折时除足跟疼痛、肿胀、功能障碍外，可出现瘀血斑，多见于跟骨内侧及足底。严重者足跟部横径增宽，足弓变平，足部变长。从高处坠下时，若冲击力量大，足跟部先着地，脊柱前屈，引起脊椎压缩性骨折或脱位,甚至冲击力沿脊柱上传,引起颅底骨折和颅脑损伤,所以诊断跟骨骨折时,应常规询问和检查脊柱和颅脑的情况。跖骨、趾骨骨折时前半足或趾骨部位肿胀、疼痛明显。第5跖骨基底部撕脱骨折的诊断应与跖骨基底骨骺未闭合、腓骨长肌腱的籽骨相鉴别,后两者压痛肿胀不明显,骨片光滑规则,且为双侧性。跖骨颈疲劳骨折最初为前足痛,劳累后加剧,休息后减轻,2~3周后在局部可摸到有骨隆凸。由于没有明显的暴力外伤史,易被误诊。

踝部与跗骨正侧位X线照片,跟骨X线侧位、轴位照片,跖、趾前半足正、斜位X线片可以明确距骨、跟骨、跖骨及趾骨骨折的移位程度、类型以及有无合并其他骨折脱位。

二、跖趾骨骨折的康复

1.锻炼需循序渐进原则。随着骨折稳定程度的增加和患者全身情况的改善,功能锻炼活动范围由小到大,次数由少到多。

2.严格控制不利于骨折端稳定的活动,如胫腓骨骨折的小腿内外旋活动以及踝部骨折的足跖屈活动等都不利于骨折的稳定。

3.进行功能锻炼时,不应急于施行手法牵拉和对骨折部位的被动按摩,任何练习都不应引起剧痛。有时练习可产生 轻微疼痛,但在停止活动后,疼痛应消失。锻炼不应让患者感到疲劳,不应在骨折部位发生疼痛。如运动后疼痛剧烈,甚至出现水肿,表示运动过量。

4.有以下情况者不宜到体疗室进行功能锻炼:骨折延期愈合,关节内有骨折片及损伤性关节炎。

四、跖骨趾骨骨折的护理

(一)护理评估

1.一般情况评估　一般入院患者评估(评估单见附表)。

2.风险因素评估　患者的日常生活活动能力(ADL)评估(Barthel指数),Braden评估,和患者跌倒、坠床风险评估(评估单见附表)。

3.评估患者对疾病的心理反应。

4.评估患者是否有外伤史。

5.评估患者有骨折专有的体征。

6.评估患者有无软组织损伤。

7.X线摄片及CT检查结果　以明确骨折的部位、类型和移动情况。

8.评估患者既往健康状况 患者是否存在影响活动和康复的慢性疾病。

9.评估患者生活自理能力和心理社会状况。

(二)护理诊断

1.自理能力缺陷:与骨折肢体固定后活动或功能受限有关。

2.疼痛:与创伤有关。

3.焦虑:与疼痛、疾病预后因素有关。

4.知识缺乏:缺乏骨折后预防并发症和康复锻炼的相关知识。

5.肢体肿胀:与骨折有关。

6.潜在并发症:有周围血管神经功能障碍的危险。

7.潜在并发症:有感染的危险。

(三)护理措施

1.非手术治疗及术前护理

(1)心理护理:由于担心疾病预后,害怕患肢残废,患者会产生焦虑、担心等心理问题。针对患者的心态采取不同的措施,讲解有关疾病的知识、治疗过程及可能出现的情况,介绍成功病例,缓解患者心理担忧,稳定情绪。允许家人陪伴,增强患者战胜疾病的信心。

(2)饮食护理:给患者宣教加强营养的重要性,术前给予高热量、高蛋白、高维生素饮食,适当食肉类、鱼类及新鲜水果蔬菜。

(3)休息与体位:抬高患肢,促进静脉血液回流,减轻肢体肿胀,减少疼痛和不适。观察患者患肢的末梢血运循环及运动、感觉、皮肤温度等。

(4)完善术前的各种化验和检查

2.术后护理

(1)休息和体位:患平卧时去枕,在两肩胛间垫窄枕,使两肩后伸外展,同时患肢抬高,促进血液回流,减轻肿胀。

(2)术后观察

1)与麻醉医生交接班,予以心电监护、吸氧,监测T、P、R、BP、SpO_2变化,每小时记录一次。

2)查看伤口敷料包扎情况,观察有无渗血、渗液。

3)密切观察肢体远端动脉搏动及足部的血供感觉、活动、肤色、皮温,注意有无压迫神经和血管的现象,如出现皮肤发冷、发紫、静脉回流差,感觉麻木的症状,立即报告医生查找原因及时对症处理。

(3)症状护理

1)疼痛:①向患者解释手术后疼痛的规律,指导缓解疼痛的方法,如听音乐、看报纸与家属聊天等分散对疼痛的注意力。②给予伤口周围的按摩,缓解肌紧张。③正确评估患者疼痛的程度,对疼痛明显者可适当给予止痛剂。④采用止痛泵止痛法,利用止痛泵缓慢从静脉内给药,减轻疼痛。

2)肿胀:①伤口局部肿胀:可给与患肢轻度抬高,冰敷。②患肢肢体的肿胀如患有血液循环障碍时应检查外固定物是否过紧。

(4)石膏护理

①促进石膏干燥,保持石膏清洁。冬季注意保持患肢的保暖。

②密切观察患肢末梢血运循环、皮肤颜色、温度、肿胀情况、运动及感觉等。

③观察患肢足背动脉是否可触及,有无麻木、疼痛等,警惕骨筋膜室综合征的发生,发现异常及时告知主管医生,并协助处理。

(5)一般护理:协助洗漱、进食,并鼓励指导患者做些力所能及的自理活动。

(6)饮食护理:早期以清淡饮食为主,如小米、大米、黑米等粥类饮食。待胃肠功能恢复正常后,可进食高蛋白、高热量、高维生素的饮食,以维持正氮平衡。蛋白质摄入增加,有利于白细胞和抗体的增加,加速创面愈合,减少疤痕形成。还要鼓励患者多吃新鲜蔬菜、水果,多饮水,保持大便通畅。

(7)并发症的护理

①切口感染:跟骨骨折术后感染较为常见。术前应严格备皮;加强营养;进行全身检查并积极治疗糖尿病等感染灶;遵医嘱预防性使用抗生素。术中应严格遵守无菌操作原则。术后保持引流通畅,保持伤口清洁干燥,防止局部血液瘀滞,引起感染。

②出血:了解术中情况,尤其出血量。术后24h内患肢局部制动,以免加重出血。严密观察伤口出血量,注意伤口敷料有无渗血以及引流液的颜色、性状、量。观察患者瞳孔、神智、血压、脉搏、呼吸、尿量,警惕失血性休克。

(8)功能锻炼:在术后固定的早中期:骨折急性损伤处理后2~3d,损伤反应开始消退,肿胀和疼痛开始消退,即可开始功能锻炼。如股四头肌静力收缩,足趾活动,并逐渐增加幅度。指导患者做摇足旋转和趾屈提跟操练,特别加强足和趾的蹠屈锻炼,增强足的屈肌力量,恢复和维持足的纵弓形态,并可做搓滚舒筋活动以增强对足弓的磨造。在做好自主锻炼的同时,可给患者做足的摇摆松筋、牵扯抖动等各项理筋和按压趾屈、推足背伸、牵拉旋足、牵扯伸屈等各种活筋手法,以促使足部功能的恢复。晚期:骨折基本愈合,锻炼目的为恢复踝关节活动。

3.出院指导

(1)心理指导:保持心情愉快,加强营养,促使骨折愈合。

(2)休息与体位:保持活动与休息时的体位要求。半年内不要剧烈活动,避免再次骨折。

(3)用药:出院带药时,应将药物的名称、剂量、用法、注意事项告诉患者,按时用药。

(4)饮食:鼓励患者多食高蛋白、高热量、高维生素、含钙丰富、刺激性小的易消化食物,多食蔬菜、水果,避免辛辣刺激食物,预防便秘。

(5)复查时间及指征:定期到医院复查,术后1个月、3个月、6个月需行X片复查,了解骨折愈合情况。

(四)护理评价

1.疼痛能耐受。

2.心理状态良好,配合治疗。

3.肢体肿胀减轻。

4.切口无感染。

5.无周围神经损伤,无并发症发生。

6.X线片显示:骨折端对位、对线佳。

7.患者及家属掌握功能锻炼知识,并按计划进行。

第二章   关节脱位康复护理

第一节   肩锁关节脱位康复护理

一、概述

(一)应用解剖学

肩锁关节由肩胛骨肩峰关节面与锁骨肩峰端关节面构成(图2-1)。关节囊较松弛,附着于关节面的周缘。锁骨的肩峰端扁平,指向外下;肩峰关节面位于肩峰内缘,指向内上。另有连接于肩胛骨喙突与锁骨下面的喙锁韧带(斜方韧带、锥状韧带)加固。

(二)病因

分为直接暴力和间接暴力。直接暴力最常见的受伤动作是摔倒。间接暴力在临床上较为少见。

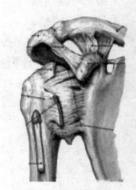

图2-1   肩锁关节

(三)分类

1.I 型损伤   为肩锁韧带扭伤,但肩锁韧带和喙锁韧带仍是完整无撕裂,肩锁关节完整。

2.II 型损伤   为肩锁韧带断裂,喙锁韧带完整或部分损伤。

3.III 型损伤   为肩锁韧带和喙锁韧带均撕裂,喙锁间隙和对侧肩锁关节相比增加 25% 至 100%。

4.IV 型损伤   为 III 级伴喙锁韧带从锁骨上撕脱,同时伴有锁骨远端向后移位进入或穿出斜方肌。

5.V 型损伤   为肩锁韧带和喙锁韧带完全撕裂,肩锁关节间隙较对侧移位超过 100%。

6.Ⅵ型损伤　非常少见,锁骨远端向下脱位,位于喙突下方。

(四)临床表现

1.Ⅰ型损伤:患肢轻度疼痛和肿胀,未触及关节脱位。

2.Ⅱ型损伤:患肢中度疼痛,肩锁韧带被撕裂而喙锁韧带仍保持完好,肩关节呈半脱位。

3.Ⅲ型损伤:肩关节完全脱位。典型体征为患肢内收贴近躯干,并上提以缓解疼痛。

4.Ⅳ型损伤:除了Ⅲ型的表现外,还有在患者坐位时,从上方检查患肢,与健侧相比,锁骨远端向后移位。

5.Ⅴ型损伤:严重时可损伤臂丛神经。

6.Ⅵ型损伤:与健侧相比,患侧肩部较为平坦,肩峰明显凸起。

二、治疗

肩锁关节脱位的治疗方法主要分为非手术和手术治疗。治疗原则以最大程度恢复其解剖形态为主,同时亦应兼顾局部的美学要求。

(一)非手术治疗

非手术治疗主要是手法复位加外固定。具有创伤小,操作简单、安全等优点。特别是儿童,一定畸形在生长发育过程中可自行矫正。通常使用的方法有冰敷、止痛、前臂吊带固定等。

(二)手术治疗

手术方式有肩锁关节固定术、喙锁间固定术、锁骨远端切除术、喙突转移术等。

任何治疗肩锁关节脱位的手术方法应满足以下三个要求:1.必须充分暴露肩锁关节并清创;2.必须修复或重建喙锁韧带;3.肩锁关节必须获得稳定的复位。

三、肩锁关节脱位的康复

(一)康复评定

1.肌力检查

了解患侧肌群及健侧肌群的肌力情况,肌力检查多以徒手肌力检查法(MMT)为主。(注:检查时引起锁骨骨折断端发生运动的动作禁止)。做耸肩动作,查锁骨周围肌群肌力,主要有胸锁乳突肌、肩胛提肌,斜方肌等(可与健侧做对比）；做肩关节前屈、后伸、外展、旋转等动作，可查三角肌、冈上肌、冈下肌、大圆肌、小圆肌等肌群肌力。

2. 关节活动度测量

肩关节活动角度，正常为：前屈（180°）、后伸（60°）、外展（180°）、内旋（90°）、外旋（90°）、水平内收（130°）、水平外展（50°）（注：伤后4~6周内不应做全关节活动范围的运动及禁止造成锁骨骨折断端发生运动的动作）。若锁骨骨折发生在远端时，需要重点了解肩关节的活动范围及受限程度。

3. 日常生活活动能力评定（见附表）

4. 脱位处疼痛和肿胀程度 脱位处为运动后疼痛还是静止状态时疼痛，

5. 是否伴有神经和血管损伤 若伴有神经损伤时会造成肩关节及肩以下部位感觉减退或消失（包括浅感觉、深感觉、位置觉等），运动功能完全或不完全丧失（包括肩关节部分运动及肘关节、腕关节和指关节屈伸运动）；若伴有血管损伤时局部可能出现青紫、瘀斑或肿胀。

6. 肺功能及呼吸运动检查：看患者呼吸频率、节律、有无呼吸困难；胸腹部的活动度，胸廓的扩张性。还可查肺容量、肺通气功能、小气道通气功能、气体代谢测定等。

7. 肩关节稳定性。

8. 局部肌肉是否有萎缩：受伤早期肌肉萎缩不明显，后期可能会出现废用性肌萎缩，关节周围软组织挛缩等。

9. 骨质疏松情况：老年人常伴有骨质疏松，X线片或骨密度检测可确诊。

10. 是否伴有心理障碍。

（二）康复计划

1. 预防或消除肿胀。

2. 加强肌力训练，防止废用性肌萎缩，关节周围软组织挛缩等。

2. 保持肘、腕、指各关节活动度，扩大肩关节的活动范围。

3. 改善局部血液循环，促进血肿吸收和炎性渗出物吸收。

4. 若伴有神经损伤，给予神经康复治疗（如肌皮电神经刺激，中频治疗等）。

5. 促进脱位愈合，防止骨质疏松。

（三）康复治疗

1. 第一阶段（伤后1~2周） 以肩关节缓慢被动活动为主，如握拳、伸指、分指、腕屈伸、前臂内外旋等练习，有肢体远端到近端进行训练，1~2次/d，20~30min/次，逐渐增加用力程度。术后一周内除训练时间外均需用前臂吊带悬

吊患肢。72h后可用物理因子治疗:

（1）超声波治疗,局部接触移动法,15~20min/次,1次/d,10d为一个疗程。注意:若有金属固定物,（如钢针、钢板等）应慎用电疗法治疗。

（2）超短波治疗:双极对置,无热或微热,10~15min,1次/d,10d为一个疗程。

（3）红外偏振光治疗:垂直照射患部,以有温热感为宜,每次15~20min/次,1~2次/d,10d为一个疗程。

2.第二阶段（伤后2~3周） 脱位后第2周可增加捏小球,抗阻腕屈伸运动及被动或助力的肩外展、旋转运动。

3.第三阶段（伤后4~6周） 脱位后（3~6周）除继续进行肌肉收缩训练外,并逐渐由肩关节被动活动转为主动活动,可增加抗阻的肘屈伸与前臂内外旋转;仰卧位,头与双肘支撑做挺胸练习,爬墙练习。

4.第四阶段（术后6周以后） 此其康复的目的是恢复受累关节的活动度,增加肌肉的力量,使肢体功能恢复。主要加强患肢关节的主动活动和负重练习,增加肩关节活动度练习的强度、范围、运动量和持续时间,2~3次/d,30~60min/次,同时可酌情参与日常活动。

（四）康复评价

优:脱位正常愈合,达到或接近解剖复位,无局部畸形,X线片示对位良好,肩关节活动功能正常。

良:脱位正常愈合,术后脱位略有移位,对线良好,肩关节活动功能正常。

差:脱位明显畸形愈合,或有骨不连和再次脱位,肩关节活动功能受限。

四、肩锁关节脱位的护理

（一）护理评估

1.一般情况评估:一般入院患者评估(评估单见附表)。

2.风险因素评估:患者的日常生活活动能力（ADL）评估（Barthel指数）,Braden评估,和患者跌倒、坠床风险评估(评估单见附表)。

3.评估患者对疾病的心理反应。

4.评估患者有外伤史:青壮年和儿童是否有撞伤、跌倒且肩部着地史,新生儿是否有难产、上肢和肩部过度牵拉史,从而估计伤情。

5.评估患者有脱位专有的体征。

（1）症状:局部肿胀、疼痛、畸形。

（2）体征:肩部下垂、异常活动、骨擦感或骨擦音。

6.评估患者有无软组织损伤和上肢神经功能及肱动脉有无损伤。

7.X线摄片及CT检查结果 以明确脱位的部位、类型和移动情况。

8.评估既往健康状况 患者是否存在影响活动和康复的慢性疾病。

9.评估患者生活自理能力和心理社会状况。

(二)护理诊断

1.自理能力缺陷:与脱位肢体固定后活动或功能受限有关。

2.疼痛:与创伤有关。

3.焦虑:与疼痛、疾病预后因素有关。

4.知识缺乏:缺乏脱位后预防并发症和康复锻炼的相关知识。

5.肢体肿胀:与脱位有关。

6.潜在并发症:有周围血管神经功能障碍的危险。

7.潜在并发症:有感染的危险。

(三)护理措施

1.术前护理及非手术治疗

(1)心理护理:脱位后,因担心肩胸部畸形,影响美观和功能,会产生心理障碍。讲解疾病相关知识,增强患者信心。剧烈疼痛会导致患者情绪危机,使其产生焦虑、紧张、烦躁等心理变化。护理人员要经常巡视病房,多与患者交谈,帮助患者正确面对现实,尽快进入患者角色。耐心细致的讲解手术过程及术前、术中、术后注意事项。讲解手术后相关功能锻炼,增强患者战胜疾病的信心,建立信任感和安全感,以最佳心态接受治疗。

(2)饮食护理:术前加强饮食营养,宜选择高蛋白、高维生素、高钙、高铁、粗纤维及果胶成分丰富的食物,如适当食鱼类、肉类以及新鲜水果蔬菜。有消瘦、贫血等患者,可选择静脉输入营养物质,如20%脂肪乳剂、复方氨基酸等。

(3)休息与体位:局部固定后,宜卧硬板床,取半卧位或平卧位,避免侧卧位,以防外固定松动。平卧时不用枕头,在两肩胛间垫一枕窄,使两肩后伸外展;患侧胸壁侧方垫枕,以免悬吊的肢体肘部及上臂下坠。日间活动不宜过多,尽量卧床休息,离床活动时用三角巾或前臂吊带将患肢悬吊于胸前,双手叉腰,挺胸、提肩,可缓解对腋下神经、血管的压迫。

(4)观察双上肢的血液循环,出现肿胀、青紫、麻木等情况时,应检查是否绷带过紧,报告值班医生后,可适当调整外固定的松紧度,直至症状消失。

(5)症状护理:

1)肿胀用物理疗法改善血液循环,促进渗出液的吸收。损失早期(伤后3~5d)局部冷敷,以降低毛细血管的通透性,减少渗出,减轻肿胀,晚期(5d后)热敷可以促进血肿、水肿的吸收。

2）如肢体肿胀伴有血液障碍,应检查石膏固定是否过紧,必要时拆开固定物,解除压迫。

（6）保持有效的固定。

（7）完善术前的各种化验和检查。

（8）功能锻炼 脱位固定后立即指导患者进行上臂肌的早期舒缩活动,可加强脱位端在纵轴上的压力,有利于愈合。

2.术后护理

（1）休息与体位 患侧上肢用三角巾或前臂吊带将患肢悬吊于胸前,平卧时去枕,在两肩胛间垫窄枕,使两肩后伸外展,同时患侧胸壁侧方垫枕,以免患侧肢体下坠,保持上臂及肘部与胸部平行。

（2）术后观察

1）与麻醉医生交接班,予以心电监护、吸氧,监测 T、P、R、BP、SpO_2 变化,每小时记录一次。

2）查看伤口敷料包扎情况,观察有无渗血、渗液。

3）注意伤口负压引流管是否通畅,防止扭曲、折叠、脱落,记录引流液的量、性质。

4）密切观察肢体远端动脉搏动及手指的血供感觉、活动、肤色、皮温,注意有无压迫神经和血管的现象,如出现皮肤发冷、发紫、静脉回流差,感觉麻木的症状,立即报告医生查找原因及时对症处理。

（3）引流管的护理:告知患者保持引流管通畅的重要性,嘱其在翻身、活动、功能锻炼时避免引流管折叠、扭曲、脱落,引流袋放置应低于切口 30~50cm,如为负压引流器,指导家属保持引流器负压状态,确保引流效能。有异常时应及时向医护人员反映,以便及时处理。

（4）症状护理

1）疼痛:①向患者解释手术后疼痛的规律,指导缓解疼痛的方法,如听音乐、看报纸与家属聊天等分散对疼痛的注意力;②给予伤口周围的按摩,缓解肌紧张;③正确评估患者疼痛的程度,对疼痛明显者可适当给予止痛剂;④采用止痛泵止痛法,利用止痛泵缓慢从静脉内给药,减轻疼痛。

2）肿胀:①伤口局部肿胀:术后可用冷敷;②患肢肢体的肿胀如患有血液循环障碍时应检查外固定物是否过紧;③抬高患肢,促进血液回流。

（5）一般护理:协助洗漱、进食,并鼓励指导患者做些力所能及的自理活动。

（6）饮食护理:早期以清淡饮食为主,如小米、大米、黑米等粥类饮食。待胃肠功能恢复正常后,可进食高蛋白、高热量、高维生素的饮食,以维持正氮平衡,蛋白质在热量的总量中占20%~30%,才能达到营养效果。蛋白质摄入增加,有利于白细胞和抗体的增加,加速创面愈合,减少疤痕形成。除此之外,因为糖类能参加蛋白质内源性代谢,能防止蛋白质转化为糖类。所以,在补充蛋白质的同时应补给足够的糖类。还要鼓励患者多吃新鲜蔬菜、水果,多饮水,保持大便通畅。

(7)并发症的护理

若患肢出现无力、肩外展功能消失,应考虑有臂丛神经损伤,应及时通知医生,给予神经营养物质,局部理疗,加强手指各关节及腕关节的主、被动活动。

(8)功能锻炼:在术后固定的早中期:骨折急性损伤处理后2~3d,损伤反应开始消退,肿胀和疼痛开始消退,即可开始功能锻炼。如握拳、伸指、分指、屈伸、腕绕环、肘屈曲、前臂旋前、旋后等主动练习,并逐渐增加幅度。晚期:脱位基本愈合,外固定去除后,锻炼目的为恢复肩关节活动,常用方法为主动运动、被动运动、助力运动和关节牵伸运动。

3.出院指导

(1)心理指导:讲述疾病相关知识及介绍成功病例,帮助患者树立战胜病魔的信心。

(2)休息与体位:保持活动与休息时的体位要求。早期卧床休息为主,可间断下床活动。半年内不要剧烈活动,避免再次脱位。

(3)用药:出院带药时,应将药物的名称、剂量、用法、注意事项告诉患者,按时用药。

(4)饮食:鼓励患者多食高蛋白、高热量、高维生素、含钙丰富、刺激性小的易消化食物,多食蔬菜、水果,避免辛辣刺激食物,预防便秘。

(5)固定:保持患侧肩部及上肢有效固定位,并维持3周。

(6)功能锻炼:出院后指导患者患肢保持功能位,不宜过早提携重物,防止骨间隙增大,引起骨不连。外固定者,避免前屈、内收动作。解除外固定后,加强功能锻炼,着重练习肩的前屈,肩旋转活动,如划船动作,力度需适中,以防过猛而再次损伤。

(7)复查时间及指征:定期到医院复查,术后1个月、3个月、6个月需行X片复查,了解脱位愈合情况。手法复位外固定者如出现脱位处疼痛加剧、患肢麻木、手指颜色改变,温度低于或高于正常等情况须随时复查。

(四)护理评价

1.疼痛能耐受。

2.心理状态良好,配合治疗。

3.肢体肿胀减轻。

4.切口无感染。

5.无周围神经损伤,无并发症发生。

6.X线片显示:脱位端对位、对线佳。

7.患者及家属掌握功能锻炼知识,并按计划进行,肩肘关节无僵直。

第二节　胸锁关节脱位的康复护理

一、概述

(一)应用解剖学

胸锁关节是上肢带骨与躯干骨连结的唯一滑膜关节。由锁骨的胸骨端与胸骨的锁切迹及第1肋软骨的上面构成(图2-2)。

(二)病因

分为直接暴力和间接暴力,间接暴力致伤者较多。造成胸锁关节脱位的最常见的原因是车祸,第二是运动损伤。

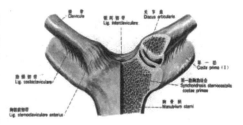

图2-2　胸锁关节

(三)分类

胸锁关节脱位按部位分为三类:

1.前脱位　胸锁关节前脱位时,显得锁骨端突出,向前移位,有时可看到异常活动,两侧胸锁关节对比检查,畸形更明显(图2-3)。

2.后脱位　如外力使肩部向后过度伸展,锁骨近端以第一肋为支点,通过杠杆作用,发生向前下方脱位;如外

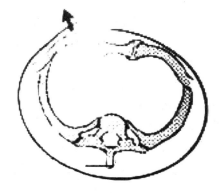

图2-3　前脱位

力使肩部下垂,则可造成锁骨内端向后,可造成后脱位。后脱位严重者,可压迫大血管,气管和食管,引起呼吸急促,吞咽困难等并发症。

3.半脱位 如外力仅造成胸锁韧带断裂者,则为半脱位。

4.全脱位 若胸锁韧带与肋锁韧带同时断裂,则为全脱位。

(四)临床表现

胸锁关节脱位的诊断主要靠临床表现和影像学检查。由于胸锁关节位于皮下及锁骨内端较粗,当胸锁关节脱位后,局部疼痛肿胀及压痛特别明显,胸锁关节前脱位时,显得锁骨端突出,向前移位,有时可看到异常活动,两侧胸锁关节对比检查,畸形更明显,通过触诊和X线侧位斜位胸片常可确诊。后脱位由于锁骨近端移位于胸骨后方畸形不明显,触摸胸锁关节前侧空虚;由于锁骨内端移位胸骨后方,肩胛骨被牵拉呈内旋,平卧位肩部不能接触床面;后脱位有的锁骨内端移位于肋骨后方还可压迫气管、食管或纵隔血管引起呼吸困难、吞咽困难及血循环受阻,临床上可有颈部浅静脉怒张等压迫症状。

二、治疗

(一)保守治疗

胸锁关节脱位,多数可以手法复位,但保持复位困难,常用保守方法如下:

1.手法复位外固定 对急性胸锁关节脱位,Heining主张在局部血肿内麻醉下闭合复位。一般患者可与锁骨骨折复位相似,坐位卡腰挺胸,高度后伸及稍外展患侧上肢,即可复位。患者条件差者可取仰卧位,患肩垫大砂袋,前脱位者助手牵引前臂并外展、过伸,术者在锁骨内端脱位处给予挤压,便可复位;后脱位则以手指向前牵拉锁骨,亦可还纳复位。复位后用"∞"字绷带固定4周。

2.持续牵引复位固定 前脱位者,同上仰卧复位后,上臂改为前屈30°~45°位持续皮肤牵引3~4周,并在胸锁关节前侧用砂袋压迫以维持复位。后脱位手法复位困难或失败者,可在无菌操作下,用无菌巾钳夹住锁骨近端向外前方牵引,并使上臂及肩后伸,牵引固定4周左右。

(二)开放复位内固定

胸锁关节手法复位外固定后,常遗留有半脱位,但不影响功能,无症状者亦不需处理,但下列情况应考虑手术处理。

1.前脱位合并有碎骨块,复位后不稳定,且患者疼痛严重者,可切开复位,克氏针交叉通过关节固定,将针尾弯成钩状,以防克氏针滑移。同时修复撕脱破裂的胸锁关节前韧带,术后用"∞"字绷带固定4周,6周后拔除钢针。

2.后脱位手法复位失败,或合并有血管、气管压迫症状者,应切开复位并行内固定,同时探查血管等合并损伤。手术沿锁骨内侧段切口,暴露胸锁关节及锁骨内侧段,在直视下向外牵引上臂,并用巾钳夹住锁骨内端向外前方牵拉复位,克氏针交叉固定。

3.锁骨内端稳定术 陈旧性脱位或复发性脱位,功能障碍或疼痛严重者,可行锁骨内1/3切除术或锁骨内端稳定术。

4.锁骨内端稳定术 沿锁骨内段下缘至胸骨柄做横切口,游离锁骨内段5cm,将第1肋软骨及肋骨内端表面软组织剥离5cm,先使胸锁关节逐渐复位,用血管钳或动脉瘤针分离第1肋胸腔面。取阔筋膜条,在肋锁韧带处绕过锁骨使之与第1肋靠拢,绕两圈缝合固定。术后上肢固定于胸壁2~3周。

三、胸锁关节脱位的康复

(一)康复评定

1.肌力检查

了解患侧肌群及健侧肌群的肌力情况,肌力检查多以徒手肌力检查法(MMT)为主(注:检查时引起锁骨骨折断端发生运动的动作禁止)。做耸肩动作,查锁骨周围肌群肌力,主要有胸锁乳突肌、肩胛提肌、斜方肌等(可与健侧做对比);做肩关节前屈、后伸、外展、旋转等动作,可查三角肌、冈上肌、冈下肌、大圆肌、小圆肌等肌群肌力。

2.关节活动度测量

肩关节活动角度,正常为:前屈(180°)、后伸(60°)、外展(180°)、内旋(90°)、外旋(90°)、水平内收(130°)、水平外展(50°)(注:伤后4~6周内不应做全关节活动范围的运动及禁止造成锁骨骨折断端发生运动的动作)。若锁骨骨折发生在远端时,需要重点了解肩关节的活动范围及受限程度。

3.日常生活活动能力评定。

4.脱位处疼痛和肿胀程度 脱位处为运动后疼痛还是静止状态时疼痛。

5.是否伴有神经和血管损伤 若伴有神经损伤时会造成肩关节及肩以下部位感觉减退或消失(包括浅感觉、深感觉、位置觉等),运动功能完全或不完全丧失(包括肩关节部分运动及肘关节、腕关节和指关节屈伸运动);若伴有血管损伤时局部可能出现青紫、瘀斑或肿胀。

6.肺功能及呼吸运动检查 看患者呼吸频率、节律、有无呼吸困难;胸腹部的活动度,胸廓的扩张性。还可查肺容量、肺通气功能、小气道通气功能、气体代谢测定等。

7.肩关节稳定性。

8.局部肌肉是否有萎缩 受伤早期肌肉萎缩不明显,后期可能会出现废用性肌萎缩,关节周围软组织挛缩等。

9.骨质疏松情况 老年人常伴有骨质疏松,X线片或骨密度检测可确诊。

10.是否伴有心理障碍。

(二)康复计划

1.预防或消除肿胀。

2.加强肌力训练,防止废用性肌萎缩,关节周围软组织挛缩等。

3.保持肘、腕、指各关节活动度,扩大肩关节的活动范围。

4.改善局部血液循环,促进血肿吸收和炎性渗出物吸收。

5.若伴有神经损伤,给予神经康复治疗(如肌皮电神经刺激,中频治疗等);

6.促进脱位愈合,防止骨质疏松。

(三)康复治疗

1.第一阶段(伤后1~2周) 以肩关节缓慢被动活动为主,如握拳、伸指、分指(图2-4)、腕屈伸、前臂内外旋(图2-5)等练习,有肢体远端到近端进行训练,1~2次/d,20~30min/次,逐渐增加用力程度。术后1周内除训练时间外均需用前臂吊带悬吊患肢。

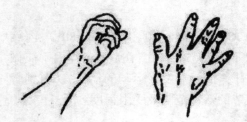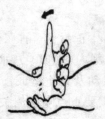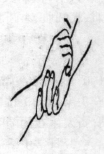

图2-4 握拳、伸指、分指　　　　　　图2-5前臂内外旋

2.第二阶段(伤后或术后2~3周) 脱位后第2周可增加捏小球,抗阻腕屈伸运动及被动或助力的肩外展、旋转运动等。

钟摆练习:患者弯腰使躯干与地面平行,患侧上肢放松、悬垂,与躯干成90°,用健侧手托住患侧前臂做顺时针或逆时针划圈运动。

3.第三阶段(伤后或术后4~6周) 脱位后(3~6周)除继续进行肌肉收缩训练外,并逐渐由肩关节被动活动转为主动活动,可增加抗阻的肘屈伸与前臂内外旋转;仰卧位,头与双肘支撑做挺胸练习,爬墙练习。

4.第三阶段(术后6周以后) 此其康复的目的是恢复受累关节的活动度,增加肌肉的力量,使肢体功能恢复。主要加强患肢关节的主动活动和负重练习,增加肩关节活动度练习的强度、范围、运动量和持续时间,2~3次/d,30~60min/次,同时可酌情参与日常活动。

(1)肩关节的环转运动:患者弯腰90°,患肢自然下垂,以肩为顶点做圆锥形旋转运动,顺时针和逆时针在水平面上划圆圈,开始范围小,逐渐扩大划圈范围。

(2)肩内旋运动:将患侧手置于背后,用健侧手托扶患侧手去触摸健侧肩胛骨。

(3)肩内收、外旋运动:患侧手横过面部去触摸健侧耳朵。

(4)肩外展、外旋运动:用患侧手触摸头顶后逐渐向对侧移动,患侧手越过头顶触到对侧耳朵及枕部。

(5)肩外展、内旋、后伸运动:反臂摸腰,用患侧手指背侧触摸腰部。

(6)肩外展、上举运动:患者正面或侧身对墙而立,患手摸墙,用手指交替沿墙上爬直到肩关节上举完全正常。

(7)肩上举、外展、内旋运动:利用滑轮,用健肢帮助患侧肩作上举、外展、内旋活动。

(8)肩上举、外展、前屈及后伸运动:利用木棒,使健肢帮患侧完成肩关节运动。

(四)康复评价

优:脱位正常愈合,达到或接近解剖复位,无局部畸形,X线片示对位良好,肩关节活动功能正常。

良:脱位正常愈合,术后脱位略有移位,对线良好,肩关节活动功能正常。

差:脱位明显畸形愈合,或有骨不连和再次脱位,肩关节活动功能受限。

四、胸锁关节脱位的护理

(一)护理评估

1.一般情况评估 一般入院患者评估(评估单见附表)。

2.风险因素评估 患者的日常生活活动能力(ADL)评估(Barthel指数),Braden评估,和患者跌倒、坠床风险评估(评估单见附表)。

3.评估患者对疾病的心理反应。

4.评估患者有外伤史 青壮年和儿童是否有撞伤、跌倒且肩部着地史,新生儿是否有难产、上肢和肩部过度牵拉史,从而估计伤情。

5.评估患者有脱位专有的体征。

(1)症状:局部肿胀、疼痛、畸形。

(2)体征:肩部下垂、异常活动、骨擦感或骨擦音。

6.评估患者有无软组织损伤和上肢神经功能及肱动脉有无损伤。

7.X线摄片及CT检查结果 以明确脱位的部位、类型和移动情况。

8.评估既往健康状况 患者是否存在影响活动和康复的慢性疾病。

9.评估患者生活自理能力和心理社会状况。

(二)护理诊断

1.自理能力缺陷:与脱位肢体固定后活动或功能受限有关。

2.疼痛:与创伤有关。

3.焦虑:与疼痛、疾病预后因素有关。

4.知识缺乏:缺乏脱位后预防并发症和康复锻炼的相关知识。

5.肢体肿胀:与脱位有关。

6.潜在并发症:有周围血管神经功能障碍的危险。

7.潜在并发症:有感染的危险。

(三)护理措施

1.术前护理及非手术治疗

(1)心理护理:脱位后,因担心肩胸部畸形,影响美观和功能,会产生心理障碍。讲解疾病相关知识,增强患者信心。剧烈疼痛会导致患者情绪危机,使其产生焦虑、紧张、烦躁等心理变化。护理人员要经常巡视病房,多与患者交谈,帮助患者正确面对现实,尽快进入患者角色。耐心细致的讲解手术过程及术前、术中、术后注意事项。讲解手术后相关功能锻炼,增强患者战胜疾病的信心,建立信任感和安全感,以最佳心态接受治疗。

(2)饮食护理:术前加强饮食营养,宜选择高蛋白、高维生素、高钙、高铁、粗纤维及果胶成分丰富的食物,如适当食鱼类、肉类以及新鲜水果蔬菜。有消瘦、贫血等患者,可选择静脉输入营养物质,如20%脂肪乳剂、复方氨基酸等。

(3)休息与体位:局部固定后,宜卧硬板床,取半卧位或平卧位,避免侧卧位,以防外固定松动。平卧时不用枕头,在两肩胛间垫一枕窄,使两肩后伸外展;患侧胸壁侧方垫枕,以免悬吊的肢体肘部及上臂下坠。日间活动不宜过多,尽量卧床休息,离床活动时用三角巾或前臂吊带将患肢悬吊于胸前,双手叉腰,挺胸、提肩,可缓解对腋下神经、血管的压迫。

(4)观察双上肢的血液循环,出现肿胀、青紫、麻木等情况时,应检查是否绷带过紧,报告值班医生后,可适当调整外固定的松紧度,直至症状消失。

(5)症状护理:肿胀:1)用物理疗法改善血液循环,促进渗出液的吸收。损失早期(伤后3~5d)局部冷敷,以降低毛细血管的通透性,减少渗出,减轻肿胀,晚期(5d后)热敷可以促进血肿、水肿的吸收。2)如肢体肿胀伴有血液障碍,应检查石膏固定是否过紧,必要时拆开固定物,解除压迫。

(6)保持有效的固定。

(7)完善术前的各种化验和检查。

(8)功能锻炼:脱位固定后立即指导患者进行上臂肌的早期舒缩活动,可加强脱位端在纵轴上的压力,有利于愈合。

2.术后护理

(1)休息与体位:患侧上肢用三角巾或前臂吊带将患肢悬吊于胸前,平卧时去枕,在两肩胛间垫窄枕,使两肩后伸外展,同时患侧胸壁侧方垫枕,以免患侧肢体下坠,保持上臂及肘部与胸部平行。

(2)术后观察:

1)与麻醉医生交接班,予以心电监护、吸氧,监测T、P、R、BP、SpO$_2$变化,每小时记录一次。

2)查看伤口敷料包扎情况,观察有无渗血、渗液。

3)注意伤口负压引流管是否通畅,防止扭曲、折叠、脱落,记录引流液的量、性质。

4)密切观察肢体远端动脉搏动及手指的血供感觉、活动、肤色、皮温,注意有无压迫神经和血管的现象,如出现皮肤发冷、发紫、静脉回流差,感觉麻木的症状,立即报告医生查找原因及时对症处理。

(3)症状护理

1)疼痛:①向患者解释手术后疼痛的规律,指导缓解疼痛的方法,如听音乐、看报纸与家属聊天等分散对疼痛的注意力;②给予伤口周围的按摩,缓解肌紧张;③正确评估患者疼痛的程度,对疼痛明显者可适当给予止痛剂;④采用止痛泵止痛法,利用止痛泵缓慢从静脉内给药,减轻疼痛。

2)肿胀:①伤口局部肿胀:术后可用冷敷;②患肢肢体的肿胀如患有血液循环障碍时应检查外固定物是否过紧;③抬高患肢,促进血液回流,

(4)一般护理:协助洗漱、进食,并鼓励指导患者做些力所能及的自理活动。

(5)饮食护理:早期以清淡饮食为主,如小米、大米、黑米等粥类饮食。待胃肠功能恢复正常后,可进食高蛋白、高热量、高维生素的饮食,以维持正氮平

衡,蛋白质在热量的总量中占20%~30%,才能达到营养效果。蛋白质摄入增加,有利于白细胞和抗体的增加,加速创面愈合,减少疤痕形成。除此之外,因为糖类能参加蛋白质内源性代谢,能防止蛋白质转化为糖类。所以,在补充蛋白质的同时应补给足够的糖类。还要鼓励患者多吃新鲜蔬菜、水果,多饮水,保持大便通畅。

(6)并发症的护理

若患肢出现无力、肩外展功能消失,应考虑有臂丛神经损伤,应及时通知医生,给予神经营养物质,局部理疗,加强手指各关节及腕关节的主、被动活动。

(7)功能锻炼:在术后固定的早中期:骨折急性损伤处理后2~3d,损伤反应开始消退,肿胀和疼痛开始消退,即可开始功能锻炼。如握拳、伸指、分指、屈伸、腕绕环、肘屈曲、前臂旋前、旋后等主动练习,并逐渐增加幅度。晚期:脱位基本愈合,外固定去除后,锻炼目的为恢复肩关节活动,常用方法为主动运动、被动运动、助力运动和关节牵伸运动。

3.出院指导

(1)心理指导:讲述疾病相关知识及介绍成功病例,帮助患者树立战胜病魔的信心。

(2)休息与体位:保持活动与休息时的体位要求。早期卧床休息为主,可间断下床活动。半年内不要剧烈活动,避免再次脱位。

(3)用药:出院带药时,应将药物的名称、剂量、用法、注意事项告诉患者,按时用药。

(4)饮食:鼓励患者多食高蛋白、高热量、高维生素、含钙丰富、刺激性小的易消化食物,多食蔬菜、水果,避免辛辣刺激食物,预防便秘。

(5)固定:保持患侧肩部及上肢有效固定位,并维持3周。

(6)功能锻炼:出院后指导患者患肢保持功能位,不宜过早提携重物,防止骨间隙增大,引起骨不连。外固定者,避免前屈、内收动作。解除外固定后,加强功能锻炼,着重练习肩的前屈,肩旋转活动,如划船动作,力度需适中,以防过猛而再次损伤。

(7)复查时间及指征:定期到医院复查,术后1个月、3个月、6个月需行X片复查,了解脱位愈合情况。手法复位外固定者如出现脱位处疼痛加剧、患肢麻木、手指颜色改变,温度低于或高于正常等情况须随时复查。

（四）护理评价

1.疼痛能耐受。

2.心理状态良好,配合治疗。

3.肢体肿胀减轻。

4.切口无感染。

5.无周围神经损伤,无并发症发生。

6.X线片显示 脱位端对位、对线佳。

7.患者及家属掌握功能锻炼知识,并按计划进行,肩肘关节无僵直。

第三节 肩关节脱位的康复护理

一、概述

（一）应用解剖学

肩关节由肩胛骨的关节盂和肱骨头构成,是典型的球窝关节(图2-6)。关节盂小而浅,边缘附有盂唇;关节囊薄而松弛,囊内有肱二头肌长头腱通过;关节囊外有喙肱韧带、喙肩韧带及肌腱加强其稳固性,唯有囊下部无韧带和肌加强,最为薄弱,故肩关节脱位时,肱骨头常从下部脱出,脱向前下方。

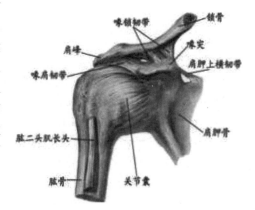

图2-6 肩关节

（二）病因

创伤是肩关节脱位的主要原因,多为间接暴力所致。当上肢处于外展外旋位跌倒或受到撞击时,暴力经过肱骨传导到肩关节,使肱骨头突破关节囊而发生脱位。若上肢处于后伸位跌倒,或肱骨后上方直接撞击在硬物上,也可发生肩关节脱位。

（三）分类

肩关节按部位分为三类:

根据肱骨头脱位的方向可分为前脱位、后脱位、上脱位及下脱位四型，以前脱位最多见。由于暴力的大小、力作用的方向以及肌肉的牵拉，前脱位时，肱骨头可能位于锁骨下、喙突下、肩前方及关节盂下。

(四)临床表现

有上肢外展外旋或后伸着地受伤史，肩部疼痛、肿胀、肩关节活动障碍，患者有以健手托住患侧前臂、头向患侧倾斜的特殊姿势即应考虑有肩关节脱位的可能。检查可发现患肩呈方肩畸形，肩胛盂处有空虚感，上肢有弹性固定；Dugas征阳性：即将患侧肘部紧贴胸壁时，手掌搭不到健侧肩部，或手掌搭在健侧肩部时，肘部无法贴近胸壁；X线正位、侧位片及穿胸位片可确定肩关节脱位的类型、移位方向及有无撕脱骨折。

二、治疗

无论肩关节脱位的类型及肱骨头所处的位置，均应首先采用手法复位、外固定方式治疗。手法复位前应准确判断是否有骨折，可行CT扫描检查，以防漏诊。

(一)手法复位

一般采用局部浸润麻醉，用Hippocrates法复位(图2-7)：患者仰卧，术者站在患侧床边，腋窝处垫棉垫，以同侧足跟置于患者腋下靠胸壁处，双手握住患肢于外展位作徒手牵引，以足跟顶住腋部作为反牵引力。左肩脱位时术者用左足，右肩脱位时则用右足。牵引须持续，用力须均匀，牵引一段时间后肩部肌逐渐松弛，此时内收、内旋上肢，肱骨头便会经前方关节囊的破口滑入肩胛盂内，可感到有弹跳及听到响声，提示复位成功，再作Dugas征检查，应由阳性转为阴性。

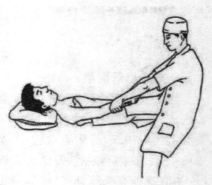

图2-7 Hippocrates法复位

(二)固定方法

单纯性肩关节脱位复位后可用三角巾悬吊上肢，肘关节屈曲90°，腋窝处垫棉垫固定3周，合并大结节骨折者应延长1~2

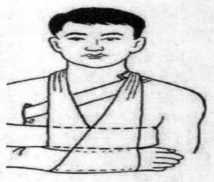

图2-8 三角巾悬吊

周(图2-8)。部分病例关节囊破损明显,或肩带肌肌力不足者,术后摄片会有肩关节半脱位,此类病例宜用搭肩位胸肱绷带固定,即将患肢手掌搭在对侧肩部,肘部贴近胸壁,用绷带将上臂固定在胸壁,并托住肘部,这种体位可以纠正肩关节半脱位。

(三)半关节置换术

略

(四)全肩关节置换术

略

(五)习惯性肩关节前脱位的治疗

习惯性肩关节前脱位多见于青壮年,一般认为首次外伤脱位后造成损伤,虽经复位,但未得到适当有效的固定和休息。由于关节囊撕裂或撕脱和软骨盂唇及盂缘损伤没有得到良好修复,肱骨头后外侧凹陷骨折变平等病理改变,关节变得松弛。以后在轻微外力下或某些动作,如上肢外展外旋和后伸动作时可反复发生脱位。

三、肩关节脱位的康复

(一)康复评定

1.肌力检查 了解患侧肌群及健侧肌群的肌力情况,肌力检查多以徒手肌力检查法(MMT)为主(注:检查时引起锁骨骨折断端发生运动的动作禁止)。做耸肩动作,查锁骨周围肌群肌力,主要有胸锁乳突肌、肩胛提肌,斜方肌等(可与健侧做对比);做肩关节前屈、后伸、外展、旋转等动作,可查三角肌、冈上肌、冈下肌、大圆肌、小圆肌等肌群肌力。

2.关节活动度测量 肩关节活动角度,正常为:前屈(180°)、后伸(60°)、外展(180°)、内旋(90°)、外旋(90°)、水平内收(130°)、水平外展(50°)(注:伤后至4~6周内不应做全关节活动范围的运动及禁止造成锁骨骨折断端发生运动的动作)。若锁骨骨折发生在远端时,需要重点了解肩关节的活动范围及受限程度。

3.日常生活活动能力评定。

4.脱位处疼痛和肿胀程度 脱位处为运动后疼痛还是静止状态时疼痛。

5.是否伴有神经和血管损伤 若伴有神经损伤时会造成肩关节及肩以下部位感觉减退或消失(包括浅感觉、深感觉、位置觉等),运动功能完全或不完全丧失(包括肩关节部分运动及肘关节、腕关节和指关节屈伸运动);若伴有血管损伤时局部可能出现青紫、瘀斑或肿胀。

6. 肺功能及呼吸运动检查　看患者呼吸频率、节律、有无呼吸困难;胸腹部的活动度,胸廓的扩张性。还可查肺容量、肺通气功能、小气道通气功能、气体代谢测定等。

7. 肩关节稳定性。

8. 局部肌肉是否有萎缩　受伤早期肌肉萎缩不明显,后期可能会出现废用性肌萎缩,关节周围软组织挛缩等。

9. 骨质疏松情况　老年人常伴有骨质疏松,X线片或骨密度检测可确诊。

10. 是否伴有心理障碍。

(二)康复计划

1. 预防或消除肿胀。

2. 加强肌力训练,防止废用性肌萎缩,关节周围软组织挛缩等。

2. 保持肘、腕、指各关节活动度,扩大肩关节的活动范围。

3. 改善局部血液循环,促进血肿吸收和炎性渗出物吸收。

4. 若伴有神经损伤,给予神经康复治疗(如肌皮电神经刺激,中频治疗等)。

5. 促进脱位愈合,防止骨质疏松。

(三)康复治疗

1. 第一阶段(伤后1~2周)　以肩关节缓慢被动活动为主,如握拳、伸指、分指、腕屈伸、前臂内外旋等练习,有肢体远端到近端进行训练,1~2次/d,20~30min/次,逐渐增加用力程度。术后一周内除训练时间外均需用前臂吊带悬吊患肢。72h后可用物理因子治疗:(1)超声波治疗,局部接触移动法,每次15~20min/次,1次/d,10d为一个疗程。注意:若有金属固定物,(如钢针、钢板等)应慎用电疗法治疗。(2)超短波治疗:双极对置,无热或微热,10~15min/次,1次/d,10d为一个疗程。(3)红外偏振光治疗:垂直照射患部,以有温热感为宜,每次15~20min/次,1~2次/d,10d为一个疗程。

2. 第二阶段(伤后或术后2~3周)　开始练习肩关节前屈,后伸运动;2周后开始逐渐做有关关节向各方向主动功能锻炼,如手拉滑车、手指爬墙等运动。

(四)康复评价

优:脱位正常愈合,达到或接近解剖复位,无局部畸形,X线片示对位良好,肩关节活动功能正常。

良:脱位正常愈合,术后脱位略有移位,对线良好,肩关节活动功能正常。

差:脱位明显畸形愈合,或有骨不连和再次脱位,肩关节活动功能受限。

四、肩脱位的护理

(一)护理评估

1.一般情况评估 一般入院患者评估(评估单见附表)。

2.风险因素评估 患者的日常生活活动能力(ADL)评估(Barthel 指数),Braden 评估,和患者跌倒、坠床风险评估(评估单见附表)。

3.评估患者对疾病的心理反应。

4.评估患者有外伤史 青壮年和儿童是否有撞伤、跌倒且肩部着地史,新生儿是否有难产、上肢和肩部过度牵拉史,从而估计伤情。

5.评估患者有脱位专有的体征。

(1)症状:局部肿胀、疼痛、畸形;

(2)体征:肩部下垂、异常活动、骨擦感或骨擦音。

6.评估患者有无软组织损伤和上肢神经功能及肱动脉有无损伤。

7.X线摄片及CT检查结果 以明确脱位的部位、类型和移动情况。

8.评估既往健康状况 患者是否存在影响活动和康复的慢性疾病。

9.评估患者生活自理能力和心理社会状况。

(二)护理诊断

1.自理能力缺陷:与脱位肢体固定后活动或功能受限有关。

2.疼痛:与创伤有关。

3.焦虑:与疼痛、疾病预后等因素有关。

4.知识缺乏:缺乏脱位后预防并发症和康复锻炼的相关知识。

5.肢体肿胀:与脱位有关。

6.潜在并发症:有周围血管神经功能障碍的危险。

7.潜在并发症:有感染的危险。

(三)护理措施

1.术前护理及非手术治疗

(1)心理护理:脱位后,因担心肩胸部畸形,影响美观和功能,会产生心理障碍。讲解疾病相关知识,增强患者信心。剧烈疼痛会导致患者情绪危机,使其产生焦虑、紧张、烦躁等心理变化。护理人员要经常巡视病房,多与患者交谈,帮助患者正确面对现实,尽快进入患者角色。耐心细致的讲解手术过程及术前、术中、术后注意事项。讲解手术后相关功能锻炼,增强患者战胜疾病的信心,建立信任感和安全感,以最佳心态接受治疗。

(2)饮食护理:术前加强饮食营养,宜选择高蛋白、高维生素、高钙、高铁、粗纤维及果胶成分丰富的食物,如适当食鱼类、肉类以及新鲜水果蔬菜。有消瘦、贫血等患者,可选择静脉输入营养物质,如20%脂肪乳剂、复方氨基酸等。

(3)休息与体位:局部固定后,宜卧硬板床,取半卧位或平卧位,避免侧卧位,以防外固定松动。日间活动不宜过多,尽量卧床休息,离床活动时用三角巾或前臂吊带将患肢悬吊于胸前。

(4)症状护理。肿胀:

1)用物理疗法改善血液循环,促进渗出液的吸收。损失早期(伤后3~5d)局部冷敷,以降低毛细血管的通透性,减少渗出,减轻肿胀,晚期(5d后)热敷可以促进血肿、水肿的吸收。

2)如肢体肿胀伴有血液障碍,应检查石膏固定是否过紧,必要时拆开固定物,解除压迫。

(5)保持有效的固定。

(6)完善术前的各种化验和检查。

(7)功能锻炼 脱位固定后立即指导患者进行上臂肌的早期舒缩活动。

2.术后护理

(1)休息与体位:患侧上肢用三角巾或前臂吊带将患肢悬吊于胸前,平卧时去枕。

(2)术后观察:

1)与麻醉医生交接班,予以心电监护、吸氧,监测 T、P、R、BP、SpO_2 变化,每小时记录一次。

2)查看伤口敷料包扎情况,观察有无渗血、渗液。

3)注意伤口负压引流管是否通畅,防止扭曲、折叠、脱落,记录引流液的量、性质。

4)密切观察肢体远端动脉搏动及手指的血供感觉、活动、肤色、皮温,注意有无压迫神经和血管的现象,如出现皮肤发冷、发紫、静脉回流差,感觉麻木的症状,立即报告医生查找原因及时对症处理。

(3)引流管的护理:告知患者保持引流管通畅的重要性,嘱其在翻身、活动、功能锻炼时避免引流管折叠、扭曲、脱落,引流袋放置应低于切口30~50cm,如为负压引流器,指导家属保持引流器负压状态,确保引流效能。有异常时应及时向医护人员反映,以便及时处理。

(4)症状护理

1)疼痛:①向患者解释手术后疼痛的规律,指导缓解疼痛的方法,如听音乐、看报纸与家属聊天等分散对疼痛的注意力;②给予伤口周围的按摩,缓解肌紧张;③正确评估患者疼痛的程度,对疼痛明显者可适当给与止痛剂;④采用止痛泵止痛法,利用止痛泵缓慢从静脉内给药,减轻疼痛。

2)肿胀:①伤口局部肿胀:术后用冰袋冷敷;②患肢肢体的肿胀如患有血液循环障碍时应检查外固定物是否过紧;③患肢给予抬高。

（5）一般护理:协助洗漱、进食,并鼓励指导患者做些力所能及的自理活动。

（6）饮食护理:早期以清淡饮食为主,如小米、大米、黑米等粥类饮食。待胃肠功能恢复正常后,可进食高蛋白、高热量、高维生素的饮食,以维持正氮平衡,蛋白质在热量的总量中占20%~30%,才能达到营养效果。蛋白质摄入增加,有利于白细胞和抗体的增加,加速创面愈合,减少疤痕形成。除此之外,因为糖类能参加蛋白质内源性代谢,能防止蛋白质转化为糖类。所以,在补充蛋白质的同时应补给足够的糖类。还要鼓励患者多吃新鲜蔬菜、水果,多饮水,保持大便通畅。

（7）并发症的护理

若患肢出现无力、肩外展功能消失,应考虑有臂丛神经损伤,应及时通知医生,给予神经营养物质,局部理疗,加强手指各关节及腕关节的主、被动活动。

（8）功能锻炼:在术后固定的早中期:脱位急性损伤处理后2~3d,损伤反应开始消退,肿胀和疼痛开始消退,即可开始功能锻炼。如握拳、伸指、分指、屈伸、腕绕环、肘屈曲、前臂旋前、旋后等主动练习,并逐渐增加幅度。晚期:脱位基本愈合,外固定去除后,锻炼目的为恢复肩关节活动,常用方法为主动运动、被动运动、助力运动和关节牵伸运动。

3.出院指导

（1）心理指导:讲述疾病相关知识及介绍成功病例,帮助患者树立战胜病魔的信心。

（2）休息与体位:保持活动与休息时的体位要求。早期卧床休息为主,可间断下床活动。半年内不要剧烈活动,避免再次脱位。

（3）用药:出院带药时,应将药物的名称、剂量、用法、注意事项告诉患者,按时用药。

（4）饮食:鼓励患者多食高蛋白、高热量、高维生素、含钙丰富、刺激性小的易消化食物,多食蔬菜、水果,避免辛辣刺激食物,预防便秘。

（5）固定:保持患侧肩部及上肢有效固定位,并维持3周。

（6）功能锻炼:出院后指导患者患肢保持功能位,不宜过早提携重物,防止骨间隙增大,引起骨不连。解除外固定后,加强功能锻炼,着重练习肩的前屈,肩旋转活动,如划船动作,力度需适中,以防过猛而再次损伤。

(7)复查时间及指征:定期到医院复查,术后1个月、3个月、6个月需行X片复查,了解脱位愈合情况。手法复位外固定者如出现脱位处疼痛加剧、患肢麻木、手指颜色改变,温度低于或高于正常等情况须随时复查。

(四)护理评价

1.疼痛能耐受。

2.心理状态良好,配合治疗。

3.肢体肿胀减轻。

4.切口无感染。

5.无周围神经损伤,无并发症发生。

6.X显示:脱位端对位、对线佳。

7.患者及家属掌握功能锻炼知识,并按计划进行,肩肘关节无僵直。

第四节　肘关节脱位的康复护理

一、概述

(一)应用解剖学

肘关节由肱骨下端和尺骨鹰嘴、桡骨小头构成(图2-9)。触诊可以查到几个骨性标志;在肘关节伸直位,肱骨内、外上髁与尺骨鹰嘴在同一水平线上。屈肘90°位时,由后面观察,此三点为一等边三角形,由侧面观察此三点为一直线(图2-10)。

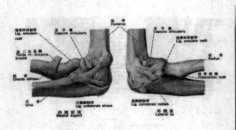
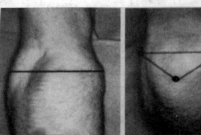

图2-9　肘关节　　　　　　　图2-10　三点关系

（二）病因

肘关节脱位主要系由间接暴力所引起。肘部系前臂和上臂的连接结构，暴力的传导和杠杆作用是引起肘关节脱位的基本外力形式。

（三）分类

根据脱位的受累情况及脱位方向进行分类，分为以下七类：

1.肘关节后脱位　这是最多见的一种脱位类型，以青少年为主要发生对象。当跌倒时手掌着地，肘关节完全伸展，前臂旋后位，由于人体重力和地面反作用力引起肘关节过伸，尺骨鹰嘴的顶端猛烈冲击肱骨下端的鹰嘴窝，即形成力的支点。外力继续加强，引起附着于喙突的肱前肌和肘关节囊的前侧部分撕裂，则造成尺骨鹰嘴向后移位，而肱骨下端向前移位的肘关节后脱位。由于构成肘关节的肱骨下端内外髁部宽而厚，前后又扁薄，侧方有副韧带加强其稳定，但如发生侧后方脱位，很容易发生内、外髁撕脱骨折。

2.陈旧性肘关节后脱位

3.肘关节前脱位　前脱位者少见，又常合并尺骨鹰嘴骨折。其损伤原因多系直接暴力，如肘后直接遭受外力打击或肘部在屈曲位撞击地面等，导致尺骨鹰嘴骨折和尺骨近端向前脱位。这种损伤肘部软组织损伤较严重，特别是血管、神经损伤常见。

4.双向分离脱位

5.单纯肱尺关节脱位

6.单纯桡骨头脱位

7.复杂性肘关节脱位

（四）临床表现

上肢外伤后，肘部疼痛、肿胀、活动障碍；检查发现肘后突畸形；前臂处于半屈位，并有弹性固定；肘后出现空虚感，可扪到凹陷；肘后三角关系发生改变；应考虑肘关节后脱位的存在。肘部正、侧位X线摄片可发现肘关节脱位的移位情况、有无合并骨折。侧方脱位可合并神经损伤，应检查手部感觉、运动功能。

二、治疗

（一）手法复位

可以采用一人复位法，不用助手。2%普鲁卡因或1%利多卡因10ml肘关节内麻醉或臂丛麻醉。术者站在患者的前面，将患者的患肢提起，环抱术者的腰部，使肘关节置于半屈曲位置。以一手握住患者腕部，沿前臂纵轴作持续牵引,另一拇指压住尺骨鹰嘴突,亦沿前臂纵轴方向作持续推挤动作直至复位。也可用双手握住上臂下段,八个手指在前方,两个拇指压在尺骨鹰嘴突上,肘关节处于半屈曲位,拇指用力方向为前臂的纵轴,其他八指则将肱骨远端推向后方。复位成功的标志为肘关节恢复正常活动,肘后三点关系恢复正常

(二)固定

用长臂石膏托固定肘关节于屈曲90°,再用三角巾悬吊胸前2~3周。

三、肘关节脱位的康复

(一)康复评定

1.肌力检查　了解患侧肌群及健侧肌群的肌力情况,肌力检查多以徒手肌力检查法(MMT)为主。

2.关节活动度测量　肘关节活动角度,正常为:屈曲(135°~150°)、过度伸直(10°)、旋前(80°~90°)、旋后(80°~90°)、旋前(手掌向下)(80°~90°)、旋后(手掌向上)(80°~90°)。(注:尺桡关节拇指在上为中立位)

3.日常生活活动能力评定(见附表)。

4.脱位处疼痛和肿胀程度　脱位处为运动后疼痛还是静止状态时疼痛。

5.是否伴有神经和血管损伤　若伴有神经损伤时会造成肘关节及肘以下部位感觉减退或消失(包括浅感觉,深感觉,位置觉等),运动功能完全或不完全丧失;若伴有血管损伤时局部可能出现青紫、瘀斑或肿胀。

6.肺功能及呼吸运动检查　看患者呼吸频率、节律、有无呼吸困难;胸腹部的活动度,胸廓的扩张性。还可查肺容量、肺通气功能、小气道通气功能、气体代谢测定等。

7.肘关节稳定性。

8.局部肌肉是否有萎缩　受伤早期肌肉萎缩不明显,后期可能会出现废用性肌萎缩,关节周围软组织挛缩等。

9.骨质疏松情况　老年人常伴有骨质疏松,X线片或骨密度检测可确诊。

10.是否伴有心理障碍。

(二)康复计划

1.预防或消除肿胀。

2.加强肌力训练,防止废用性肌萎缩,关节周围软组织挛缩等。

3.保持腕、指各关节活动度。

4.改善局部血液循环,促进血肿吸收和炎性渗出物吸收。

5.若伴有神经损伤,给予神经康复治疗(如肌皮电神经刺激,中频治疗

等）。

6.促进脱位愈合,防止骨质疏松。

（三）康复治疗

1.第一阶段(伤后或术后1周)　伤后或术后48h内局部用冷敷,肘部固定,伤侧不应负重,主要进行腕、手的屈伸功能练习,被动活动每个动作5~7次,主动运动每个动作15~20次,3~4次/d。

(1)第1d,可做握拳、对指、对掌等动作。

(2)第3~4日科用健侧手辅助活动患侧肩关节。72h后可用物理因子治疗:①超声波治疗,局部接触移动法,15~20min/次,1次/d,10d为一个疗程。注意:若有金属固定物,(如钢针、钢板等)应慎用电疗法治疗。②超短波治疗:双极对置,无热或微热,10~15min/次,1次/d,10d为一个疗程。

(3)红外偏振光治疗:垂直照射患部,以有温热感为宜,15~20min/次,1~2次/d,10d为一个疗程。

2.第二阶段(伤后或术后2~3周)　增加患肢肩关节的运动,比如:主动屈、伸、内收、外展运动,以及手部的抗阻力练习。3周内禁止做前臂的旋转运动。

3.第三阶段　外固定去除后,练习肘关节的屈伸活动,增强肘关节周围肌力。可利用握小球帮助锻炼。

（四）康复评价

优:脱位正常愈合,达到或接近解剖复位,无局部畸形,X线片示对位良好,肩关节活动功能正常。

良:脱位正常愈合,术后脱位略有移位,对线良好,肩关节活动功能正常。

差:脱位明显畸形愈合,或有骨不连和再次脱位,肩关节活动功能受限。

四、肘关节脱位的护理

（一）护理评估

1.一般情况评估　一般入院患者评估(评估单见附表)。

2.风险因素评估　患者的日常生活活动能力(ADL)评估(Barthel指数),Braden评估,和患者跌倒、坠床风险评估(评估单见附表)。

3.评估患者对疾病的心理反应。

4.评估患者有外伤史　青壮年和儿童是否有撞伤、跌倒且肘部着地史。

5.评估患者有脱位专有的体征。

(1)症状:局部肿胀、疼痛、畸形;

(2)体征:肘后三角关系失常、异常活动、骨擦感或骨擦音。

6.评估患者有无软组织损伤和上肢神经功能及肱动脉有无损伤。

7.X线摄片及CT检查结果 以明确脱位的部位、类型和移动情况。

8.评估既往健康状况 患者是否存在影响活动和康复的慢性疾病。

9.评估患者生活自理能力和心理社会状况。

（二）护理诊断

1.自理能力缺陷：与脱位肢体固定后活动或功能受限有关。

2.疼痛：与创伤有关。

3.焦虑：与疼痛、疾病预后因素有关。

4.知识缺乏：缺乏脱位后预防并发症和康复锻炼的相关知识。

5.肢体肿胀：与脱位有关。

6.潜在并发症：有周围血管神经功能障碍的危险。

7.潜在并发症：有感染的危险。

（三）护理措施

1.术前护理及非手术治疗

（1）心理护理：脱位后，因担心肘部畸形，影响美观和功能，会产生心理障碍。讲解疾病相关知识，增强患者信心。剧烈疼痛会导致患者情绪危机，使其产生焦虑、紧张、烦躁等心理变化。护理人员要经常巡视病房，多与患者交谈，帮助患者正确面对现实，尽快进入患者角色。耐心细致的讲解手术过程及术前、术中、术后注意事项。讲解手术后相关功能锻炼，增强患者战胜疾病的信心，建立信任感和安全感，以最佳心态接受治疗。

（2）饮食护理：术前加强饮食营养，宜选择高蛋白、高维生素、高钙、高铁、粗纤维及果胶成分丰富的食物，如适当食鱼类、肉类以及新鲜水果蔬菜。有消瘦、贫血等患者，可选择静脉输入营养物质，如20%脂肪乳剂、复方氨基酸等。

（3）休息与体位：局部固定后，取半卧位或平卧位，避免侧卧位，以防外固定松动。日间活动不宜过多，尽量卧床休息，离床活动时用三角巾或前臂吊带将患肢悬吊于胸前。

（4）症状护理：肿胀：

1）用物理疗法改善血液循环，促进渗出液的吸收。损失早期（伤后3~5d）局部冷敷，以降低毛细血管的通透性，减少渗出，减轻肿胀，晚期（5d后）热敷可以促进血肿、水肿的吸收。

2）如肢体肿胀伴有血液障碍，应检查石膏固定是否过紧，必要时拆开固定物，解除压迫。

（5）保持有效的固定。

（6）完善术前的各种化验和检查。

（7）功能锻炼 脱位固定后立即指导患者进行上臂肌的早期舒缩活动。

2.术后护理

（1）休息与体位：患侧上肢用三角巾或前臂吊带将患肢悬吊于胸前,平卧时去枕。

（2）术后观察：

1）与麻醉医生交接班,予以心电监护、吸氧,监测T、P、R、BP、SpO$_2$变化,每小时记录一次。

2）查看伤口敷料包扎情况,观察有无渗血、渗液。

3）注意伤口负压引流管是否通畅,防止扭曲、折叠、脱落,记录引流液的量、性质。

4）密切观察肢体远端动脉搏动及手指的血供感觉、活动、肤色、皮温,注意有无压迫神经和血管的现象,如出现皮肤发冷、发紫、静脉回流差,感觉麻木的症状,立即报告医生查找原因及时对症处理。

（3）症状护理

1）疼痛：①向患者解释手术后疼痛的规律,指导缓解疼痛的方法,如听音乐、看报纸与家属聊天等分散对疼痛的注意力。②给予伤口周围的按摩,缓解肌紧张。③正确评估患者疼痛的程度,对疼痛明显者可适当给予止痛剂。④采用止痛泵止痛法,利用止痛泵缓慢从静脉内给药,减轻疼痛。

2）肿胀：①伤口局部肿胀:术后用冰袋冷敷。②患肢肢体的肿胀如患有血液循环障碍时应检查外固定物是否过紧。③患肢给予抬高。

（4）一般护理：协助洗漱、进食,并鼓励指导患者做些力所能及的自理活动。

（5）饮食护理：早期以清淡饮食为主,如小米、大米、黑米等粥类饮食。待胃肠功能恢复正常后,可进食高蛋白、高热量、高维生素的饮食,以维持正氮平衡,蛋白质在热量的总量中占20%~30%,才能达到营养效果。蛋白质摄入增加,有利于白细胞和抗体的增加,加速创面愈合,减少疤痕形成。除此之外,因为糖类能参加蛋白质内源性代谢,能防止蛋白质转化为糖类。所以,在补充蛋白质的同时应补给足够的糖类。还要鼓励患者多吃新鲜蔬菜、水果,多饮水,保持大便通畅。

（6）功能锻炼：在术后固定的早中期:脱位急性损伤处理后2~3d,损伤反应开始消退,肿胀和疼痛开始消退,即可开始功能锻炼。如握拳、伸指、分指、屈伸、腕绕环等主动练习,并逐渐增加幅度;晚期:脱位基本愈合,外固定去除后,锻炼目的为恢复肘关节活动,常用方法为主动运动、被动运动、助力运动和关节牵伸运动。

3.出院指导

(1)心理指导:讲述疾病相关知识及介绍成功病例,帮助患者树立战胜病魔的信心。

(2)休息与体位:保持活动与休息时的体位要求。早期卧床休息为主,可间断下床活动。半年内不要剧烈活动,避免再次脱位。

(3)用药:出院带药时,应将药物的名称、剂量、用法、注意事项告诉患者,按时用药。

(4)饮食:鼓励患者多食高蛋白、高热量、高维生素、含钙丰富、刺激性小的易消化食物,多食蔬菜、水果,避免辛辣刺激食物,预防便秘。

(5)固定:保持患侧肩部及上肢有效固定位,并维持3周。

(6)功能锻炼:出院后指导患者患肢保持功能位,不宜过早提携重物,防止骨间隙增大,引起骨不连。解除外固定后,加强功能锻炼。

(7)复查时间及指征:定期到医院复查,术后1个月、3个月、6个月需行X片复查,了解脱位愈合情况。手法复位外固定者如出现脱位处疼痛加剧、患肢麻木、手指颜色改变,温度低于或高于正常等情况须随时复查。

(四)护理评价

1.疼痛能耐受。

2.心理状态良好,配合治疗。

3.肢体肿胀减轻。

4.切口无感染。

5.无周围神经损伤,无并发症发生。

6.X线片显示:脱位端对位、对线佳。

7.患者及家属掌握功能锻炼知识,并按计划进行,肩肘关节无僵直。

第五节 腕关节脱位的康复护理

一、概述

(一)应用解剖学

腕关节由手的舟骨、月骨和三角骨的近侧关节面作为关节头,桡骨的腕关节面和尺骨头下方的关节盘作为关节窝而构成(图2-11)。关节囊松弛,关节的前、后和两侧均有韧带加强,尺侧副韧带连于尺骨茎突与三角骨之间,桡侧副韧带连于桡骨茎突与舟骨之间,其中掌侧韧带最为坚韧,所以腕的后伸运动受限。

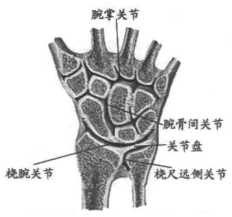

图2-11 腕关节冠状切图

(二)病因

手腕在背屈时腕部受重压、高处跌落或摔倒时手掌支撑着地,暴力集中于头月关节,致使头月骨周围的掌背侧韧带发生断裂,使之产生脱位。

(三)分类

1.月骨脱位。

2.经茎突和舟状骨的月骨脱位。

3.月骨周围脱位。

4.经舟状骨月骨周围脱位。

5.经茎突和舟状骨的月骨周围脱位。

6.三角骨月骨周围脱位。

7.舟状骨脱位。

(四)临床表现

局部肿胀、皮下瘀血、压痛或有畸形,畸形处可触到移位的脱位断端。

二、治疗

腕关节脱位的治疗方法很多,主要分为非手术和手术治疗。治疗原则以最大程度恢复其解剖形态为主,同时亦应兼顾局部的美学要求。

三、腕关节脱位的康复

(一)康复评定

1.肌力检查

了解患侧肌群及健侧肌群的肌力情况,肌力检查多以徒手肌力检查法(MMT)为主。

2.关节活动度测量

腕关节活动角度,正常为:掌屈($0°~80°$)、背伸($0°~70°$)、桡偏($0°~20°$)、尺偏($0°~30°$)。

3.日常生活活动能力评定(见附表)。

4.脱位处疼痛和肿胀程度 脱位处为运动后疼痛还是静止状态时疼痛。

5.是否伴有神经和血管损伤。

6.肺功能及呼吸运动检查 看患者呼吸频率、节律、有无呼吸困难;胸腹部的活动度,胸廓的扩张性。还可查肺容量、肺通气功能、小气道通气功能、气体代谢测定等。

7.腕关节稳定性。

8.局部肌肉是否有萎缩 受伤早期肌肉萎缩不明显,后期可能会出现废用性肌萎缩,关节周围软组织挛缩等。

9.骨质疏松情况 老年人常伴有骨质疏松,X线片或骨密度检测可确诊。

10.是否伴有心理障碍。

(二)康复计划

1.预防或消除肿胀。

2.加强肌力训练,防止废用性肌萎缩,关节周围软组织挛缩等。

2.改善局部血液循环,促进血肿吸收和炎性渗出物吸收。

3.若伴有神经损伤,给予神经康复治疗(如肌皮电神经刺激,中频治疗等)。

4.促进脱位愈合,防止骨质疏松。

(三)康复治疗

1.第一阶段(伤后或术后1~2周) 嘱患者做握拳动作,促进血液静脉回流,减少肿胀,正常进行肘、肩运动。72h后可用物理因子治疗:(1)超声波治疗,局部接触移动法,15~20min/次,1次/d,10d为一个疗程。注意:若有金属固定物,(如钢针、钢板等)应慎用电疗法治疗。(2)超短波治疗:双极对置,无热或微热,10~15min/次,1次/d,10d为一个疗程。(3)红外偏振光治疗:垂直照射患部,以有温热感为宜,15~20min/次,1~2次/d,10d为一个疗程。

2.第二阶段(伤后或术后2周后)　可增加捏小球,抗阻腕屈伸运动。

(四)康复评价

优:脱位正常愈合,达到或接近解剖复位,无局部畸形,X线片示对位良好,肩关节活动功能正常。

良:脱位正常愈合,术后脱位略有移位,对线良好,肩关节活动功能正常。

差:脱位明显畸形愈合,或有骨不连和再次脱位,肩关节活动功能受限。

四、腕关节脱位的护理

(一)护理评估

1.一般情况评估　一般入院患者评估(评估单见附表)。

2.风险因素评估　患者的日常生活活动能力(ADL)评估(Barthel指数),Braden评估,和患者跌倒、坠床风险评估(评估单见附表)。

3.评估患者对疾病的心理反应。

4.评估患者有外伤史　青壮年和儿童是否有撞伤、跌倒且肩部着地史,新生儿是否有难产、上肢和肩部过度牵拉史,从而估计伤情。

5.评估患者有脱位专有的体征。

(1)症状:局部肿胀、疼痛、畸形;

(2)体征:肩部下垂、异常活动、骨擦感或骨擦音。

6.评估患者有无软组织损伤和上肢神经功能及肱动脉有无损伤。

7.X线片及CT检查结果　以明确脱位的部位、类型和移动情况。

8.评估既往健康状况　患者是否存在影响活动和康复的慢性疾病。

9.评估患者生活自理能力和心理社会状况。

(二)护理诊断

1.自理能力缺陷:与脱位肢体固定后活动或功能受限有关。

2.疼痛:与创伤有关。

3.焦虑:与疼痛、疾病预后因素有关。

4.知识缺乏:缺乏脱位后预防并发症和康复锻炼的相关知识。

5.肢体肿胀:与脱位有关。

6.潜在并发症:有周围血管神经功能障碍的危险。

7.潜在并发症:有感染的危险。

(三)护理措施

1.术前护理及非手术治疗

(1)心理护理:脱位后,因担心手部畸形,影响美观和功能,会产生心理障碍。讲解疾病相关知识,增强患者信心。剧烈疼痛会导致患者情绪危机,使其产生焦虑、紧张、烦躁等心理变化。护理人员要经常巡视病房,多与患者交谈,帮助患者正确面对现实,尽快进入患者角色。耐心细致的讲解手术过程及术前、术中、术后注意事项。讲解手术后相关功能锻炼,增强患者战胜疾病的信心,建立信任感和安全感,以最佳心态接受治疗。

(2)饮食护理:术前加强饮食营养,宜选择高蛋白、高维生素、高钙、高铁、粗纤维及果胶成分丰富的食物,如适当食鱼类、肉类以及新鲜水果蔬菜。有消瘦、贫血等患者,可选择静脉输入营养物质,如20%脂肪乳剂、复方氨基酸等。

(3)休息与体位:局部固定后,宜卧硬板床,取半卧位或平卧位,避免侧卧位,以防外固定松动。日间活动不宜过多,尽量卧床休息,离床活动时用三角巾或前臂吊带将患肢悬吊于胸前。

(4)症状护理:肿胀:1)用物理疗法改善血液循环,促进渗出液的吸收。损伤早期(伤后3~5d)局部冷敷,以降低毛细血管的通透性,减少渗出,减轻肿胀,晚期(5d后)热敷可以促进血肿、水肿的吸收。2)如肢体肿胀伴有血液循环障碍,应检查石膏固定是否过紧,必要时拆开固定物,解除压迫。

(5)保持有效的固定。

(6)完善术前的各种化验和检查。

(7)功能锻炼:脱位固定后立即指导患者进行上臂肌的早期舒缩活动。

2.术后护理

(1)休息与体位:卧床时给予患肢抬高。

(2)术后观察:1)与麻醉医生交接班,予以心电监护、吸氧,监测T、P、R、BP、SpO_2变化,每小时记录一次;2)查看伤口敷料包扎情况,观察有无渗血、渗液;3)注意伤口负压引流管是否通畅,防止扭曲、折叠、脱落,记录引流液的量、性质;4)密切观察肢体远端动脉搏动及手指的血供、感觉、活动、肤色、皮温,注意有无压迫神经和血管的现象,如出现皮肤发冷、发紫、静脉回流差,感觉麻木等症状,立即报告医生查找原因及时对症处理。

(3)症状护理

1)疼痛:①向患者解释手术后疼痛的规律,指导缓解疼痛的方法,如听音乐、看报纸与家属聊天等分散对疼痛的注意力;②给予伤口周围的按摩,缓解肌紧张;③正确评估患者疼痛的程度,对疼痛明显者可适当给予止痛剂,必要时采用止痛泵止痛法,利用止痛泵缓慢从静脉内给药,减轻疼痛;④在治疗过程中避免过大的动作,保护患肢,减少患者疼痛。

2)肿胀:①伤口局部肿胀:术后用冰袋冷敷;②患肢肢体的肿胀如患有血液循环障碍时应检查外固定物是否过紧;③患肢给予抬高。

(4)一般护理:协助洗漱、进食,并鼓励指导患者做些力所能及的自理活动。

(5)饮食护理:早期以清淡饮食为主,如小米、大米、黑米等粥类饮食。待胃肠功能恢复正常后,可进食高蛋白、高热量、高维生素的饮食,以维持正氮平衡,蛋白质在热量的总量中占20%~30%,才能达到营养效果。蛋白质摄入增加,有利于白细胞和抗体的增加,加速创面愈合,减少疤痕形成。除此之外,因为糖类能参加蛋白质内源性代谢,能防止蛋白质转化为糖类。所以,在补充蛋白质的同时应补给足够的糖类。还要鼓励患者多吃新鲜蔬菜、水果,多饮水,保持大便通畅。

(6)功能锻炼:在术后固定的早中期:脱位急性损伤处理后2~3d,损伤反应开始消退,肿胀和疼痛开始消退,即可开始功能锻炼。如握拳、伸指、分指、屈伸、腕绕环、肘屈曲、前臂旋前、旋后等主动练习,并逐渐增加幅度。晚期:脱位基本愈合,外固定去除后,锻炼目的为恢复肩关节活动,常用方法为主动运动、被动运动、助力运动和关节牵伸运动。

3.出院指导

(1)心理指导:讲述疾病相关知识及介绍成功病例,帮助患者树立战胜病魔的信心。

(2)休息与体位:保持活动与休息时的体位要求。早期卧床休息为主,可间断下床活动。半年内不要剧烈活动,避免再次脱位。

(3)用药:出院带药时,应将药物的名称、剂量、用法、注意事项告诉患者,按时用药。

(4)饮食:鼓励患者多食高蛋白、高热量、高维生素、含钙丰富、刺激性小的易消化食物,多食蔬菜、水果,避免辛辣刺激食物,预防便秘。

(5)固定:保持患侧肩部及上肢有效固定位,并维持3周。

(6)功能锻炼:出院后指导患者患肢保持功能位,不宜过早提携重物,防止骨间隙增大,引起骨不连。在锻炼中随时纠正错误的方法。不能因为伤口疼痛就缩小活动幅度,减少次数。也不能活动幅度过大,过早进行抗大阻力训练,以免影响伤口愈合。

(7)复查时间及指征:定期到医院复查,术后1个月、3个月、6个月需行X片复查,了解脱位愈合情况。手法复位外固定者如出现脱位处疼痛加剧、患肢麻木、手指颜色改变、温度低于或高于正常等情况须随时复查。

(四)护理评价

1.疼痛能耐受。

2.心理状态良好,配合治疗。

3.肢体肿胀减轻。

4.切口无感染。

5.无周围神经损伤,无并发症发生。

6.X线片显示:脱位端对位、对线佳。

7.患者及家属掌握功能锻炼知识,并按计划进行,肩肘关节无僵直。

第六节　手部关节脱位的康复护理

一、概述

(一)应用解剖学

包括桡腕关节、腕骨间关节、腕掌关节、掌骨间关节、掌指关节和指骨间关节等(图2-12)。

(二)病因

多由于外伤引起。

(三)分类

手部关节脱位分为四类:

1.指间关节脱位

固定后即可练习患指的屈伸功能,尽管其活动受到固定的限制,但其伸屈肌腱不会因固定而与四周组织粘

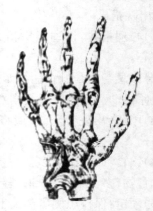

图2-12　手部关节

连。3~4周后解除固定,即可练习患指关节的活动,如活动进度较慢、肿胀不消时,可配合药物、理疗等治疗。

2.掌指关节脱位

固定2~3周后解除固定,逐渐锻炼掌指关节伸屈功能,若无并发骨折,功能较易恢复。对伤势较重、功能恢复较慢者,应结合药物、理疗等治疗。

3.腕关节脱位

固定期间应不断练习伸指握拳动作,3周后解除固定,立即开始做腕关节的屈伸活动,活动范围由小到大,循序渐进。

4.舟、月骨及腕掌关节脱位

在固定期间应经常练习握拳屈腕动作,固定3~4周后解除固定,仍先练习屈腕功能和旋腕功能,1~2周后再练习伸腕功能。

(四)临床表现

局部肿胀、皮下瘀血、压痛或有畸形,畸形处可触到移位的脱位端

二、治疗

可分为手法复位和切开复位。

三、手部关节脱位的康复

(一)康复评定

1.肌力检查。

2.关节活动度测量。

3. 日常生活活动能力评定。

4. 脱位处疼痛和肿胀程度 脱位处为运动后疼痛还是静止状态时疼痛。

5. 是否伴有神经和血管损伤。

6. 肺功能及呼吸运动检查　看患者呼吸频率、节律、有无呼吸困难;胸腹部的活动度,胸廓的扩张性。还可查肺容量、肺通气功能、小气道通气功能、气体代谢测定等。

7. 局部肌肉是否有萎缩:受伤早期肌肉萎缩不明显,后期可能会出现废用性肌萎缩,关节周围软组织挛缩等。

9. 骨质疏松情况:老年人常伴有骨质疏松,X线片或骨密度检测可确诊。

10.是否伴有心理障碍。

(二)康复计划

1.预防或消除肿胀。

2.加强肌力训练,防止废用性肌萎缩,关节周围软组织挛缩等。

3.保持肘、腕、指各关节活动度,扩大手部关节的活动范围。

4.改善局部血液循环,促进血肿吸收和炎性渗出物吸收。

5.若伴有神经损伤,给予神经康复治疗(如肌皮电神经刺激,中频治疗等)。

6.促进脱位愈合,防止骨质疏松。

(三)康复治疗

1.第一阶段(伤后或术后1~2周) 伤后或术后48h内局部用冷敷,主要进行伸指、分指、腕、肘各关节的运动。

2.第二阶段(伤后或术后2周后) 去除外固定后,加强手部关节功能锻炼并逐渐负重行走。

(四)康复评价

优:脱位正常愈合,达到或接近解剖复位,无局部畸形,X线片示对位良好,手部关节活动功能正常。

良:脱位正常愈合,术后脱位略有移位,对线良好,手部关节活动功能正常。

差:脱位明显畸形愈合,或有骨不连和再次脱位,手部关节活动功能受限。

四、手部关节脱位的护理

(一)护理评估

1.一般情况评估 一般入院患者评估(评估单见附表)。

2.风险因素评估 患者的日常生活活动能力(ADL)评估(Barthel指数),Braden评估,患者跌倒、坠床风险评估(评估单见附表)。

3.评估患者对疾病的心理反应。

4.评估患者有无外伤史 青壮年和儿童是否有撞伤、跌倒且手部着地史,新生儿是否有难产、手部牵拉史,从而估计伤情。

5.评估患者有无骨折专有的体征:

(1)症状:局部肿胀、疼痛、畸形;

(2)体征:异常活动、骨擦感或骨擦音。

6.评估患者有无软组织损伤和上肢神经功能有无损伤。

7.X线摄片及CT检查结果 以明确脱位的部位、类型和移动情况。

8.评估既往健康状况 患者是否存在影响活动和康复的慢性疾病。

9.评估患者生活自理能力和心理社会状况。

(二)护理诊断

1.疼痛:与创伤有关。

2.焦虑:与疼痛、疾病预后因素有关。

3.知识缺乏:缺乏脱位后预防并发症和康复锻炼的相关知识。

4.肢体肿胀:与脱位有关。

5.潜在并发症:有周围血管神经功能障碍的危险。

(三)护理措施

1.术前护理及非手术治疗

(1)心理护理:讲解疾病相关知识,增强患者信心。剧烈疼痛会导致患者情绪危机,使其产生焦虑、紧张、烦躁等心理变化。护理人员要经常巡视病房,多与患者交谈,帮助患者正确面对现实,尽快进入患者角色。耐心细致的讲解手术过程及术前、术中、术后注意事项。讲解手术后相关功能锻炼,增强患者战胜疾病的信心,建立信任感和安全感,以最佳心态接受治疗。

(2)饮食护理:术前加强饮食营养,宜选择高蛋白、高维生素、高钙、高铁、粗纤维及果胶成分丰富的食物,如适当食鱼类、肉类以及新鲜水果蔬菜。有消瘦、贫血等患者,可选择静脉输入营养物质,如20%脂肪乳剂、复方氨基酸等。

(3)休息与体位:局部固定后,抬高患肢,减轻水肿,缓解疼痛。

(4)保持有效的固定

(5)完善术前的各种化验和检查

(6)功能锻炼:脱位固定后立即指导患者进行上臂肌的早期舒缩活动。

2.术后护理

(1)休息与体位:抬高患肢,促进血液回流。

(2)术后观察:1)与麻醉医生交接班,予以心电监护、吸氧,监测 T、P、R、BP、SpO^{2}变化,每小时记录一次;2)查看伤口敷料包扎情况,观察有无渗血、渗液;3)注意伤口负压引流管是否通畅,防止扭曲、折叠、脱落,记录引流液的量、性质;4)密切观察肢体远端动脉搏动及手指的血供感觉、活动、肤色、皮温,注意有无压迫神经和血管的现象,如出现皮肤发冷、发紫、静脉回流差,感觉麻木的症状,立即报告医生查找原因及时对症处理。

(3)症状护理:疼痛:①向患者解释手术后疼痛的规律,指导缓解疼痛的方法,如听音乐、看报纸与家属聊天等分散对疼痛的注意力;②给予伤口周围的按摩,缓解肌紧张;③正确评估患者疼痛的程度,对疼痛明显者可适当给予止痛剂;④采用止痛泵止痛法,利用止痛泵缓慢从静脉内给药,减轻疼痛。

(4)一般护理:协助洗漱、进食,并鼓励指导患者做些力所能及的自理活动。

(5)饮食护理:早期以清淡饮食为主,如小米、大米、黑米等粥类饮食。待胃肠功能恢复正常后,可进食高蛋白、高热量、高维生素的饮食,以维持正氮平衡,蛋白质在热量的总量中占20%~30%,才能达到营养效果。蛋白质摄入增加,有利于白细胞和抗体的增加,加速创面愈合,减少疤痕形成。除此之外,因为糖类能参加蛋白质内源性代谢,能防止蛋白质转化为糖类。所以,在补充蛋白质的同时应补给足够的糖类。还要鼓励吃新鲜蔬菜、水果,多饮水,保持大便通畅。

(6)功能锻炼:损伤反应开始消退,肿胀和疼痛开始消退,即可开始功能锻炼,如握拳、伸指、分指、屈伸、腕绕环、肘屈曲、前臂旋前、旋后等主动练习,并逐渐增加幅度

3.出院指导

(1)心理指导:讲述疾病相关知识及介绍成功病例,帮助患者树立战胜病魔的信心。

(2)用药:出院带药时,应将药物的名称、剂量、用法、注意事项告诉患者,按时用药。

(3)饮食:鼓励患者多食高蛋白、高热量、高维生素、含钙丰富、刺激性小的易消化食物,多食蔬菜、水果,避免辛辣刺激食物,预防便秘。

(4)复查时间及指征:定期到医院复查,术后1个月、3个月、6个月需行X线片复查,了解骨折愈合情况。手法复位外固定者如出现脱位处疼痛加剧、患肢麻木、手指颜色改变,温度低于或高于正常等情况须随时复查。

(四)护理评价

1.疼痛能耐受。

2.心理状态良好,配合治疗。

3.肢体肿胀减轻。

4.切口无感染。

5.无周围神经损伤,无并发症发生。

6.X线片显示:脱位端对位、对线佳。

7.患者及家属掌握功能锻炼知识,并按计划进行,手部关节无僵直。

第七节　髋关节脱位的康复护理

一、概述

(一)应用解剖学

髋关节为连接躯干与下肢的一个多轴杵臼关节,由髋臼、股骨头、关节囊和许多韧带组成(图2-13),其周围有强有力的肌肉覆盖,所以十分稳定,可做屈伸、外展及环转运动。

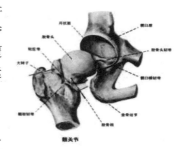

图2-13

(二)病因

髋关节脱位在全身四大关节(肘、肩、髋、膝)脱位的发生率中位于第三,位患者多为青壮年男性,常见于交通伤、坠落伤及运动性损伤。

(三)分型分类

髋关节脱位按部位分为三类:

(1)髋关节后脱位　占髋关节脱位的90%左右。

髋关节后脱位多为间接暴力引起。临床上多见于交通伤、弯腰状态下被重物砸伤腰部,偶尔也可见于运动损伤(图2-14)。

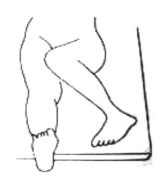

图2-14

(2)髋关节前脱位:占髋关节脱位的12%左右。

髋关节前脱位主要为车祸或坠落伤,当股骨处于外展、外旋位,大转子与髋臼上缘相接触,此时遭受外展暴力或来自大腿后方向前的暴力,股骨头可发生前脱位。

(3)髋关节中心性脱位:此类是一种传统描述股骨头因外力撞击髋臼内侧壁并致髋臼内侧壁骨折,股骨头有一种向骨盆内移的趋势或影像学上存在这种移位。

（四）临床表现

后脱位时患肢表现为典型的屈曲、内收、内旋、短缩畸形。患肢局部严重疼痛，关节功能障碍，并有弹性固定。前脱位时患肢表现为疼痛、肿胀、活动受限，呈外展、外旋和屈曲体位，有时较健肢长。中心性脱位时患肢有明显疼痛，为轴向叩击痛。患肢股骨大转子处常见有血肿，患侧髋关节活动功能障碍。

二、治疗

主要分为非手术和手术治疗。治疗原则以最大程度恢复其解剖形态为主，同时亦应兼顾局部的美学要求。

（一）髋关节后脱位

1.闭合复位的方法

方法有 Allis 法（提拉法）、Bigelow 法（问号法）、Stimson 重力复位法、颈膝牵引法。

2.切开复位

对于闭合复位失败和脱位合并坐骨神经损伤的患者可采取切开复位术。患者取侧卧位，采用 Kcher-Langenbeck 切口，探查髋关节囊、髋臼的损伤情况和股骨头脱位的位置，并引导股骨头还纳。

（二）髋关节前脱位

1.闭合复位的方法

方法有 Allis 法（提拉法）、反 Bigelow 法（回旋法）。

（1）Allis 法（提拉法）：患者仰卧，助手蹲下用双手按住其髂嵴以固定骨盆。术者面对患者站立，先使髋关节及膝关节各屈曲至 90°，然后以双手握住患者的腘窝作持续的牵引，待肌松弛后，略作外旋，便可以使股骨头还纳至髋臼内。当感到明显的弹跳与响声，提示复位成功。

（2）Bigelow 法：患者腰麻或全麻及睡在垫子上，助手稳住骨盆，术者一手握患肢踝部，另一前臂套在腘窝处使膝、髋各屈曲 90°牵引下内收、内旋，膝贴近躯干，继续牵引使髋外展外旋伸直即可将股骨头送入髋臼内，这个动作若是左髋关节脱位如像作一个大问号。右侧复位正好是一个反问号，股骨头纳入髋臼可听到或感到弹跳与响声。

（3）Stimson 法：使患者俯卧在书桌上，髋关节挂在桌外，使膝关节、髋关节曲 90°进行牵引也可使髋关节脱位复位。

（4）颈膝牵引法：患者卧于垫子上，骨盆由助手稳住，患肢膝髋各屈曲 90°，用一宽布带结成一圈,套在患肢腘窝下,术者一膝跪于患侧地面,另一脚立于地面,膝关节屈曲成直角置于患肢腘窝下(右髋关节脱位时术者用右膝,左髋关节脱位时,术者用左膝)将布带圈扭转成8字形。术者弯腰,然后将8字形上圈套于术者颈部。术者以一手握住患肢踝关节之上前方(右髋关节脱位时术者用右手,左髋关节脱位时术者用左手)另一手扶住患肢之膝部。然后术者伸直躯干和颈部,使布带圈向上牵引患肢,同时以紧握踝部的手向下施加压力,牵引力应缓慢而有力,不可使用冲击性力量。牵引时将患肢膝部作不同方向旋转可帮助复位。此时可听到响声,复位即已成功,髋部畸形消失,并可作全面的被动运动。

以上四种方法较常用而且简便,复位后拍X线片证实。复位患肢进行皮肤牵引或石膏固定。髋关节放置在功能位上外展30°屈曲15°,固定时间3~5周,并鼓励患者进行功能锻炼。足趾踝关节活动,股四头肌收缩防止肌萎缩。待固定、牵引去除后逐步下地持拐行走,练习膝髋屈曲幅度直至恢复正常。

2.切开复位

用于闭合复位失败和陈旧性髋关节前脱位患者。患者取仰卧位,采用Smith-Peterson切口。探查脱位的股骨头和破裂的关节囊,复位时可先缓慢内收大腿,患肢牵引下用手协助股骨头复位。复位后维持中立位牵引3~4周。

(三)髋关节中心性脱位

中心性脱位目前以治疗髋关节骨折的原则处置。

三、髋关节脱位的康复

(一)康复评定

1.肌力检查

了解患侧肌群及健侧肌群的肌力情况,肌力检查多以徒手肌力检查法(MMT)为主。

2.关节活动度测量

髋关节活动角度,正常为:屈曲(130°~140°)、后伸(10°~15°)、外展(30°~45°);内旋(40°~50°)、外旋(30°~40°)。

3.日常生活活动能力评定(见附表)。

4.脱位处疼痛和肿胀程度　脱位处为运动后疼痛还是静止状态时疼痛。

5.是否伴有神经和血管损伤。

6.肺功能及呼吸运动检查　看患者呼吸频率、节律、有无呼吸困难;胸腹部的活动度,胸廓的扩张性。还可查肺容量、肺通气功能、小气道通气功能、气体代谢测定等。

7.髋关节稳定性。

8.局部肌肉是否有萎缩　受伤早期肌肉萎缩不明显,后期可能会出现废用性肌萎缩,关节周围软组织挛缩等。

9.骨质疏松情况　老年人常伴有骨质疏松,X线片或骨密度检测可确诊。

10.是否伴有心理障碍。

(二)康复计划

1.预防或消除肿胀。

2.加强肌力训练,防止废用性肌萎缩,关节周围软组织挛缩等。

2.保持踝、膝各关节活动度,扩大髋关节的活动范围。

3.改善局部血液循环,促进血肿吸收和炎性渗出物吸收。

4.若伴有神经损伤,给予神经康复治疗(如肌皮电神经刺激,中频治疗等)。

5.促进脱位愈合,防止骨质疏松。

(三)康复治疗

1.第一阶段(伤后或术后1周)　术后前3天以肌力训练为主,麻醉清醒后即可开始进行股四头肌静力收缩、踝关节背伸、跖屈等运动。每天3~4次,每次各组动作5~10次,循序渐进,以不引起疼痛为宜。

(1)股四头肌静力收缩:用力将腿伸直,并将足跟向后蹬,坚持5~10s。

(2)踝关节背伸、跖屈:脚向上运动,绷紧10s后放松;脚向下运动,绷紧10S后放松;保持膝盖伸直(图2-15)。

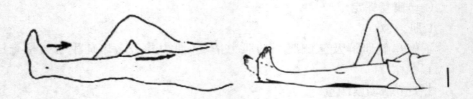

图2-15　膝盖伸直

2.第二阶段(伤后或术后2~3周)　术后第4~7天,进行髋外展并增加髋、膝关节的屈伸训练,髋关节屈曲不超过45°并可以开始练习直腿抬高锻炼。

(1)膝关节伸直:仰卧,绷紧大腿前的肌肉,向下压患侧膝部保持5秒,然后放松。

2)髋、膝关节屈伸:仰卧位,慢慢弯曲患侧膝部,使脚跟滑向臀部,再慢慢恢复原位;当脚跟上下滑动过程中,始终保持膝部垂直于床面,不要左右摇晃。

(3)髋部外展:保持患腿向外滑向床沿,然后慢慢恢复原位;保持膝部伸直,在来回滑动过程中,不能随意向内或向外旋转;在床面和腿之间可以放一层塑料纸,以减少摩擦。

(4)直腿抬高:患肢抬高20cm,维持5~10s。

(5)臀肌收缩:收紧臀部肌肉,保持5秒,然后放松。

3.第三阶段(伤后4~6周):

(1)起床练习:起床时先以健腿屈曲,臀部向上抬起移动,先将健侧移动至床沿,即可用双肘着床用力坐起,坐起时膝关节要低于髋关节,上身不可前倾。起立时可借用助步器的帮助(如图2-16)。

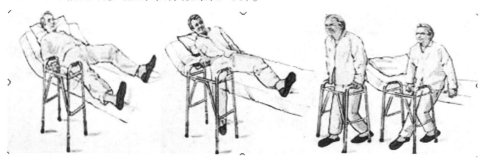

图2-16　起立时可借用助步器

(2)站立练习:

站位——臀部屈曲:向上弯曲膝部与助步器的横杆同高,注意臀部弯曲不能超过90°;

站位——臀部伸展:保持背部挺直,伸直患侧膝并向后移动腿部(腰部不要向前倾);

站位——臀部外展:站在离助步器一步的位置,患腿向外侧面移动,保持膝部伸直,上半身不能弯曲或摇晃(图2-17)。

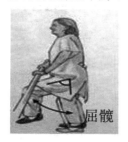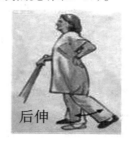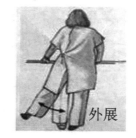

图2-17

（3）步态训练：用助步器帮助训练，助步器先行，患腿跟上，健腿第3步。注意：在移动时，不要扭转患侧，转身时应作小步移动（图2-18）。

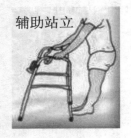 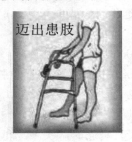 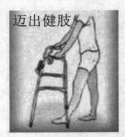

辅助站立　　　迈出患肢　　　迈出健肢

图2-18

（4）拐杖的使用

上下楼的正确楼梯姿势

注：术后6个月之内均要按照以上所述进行功能锻炼，防止术后髋关节僵硬、股骨头脱位，以达到髋关节脱位术后的良好效果。因术式、个体差异，需遵医嘱练习。

（四）康复评价

优：脱位正常愈合，达到或接近解剖复位，无局部畸形，X线片示对位良好，髋关节活动功能正常。

良：脱位正常愈合，术后脱位略有移位，对线良好，髋关节活动功能正常。

差：脱位明显畸形愈合，或有骨不连和再次脱位，髋关节活动功能受限。

四、髋关节脱位的护理

（一）护理评估

1.一般情况评估　一般入院患者评估（评估单见附表）。

2.风险因素评估　患者的日常生活活动能力（ADL）评估（Barthel指数），Braden评估，和患者跌倒、坠床风险评估（评估单见附表）。

3.评估患者对疾病的心理反应。

4.评估患者有外伤史　青壮年和儿童是否有撞伤、跌倒且臀部着地史。

5.有骨折专有的体征

（1）症状：局部肿胀、疼痛、畸形。

（2）体征：双腿长短不齐下垂、异常活动、骨擦感或骨擦音。

6.评估患者有无软组织损伤和下肢神经功能有无损伤。

7.X线摄片及CT检查结果 以明确脱位的部位、类型和移动情况。

8.评估既往健康状况 患者是否存在影响活动和康复的慢性疾病。

9.评估患者生活自理能力和心理社会状况。

（二）护理诊断

1.自理能力缺陷：与脱位肢体固定后活动或功能受限有关。

2.疼痛：与创伤有关。

3.焦虑：与疼痛、疾病预后因素有关。

4.知识缺乏：脱位骨折后预防并发症和康复锻炼的相关知识。

5.肢体肿胀：与脱位有关。

6.潜在并发症：有周围血管神经功能障碍的危险。

7.潜在并发症：有感染、出血、静脉血栓形成的危险。

（三）护理措施

1.术前护理及非手术治疗

（1）心理护理：脱位后，因担心双腿长短不齐，影响美观和功能，会产生心理障碍，告知患者髋关节脱位治疗效果较好，以消除患者心理障碍。剧烈疼痛会导致患者情绪危机，使其产生焦虑、紧张、烦躁等心理变化。护理人员要经常巡视病房，多与患者交谈，帮助患者正确面对现实，尽快进入患者角色。耐心细致的讲解手术过程及术前、术中、术后注意事项。讲解手术后相关功能锻炼，增强患者战胜疾病的信心，建立信任感和安全感，以最佳心态接受治疗。

（2）饮食护理：术前加强饮食营养，宜选择高蛋白、高维生素、高钙、高铁、粗纤维及果胶成分丰富的食物，如适当食鱼类、肉类以及新鲜水果蔬菜。有消瘦、贫血等的患者，可选择静脉输入营养物质，如20%脂肪乳剂、复方氨基酸等。

（3）休息与体位：嘱患者绝对卧床休息，严禁坐立。牵引治疗时，不得私自取下牵引架，尽量使用气垫床，防止压疮的发生。

（4）完善术前的各种化验和检查

2.术后护理

（1）休息与体位：平卧时去枕，在两肩胛间垫窄枕，使两肩后伸外展，同时两腿之间放置梯形垫，保持患肢外展中立位。

（2）术后观察 ①与麻醉医生交接班，予以心电监护、吸氧，监测T、P、R、BP、SpO_2变化，每小时记录一次；②查看伤口敷料包扎情况，观察有无渗血、渗液；③注意伤口负压引流管是否通畅，防止扭曲、折叠、脱落，记录引流液的量、性质；④密切观察肢体远端动脉搏动及足部的血供、感觉、活动、肤色、皮温，注意有无压迫神经和血管的现象,如出现皮肤发冷、发紫、静脉回流差,感觉麻木等症状,立即报告医生查找原因,及时对症处理。

(3)引流管的护理:告知患者保持引流管通畅的重要性,嘱其在翻身、活动、功能锻炼时避免引流管折叠、扭曲、脱落,引流袋放置应低于切口30~50cm,如为负压引流器,指导家属保持引流器负压状态,确保引流效能。有异常时应及时向医护人员反映,以便及时处理。

(4)症状护理

1)疼痛:①向患者解释手术后疼痛的规律,指导缓解疼痛的方法,如听音乐、看报纸、与家属聊天等分散对疼痛的注意力;②给予伤口周围的按摩,缓解肌紧张;③正确评估患者疼痛的程度,对疼痛明显者可适当给予止痛剂;④采用止痛泵止痛法,利用止痛泵缓慢从静脉内给药,减轻疼痛。

2)肿胀:①伤口局部肿胀,可给予患肢轻度抬高,在医生许可下可使用血栓泵,促进血液循环;②患肢肢体肿胀,有血液循环障碍时应检查外固定物是否过紧。

(5)一般护理:协助洗漱、进食,并鼓励指导患者做些力所能及的自理活动。

(6)饮食护理:早期以清淡饮食为主,如小米、大米、黑米等粥类饮食。待胃肠功能恢复正常后,可进食高蛋白、高热量、高维生素的饮食,以维持正氮平衡,蛋白质在热量的总量中占20%~30%,才能达到营养效果。蛋白质摄入增加,有利于白细胞和抗体的增加,加速创面愈合,减少疤痕形成。除此之外,因为糖类能参加蛋白质内源性代谢,能防止蛋白质转化为糖类。所以,在补充蛋白质的同时应补给足够的糖类。还要鼓励患者多吃新鲜蔬菜、水果,多饮水,保持大便通畅。

(7)并发症的护理

①切口感染:多发生于术后前期。术前:应严格备皮;加强营养;进行全身检查并积极治疗糖尿病等感染灶;遵医嘱预防性使用抗生素。术中应严格遵守无菌操作原则。术后保持引流通畅,防止局部血液瘀滞,引起感染。

②出血:了解术中情况,尤其出血量。术后24h内患肢局部制动,以免加重出血。严密观察伤口出血量,注意伤口敷料有无渗血以及引流液的颜色、性状、量。观察患者瞳孔、神志、血压、脉搏、呼吸、尿量,警惕失血性休克。

③血栓形成:使用血栓泵,促进血液流通;妥善固定,患肢制动;遵医嘱预防性使用低分子肝素钙注射液、右旋糖酐等药物;观察患肢血运及循环状况;密切观察生命体征、意识状态及皮肤黏膜情况,防止肺栓塞形成。

（8）预防压疮的护理

由于患者长期卧床，骶尾部、足跟等部位受压过久，易产生压疮。间歇解除局部皮肤受压是预防压疮的重要措施，而定时翻身则是最简单有效的方法。建立翻身卡，每2h翻身一次，保持床单位的整洁、干燥，以及皮肤的清洁。给患者翻身或使用大便器时，应动作轻柔，勿拖拽患者，防止擦伤皮肤，必要时可选择波动式气垫床。

（9）预防泌尿系感染

对留置尿管患者，每七天更换尿袋一次，女患者应每天清洗会阴部。鼓励患者多饮水，每日饮水量2000~3000ml，促进细菌排出，预防泌尿系感染或结石，必要时可选择膀胱冲洗。

（10）预防坠积性肺炎

鼓励患者30°半坐卧位，增加活动量，促进深呼吸，增加肺活量，如吹气球。必要时可选择雾化吸入，以达到稀释痰液的效果。

（11）功能锻炼：在术后固定的早中期：脱位急性损伤处理后2天~3天，损伤反应开始消退，肿胀和疼痛开始消退，即可开始功能锻炼。如股四头肌静力收缩、踝泵运动等主动练习，并逐渐增加幅度。晚期：脱位基本愈合，锻炼目的为恢复髋关节活动。

3.出院指导

（1）心理指导：讲述疾病相关知识及介绍成功病例，帮助患者树立战胜病魔的信心。

（2）休息与体位：保持活动与休息时的体位要求。半年内不要剧烈活动，避免再次脱位。

（3）用药：出院带药时，应将药物的名称、剂量、用法、注意事项告诉患者，按时用药。

（4）饮食：鼓励患者多食高蛋白、高热量、高维生素、含钙丰富、刺激性小的易消化食物，多食蔬菜、水果，避免辛辣刺激食物，预防便秘。

（5）复查时间及指征：定期到医院复查，术后1个月、3个月、6个月需行X片复查，了解脱位愈合情况。手法复位外固定者如出现脱位处疼痛加剧、患肢麻木、足部颜色改变、温度低于或高于正常等情况须随时复查。

（四）护理评价

1.疼痛能耐受。

2.心理状态良好，配合治疗。

3.肢体肿胀减轻。

4.切口无感染。

5.无周围神经损伤，无并发症发生。

6.X显示:脱位端对位、对线佳。

7.患者及家属掌握功能锻炼知识,并按计划进行,髋关节无僵直。

第八节　膝关节脱位的康复护理

一、概述

(一)应用解剖学

膝关节是人体最大且最复杂的关节。膝关节的主要结构包括股骨下端、胫骨上端及髌骨。膝关节囊薄而松弛,前方有股四头肌腱下续至胫骨粗隆的髌韧带,囊外有胫、腓侧副韧带,囊内有前后交叉韧带,前交叉韧带可防止胫骨前移,后交叉韧带可防止胫骨后移。在股骨与胫骨的关节面之间垫有半月板,内侧半月板呈"C"形,外侧半月板近似"O"形(图2-19)。

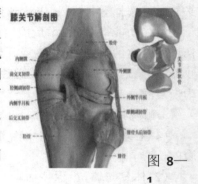

图8—1

图2—19

(二)病因

胫骨上端受到强大的直接暴力或间接暴力使膝旋转、过伸时致伤。

(三)分型分类

膝关节脱位分为三类:

(1)单纯膝关节脱位:即指暴力作用下因韧带断裂或撕脱骨折导致的脱位,此型脱位根据胫骨相对于股骨的位置又可细分为六型(图2-20):外脱位、内脱位、后脱位、前脱

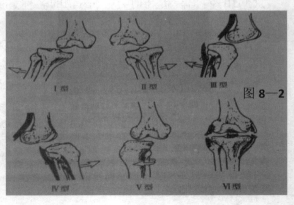

图8—2

图2—20

位、旋转脱位、伴随严重的韧带损伤可自发复位的脱位。

（2）经股骨膝关节脱位：暴力作用于小腿，胫骨平台撞击股骨髁，导致股骨髁骨折继而脱位。和单纯膝关节脱位相比，此种脱位伴骨折遭受的暴力更大，创伤更严重，一般股骨髁均为粉碎性骨折，发生率约占整个创伤性膝关节脱位的7.1%左右。

（3）经胫骨膝关节脱位：受伤机制和经股骨膝关节脱位相似，胫骨平台也一般均为粉碎性骨折，发生率约占创伤性膝关节脱位的4.7%。值得注意的是，因为高能量损伤，所以部分经股骨、经胫骨膝关节脱位属于开放伤。

（四）临床表现

膝关节外伤史，肢体有畸形、肿痛，活动受限，根据脱位方向，胫骨可向后向前和侧方移位，因韧带撕裂使关节不稳定并有反向活动。X线片检查，可知道脱位情况和是否并发骨折。

二、治疗

膝关节脱位后常可用手法闭合复位取得满意的效果。对关节内的血肿应以无菌操作给予吸出。然后，用大腿石膏固定于膝关节屈曲15°~20°，这是一种临时的良好的治疗措施，因可避免膝关节不再受到其他的损伤。大腿石膏临时固定5天~7天。在这段时间内，可精心挑选一个周到的合适的修复韧带的手术方案。如像手法复位后膝关节不稳定，特别是膝关节向后外侧脱位，若膝关节显示整复后不稳定，则往往可能是有其他组织嵌入在关节中间。Brennan等认为可能是股骨内髁嵌入在撕裂的关节囊内，似"纽扣样"嵌顿，阻挡了膝关节的整复。Quinlan和Sharrard等发现，被撕裂的侧副韧带和鹅足肌腱亦可以阻挡膝关节的整复。如遇到难以整复的膝关节脱位，常作一内侧进路的手术途径，进行切开整复。手术进路的选择决定于膝关节脱位的移位方向类型。在手术过程中，常使人感到疑惑不决的是修复损伤的组织还是切除，有时是极为困难的。有些病例虽经手术修复，但以后仍有一些类似韧带损伤的表现。对于韧带损伤的修复，尽可能要早期修复。Sisk和King报道，早期行韧带修复的病例经长期随访，达到满意结果的达88%，而单纯作石膏固定的仅达64%。因此，尽可能地做手术修复，尤其像股四头肌阔张部，或其他大的复合的损伤手术效果远比非手术方法好。非手术方法是先作一大腿石膏观察5天~7天，如无特殊情况发生，则维持6周。总之，若选用手术疗法治疗膝关节脱位，手术时必须修复因脱位后造成的膝关节内侧结构，外侧结构、前或后侧结构损伤的各种撕裂组织。

对陈旧性膝关节脱位和合并严重创伤性关节炎的病例,应采用关节加压固定融合术。腓总神经受损者,多因过度牵拉性损伤,修补缝合确有困难,约50%的病例遗留永久性神经麻痹。

三、膝关节脱位的康复

(一)康复评定

1.肌力检查　了解患侧肌群及健侧肌群的肌力情况,肌力检查多以徒手肌力检查法(MMT)为主。

2.关节活动度测量　膝关节活动角度,正常为:屈曲($0°\sim135°$)、伸($0°$)、过伸($0°\sim10°$)。

3.日常生活活动能力评定(见附表)

4.脱位处疼痛和肿胀程度　脱位处为运动后疼痛还是静止状态时疼痛。

5.是否伴有神经和血管损伤　若伴有神经损伤时会造成膝关节及膝以下部位感觉减退或消失(包括浅感觉,深感觉,位置觉等),运动功能完全或不完全丧失(包括膝关节部分运动及踝关节和趾关节屈伸运动);若伴有血管损伤时局部可能出现青紫、瘀斑或肿胀。

6.肺功能及呼吸运动检查　看患者呼吸频率、节律、有无呼吸困难;胸腹部的活动度,胸廓的扩张性。还可查肺容量、肺通气功能、小气道通气功能、气体代谢测定等。

7.膝稳定性。

8.局部肌肉是否有萎缩　受伤早期肌肉萎缩不明显,后期可能会出现废用性肌萎缩,关节周围软组织挛缩等。

9.骨质疏松情况　老年人常伴有骨质疏松,X线片或骨密度检测可确诊。

10.是否伴有心理障碍。

(二)康复计划

1.预防或消除肿胀。

2.加强肌力训练,防止废用性肌萎缩,关节周围软组织挛缩等。

2.保持踝、髋各关节活动度,扩大膝关节的活动范围。

3.改善局部血液循环,促进血肿吸收和炎性渗出物吸收。

4.若伴有神经损伤,给予神经康复治疗(如肌皮电神经刺激,中频治疗等)。

5.促进脱位愈合,防止骨质疏松。

（三）康复治疗

1.第一阶段（伤后1天~3天） 术后前3天以肌力训练为主,麻醉清醒后即可开始进行股四头肌静力收缩、踝关节背伸、跖屈等运动。每天3~4次,每次各组动作5~10次,循序渐进,以不引起疼痛为宜。

（1）股四头肌静力收缩:用力将腿伸直,并将足跟向后蹬,坚持5~10s如图。

（2）踝关节背伸、跖屈:脚向上运动,绷紧10S后放松;脚向下运动,绷紧10S后放松;保持膝盖伸直。

（3）压腿运动:术后第2天可坐起练习按压膝关节,尤其术前伴有屈曲挛缩畸形的患者。将腿伸直放在床上,并将双手放在膝盖上方,轻轻下压,使腿尽量伸直,每次都要维持5min左右(图2-21)。

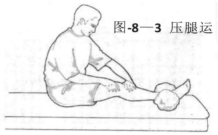

图-8—3 压腿运

图2-21

图8—4直腿抬高

（4）直腿抬高:术后第3天,先用力使脚背向上勾,再用力将腿绷直,然后将整条腿抬高,维持3~5秒后将腿放下,并完全放松,高度不应高于30cm(图2-22)。

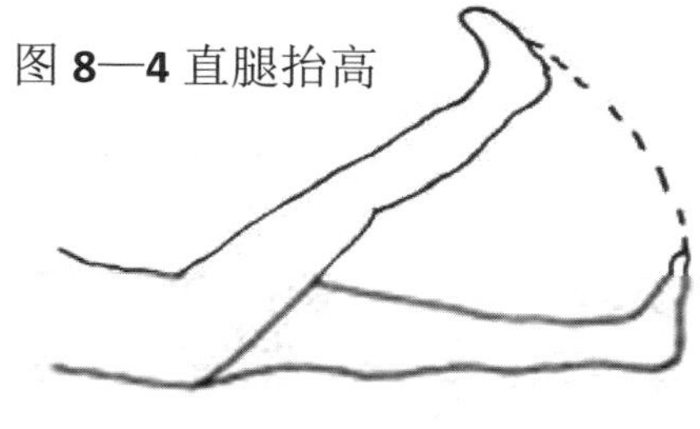

2.第二阶段（术后一周） 除肌肉活动外,增加膝关节屈曲活动。

（1）抱膝练习:双手抱住大腿上提,呈屈膝活动。每次5各~10个,每天2~3次。或侧身,患肢在上,做无重力屈伸膝关节的动作,每隔2小时5~10次。

图2-22

（2）坐于床边练习:将健侧（或一侧）足与小腿压于患侧（或另一侧）足踝上,做下压的动作。或用一根绷带一头绑于足部,另一头牵于患者手中,自行牵引使小腿抬起,膝关节伸直。两者交替进行,每2小时练习20~30分钟,以增加关节活动范围。

（3）CPM机的被动练习:以不引起疼痛的角度开始练习,每天增加5°~10°,两周达到90°~120°。

3.第三阶段 7天后遵医嘱下地活动

（1）助行器辅助站立练习:在进行站立时,由于患肢关节不稳定,肌肉力量相对较弱,故患肢站立时以患者的主观感受为主。

（2）助行器辅助行走练习:每天练习3~4次,每次10~20分钟。

（四）康复评价

优：脱位正常愈合，达到或接近解剖复位，无局部畸形，X线片示对位良好，膝关节活动功能正常。

良：脱位正常愈合，术后脱位略有移位，对线良好，膝关节活动功能正常。

差：脱位明显畸形愈合，或有骨不连和再次脱位，膝关节活动功能受限。

四、膝关节脱位的护理

（一）护理评估

1.一般情况评估　一般入院患者评估（评估单见附表）。

2.风险因素评估　患者的日常生活活动能力（ADL）评估（Barthel指数），Braden评估，和患者跌倒、坠床风险评估（评估单见附表）。

3.评估患者对疾病的心理反应。

4.评估患者有无外伤史　青壮年和儿童是否有撞伤、跌倒且膝关节着地史。

5.有骨折专有的体征。

（1）症状：局部肿胀、疼痛、畸形；

（2）体征：异常活动、骨擦感或骨擦音；

6.评估患者有无软组织损伤和下肢神经功能有无损伤

7.X线摄片及CT检查结果　以明确脱位的部位、类型和移动情况

8.评估既往健康状况　患者是否存在影响活动和康复的慢性疾病

9.评估患者生活自理能力和心理社会状况。

（二）护理诊断

1.自理能力缺陷：与脱位肢体固定后活动或功能受限有关。

2.疼痛：与创伤有关。

3.焦虑：与疼痛、疾病预后因素有关。

4.知识缺乏：缺乏脱位后预防并发症和康复锻炼的相关知识。

5.肢体肿胀：与脱位有关。

6.潜在并发症：有周围血管神经功能障碍的危险。

7.潜在并发症：有感染、出血、血栓形成的危险。

（三）护理措施

1.术前护理及非手术治疗

（1）心理护理：剧烈疼痛会导致患者情绪危机，使其产生焦虑、紧张、烦躁等心理变化。护理人员要经常巡视病房，多与患者交谈，帮助患者正确面对现

实,尽快进入患者角色。耐心细致的讲解手术过程及术前、术中、术后注意事项。讲解手术后相关功能锻炼,增强患者战胜疾病的信心,建立信任感和安全感,以最佳心态接受治疗。

(2)饮食护理:术前加强饮食营养,宜选择高蛋白、高维生素、高钙、高铁、粗纤维及果胶成分丰富的食物,如适当食鱼类、肉类以及新鲜水果蔬菜。有消瘦、贫血等患者,可选择静脉输入营养物质,如20%脂肪乳剂、复方氨基酸等。

(3)休息与体位:局部固定后,将患肢放于枕上,抬高患肢,以利于静脉血液回流,减轻肿胀。

(4)症状护理:肿胀:①用物理疗法改善血液循环,促进渗出液的吸收。损伤早期(伤后3~5d)局部冷敷,以降低毛细血管的通透性,减少渗出,减轻肿胀,晚期(5d后)热敷可以促进血肿、水肿的吸收;②如肢体肿胀伴有血液障碍,应检查石膏固定是否过紧,必要时拆开固定物,解除压迫。

(5)保持有效的固定。

(6)完善术前的各种化验和检查。

(7)功能锻炼:骨折固定后立即指导患者进行下肢的早期舒缩活动。

2.术后护理

(1)休息与体位:患肢膝下垫软枕,抬高48h并局部冷敷,减轻局部充血,还应注意观察弹力绷带的松紧度。

(2)术后观察:①与麻醉医生交接班,予以心电监护、吸氧,监测T、P、R、BP、SpO_2变化,每小时记录一次;②查看伤口敷料包扎情况,观察有无渗血、渗液;③注意伤口负压引流管是否通畅,防止扭曲、折叠、脱落,记录引流液的量、性质;④密切观察肢体远端动脉搏动及足部的血供、感觉、活动、肤色、皮温,注意有无压迫神经和血管的现象,如出现皮肤发冷、发紫、静脉回流差,感觉麻木等症状,立即报告医生查找原因,及时对症处理。

(3)引流管的护理:告知患者保持引流管通畅的重要性,嘱其在翻身、活动、功能锻炼时避免引流管折叠、扭曲、脱落,引流袋放置应低于切口30~50cm,如为负压引流器,指导家属保持引流器负压状态,确保引流效能。有异常时应及时向医护人员反映,以便及时处理。

(4)症状护理

1)疼痛:①向患者解释手术后疼痛的规律,指导缓解疼痛的方法,如听音乐、看报纸、与家属聊天等分散对疼痛的注意力;②给予伤口周围的按摩,缓解肌紧张;③正确评估患者疼痛的程度,对疼痛明显者可适当给予止痛剂;④采用止痛泵止痛法,利用止痛泵缓慢从静脉内给药,减轻疼痛。

2）肿胀：①伤口局部肿胀，术后可持续用冰袋冷敷；②患肢肢体的肿胀如患有血液循环障碍时应检查外固定物是否过紧。

（5）一般护理：协助洗漱、进食，并鼓励指导患者做些力所能及的自理活动。

（6）饮食护理：早期以清淡饮食为主，如小米、大米、黑米等粥类饮食。待胃肠功能恢复正常后，可进食高蛋白、高热量、高维生素的饮食，以维持正氮平衡，蛋白质在热量的总量中占20%~30%，才能达到营养效果。蛋白质摄入增加，有利于白细胞和抗体的增加，加速创面愈合，减少疤痕形成。除此之外，因为糖类能参加蛋白质内源性代谢，能防止蛋白质转化为糖类。所以，在补充蛋白质的同时应补给足够的糖类。还要鼓励患者多吃新鲜蔬菜、水果，多饮水，保持大便通畅。

（7）并发症的护理

①切口感染：多发生于术后前期。术前：应严格备皮；加强营养；进行全身检查并积极治疗糖尿病等感染灶；遵医嘱预防性使用抗生素。术中应严格遵守无菌操作原则。术后保持引流通畅，防止局部血液瘀滞，引起感染。

②出血：了解术中情况，尤其出血量。术后24h内患肢局部制动，以免加重出血。严密观察伤口出血量，注意伤口敷料有无渗血以及引流液的颜色、性状、量。观察患者瞳孔、神志、血压、脉搏、呼吸、尿量，警惕失血性休克。

③血栓形成：使用血栓泵，促进血液流通；妥善固定，患肢制动；遵医嘱预防性使用低分子肝素钙注射液、右旋糖酐等药物；观察患肢血运及循环状况；密切观察生命体征、意识状态及皮肤黏膜情况，防止肺栓塞形成。

（8）功能锻炼：在术后固定的早中期，脱位急性损伤处理后2~3d，损伤反应开始消退，肿胀和疼痛开始消退，即可开始功能锻炼。如股四头肌静力收缩、踝泵运动、直腿抬高等主动练习，并逐渐增加幅度。晚期，脱位基本愈合，锻炼目的为恢复膝关节活动。

（9）预防泌尿系感染：对留置尿管患者，每天更换尿袋一次，女患者应每天清洗会阴部。鼓励患者多饮水，每日饮水量2000ml~3000ml，促进细菌排出，预防泌尿系感染或结石，必要时可选择膀胱冲洗。

3.出院指导

（1）心理指导：讲述疾病相关知识及介绍成功病例，帮助患者树立战胜病魔的信心。

（2）休息与体位：保持活动与休息时的体位要求。早期卧床休息为主，可间断下床活动。半年内不要剧烈活动，避免再次脱位。

（3）用药：出院带药时，应将药物的名称、剂量、用法、注意事项告诉患者，按时用药。

（4）饮食：鼓励患者多食高蛋白、高热量、高维生素、含钙丰富、刺激性小的易消化食物，多食蔬菜、水果，避免辛辣刺激食物，预防便秘。

（5）复查时间及指征：定期到医院复查，术后1个月、3个月、6个月需行X线片复查，了解脱位愈合情况。手法复位外固定者如出现脱位处疼痛加剧、患肢麻木、足趾颜色改变，温度低于或高于正常等情况须随时复查。

（四）护理评价

1.疼痛能耐受。

2.心理状态良好，配合治疗。

3.肢体肿胀减轻。

4.切口无感染。

5.无周围神经损伤，无并发症发生。

6.X显示：脱位端对位、对线佳。

7.患者及家属掌握功能锻炼知识，并按计划进行，肩肘关节无僵直。

第九节　踝关节脱位的康复护理

一、概述

（一）应用解剖学

踝关节由胫、腓骨下端的关节面与距骨滑车构成，故又名距骨小腿关节（图2-23）。踝关节是人类足部与腿相连的部位，组成包括7块跗骨加上足部的距骨和小腿的骨骼。踝关节属滑车关节，可沿通过横贯距骨体的冠状轴做背屈及跖屈运动。踝关节容易发生扭伤，其中以内翻损伤最多见，因为外踝比内踝长而低，可阻止距骨过度外翻。

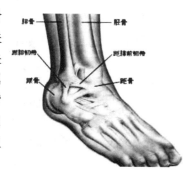

图2-23

（二）病因

当踝关节跖屈位时，小腿突然受到强有力的向前冲击力，可致踝关节后脱位。当踝关节背伸位,自高处坠落、足跟着地,可致踝关节前脱位,当压缩性损伤使下胫腓关节分离时,可致踝关节上脱位。

(三)分型分类

(1)踝关节后脱位:由于踝穴前宽后窄,踝关节跖屈位时,小腿突然遭受强有力的向前冲击力,踝关节前方韧带较软弱,又无像跟腱一样的肌腱保护,使距骨脱至踝穴的后方。这种后脱位,可合并有一侧或两侧踝骨折,或胫骨后唇骨折(后踝骨折)。极少数无骨折,只有韧带撕裂伤。可见内外踝由于距骨被强力脱出,而出现分离现象。

(2)踝关节前脱位:足在强力背伸位时,如自高处坠落、足跟着地,致胫骨下端前唇骨折,距骨向前滑出,形成前脱位。由于这种背伸位受伤的姿势在日常生活中不多见,故此种脱位罕见。

(3)踝关节向上脱位:在压缩性损伤下胫腓关节分离,距骨向上突入胫腓骨间。此类脱位罕见,多伴有胫骨下端粉碎骨折及腓骨骨折。

(四)临床表现

受伤后踝部即出现疼痛、肿胀、畸形和触痛。后脱位者胫腓骨下端在皮下突出明显,并可触及,胫骨前缘至足跟的距离增大,前足变短;前脱位者距骨体位于前踝皮下,踝关节背屈受限;向上脱位者外观可见伤肢局部短缩,肿胀剧烈。

二、治疗

1.踝关节后脱位的治疗 应立即在腰麻或硬脊膜外麻醉下复位。复位方法是先屈曲膝关节,再行足跖屈牵引,当距骨进入踝穴后,即背伸踝关节,并用长腿石膏固定5周。合并有严重骨折按踝关节骨折处理。

2.踝关节前脱位的治疗 伤后立即在麻醉下复位,屈膝关节、足背伸,进行牵引,当距骨与胫骨前下唇解脱,即推距骨向下向后复位。复位后,用长腿石膏固定足在跖屈位3周,后更换足踝背伸位石膏再固定2~3周。若有严重骨折,固定时间共需8~12周。

3.踝关节向上脱位的治疗 要在良好麻醉下牵引复位。复位时膝屈曲,自大腿向上反牵引,握持足向下牵引,当距骨向下至踝穴时,胫腓骨便可复位对合。此时跖屈,背伸踝关节,以矫正踝关节前、后方移位。上短腿石膏,足在微背伸位,内、外踝要用力挤压使之对位。石膏在2周时更换,避免肿胀消失后石膏的相对松弛。若伤处软组织肿胀剧烈,复位失败或甚感困难者,可予手术开放复位。手术中对距骨体不需要作内固定,但周围韧带撕裂、断裂伤者必须修补;合并有踝部骨折者,骨折复位后须作相应可靠内固定。手法复位大多可获成功,复位后固定患足于功能位。踝关节脱位复位后,踝部骨折通常亦同时复位,但若拍片显示踝关节骨折复位不理想时,可行开放性复位及内固定。

三、踝关节脱位的康复

(一)康复评定

1. 肌力检查　了解患侧肌群及健侧肌群的肌力情况,肌力检查多以徒手肌力检查法(MMT)为主。

2. 关节活动度测量

踝关节活动角度,正常为:背屈(0°~20°)、跖屈(0°~45°)、外翻(0°~25°)、内翻(0°~30°)。

3. 日常生活活动能力评定(见附表)。

4. 脱位处疼痛和肿胀程度　脱位处为运动后疼痛还是静止状态时疼痛。

5. 是否伴有神经和血管损伤。

6. 肺功能及呼吸运动检查　查患者呼吸频率、节律、有无呼吸困难;胸腹部的活动度,胸廓的扩张性。还可查肺容量、肺通气功能、小气道通气功能、气体代谢测定等。

7. 踝关节稳定性。

8. 局部肌肉是否有萎缩:受伤早期肌肉萎缩不明显,后期可能会出现废用性肌萎缩,关节周围软组织挛缩等。

9. 骨质疏松情况:老年人常伴有骨质疏松,X线片或骨密度检测可确诊。

10. 是否伴有心理障碍。

(二)康复计划

1. 预防或消除肿胀。

2. 加强肌力训练,防止废用性肌萎缩,关节周围软组织挛缩等。

2. 保持膝、髋各关节活动度,扩大踝关节的活动范围。

3. 改善局部血液循环,促进血肿吸收和炎性渗出物吸收。

4. 若伴有神经损伤,给予神经康复治疗(如肌皮电神经刺激,中频治疗等)。

5. 促进脱位愈合,防止骨质疏松。

(三)康复治疗

1. 第一阶段(伤后或术后1~2周)　伤后或术后48h内局部用冷敷,主要进行股四头肌静力收缩及足趾屈伸活动。

2.第二阶段(伤后3~4周) 可做踝泵运动。

3.第三阶段(伤后4后) 去除外固定后,加强踝关节功能锻炼并逐渐负重行走。

(四)康复评价

优:脱位正常愈合,达到或接近解剖复位,无局部畸形,X线片示对位良好,踝关节活动功能正常。

良:脱位正常愈合,术后脱位略有移位,对线良好,踝关节活动功能正常。

差:脱位明显畸形愈合,或有骨不连和再次脱位,踝关节活动功能受限。

四、踝关节脱位的护理

(一)护理评估

1.一般情况评估 一般入院患者评估(评估单见附表)。

2.风险因素评估 患者的日常生活活动能力(ADL)评估(Barthel指数),Braden评估,和患者跌倒、坠床风险评估(评估单见附表)。

3.评估患者对疾病的心理反应。

4.评估患者有外伤史 青壮年和儿童是否有撞伤、跌倒且足部着地史。

5.有骨折专有的体征。

(1)症状:局部肿胀、疼痛、畸形。

(2)体征:骨擦感或骨擦音。

6.评估患者有无软组织损伤和下肢神经功能有无损伤。

7.X线摄片及CT检查结果 以明确脱位的部位、类型和移动情况。

8.评估既往健康状况 患者是否存在影响活动和康复的慢性疾病。

9.评估患者生活自理能力和心理社会状况。

(二)护理诊断

1.自理能力缺陷:与脱位肢体固定后活动或功能受限有关。

2.疼痛:与创伤有关。

3.焦虑:与疼痛、疾病预后因素有关。

4.知识缺乏:缺乏脱位后预防并发症和康复锻炼的相关知识。

5.肢体肿胀:与脱位有关。

6.潜在并发症:有周围血管神经功能障碍的危险。

7.潜在并发症:有感染、出血的危险。

（三）护理措施

1.术前护理及非手术治疗

（1）心理护理：剧烈疼痛会导致患者情绪危机,使其产生焦虑、紧张、烦躁等心理变化。护理人员要经常巡视病房,多与患者交谈,帮助患者正确面对现实,尽快进入患者角色。耐心细致的讲解手术过程及术前、术中、术后注意事项。讲解手术后相关功能锻炼,增强患者战胜疾病的信心,建立信任感和安全感,以最佳心态接受治疗。

（2）饮食护理：术前加强饮食营养,宜选择高蛋白、高维生素、高钙、高铁、粗纤维及果胶成分丰富的食物,如适当食鱼类、肉类以及新鲜水果蔬菜。有消瘦、贫血等患者,可选择静脉输入营养物质,如20%脂肪乳剂、复方氨基酸等。

（3）休息与体位：因踝关节脱位,肿胀明显,应将患肢放于高于心脏的软枕上,促进回流。

（4）症状护理：肿胀：①用物理疗法改善血液循环,促进渗出液的吸收。损伤早期（伤后3~5d）局部冷敷,以降低毛细血管的通透性,减少渗出,减轻肿胀。②如肢体肿胀伴有血液障碍,应检查石膏固定是否过紧,必要时拆开固定物,解除压迫。

（5）保持有效的固定。

（6）完善术前的各种化验和检查。

（7）功能锻炼　骨折固定后立即指导患者进行下肢肌的早期舒缩活动。

2.术后护理

（1）休息与体位：将患肢放于高于心脏的软枕上,促进回流。

（2）术后观察：①与麻醉医生交接班,予以心电监护、吸氧,监测T、P、R、BP、SpO_2变化,每小时记录一次；②查看伤口敷料包扎情况,观察有无渗血、渗液；③注意伤口负压引流管是否通畅,防止扭曲、折叠、脱落,记录引流液的量、性质；④密切观察肢体远端动脉搏动及足趾的血供感觉、活动、肤色、皮温,注意有无压迫神经和血管的现象,如出现皮肤发冷、发紫、静脉回流差,感觉麻木等症状,立即报告医生查找原因及时对症处理。

（3）症状护理

1）疼痛：①向患者解释手术后疼痛的规律,指导缓解疼痛的方法,如听音乐、看报纸与家属聊天等分散对疼痛的注意力；②给予伤口周围的按摩,缓解肌紧张；③正确评估患者疼痛的程度,对疼痛明显者可适当给予止痛剂；④采用止痛泵止痛法,利用止痛泵缓慢从静脉内给药,减轻疼痛。

2）肿胀：①伤口局部肿胀,术后可用冷敷；②患肢肢体肿胀,如有血液循环障碍时应检查外固定物是否过紧。

(4)一般护理:协助洗漱、进食,并鼓励指导患者做些力所能及的自理活动。

(5)饮食护理:早期以清淡饮食为主,如小米、大米、黑米等粥类饮食。待胃肠功能恢复正常后,可进食高蛋白、高热量、高维生素的饮食,以维持正氮平衡,蛋白质在热量的总量中占20%~30%,才能达到营养效果。蛋白质摄入增加,有利于白细胞和抗体的增加,加速创面愈合,减少疤痕形成。除此之外,因为糖类能参加蛋白质内源性代谢,能防止蛋白质转化为糖类。所以,在补充蛋白质的同时应补给足够的糖类。还要鼓励患者多吃新鲜蔬菜、水果,多饮水,保持大便通畅。

(6)并发症的护理

①切口感染:多发生于术后前期。术前:应严格备皮;加强营养;进行全身检查并积极治疗糖尿病等感染灶;遵医嘱预防性使用抗生素。术中应严格遵守无菌操作原则。术后保持引流通畅,防止局部血液瘀滞,引起感染。

②出血:了解术中情况,尤其出血量。术后24h内患肢局部制动,以免加重出血。严密观察伤口出血量,注意伤口敷料有无渗血以及引流液的颜色、性状、量。观察患者瞳孔、神智、血压、脉搏、呼吸、尿量,警惕失血性休克。

③肢端血运观察:注意观察和判断石膏固定肢体的远端血运循环,患肢皮肤温度、末梢血运、感觉、运动等情况,肢体有无肿胀及肿胀程度。若患肢出现苍白、湿冷、发绀、疼痛剧烈并持续、感觉减退或麻木时,应及时通知医师做妥善处理。注意保持石膏的干燥清洁。

(7)功能锻炼:在术后固定的早中期,脱位急性损伤处理后2~3d,损伤反应开始消退,肿胀和疼痛开始消退,即可开始功能锻炼。如股四头肌静力收缩、足趾屈伸等主动练习,并逐渐增加幅度。晚期,脱位基本愈合,外固定去除后,锻炼目的为恢复踝关节活动,常用方法为主动运动、被动运动、助力运动和关节牵伸运动。

3.出院指导

(1)心理指导:讲述疾病相关知识及介绍成功病例,帮助患者树立战胜病魔的信心。

(2)休息与体位:保持活动与休息时的体位要求。早期卧床休息为主,可间断下床活动。半年内不要剧烈活动,避免再次脱位。

(3)用药:出院带药时,应将药物的名称、剂量、用法、注意事项告诉患者,按时用药。

（4）饮食：鼓励患者多食高蛋白、高热量、高维生素、含钙丰富、刺激性小的易消化食物，多食蔬菜、水果，避免辛辣刺激食物，预防便秘。

（5）复查时间及指征：定期到医院复查，术后1个月、3个月、6个月需行X线片复查，了解脱位愈合情况。手法复位外固定者如出现脱位处疼痛加剧、患肢麻木、足趾颜色改变，温度低于或高于正常等情况须随时复查。

（四）护理评价

1.疼痛能耐受。

2.心理状态良好，配合治疗。

3.肢体肿胀减轻。

4.切口无感染。

5.无周围神经损伤，无并发症发生。

6.X显示：脱位端对位、对线佳。

7.患者及家属掌握功能锻炼知识，并按计划进行，踝关节无僵直。

第十节 足部关节脱位的康复护理

一、概述

（一）应用解剖学

足分为三部分：后足，包括距骨和跟骨；中足，包括骰骨、舟骨和三块楔骨；前足，由5块跖骨、14块趾骨组成（图2-24）。分为跗跖关节、跖骨间关节，属微动关节，跗骨间关节运动是可使足内翻和外翻。跖趾关节可做轻微的屈、伸、收、展运动。跖骨间关节可做屈、伸运动。

（二）病因

此类损伤较少见，常发生于坠落伤，运动损伤及意外伤害。

（三）分类

（1）距下关节脱位：指距跟和距舟关节分离、错位，踝关节保持完好，根据远端的移位方向，可分为内侧、外侧及前后脱位

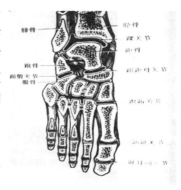

图2-24

等,其中以内脱位最为常见,此时距骨头往往突出于背外侧,舟骨内移,有时由于足内翻而向近端移位。外侧脱位则距骨头向内侧突出,而舟骨移位于距骨远端的外侧。内外侧脱位常常伴随远端前、后移位因素而表现为混合脱位。

(2)距骨全脱位:是产生距下脱位暴力继续作用的结果,极度的内翻暴力在产生内侧距下脱位后继续存在,距骨自踝穴中被向外挤出,发生外侧距骨全脱位;而极度暴力则相反,最终产生内侧距骨完全脱位。

(四)临床表现

明显的畸形及疼痛,肿胀可伤后迅速发生,常见到开放性损伤,骨及关节软骨面外露。

二、治疗

1.距下关节脱位　一旦确诊应立即在适当麻醉下试行闭合复位。首先在屈膝位下沿脱位方向对抗牵引,后改为牵引方向为脱位的反方向牵引。当听到一明显"咔哒"一声后,表明复位完成,复位后行X线检查,证实复位,短腿石膏固定四周,以后开始功能锻炼。

2.距骨全脱位　早期开放伤口的彻底清创,迅速的脱位整复以缓解高张力皮肤的缺血性损伤状态减少感染机会和晚期距骨缺血坏死与创伤性关节炎的处理。开放复位可以经踝前或前外入路进行,结合跟骨牵引协助复位,术后石膏固定6周,定期X线检查,评价距骨血运状态,决定负重时间及程度。

三、足部关节脱位的康复

(一)康复评定

1.肌力检查　了解患侧肌群及健侧肌群的肌力情况,肌力检查多以徒手肌力检查法(MMT)为主。

2.关节活动度测量。

3.日常生活活动能力评定(见附表)。

4.脱位处疼痛和肿胀程度　脱位处为运动后疼痛还是静止状态时疼痛。

5.是否伴有神经和血管损伤。

6.肺功能及呼吸运动检查　看患者呼吸频率、节律、有无呼吸困难;胸腹部的活动度,胸廓的扩张性。还可查肺容量、肺通气功能、小气道通气功能、气体代谢测定等。

7.局部肌肉是否有萎缩　受伤早期肌肉萎缩不明显,后期可能会出现废用性肌萎缩,关节周围软组织挛缩等。

8.骨质疏松情况 年人常伴有骨质疏松,X线片或骨密度检测可确诊。

9.是否伴有心理障碍。

(二)康复计划

1.预防或消除肿胀。

2.加强肌力训练,防止废用性肌萎缩,关节周围软组织挛缩等。

2.保持髋、膝、踝及趾各关节活动度,扩大足部关节的活动范围。

3.改善局部血液循环,促进血肿吸收和炎性渗出物吸收。

4.若伴有神经损伤,给予神经康复治疗(如肌皮电神经刺激,中频治疗等)。

5.促进脱位愈合,防止骨质疏松。

(三)康复治疗

1.第一阶段(伤后或术后1~2周) 伤后或术后48h内局部用冷敷,主要进行股四头肌静力收缩及足趾屈伸活动。

2.第二阶段(伤后3~4周) 可做踝泵运动。

3.第三阶段(伤后4周后) 去除外固定后,加强踝关节功能锻炼并逐渐负重行走。

(四)康复评价

优:脱位正常愈合,达到或接近解剖复位,无局部畸形,X线片示对位良好,足部关节活动功能正常。

良:脱位正常愈合,术后脱位略有移位,对线良好,足部关节活动功能正常。

差:脱位明显畸形愈合,或有骨不连和再次脱位,足部关节活动功能受限。

四、足部关节脱位的护理

(一)护理评估

1.一般情况评估 一般入院患者评估(评估单见附表)。

2.风险因素评估 患者的日常生活活动能力(ADL)评估(Barthel指数),Braden评估,和患者跌倒、坠床风险评估(评估单见附表)。

3.评估患者对疾病的心理反应。

4.评估患者有外伤史 青壮年和儿童是否有撞伤、跌倒且足部着地史。

5.有骨折专有的体征。

(1)症状:局部肿胀、疼痛、畸形。

(2)体征:骨擦感或骨擦音。

6.评估患者有无软组织损伤和下肢神经功能及足背动脉有无损伤。

7.X线摄片及CT检查结果　以明确脱位的部位、类型和移动情况。

8.评估既往健康状况　患者是否存在影响活动和康复的慢性疾病。

9.评估患者生活自理能力和心理社会状况。

(二)护理诊断

1.自理能力缺陷:与脱位肢体固定后活动或功能受限有关。

2.疼痛:与创伤有关。

3.焦虑:与疼痛、疾病预后因素有关。

4.知识缺乏:缺乏脱位后预防并发症和康复锻炼的相关知识。

5.肢体肿胀:与脱位有关。

6.潜在并发症:有周围血管神经功能障碍的危险。

7.潜在并发症:有肢体废用综合征的危险。

(三)护理措施

1.术前护理及非手术治疗

(1)心理护理:因对疾病的愈后不知,担心残疾。向患者讲解疾病相关知识,稳定患者情绪。剧烈疼痛会导致患者情绪危机,使其产生焦虑、紧张、烦躁等心理变化。护理人员要经常巡视病房,多与患者交谈,帮助患者正确面对现实,尽快进入患者角色。耐心细致的讲解手术过程及术前、术中、术后注意事项。讲解手术后相关功能锻炼,增强患者战胜疾病的信心,建立信任感和安全感,以最佳心态接受治疗。

(2)饮食护理:术前加强饮食营养,宜选择高蛋白、高维生素、高钙、高铁、粗纤维及果胶成分丰富的食物,如适当食鱼类、肉类以及新鲜水果蔬菜。有消瘦、贫血等患者,可选择静脉输入营养物质,如20%脂肪乳剂、复方氨基酸等。

(3)休息与体位:抬高患肢,促进静脉血液回流,减轻患肢肿胀,减少患者疼痛和不适。

(4)症状护理:肿胀:①用物理疗法改善血液循环,促进渗出液的吸收。损伤早期(伤后3~5d)局部冷敷,以降低毛细血管的通透性,减少渗出,减轻肿胀;②如肢体肿胀伴有血液障碍,应检查石膏固定是否过紧,必要时拆开固定物,解除压迫。

(5)保持有效的固定。

(6)完善术前的各种化验和检查。

(7)功能锻炼:脱位固定后立即指导患者进行下肢肌的早期舒缩活动。

(8)密切观察足趾的末梢血运循环及温度、感觉、运动情况。

2.术后护理

（1）休息与体位：抬高患肢，促进血液回流，减轻水肿。

（2）术后观察：①与麻醉医生交接班，予以心电监护、吸氧，监测 T、P、R、BP、SpO₂变化，每小时记录一次；②查看伤口敷料包扎情况，观察有无渗血、渗液；③注意伤口负压引流管是否通畅，防止扭曲、折叠、脱落，记录引流液的量、性质；④密切观察肢体远端动脉搏动及足趾的血供、感觉、活动、肤色、皮温，注意有无压迫神经和血管的现象，如出现皮肤发冷、发紫、静脉回流差，感觉麻木等症状，立即报告医生查找原因，及时对症处理。

（3）症状护理

1）疼痛：①向患者解释手术后疼痛的规律，指导缓解疼痛的方法，如听音乐、看报纸与家属聊天等分散对疼痛的注意力；②给予伤口周围的按摩，缓解肌紧张；③正确评估患者疼痛的程度，对疼痛明显者可适当给予止痛剂；④采用止痛泵止痛法，利用止痛泵缓慢从静脉内给药，减轻疼痛。

2）肿胀：①伤口局部肿胀，术后持续用冷敷；②患肢肢体的肿胀如患有血液循环障碍时应检查外固定物是否过紧。

（4）一般护理：协助洗漱、进食，并鼓励指导患者做些力所能及的自理活动。

（5）饮食护理：早期以清淡饮食为主，如小米、大米、黑米等粥类饮食。待胃肠功能恢复正常后，可进食高蛋白、高热量、高维生素的饮食，以维持正氮平衡，蛋白质在热量的总量中占20%~30%，才能达到营养效果。蛋白质摄入增加，有利于白细胞和抗体的增加，加速创面愈合，减少疤痕形成。除此之外，因为糖类能参加蛋白质内源性代谢，能防止蛋白质转化为糖类。所以，在补充蛋白质的同时应补给足够的糖类。还要鼓励患者多吃新鲜蔬菜、水果，多饮水，保持大便通畅。

（6）并发症的护理：①切口感染，多发生于术后前期。术前，应严格备皮；加强营养；进行全身检查并积极治疗糖尿病等感染灶；遵医嘱预防性使用抗生素。术中应严格遵守无菌操作原则。术后保持引流通畅，防止局部血液瘀滞，引起感染。②出血，了解术中情况，尤其出血量。术后24h内患肢局部制动，以免加重出血。严密观察伤口出血量，注意伤口敷料有无渗血以及引流液的颜色、性状、量。观察患者瞳孔、神志、血压、脉搏、呼吸、尿量，警惕失血性休克。

③肢端血运观察：注意观察和判断石膏固定肢体的远端血运循环，患肢皮肤温度、末梢血运、感觉、运动等情况，肢体有无肿胀及肿胀程度。若患肢出现

苍白、湿冷、发绀、疼痛剧烈并持续、感觉减退或麻木时,应及时通知医师做妥善处理。注意保持石膏的干燥清洁。

(7)功能锻炼:在术后固定的早中期,脱位急性损伤处理后2~3d,损伤反应开始消退,肿胀和疼痛开始消退,即可开始功能锻炼。如股四头肌静力收缩和足趾屈伸活动等主动练习,并逐渐增加幅度。晚期,脱位基本愈合,外固定去除后,锻炼目的为恢复足部关节活动,常用方法为主动运动、被动运动、助力运动和关节牵伸运动。

3.出院指导

(1)心理指导:讲述疾病相关知识及介绍成功病例,帮助患者树立战胜病魔的信心。

(2)休息与体位:保持活动与休息时的体位要求。早期卧床休息为主,可间断下床活动。半年内不要剧烈活动,避免再次脱位。

(3)用药:出院带药时,应将药物的名称、剂量、用法、注意事项告诉患者,按时用药。

(4)饮食:鼓励患者多食高蛋白、高热量、高维生素、含钙丰富、刺激性小的易消化食物,多食蔬菜、水果,避免辛辣刺激食物,预防便秘。

(5)复查时间及指征:定期到医院复查,术后1个月、3个月、6个月需行X片复查,了解脱位愈合情况。手法复位外固定者如出现脱位处疼痛加剧、患肢麻木、足趾颜色改变,温度低于或高于正常等情况须随时复查。

(四)护理评价

1.疼痛能耐受。

2.心理状态良好,配合治疗。

3.肢体肿胀减轻。

4.切口无感染。

5.无周围神经损伤,无并发症发生。

6.X显示:脱位端对位、对线佳。

7.患者及家属掌握功能锻炼知识,并按计划进行,足部关节无僵直。

第三章 脊柱脊髓损伤的康复护理

第一节 脊柱损伤的康复护理

一、概述

(一)应用解剖

1.脊柱(图3-1)

(1)脊柱由33个椎体构成,是人体躯干的支柱,又是负重、运动、吸收震荡和平衡肢体活动的重要结构,此外还有支持和保护内脏和脊髓的功能。但人体能运动的椎骨只有24块,即颈椎7节、胸椎12节和腰椎5节。除颈1颈2椎骨构造、形状比较特殊外,余皆相似,分椎体及附件两部分,后者包括椎弓、椎板、关节突、横突和棘突。椎间盘(图3-2)位于椎体之间,由纤维环、上下软骨板和髓核组成,有连接椎体和吸收震荡的作用。从正面看脊柱平直,两侧对称,从侧面观脊柱有四个生理弧度即颈椎前凸、胸椎后凸、腰椎前凸和骶椎后凸,借此有效地维持脊柱的生理活动。

(2)脊柱的运动:除第一、第二颈椎间有旋转运动,颈椎、腰椎有侧弯外,整个脊柱主要活动是前屈与后伸,颈、腰椎的屈伸活动明显,胸椎前方有肋骨支撑,故活动微弱。

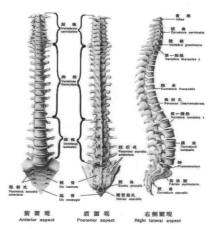

图3-1 脊柱解剖

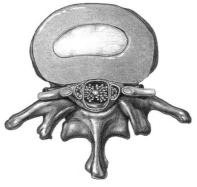

图3-2 椎间盘

（3）椎体：呈椭圆形，上下两面平坦，有软骨覆盖与椎间盘附着。骨质结构主要为松质骨，易因外力发生压缩性骨折。

（4）椎弓：是椎体后面的弧形骨环，由附着于椎体的椎弓根与椎板连接形成椎管的侧壁和后壁。

（5）关节突：每个椎骨具有上下关节突各一对，于椎弓根与椎板缝合处突起，上位椎骨的下关节突与下位椎骨的上关节突相互构成关节谓关节突关节，借此把分散的椎骨连成脊柱，并从其后外侧方增强脊柱的稳定性，限制各椎骨的分离活动。椎间小关节面的方向及活动范围在颈、胸、腰各段均不相同。在颈段，小关节面接近水平位，故易发生脱位和交锁引起脊髓受压或损伤；在胸椎，呈冠状位，关节较稳定活动亦较少；而在腰椎，则接近矢状位，椎间关节活动度较大，发生脱位时，常可合并关节突骨折，且易发生脊椎前移和脊髓损伤。

（6）横突：起于椎体两侧椎弓根基底部，向侧方突出。是脊柱周围肌肉、韧带的主要附着处。如腰椎横突为腰大肌的起点，该肌猛烈收缩，常造成横突骨折或损伤。

（7）棘突：起于两侧椎板融合处，位于脊椎后面的正中线。棘上韧带、棘间韧带和骶棘肌附着于此，这些组织有伸直和稳定脊柱的作用，是维持直伸姿势的重要装置。除上五个颈椎的棘突，由于项韧带的覆盖不易触摸外其他棘突均较表浅，尤其是腰椎棘突，可作为视、触诊的骨性标志。

（8）脊柱的韧带：从椎体前方至后方按序有前纵韧带、后纵韧带和棘上韧带，它们均自第一颈椎一直延伸至腰骶椎，大部分人棘上韧带止于第三腰椎棘突，自此而下棘上韧带缺损，而由骶髂韧带和髂腰韧带来加强。此外尚有黄韧带、横突间韧带和棘间韧带连接相邻脊椎骨的椎板、横突和棘突，以维持相邻椎骨的稳定性。前纵韧带极为坚韧，虽在脊柱极度伸展时，亦不易撕裂，它对维持椎体骨折复位后的稳定有重要作用。韧带保持一定张力时，才能使椎骨维持相对稳定。关节突关节的关节囊，环状韧带以及椎间盘也是脊柱的稳定因素。除以上静力性因素外，而前方腹肌，后方骶棘肌、臀大肌、腘绳肌等，则为主要的稳定脊柱的动力性因素。因此，当脊柱遭受外伤时常引起骶棘肌的保护性痉挛，借以减少脊柱活动，而腹内压的突然增高或下肢屈伸活动均能产生剧烈疼痛。

（9）椎管：始于枕骨大孔，止于尾骨。其前壁为椎体、椎间盘和后纵韧带；后壁为椎板、黄韧带，两侧壁为椎弓根和椎弓峡部。脊髓与马尾神经位于脊膜管内，在椎弓与椎体相连处的侧隐窝，为脊神经通向椎间孔的必经之路。邻近椎骨的椎弓切迹，构成椎间孔，脊神经由此穿出。

（10）脊髓：形似圆锥状，始于枕骨大孔下缘，止于第一腰椎下缘。自此平面以下则为马尾神经。出生后脊髓的远端位于第三腰椎的平面，至成年期脊髓上升到第一腰椎下缘平面。故颈胸椎骨折、脱位可发生单一的脊髓损伤，而第一腰椎以下仅引起马尾神经损伤，胸11、12和腰1骨折、移位时，则可有脊髓和马尾的合并损伤。

2.椎骨间的连接（图3-3）

（1）椎体间的连接：椎间盘。除第2颈椎以上（1、2颈椎之间）而第1骶椎以起无椎间盘外（指正常成人），其余每2个椎体之间夹有一层和椎体紧密结合状和椎体一致的纤维软骨垫即椎间盘。成人的椎间盘比其所连结的椎体稍大，其厚度约等于所连接椎体厚度的三分之一左右。椎间盘是一个无血管的组织，由纤维环、髓核和软骨板组成，与椎体和前、后纵韧带紧密相连，在脊柱起着弹性垫的作用。

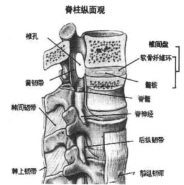

图3-3　椎体间连接

（2）关节突间的连接：椎间关节，又称后关节、关节突间关节、脊柱骨突关节。由相邻两椎体的上、下关节突关节面相对应构成的关节，周围包以薄而紧的关节囊、属于摩动关节，称微动关节。主要功能是稳定脊柱，阻止脊柱的滑脱和防止脊柱过伸。椎间关节关节面排列的方式在脊柱各段均不相同，颈椎近水平位，胸椎近冠状（前、后）位，腰椎近矢状（左、右）位。关节面排列方向决定了脊柱的活动方向和活动范围。

（3）椎弓间的连接：弓间韧带（又称黄韧带），两个椎弓之间除椎间孔和正中线上的狭窄裂隙外，全部被弓间韧带封闭。横突间的连接–横突间韧带。棘突间的连接–棘间韧带。

（4）脊柱的长韧带：棘上韧带、前纵韧带、后纵韧带。①棘上韧带，架在各椎骨棘突上，表面与皮肤愈全，保持躯干直立和限制脊柱过度前屈；②前纵韧带–附着于各脊椎椎体、椎间盘的前面和侧面，是一坚固宽阔的膜状韧带；③后纵韧带–附着于各椎体及椎间盘的后部，构成椎管的前壁。

3.椎间孔　椎间孔是由相邻两个椎弓根的上、下切迹构成上下壁，椎体、椎间盘构成前壁，后关节及其突起构成后壁，由脊神经通过，故又称脊神经管。

（二）病因

任何可引起脊柱过度屈曲、过度伸展、旋转或侧屈的暴力，都可造成脊柱损伤。损伤因素常见的有车祸、跳水、跌跤、高空坠落、房屋倒塌、枪炮弹伤其他重物撞击脊柱等。另外酒后不稳,头撞到电线杆,急刹车致伤,训练损伤、锐器伤等。在平常时期,多数脊柱骨折和脱位的患者,系由高空坠落,足或臀部着地,上半身的体重加冲力,使脊柱过度屈曲,或高空坠落的重物,落在患者的头部或肩背部,同样可引起脊柱过度屈曲,而造成脊柱的骨折和脱位。

(三)分类

1.颈椎骨折的分类:

(1)屈曲型损伤:这是前柱压缩,后柱牵张损伤的结果,该暴力系经Z轴的矢状面,产生单纯软组织性,或单纯骨性,或为混合性损伤,临床上常见的有:

①前方半脱位(过屈型扭伤):是脊椎后柱韧带破裂的结果,有完全性与不完全性两种,完全性的棘上韧带,棘间韧带,甚至脊椎关节囊和横韧带都有撕裂,而不完全性的则仅有棘上韧带和部分性棘间韧带撕裂,这种损伤可以有30%~50%的迟发性脊椎畸形及四肢瘫痪发生率,因此是一种隐匿型颈椎损伤。

②双侧脊椎肩关节突脱位:因过渡屈曲,中后柱韧带断裂,暴力使脱位的脊椎关节突超越至下一个节段关节的前方与上,椎体脱位程度至少要超过椎体前后径的 1/2,脱位椎体下关节突移位于下一个节段上关节突的前方,部分病例可有关节突骨折,但一般骨折片较小,临床意义不大,该类病例大都有脊髓损伤。

③单纯性楔(压缩性)骨折(Simple wedge(compressibility)fracture):较为多见。X线侧位片为椎体前缘骨皮质嵌插成角或为椎体上缘中板破裂压缩,该种情况多见于骨质疏松者的病理变化,除有椎体骨折外,还有不同程度后方韧带结构破裂。

(2)垂直压缩所致损伤:暴力系经Y轴传递,无过屈或过伸力量,例如高空坠物或高台跳水。

①第一颈椎双侧性前、后弓骨折:又名jefferson骨折,X线片上很难发现骨折线,有时在正位片上看到C1关节突双侧性向外移位,侧位片上看到寰椎前后径增宽及椎前软组织肿胀阴影。CT检查最为清楚,可以清晰地显示骨折部位、数量及移位情况,而MRI检查只能显示脊髓受损情况。 在治疗方面以非手术治疗为主,可以采用持续颅骨牵引,2周后再行头颈胸石膏固定3个月。

②爆破型骨折:是下颈椎椎体粉碎性骨折,一般多见于C5、C6椎体,破碎的骨折片不同程度凸向椎管内,因此瘫痪发生率可以高达80%,还可以合并有颅脑损伤,椎体骨折粉碎状,骨折线多为垂直状骨折片可突出至椎管内,还可能发现有椎骨折。

（3）过伸损伤

①过伸性脱位：最常发生于高速驾驶汽车时，因急刹车或撞车，由于惯性作用，头部撞于挡风玻璃或前方座椅的靠背上，并迫使头部过渡仰伸接着又过渡屈曲使颈椎发生严重损伤，其病理变化为前纵韧带破裂，椎间盘水平状破裂，上一节椎体前下缘撕脱骨折和后纵韧带断裂，损伤的结果使颈椎向后移动，并有脊柱后突，使脊髓夹于皱缩的黄韧带和椎板之间而造成脊髓中央管周围损伤，部分病例，特别是年老者，原有的下颈椎后方的骨刺可以撞击脊髓，使受孙脊髓的平面与骨折的平面不符合，本病的特征性体征是额面部有外伤痕迹。

②损伤性枢椎椎弓骨折：此型损伤的暴力来自颈部，使颈椎过渡仰伸，在枢椎的后半部形成强大的剪切力量，使枢椎的椎弓不堪忍受而发生垂直状骨折，以往多见于被缢死者，故名缢死者骨折。目前多发生于高速公路上的交通事故。

（4）齿状突骨折：齿状突骨折可以分成三型：

第Ⅰ型，齿状突尖端撕脱骨折。

第Ⅱ型，齿状突基部，枢椎体上方横形骨折。

第Ⅲ型，枢椎体上部骨折，累及枢椎的上关节突一侧成为双侧性。

2.胸腰椎骨折的分类

（1）单纯性契形压缩性骨折（Simple wedge compression fractures）：是脊柱前柱损伤的结果。暴力来自沿着X轴旋转的力量，使脊柱向前屈曲所致，后方的结构很少受影响，椎体通常成契形。该型骨折不损伤中柱，脊柱仍保持其尊稳定性。此类骨折通常为高空坠落伤、足、臀部着地，身体猛烈屈曲，产生了椎体前半部分压缩。

（2）稳定性爆破型骨折（Stability fracture blasting type）：是脊柱前柱和中柱损伤的结果。暴力来自Y轴的轴向压缩。通常亦为高空坠落伤，足臀部着地，脊柱保持正直，胸腰段脊柱的椎体受力最大，因挤压而破碎，由于不存在旋转力量，脊柱的后柱则不受影响，因而仍保留了脊柱的稳定性，但破碎的椎体与椎间盘可以突出于椎管前方，损伤了脊髓而产生神经症状。

（3）不稳定性爆破型骨折：是前、中、后三柱同时损伤的结果。暴力来自Y轴的轴向压缩以及顺时针的旋转，可能还有沿着Z轴的旋转力量参与，使后柱亦出现断裂，由于脊柱不稳定，会出现创伤后脊柱后突和进行性神经症状。

（4）Chaence骨折：为椎体水平撕裂性损伤。以往认为暴力来自沿着X轴旋转的力最大，使脊柱过伸而产生损伤，例如从高空仰面落下，着地时背部被物体阻挡,使脊柱过伸,前纵韧带断裂,椎体横形裂开,棘突互相挤压而断裂,可以发生上一节椎体向后移位。而目前亦有人认为是脊柱屈曲的后果,而屈曲轴则应在前纵韧带的前方,因此认为是脊柱受来自Y轴轴向牵拉的结果,同时还有沿着X轴旋转力量的参与,这种骨折也是不稳定性骨折。临床上比较少见。

(5)屈曲—牵拉型损伤:屈曲轴在前纵韧带的后方,前柱部分因压缩力量而损伤,而中、后柱则因牵拉的张力力量而损伤,中柱部分损伤表现为脊椎关节囊破裂,关节突脱位,半脱位或骨折,这种损伤往往还有来自Y轴旋转力量的参与,因此这类损伤往往是潜在性不稳定型骨折,原因是黄韧带,棘间韧带和棘上韧带都有撕裂。

(6)脊柱骨折—脱位(dislocation):又名移动性损伤。暴力来自Z轴,例如车祸时暴力直接来自背部后方的撞击,或弯腰工作时,重物高空坠落直接打击背部,在强大暴力作用下,椎管的对线对位已经完全破坏,在损伤平面,沿横断面产生移位,通常三个柱均毁于剪力,损伤平面通常通过椎间盘、同时还有旋转力量的参与,因此脱位程度重于骨折,当关节突完全脱位时,下关节突移至下一节脊椎骨上关节突的前方,互相阻挡,称关节突交锁,这类损伤极为严重,的脊椎损伤难免,预后差。另外还有一些单纯性附件骨折如椎板骨折与黄突骨折,不会导致脊椎的不稳定,称为稳定型骨折,特别是横突骨折,往往是背部受到撞击后腰部肌肉猛烈收缩而产生的撕脱性骨折。

(四)临床表现

1.临床表现

(1)症状

①局部疼痛:颈椎骨折患者可有头、颈部疼痛,不能活动;胸腰椎骨折患者因腰背肌痉挛、局部疼痛,不能站立时腰背部无力、疼痛加剧.

②腹胀、腹痛:由于腹膜后血肿刺激神经,可有腹胀、腹痛、肠蠕动减慢等。

(2)体征

①局部压痛和肿胀:损伤部位肿胀、压痛明显。

②活动受限和脊柱畸形:颈、胸、腰段骨折患者,常表现为活动受限和后突畸形。严重者常合并脊髓损伤,造成截瘫,患者丧失全部或部分自理能力。

2.治疗

表3-1

骨折部位	治疗细则	
颈椎骨折	颈椎半脱位	以石膏固定3个月。对出现后期颈椎不稳定与畸形的病例可采用经前路或经后路的脊柱融合术。
	稳定型的颈椎骨折	轻度压缩的可采用颌枕带卧位牵引复位。牵引重量3kg,复位后用头颈胸石膏固定3个月,石膏干硬后可起床活动,压缩明显的和有双侧椎肩关节脱位的可以采用持续颅骨牵引复位再辅以头颈胸石膏固定,牵引重量3~5kg,必要时可增加到6~10kg。
	单侧小关节脱位	可以先用持续骨牵引复位,牵引重量逐渐增加,从1.5kg开始,最多不能超过10kg,牵引时间约8h,复位困难者仍以手术为宜,必要时可将上关节突切除,并加作颈椎植骨融合术。
	爆破型骨折有神经	通常采用经前路手术,切除碎骨片,减压,植骨融合及内固定手术,必要时需待情况稳定后手术。
	过伸性损伤	没有移位者可采用保守治疗,牵引2~3周后上头颈胸石膏固定3个月,有移位者应作颈前路C2~C3椎体间植骨融合术。
	第Ⅰ型、第Ⅲ型和没有移位的第Ⅱ型齿状突骨折	可先用颌枕带或颅骨牵引2周后上头颈胸石膏3个月。第Ⅱ型骨折如移位超过4mm者,愈合率极低,一般主张手术治疗,可经前路用1~2枚螺钉内固定,或经后路C1~C2植骨及钢丝捆扎术。
胸腰椎骨折	单纯性压缩性骨折	(1)椎压缩不到1/5者,或年老体弱不能耐受复位及固定者可仰卧于硬板床上,骨折部位垫厚枕,使脊柱过伸, (2)椎体压缩高度超过1/5的青少年及中年伤者,采用两桌法过仰复位。
	爆裂型骨折	对没有神经症状的爆裂型骨折的伤员,采用双踝悬吊法复位;对有神经症状和有骨折块挤入椎管内者,不宜复位,对此类伤员宜经侧前方途径,去除突出椎管内的骨折片以及椎间盘组织,然后施行椎体间植骨融合术,必要时还可置入前路内固定物,后柱有损伤者必要时还需作后路内固定术。
	Chance骨折	屈曲-牵拉型损伤及脊柱移动性骨折-脱位者,都需作经前后路复位及内固定器安装术。

三、脊柱脊髓损伤的康复

(一)康复评定

观察局部有无畸形、疼痛、压痛,行X线检查以确认有无骨折即骨折类型,评估上、下肢运动、感觉功能。术后愈合后应对脊柱的活动度、肌力、疼痛情况神经功能即活动能力等方面进行评估。

(二)康复计划

参照骨髓损伤。

(三)康复治疗

1.上颈椎损伤的康复 上颈椎是连接头颅与躯干的关键部位,由寰椎和枢椎组成,上颈椎损伤可影响上颈椎结构稳定性,康复治疗包括非手术及手术治疗康复方案。(表3-2、表3-3、表3-4)

(1)非手术治疗患者康复治疗参考方案Ⅰ(应用费城围领)(表3-2)

表3-2

入院时间	康复治疗	注意事项
1~2周	卧床,围领制动,被动轴线翻身。卧位,上肢ROM训练:指间及掌指关节和肘关节全关节活动范围屈伸,肩关节前屈、外展90°,下肢AROM训练:踝关节最大背伸,膝关节屈曲90°后伸直;以上每组训练各关节活动至少10次,每日主动训练3组。	注意围领外固定支具是否固定牢靠,康复训练后颈部有无疼痛,翻身侧位时头部要垫枕。
3~4周	卧床,围领制动,协助主动轴线翻身,每日床头可升高5°度逐步至80°,每次保持半坡位30min,每日至少2次/d。上下肢主动训练同上。颈肌等长收缩训练(屈伸)收缩5~10s/次,间歇5~10s,每组5~10次左右,每日3组。背肌及腹肌等长收缩训练。	颈部肌肉等长收缩主动训练开始时以患者不出现明显疼痛为用力标准,所做次数应逐渐增加,训练时脊柱应保持,训练后应无明显不适。
5~6周	围领制动,主动轴线翻身。上下肢主要关节全关节范围内抗阻训练,每群肌肉每次收缩5~10s,间歇5~10s,每组5~10次左右,每日训练3组。颈肌等长收缩训练(屈伸及侧屈)方法同上。床边坐位及离床站立训练,每日至少2次,每次约30min。背肌及腹肌肌力增加训练。	抗阻训练阻力应逐渐增加。在开始坐位及站立训练时应有人保护。颈肌侧屈训练时应保持轴位,防止头部旋转。
7~8周	围领制动。步行训练,开始时可应用步行器,每日2次,每次至少30min,其他训练同上。	行走时注意头部保持中立位。此时患者可以返家康复。

入院时间	康复治疗	注意事项
9~12周	围领制动。上下肢自主活动。颈部在围领允许范围内可做主动ROM屈伸运动,每日主动训练3组,每组训练5~10次左右	避免颈部做旋转运动,12周时进行影像学检查确定损伤愈合情况,以决定是否可摘除围领。

2)非手术治疗患者康复治疗参考方案Ⅱ(应用Halo-vest制动)(表3-3)。

表3-3

入院时间	康复治疗	注意事项
1~2周	卧床,Halo-vest制动,被动轴线翻身。卧位,上肢主动ROM训练:指间及掌指关节和肘关节全关节活动范围屈伸,肩关节前屈,外展90°,下肢主动ROM训练,踝关节最大背伸,膝关节屈曲90°后伸直,以上每组训练各关节活动至少10次,每日3组	Halo-vest制动后1~3天每日颅钉要进行坚固,防止颅钉松脱。观察患者有无吞咽困难。3d后行X线检查,必要时调整Halo-vest制动。
3~4周	卧床,Halo-vest制动,协助主动轴线翻身。每日床头可升高5°逐渐至80°,每次保持半坡位30min,每日至少2次。上下肢全关节范围内主动ROM训练。	每日进行钉眼护理和背心下皮肤护理。半坡位及坐位时注意背心锁带固定良好。
5~6周	Halo-vest制动,主动轴线翻身。上下肢主要关节全关节范围内抗阻训练,每群肌肉每次收缩5~10s,间歇5~10s,每日训练3组,训练5天~10天左右,床边坐位及离床站立训练,每日至少2次,每次约30min。搀扶下步行训练,每日2次,背肌及腹肌肌力增加训练。	抗阻训练阻力应逐渐增加。步行训练时注意保护,防止Halo-vest支具与其他物体碰撞。
7~8周	Halo-vest制动。步行训练,开始时间应用步行器,每日2次,每次至少30min。其他训练同上。	步行训练时应注意保护,防止Halo-vest支具与其他物体碰撞。
9~12周	Halo-vest制动。上下肢自主活动。12周时进行临床与康复评定,确定下一步治疗方案。	12周时进行影像学检查确定损伤愈合情况,以决定是否可摘除支具。
13~16周	如愈合良好,拆除Halo-vest支具,改用费城围领。颈肌等长收缩训练(屈伸及侧屈)每次收缩5~10s,间歇5~10s,每组训练5~10次左右,每日3组。同时颈部在围领允许范围内可做主动ROM屈伸运动,每日主动训练3组。2~4周后如无明显异常可适时拆除围领,继续上述训练。	拆除支具后,患者会因颈肌无力出现头重感,应向患者说明。

3)手术治疗患者康复治疗参考方案(表3-4)。

表3-4

术后时间	康复治疗	注意事项
1~2周	卧床,围领制动,被动轴线翻身。仰卧位,上肢主动ROM训练:指间及掌指关节和肘关节活动范围屈伸,肩关节前屈、外展90°;下肢主动ROM训练:踝关节最大背伸,膝关节屈曲90°后伸直;以上每组训练各关节活动至少10次,每日3组。	注意围领外固定支具是否固定牢靠,康复训练后颈部有无疼痛,翻身侧位时头部要垫枕,防止颈椎侧屈
3~4周	卧床,围领制动,协助主动轴线翻身。每日床头可升高5°逐渐至80°,每次保持半坡位30min,每日至少2次。卧位上下肢主动训练同上。颈肌等长收缩训练(屈伸)每次收缩5~10s,间歇5~10s,每组训练5~10次左右,每日3组。背肌及腹肌等长收缩训练。	颈部肌肉等长收缩主动训练开始时应以患者不出现明显疼痛为用力标准,所做次数应逐渐增加,训练时脊柱应保持轴位。
5周	围领制动,主动轴线翻身,上下肢主要关节全关节范围内抗阻训练,每群肌肉每次收缩5~10s,间歇5~10s,每组5~10次,每日训练3组。颈肌等长收缩训练(屈伸及侧屈)方法同上。床边坐位及离床站立训练,每日至少2次,每次约30min。背肌及腹肌肌力增加训练。	在开始坐位及站立训练时应有人注意保护。颈肌侧屈训练时应保持轴位,防止头部旋转。
6周	围领制动,步行训练,开始时可应用步行器,每日2次,每次至少30min。其他训练同上。	行走时注意头部保持中立位。此时患者可以返家康复。
7~12周	围领制动,上下肢自主活动,颈部在围领允许范围内可做主动ROM屈伸运动训练。	避免颈部做旋转运动,运动训练范围以不出现明显疼痛为标准。
13周以后	进行临床检查及康复评定,以确定下一步治疗方案。	12周时进行影像学检查确定损伤愈合情况以决定是否可摘除围领。

2.下颈椎损伤的康复　颈椎损伤约占脊柱损伤的一半,其中大部分为下颈椎。下颈椎又称低位损伤,有C_3~C_7组成。下颈椎位于相对稳定的头颅与相对固定的胸椎之间,是头部和躯干相对运动时应力集中的部位。康复治疗包括非手术及手术治疗康复方案。

（1）非手术治疗患者康复治疗参考方案Ⅰ（应用费城围领）（表3-5）。

表3-5

术后时间	康复治疗	注意事项
1~2周	卧床,围领制动,被动轴线翻身。仰卧位,上肢主动ROM训练:指间及掌指关节和肘关节活动范围屈伸,肩关节前屈、外展90°;下肢主动ROM训练:踝关节最大背伸,膝关节屈曲90°后伸直;以上每组训练各关节活动至少5~10次,每日3组。	注意围领外固定支具是否固定牢靠,康复训练后颈部有无疼痛,翻身侧位时头部要垫枕。
2周	卧床,围领制动,协助主动轴线翻身。每日床头可升高5°逐渐至80°,每次保持半坡位30min,每日至少2次。上下肢主动训练同上。颈肌等长收缩训练(屈伸)每次收缩5~10s,间歇5~10s,每组训练5~10次左右,每日主动训练3组。	颈部肌肉等长收缩主动训练开始时应以患者不出现明显疼痛为用力标准,所做次数应逐渐增加,训练时脊柱应保持轴位,训练后应无明显不适。
3~4周	围领制动,主动轴线翻身。上下肢主要关节全关节范围内阻训练,每君肌肉每次收缩5~10s,间歇5~10s,每组5~10次左右,每日3组。颈肌等长收缩训练(屈伸及侧屈)方法同上。床边坐位及离床站立训练,每日至少2次,每次约30min,背肌及腹肌等长收缩训练。	抗阻训练阻力应逐渐增加。在开始坐位及站立训练时应有人保护。颈肌侧屈训练时应保持轴位,防止头部旋转。
5~8周	围领制动,颈肌等长收缩训练(屈伸及侧屈)方法同上,上下肢自主活动步行训练,每日2次,每次至少30min。其他训练同上。背肌及腹肌肌力增加训练。	行走时注意头部保持中立位,此时患者可以返家康复。
9~12周	围领制动,颈肌等长收缩训练(屈伸及侧屈)方法同上,上下肢自主活动。颈部在围领允许范围内可做主动ROM屈伸运动,每日主动训练3组,每组5~10次左右。	12周时进行颈部过伸过屈影像学检查,确定损伤愈合情况,一般可摘除围领。

（2）非手术治疗患者康复治疗参考方案（应用Halo-vest制动）（表3-6）。

表3-6

入院时间	康复治疗	注意事项
1~2周	卧床，Halo-vest制动，被动轴线翻身。卧位，上肢主动ROM训练；指间及掌指关节和肘关节全关节活动范围屈伸，肩关节前屈，外展90°；以上每组训练各关节活动至少10次，每日3组。	Halo-vest制动后1~3天每日颅钉要进行坚固，防止颅钉松脱。每日进行钉眼护理和背心下皮肤护理。观察有无吞咽困难。3d后行X线检查，必要时调整Halo-vest制动。
3~4周	卧床，Halo-vest制动，协助主动轴线翻身，每日应床头可升高5°逐渐至80°，每次保持半坡位30min，每日至少2次，上下肢主要关节全关节范围内主动ROM训练。试行床边坐位及离床站立训练，每日2次，每次约30min，背肌及腹肌等长收缩训练。	每日进行钉眼护理和背心下皮肤护理。半坡位及坐位时注意背心锁带固定良好。
5~6周	Halo-vest制动，主动轴线翻身，上下肢主要关节全关节范围内抗阻训练，每群肌肉每次收缩5~10s，间歇5~10s，每组5~10次左右，每日训练3组，床边坐位及离床站立训练，每日至少2次，每次约30min，搀扶下步行训练，每日2次，背肌及腹肌肌力增强训练。	抗阻训练阻力应逐渐增加。步行训练时注意保护，防止Halo-vest支具与其他物体碰撞。
7~8周	Halo-vest制动。步行训练，每日2次，每次至少30min，其他训练同上。	步行训练时应注意保护，防止Halo-vest支具与其他物体碰撞。
9~12周	Halo-vest制动。上下肢自主活动。12周时进行临床与康复评定，确定下一步治疗方案。	12周时进行影像学检查，确定损伤愈合情况，以决定是否可摘除支具。
13~16周	如愈合良好，拆除Halo-vest支具，改用费城围领。颈肌等长收缩训练（屈伸及侧屈）每次收缩5~10s，间歇5~10s，每组训练5~10次左右，每日主动训练3组。同时颈部在围领允许范围内可做主动ROM屈伸运动，每日3组，2~4周后如无明显异常可适时拆除围领，继续上述训练。	拆除支具后，患者会因颈肌无力出现头重感，应向患者说明。

（3）手术治疗患者康复治疗参考方案。

表3-7

术后时间	康复治疗	注意事项
1~2周	卧床,围领制动,被动轴线翻身,每2h1次。仰卧位上肢ROM训练,指间及掌指关节和肘关节全关节活动范围屈伸,肩关节前屈,外展90°,下肢ROM训练,踝关节最大背伸,膝关节屈曲90°后伸直;以上每组训练各关节活动至少5~10次,每日训练2~3组(肌力在2级及以上的肌肉为主动训练)。	注意围领外固定支具是否固定牢靠,康复训练后颈部有无疼痛,翻身侧位时头部要垫枕,防止颈椎侧屈。
3~4周	卧床,围领制动,协助轴线翻身。每日床头可升高5°逐渐至80°,每次保持半坡位30min,每日至少2次。卧位上下肢ROM训练。颈肌等长收缩训练(屈伸)每次收缩5~10s,间歇5~10s,每组训练5~10次左右,每日在PT师或护士协助下训练3组。背肌及腹肌等长收缩训练。	颈部肌肉等长收缩主动训练开始时应以患者不出现明显疼痛为用力标准,所做次数应逐渐增加,训练时脊柱应保持轴位。
5周	围领制动,主动或协助轴线翻身。无脊髓损伤者,上下肢主要关节全关节范围内抗阻训练,每群肌肉每次收缩5~10s,间歇5~10s,训练5~10次左右,每日训练3组,颈肌等长收缩训练(屈伸及侧屈)方法同上。床边坐位及离床站立训练,每日至少2次,每次约30min,背肌及腹肌肌力增强训练。合并脊髓损伤者,参见相关章节。	在开始坐位及站立训练时应有人注意保护。颈肌侧屈训练时应保持轴位,防止头部旋转。
6周	围领制动。无脊髓损伤者,步行训练,开始时可应用步行器,每日2次,每次至少30min,其他训练同上,合并脊髓损伤者,参见相关章节。	行走时注意头部保持中立位,此时患者可以返家康复。
7~12周	围领制动。无脊髓损伤者,上下肢自主活动,颈部在围领允许范围内可做主动ROM屈伸运动训练。合并脊髓损伤者,参见相关章节。	避免颈部做旋转运动,运动训练范围以不出现明显疼痛为标准。
13周以后	进行临床检查及康复评定,以确定下一步治疗方案。合并脊髓损伤者,参见相关章节。	13周进行影像学检查,确定损伤愈合情况,以决定是否可摘除围领。

3.胸椎损伤的康复　胸椎损伤约占全部脊柱损伤的一半或以上,由于T_1~T_{10}脊椎节段参与构成胸廓其稳定性较高,故不稳定胸椎损伤按节段平均的

发生率较低,合并脊髓损伤的发生率也低于下颈段和胸腰段,但胸椎管相对于颈椎管及腰椎管更为狭窄,同时T_1~T_4节段是脊髓血液供用的相对危险区,因此一旦发生严重的胸椎损伤导致的脊髓损伤多为完全性脊髓损伤。其康复治疗包括非手术及手术治疗康复方案。

(1)非手术治疗患者康复治疗参考方案(胸腰骶支具或Jewett支具)(表3-8)

表3-8

入院时间	康复治疗	注意事项
1~2周	卧床,被动轴线翻身。卧位,上肢主动ROM训练;指间及掌指关节和肘关节全关节活动范围屈伸,肩关节前屈、外展90°;下肢主动ROM训练;踝关节最大背伸,膝关节屈曲90°后伸直,以上每组训练各关节活动5~10次,每日3组。	卧硬板床,同时取模制作胸腰骶支具。
3~4周	卧床,协助下主动轴线翻身。佩戴胸腰骶支具每日床头可升高5°逐渐至80°,每次保持半坡位30min,每日至少2次。上下肢主动训练,同上。在支具的固定下做背肌等长收缩训练,每次收缩5~10s,间歇5~10s,每组5~10次左右,每日3组。	等长收缩主动训练开始时以患者不出现明显疼痛为用力标准,所做次数应逐渐增加,训练时脊柱应保持轴位,训练后应无明显不适。
5~8周	佩戴胸腰骶支具,主动轴线翻身。上下肢主要关节全关节范围内抗阻训练,每群肌肉每次收缩5~10s,每组5~10次左右,每日3组。背肌等长收缩训练及肌力增强训练。床边坐位及离床站立训练,每日至少2次,每次约30min。	爆裂骨折患者8周内不应进行坐位及站立训练。压缩骨折者背肌可于仰卧位进行四点支撑训练。
9~12周	佩戴Jewett支具,上下肢自主活动。步行训练,每日2次,每次至少30min。其他训练同上。	卧位时可摘除支具进行背肌训练。12周时进行X线检查。
13~24周	佩戴Jewett支具,上下肢自主活动。	13~24周间进行影像学检查根据临床症状可适时摘除支具。

2）手术治疗患者康复治疗参考方案（表3-9）

表3-9

术后时间	康复治疗	注意事项
1~2周	卧床，被动轴线翻身。卧位，上肢主动ROM训练：指间及掌指关节和肘关节全关节活动范围屈伸，肩关节前屈，外展90°后伸直，以上每组训练各关节活动5~10次，每日3组。	卧硬板床，同时取模制作胸腰骶支具。
3~4周	卧床，协助主动轴线翻身。佩戴胸腰骶支具，每日床头可升高5°逐渐至80°，每次保持半坡位30min，每日至少2次。上下肢主动训练同上。在支具的固定下做背肌等长收缩训练，每次收缩5~10s，间歇5~10s，每组训练5~10次左右，每日3组。	等长收缩主动训练开始时以患者不出现显明疼痛为用力标准，所做次数应逐渐增加，训练时脊柱应保持轴位，训练后应无明显不适。
5~8周	佩戴胸腰骶支具，主动轴线翻身。上下肢主要关节全关节范围内抗阻训练，每群肌肉每次收缩5~10s，间歇5~10s，训练5~10s左右，每日训练3组。背肌等长收缩训练及肌力增加，腹肌等长收缩训练。床边坐位及离床站立训练，每日至少2次，每次约30min。	爆裂骨折患者8周内不应进行坐位及站立训练。8周时可进行X线检查及临床检查，如无异常情况可改用Jewett支具及返家康复。
9~12周	卧位时可摘除支具，坐位及站立时佩戴Jewett支具，上下肢自主活动。步行训练，每日2次，每次至少30min，其他训练同上。	卧位时可摘除支具进行背肌训练。
13~周	佩戴Jewett支具，上下肢自主活动。	12~24周间进行影像检查根据临床症状可适时摘除支具。

4.胸腰段及腰椎损伤的康复　胸腰段（T_{11}~T_{12}）及L_1~L_5脊椎位于相对稳定的胸椎（$T_{1~10}$）及融合为一体的骶骨（$S_{1~5}$）之间，同时胸腰段脊柱位于胸椎生理性后凸与腰椎生理性前凸之间，在脊柱运动过程中；该节段是应力高度集中的部位，因而也是脊柱脊髓损伤的高发部位。如何在维护神经功能的同时，保留该节段脊柱的运动功能和承重功能是临床治疗和康复治疗的共同任务。其康

复治疗包括非手术及手术治疗康复治疗,方案如下:

(1)非手术治疗患者康复治疗参考方案(脸腰骶支具或Jewett支具)(表3-10)

表3-10

入院时间	康复治疗	注意事项
1~2周	卧床,被动轴线翻身。卧位,上肢主动ROM训练:指间及掌指关节和肩肘关节全关节活动范围屈伸,下肢主动ROM训练;踝关节最大背伸,膝关节屈曲90°后伸直,以上每组训练各关节活动5~10次,每日3组。	卧硬板床,同时取模制作胸腰骶支具
3~4周	卧床,协助主动轴线翻身。仰卧位时对应骨折部位背下可垫枕,高度4~5cm。上下肢主动训练同上。仰卧位背肌等长收缩训练每次收缩5~10s,间歇5~10s,每组训练5~10次左右,每日主动训练3组。其他训练同上。	等长收缩主动训练开始时以患者不出现显明疼痛为用力标准所做次数应逐渐增加,训练时脊柱应保持轴位,训练后应无显明不适。
5~6周	佩戴胸腰骶支具,主动轴线翻身。佩戴胸腰骶支具每日床头可升高5°逐渐至80°,每次保持半坡位30min,每日至少2次。上下肢主要关节全关节范围内抗阻训练,每群肌肉每次收缩5~10s,间歇5~10s,训练5~10次左右,每日训练3组。仰卧位背肌等长收缩训练及肌力增强训练。	压缩骨折者背肌可于仰卧位进行四点支撑训练。
7~8周	佩戴胸腰骶支具,主动轴线翻身。腹肌等长收缩训练及仰卧位背伸肌训练。床边坐位及离床站立训练,每日至少2次,每次约30min,其他训练同上。	爆裂骨折患者8周内不应进行坐位及站立训练。
9~12周	佩戴胸腰骶支具,上下肢自主活动,站立及步行训练,可应用步行器,每日2次,每次至少30min,其他训练同上。	卧位时可摘除支具进行背肌训练。12周时进行X线检查。
13~24周	佩戴Jewett支具,上下肢自主活动。	13~24周间进行影像学检查,根据临床症状可适时摘除支具。

（2）手术治疗患者康复治疗参考方案。

表3-11

术后时间	康复治疗	注意事项
1~2周	卧床，被动轴线翻身。卧位，上肢主动ROM训练；指间及掌指关节和肘肩关节全关节活动范围屈伸，下肢主动ROM训练；踝关节最大背伸，膝关节屈曲90°伸直，以上每组训练各关节活动5~10次，每日3组	卧硬板床，同时取模制作胸腰骶支具。
3~4周	卧床，协助主动轴线翻身。佩戴胸腰骶支具每日床头可升高5°逐渐至80°，每次保持半坡位30min，每日至少2次。上下肢主动训练同上。仰卧位背肌等长收缩训练每次收缩5~10s，间歇5~10s，每组训练5~10次左右，每日主动训练3组。	等长收缩主动训练开始时以患者不出现明显疼痛为用力标准所作次数应逐渐增加，训练时脊柱应保持轴位，训练后应无明显不适。
5~8周	佩戴胸腰骶支具，主动轴线翻身。上下肢主要关节全关节范围内抗阻训练，每群肌肉每次收缩5~10s，间歇5~10s，训练5~10次左右，每日训练3组。腹肌及背肌等长收缩训练，背肌肌力增强训练。床边坐位及离床站立训练，每日至少2次，每次约30min。	骨质疏松患者8周内不应进行坐位及站立训练。
9~12周	卧位时可摘除支具，坐位及站立时佩戴Jewett支具，上下肢自主活动。步行训练，每日2次，每次至少30min。其他训练同上。	卧位时可摘除支具进行背肌训练。
13~24周	佩戴Jewett支具，上下肢自主活动。	13~24周间进行影像学检查，检查临床症状可适时摘除支具。

（四）康复评价

参照脊髓损伤

四、脊柱损伤的护理

（一）护理评估

1.一般情况评估　一般入院患者评估（评估单见附表）。

2.风险因素评估　患者的日常生活活动能力（ADL）评估（Barthel指数），Braden评估，和患者跌倒、坠床风险评估（评估单见附表）。

3.外伤史　评估受伤的时间、原因和部位，受伤的体位，急救、搬运和运送方式等。

4.身体评估 局部痛、温、触觉及位置觉有无改变,肛门括约肌有无自主收缩,有无尿失禁和尿潴留。全身有无高热、大小便失禁、压疮等并发症的出现。

5.辅助检查 主要影像学检查结果。

6.评估患者对疾病的心理反应。

7.评估既往健康状况 患者是否存在影响活动和康复的慢性疾病。

(二)护理诊断

1.自理能力缺陷:与骨折后活动或功能受限有关。

2.疼痛:与创伤有关。

3.焦虑:与疼痛、疾病预后有关等因素有关。

4.知识缺乏:缺乏骨折后预防并发症和康复锻炼的相关知识。

5.自理能力缺陷:与骨折后肢体活动及功能受限有关。

6.潜在并发症:皮肤完整性受损。

7.潜在并发症:神经根粘连。

8.潜在并发症:脑脊液漏。

9.潜在并发症:硬膜外血肿。

(三)护理措施

1.术前护理

(1)心理护理:由于突然的外伤患者伴随疼痛并失去生活自理能力加之手术后的逐渐恢复往往很难达到患者自身的期望水平,部分患者术后仍需长期卧床,加之手术风险大、经济负担重等问题使患者对疾病恢复一直抱悲观态度。患者的心理矛盾以及各种潜在并发症都可能导致患者出现一系列的心理问题。同时家属担心患者的预后。故护士应采取认知、行为、支持等心理治疗,使患者尽快进入角色。为增强患者对手术治疗的信心,医护人员应向患者介绍手术成功的病例,与其交谈,使其消除对手术的恐惧心理,积极配合手术。

(2)保持呼吸道通畅:及时清除呼吸道分泌物,给予雾化吸入,实施正确的叩背方法,辅助咳嗽、咳痰、吸氧。同时注意保暖,预防上呼吸道感染。病情稳定者,床头抬高 $15°\sim30°$。

(3)饮食护理:应予高蛋白、高维生素、高钙及粗纤维饮食。

(4)休息与体位:脊柱骨折后,若体位或姿势不当可引起或加重脊髓或神经根损伤,搬运和更换体位时,应保持脊柱纵轴水平一致,避免扭曲、旋转和拖拉。对颈椎骨折转运者需固定头部,使头部随躯干一同滚动,防止损伤脊髓造成患者呼吸、心跳停止。颈椎损伤的患者,颈下垫一厚5cm软枕,使颈部微过伸,两侧砂袋固定。在床上应保持正确体位,严格给予轴线翻身时,应用R型垫支持,必要时胸腰椎骨折患者给予腰围固定。

(5)观察及护理:严密观察患者生命体征,定时检查患者感觉、肌力、排尿、排便情况。

(6)术前训练:颈椎前路手术的患者,术前进行气管、食管推移训练。指导患者用2指~4指在颈部皮外插入预备坐切口一侧的内脏鞘与血管神经鞘间隙处,持续地向非手术侧推移。开始为每次10~20min,以后逐渐增加至30~60min。后路手术的患者,因术中俯卧位时间较长,术前应指导患者俯卧位训练,开始为每次30~40min,以后逐渐增加至2h~3小时。

(7)保持有效的固定。

(8)完善各种化验和检查:术前准备必需的检查项目:①血常规、尿常规、血型及交叉配血;②肝肾功能、血电解质、血糖;③凝血功能;④感染性疾病筛查(乙肝、丙肝、艾滋病、梅毒等);⑤胸片、心电图;⑥全脊柱正侧位片、损伤部CT及三维重建和MRI;⑦肝、胆、胰、脾B超检查;⑧根据患者病情可选择:1)肺功能、超声心动图(老年人或既往有相关病史者);2)有条件或根据需要行肌电图、诱发电位检查;⑨并发其他疾病者,必要时请相应的科室会诊药品准备:询问患者药物过敏史,并遵医嘱行皮试,结果阴性通知办公护士,打印治疗卡,治疗护士准备药品;结果阳性应告知主管医生,更换药物。

(9)术前的用物准备:通知患者及家属准备所需用物;责任护士床旁配备吸氧用物、监护仪、R型垫、麻醉床等;卫生准备:修剪指甲、剃胡须、洗头、洗澡。

(10)注意事项:患者感冒或女性患者例假期间告知主管医生;取下假牙、摘除首饰及其他佩饰;肠道准备:全麻患者术前晚正常进食,夜间12点之后禁食,凌晨4点之后禁饮;术前晚9点及术日行清洁灌肠,术日按照无菌技术操作原则行留置导尿术,保持尿管固定、无菌、安全、通畅。

2.术后护理

(1)休息与体位:为患者创造一个安静、舒适、整洁、安全的休息环境,保持脊柱纵轴水平一致,避免扭曲、旋转和拖拉。颈椎骨折患者需颈托固定,在床上应保持正确体位,严格给予轴线翻身。

(2)术后观察:①与麻醉医生交接班,予以心电监护、吸氧,监测T、P、R、BP、SpO_2变化,每小时记录一次;②查看伤口敷料包扎情况,观察有无渗血、渗液;③注意伤口负压引流管是否通畅,防止扭曲、折叠、脱落,记录引流液的量、性质;④密切观察骨折平面以下的感觉、活动、肌力,注意有无脊髓受损,颈椎前路手术的患者因术中牵拉气管以及麻醉插管刺激导致喉头水肿而影响通气,患者出现呼吸费力、张口呼吸,应答迟缓、口唇发绀等症状,应立即报告医生进行处理。

(3)症状护理:1)疼痛:

①评估患者疼痛程度,根据疼痛数字评分法进行评定。

②细心检查加剧伤口疼痛的其他原因。

③针对患者手术的情况作出相应的劝慰。必要时遵医嘱给予镇痛药物治疗,以解除患者的痛苦。镇痛药物最好在麻醉作用已过且患者能自解小便的情况下使用,两次镇痛剂使用时间间隔≥6h。采用镇痛泵止痛。

④保持充足的睡眠,使患者精神愉快,情绪稳定。

⑤加强家庭内部支持,鼓励家属与患者交流,转移其注意力,给予心理支撑。

2)饮食护理:鼓励患者进食,给予高蛋白、高维生素、含钙丰富的食物,如瘦肉、鱼、鸡蛋、牛奶,多食蔬菜、水果。

3.并发症的预防及处理

(1)硬膜外血肿

1)脊髓硬膜外血肿 spinal epidural hematoma(SEH)最早是由 Jakson 于1869年报告,脊柱手术后出血因引流不畅、引流管阻塞而导致硬膜外血肿形成,压迫脊髓神经。腰椎手术后突发性自发性腰部疼痛,呈剧烈疼痛,随之几分钟至几天后出现压迫症状,疼痛部位以下运动感觉及括约肌功能障碍,严重者发展为截瘫,是本病临床典型特征,腰椎术后硬膜外血肿临床少见,但病情发展迅速,后果严重,早期容易漏诊。如何提高对本病的认识至关重要,硬膜外血肿出现的突发性剧烈疼痛与一般的术后伤口疼痛有很大的区别,往往有压迫感,伴有肌力下降,感觉减弱,MRI 能清晰显示硬膜外血肿的部位、范围大小及脊髓受压后的改变,是诊断本病的最佳方法。因无条件或术后有钢板不适宜MRI 检查者,可以行脊髓造影。早期诊断和手术清除血肿是神经功能恢复良好的重要因素,早期手术减压有利于术后神经功能恢复,多数学者认为手术时间应在出血6小时内。

2)预防及护理:①妥善固定并定时挤捏引流管,保持其引流通畅,避免扭曲、受压、滑脱;观察引流量、色、质;搬动或翻身时不能将其扭曲或拔除。对于肥胖、体重较重者,术后可取侧卧位,避免压迫伤口引流管。

②术后4 h内平卧硬板床,以后每2h轴线翻身1次,以压迫止血及防止过早翻身引起切口活动性出血,及时遵医嘱应用止血药。

③掌握脊髓硬膜外血肿的临床表现,术后严密观察患者神经系统症状的变化,症状渐进性加重,感觉障碍渐趋明显,范围变广或者波及运动功能,及时报告医师。

④若诊断可疑时,应行 MRI 或 CTM 检查,以明确诊断。诊断明确后,应即刻行血肿清除、脊髓减压术,患者神经症状多可恢复,起病到治疗的时间间隔越短预后越好。

⑤局部穿刺抽吸硬膜外积血后予腹带加压包扎,腰部制动。

⑥因控制高血压是预防术后出血的关键,故密切监测血压,使其血压稳定在 160 /90 mmHg 以下。

(2)压疮

1)脊髓损伤患者活动受限,长期卧床或依赖轮椅,皮肤及全身抵抗力差,极易引起压疮。2007 年美国国家压疮咨询组(NPUAP)对压疮的定义是:由于压力、剪切力、和/或摩擦力而导致皮肤、皮下组织和肌肉及骨骼的局限性损伤,常发生在骨隆突处。

2)压疮危险因素有:压力、剪切力和摩擦力;潮湿;局部皮温升高;营养不良;运动障碍;体位受限;手术时间;高龄;吸烟;使用医疗器具;合并心脑血管等。

3)压疮易患人群有:老年人 >70 岁;神经系统疾病患者;肥胖者;身体衰弱、营养不佳者;大小便失禁患者;发热患者;手术时间超过 4h;使用镇静剂的患者;强迫体位严格限制翻身者;水肿、疼痛、石膏固定等患者。

4)压疮的分期为:可疑深部组织损伤期、I期压疮、II期压疮、III期压疮、IV期压疮、不可分期。

5)压疮的预防

①对年龄≥15 岁的高危人群进行全面的压疮危险因素评估,填写"Braden评估及执行单"。

②评分≤12 分或具备难免性压疮条件者需申报申报难免性压疮;院外带入、院内发生的压疮按压疮处理报告制度填报压疮申报表。

③严格床头交接皮肤情况。

④告知患者及家属相关知识,教会其检查和评估皮肤情况的方法,介绍预防压疮及其配合的方法。

⑤压力管理:建立翻身卡,轴线翻身至少2h一次,高危患者1小时一次,结

合患者情况给予气垫床、糜子垫、脚圈、R形垫、减压贴、水袋等减压用具。

⑥潮湿管理：保持皮肤清洁，尿失禁患者，指导进行膀胱功能锻炼或采用尿套、留置尿管、间歇导尿等方法保持皮肤清洁干燥。

⑦摩擦力、剪切力管理：保持床单位整洁，无杂物，被服污染要及时更换；更换卧位或使用便器时，需将患者抬离床面，避免拉、拽；使用过床单移动患者，肘部和足跟易受摩擦，则需保护；

⑧侧卧位或半坐卧位，角度不超过30°。

⑨营养管理：根据患者的营养状况针对性进行营养供给，给予高蛋白、足热量、高维生素膳食，以增加机体抵抗力和组织修复能力。此外，给患者适当补充硫酸锌等矿物质。

⑩对于护理有难度者请压疮小组给予会诊。

⑪避免护理中的误区：气圈的使用、烤灯照射、过度清洗、按摩、爽身粉的使用。

（3）神经根粘连

1）脊柱手术后，手术野内积血，手术中神经根松解时可能损伤到神经根鞘膜，术后神经根肿胀、渗出，这些原因是造成术后神经根粘连的根源。Charmley（1951）报道直腿抬高可牵引神经根移动2~8mm，而且抬腿时要尽量达到最大幅度。

2）护理措施

①脊柱术后1 d直腿抬高运动角度>30°达到最大幅度、患者感觉到不适为宜，维持10 s，每天3组，每组20次，能有效地防止神经根粘连，缓解术后疼痛，提高手术效果；

②第3日后鼓励患者主动或被动进行直腿抬高，并在护理人员协助下做压膝、压髋等被动活动；

③活动量由小到大循序渐进，每日逐渐增加直腿抬高的幅度，双腿交替进行。但抬腿次数不宜过多，以免因神经根水肿而加重疼痛。

④术后遵医嘱早期应用20%甘露醇、甲基强的松龙、七叶皂苷钠、神经节苷脂等药物，以缓解神经根水肿及营养神经；

（4）脑脊液漏

1）脑脊液漏是脊柱手术后常见并发症之一，其发生率为2.31%~9.37%。近年来随脊柱手术的数量增多，其发生率有明显增加趋势。绝大多数脑脊液漏是由于术者操作不慎，经验不足造成的医源性损伤，术中确切可靠的修补是治疗脑脊液漏的关键，若术中未发现，术后引流液持续增多，且引流液呈清亮或淡红色,或切口纱布被浅红色或无色液体浸透者,应该确定为脑脊液漏,MRI检查对诊断有帮助,可以显示损伤的位置、范围和内部特征,还可显示囊鞘的交通情况,若早期处理不当,很可能导致切口延迟愈合、不愈合、切口感染,严重者导致化脓性脑膜炎,甚至死亡等。

2)护理措施

①密切观察病情变化及引流量、色、质。当患者出现体位性头痛、恶心、呕吐,术后引流量逐日减少不明显或增多,引流液呈淡红色或粉红色,质稀薄,切口敷料呈非血性或淡血色渗湿时,考虑脑脊液漏并及时报告医师。

②给予头低足高仰卧位压迫及等压引流,停止渗漏48 h后恢复正常体位。

③红外线烤灯照射切口,及时更换切口敷料,保持切口敷料干燥,防止感染

④动态监测血常规、电解质及肝肾功能,维持水电解质平衡。

⑤保持大便通畅,勿用力咳嗽,防止腹压增加而加重脑脊液漏或已闭合漏口重新开放。

⑥心理护理,及时缓解患者紧张、焦虑心理,从而减轻疼痛,并取得其理解与配合。

4.出院指导

(1)患者出院后须继续康复锻炼,并预防并发症的发生。

(2)指导患者练习床上坐起,使用轮椅、助行器和行走的方法。

(3)用药:出院带药时,应将药物的名称、剂量、用法、注意事项告诉患者,按时用药。

(4)饮食:指导患者进食高蛋白、高维生素、高热量,富含纤维素的饮食。

(5)复查时间及指征:定期到医院复查,进行理疗,有助于刺激肌肉收缩和技能恢复。

(四)护理评价

1.患者及家属是否掌握轴线翻身的技巧。

2.患者有无并发症的发生。

3.患者是否掌握相关知识,能否正确改变体位。

4.患者皮肤是否保持完整。

5.患者生活自理能力是否逐步恢复。

第二节 脊髓损伤

一、概述

脊髓损伤(spinal cord injury，SCI)是由于各种原因引起脊髓结构、功能损害，造成损伤水平以下运动、感觉、自主神经功能障碍。

(一)应用解剖

脊髓是中枢神经的一部分。脊髓两旁发出许多成对的神经(称为脊神经)分布到全身皮肤、肌肉和内脏器官。脊髓是周围神经与脑之间的通路。也是许多简单反射活动的低级中枢。脊柱外伤时，常合并脊髓损伤。严重者脊髓损伤可引起下肢瘫痪、大小便失禁等。

1.脊髓的外部形态(图3-4)

脊髓位于椎管内，呈圆柱形，前后稍扁，外包被膜，它与脊柱的弯曲一致。脊髓的上端在平齐枕骨大孔处与延髓相连，下端平齐第一腰椎下缘，长约40~45cm。脊髓的末端变细，称为脊髓圆柱。自脊髓圆柱向下延为细长的终丝，它是无神经组织的细丛，在第二骶椎水平被硬脊膜包裹，向下止于尾骨的背面。

脊髓的全长粗细不等，有两个膨大部，自颈髓第四节到胸髓第一节称颈膨大；自腰髓第二节至骶髓第三节称腰膨大。

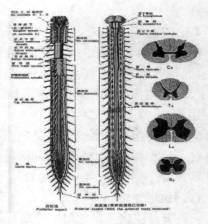

图3-4 脊髓的形态

脊髓的表面被前后两条正中纵沟分为对称的两半。前面的前正中裂较深，后面的后正中沟较浅。此外还有两对外侧沟，即前外侧沟和后外侧沟。前根自前外侧沟走出，由运动神经纤维组成；后根经后外侧沟进入脊髓，由脊神经节感觉神经元的中枢突所组成。每条后根在与前根汇合前，有膨大的脊神经节。腰、骶、尾部的前后根在通过相应的椎间孔之前，围绕终丝在椎管内向下行走一段较长距离,它们共同形成马尾。在成人(男性)一般第一腰椎以下已无脊髓,只有马尾。

2.脊髓的内部结构

脊髓的横切面上有位于中央部的灰质和位于周围部的白质;脊髓的颈部灰质和白质都很发达。灰质,呈蝴蝶形或"H"状,其中心有中央管,中央管前后的横条灰质称灰联合,将左右两半灰质连在一起。灰质的每一半由前角和后角组成。前角内含有大型运动细胞,其轴突贯穿白质,经前外侧沟走出脊髓,组成前根。颈部脊髓的前角特别发达,这里的前角细胞发出纤维支配上肢肌肉。后角内的感觉细胞,有痛觉和温度觉的第二级神经元细胞,并在后角底部有小脑本体感觉径路的第二级神经元细胞体(背核)。灰质周缘部和其联合细胞以其附近含有纤维的白质构成所谓的脊髓的固有基束,贯穿于脊髓的各节段,并在相当程度上保证完成各种复杂的脊髓反射性活动。

脊髓的白质主要由上行(感觉)和下行(运动)有髓鞘神经纤维组成,分为前索、侧索和后索三部分。

前索位于前外侧沟的内侧,主要为下行纤维束,如皮质脊髓(锥体)前束、顶盖脊髓束(视听反射)、内侧纵束(联络眼肌诸神经核和项肌神经核以达成肌肉共济活动)和前庭脊髓束(参与身体平衡反射)。两侧前索以白质前联合相互结合。

侧索位于脊髓的侧方前外侧沟和后侧沟之间,有上行和下行传导束。上行传导束有脊髓丘脑束(痛觉、温度觉和粗的触觉纤维所组成)和脊髓小脑束(本体感受性冲动和无意识性协调运动)。下行传导束有皮质脊髓侧束亦称锥体束(随意运动)和红核脊髓束(姿势调节)。

后索位于后外侧沟的内侧,主要为上行传导束(本体感觉和一部分精细触觉)。颈部脊髓的后索分为内侧的薄束和外侧的楔束。

3.脊髓的功能

脊髓是神经系统的重要组成部分,其活动受脑的控制。来自四肢和躯干的各种感觉冲动,通过脊髓的上行纤维束,包括传导浅感觉,即传导面部以外的痛觉、温度觉和粗触觉的脊髓丘脑束、传导本体感觉和精细触觉的薄束和楔束等,以及脊髓小脑束的小脑本体感觉径路。这些传导径路将各种感觉冲动传达到脑,进行高级综合分析;脑的活动通过脊髓的下行纤维束,包括执行传导随意运动的皮质脊髓束以及调整锥体系统的活动并调整肌张力、协调肌肉活动、维持姿势和习惯性动作,使动作协调、准确、免除震动和不必要附带动作的锥外系统,通过锥体系统和锥外系统,调整脊髓神经元的活动。脊髓本身能完成许多反射活动,但也受脑活动的影响。

(二)病因

1.外伤性脊髓损伤 最常见的致伤原因是高处坠落,其次是车祸、重物砸伤、暴力行为、摔伤等,也见于自然灾害如地震。

2.非外伤性脊髓损伤 1)发育性病因:包括脊髓血管畸形、先天性脊柱侧弯、脊椎裂、脊椎滑脱等。2)获得性病因:主要包括感染(脊柱结核、脊柱化脓性感染、横贯性脊髓炎等)、脊柱脊髓肿瘤、脊柱退行性疾病、代谢性疾病及医源性疾病等。

(三)分类

1.脊髓震荡 是最轻度脊髓损伤,脊髓神经细胞遭受强烈刺激而发生超级抑制,脊髓功能处于生理停滞阶段,脊髓实质无损伤,伤后呈现不全截瘫。一般伤后24h内开始恢复,愈后不留任何功能障碍。

2.脊髓休克 脊髓与高级中枢的联系中断以后,断面以下的脊髓暂时失去反射活动,处于无反应阶段,称为脊髓休克。损伤平面以下呈迟缓性瘫痪,肌张力低下或消失,深浅感觉完全丧失,腱反射消失。24h 以内开始恢复,一般3~6 周内完全恢复。

3.不完全脊髓损伤 指损伤平面以下有某些感觉和运动功能并有球海绵体反射,称为不完全脊髓损伤。主要分为以下 4 类:

(1)Brown—Sequard综合征:亦称脊髓半切综合征,为脊髓一侧受损。脊髓损伤平面以下同侧出现上运动神经元损伤的表现,而对侧的皮肤痛、温觉消失。

(2)中央脊髓综合征:此综合征几乎只发生于颈脊髓损伤。是颈椎骨折脱位或颈椎病患者颈椎发生过伸损伤。表现为感觉及运动均不完全的四肢瘫痪,上肢功能丧失重于下肢功能丧失,骶部感觉未受损。原因是上肢的皮质脊髓束的躯干纤维的组成位于中央。

(3)前脊髓综合征:脊髓前侧受损,并有少量后柱感觉通路受损。临床表现为上肢部分瘫痪,而下肢深感觉的压力和位置觉存在,受伤平面以下无运动功能。

(4)后脊髓综合征:因脊髓后部多为传导各种感觉的纤维束,因而脊髓后部损伤后主要表现为感觉障碍,运动功能多无受损。

4.完全性脊髓损伤 脊髓实质完全性横贯性损害,损伤平面以下的感觉与运动功能完全丧失,肛门与尿道括约肌功能障碍,不出现球海绵体反射。

5.脊髓圆锥综合征 脊髓圆锥指 $S_3—S_5$ 脊髓段,此处脊髓末端为锥形,故称圆锥。此处大多位于 L_1 椎体节段水平,胸腰段损伤可导致圆锥损伤。如果仅为圆锥损伤,支配下肢神经的感觉和运动功能存在,而鞍区、肛门周围、阴茎的感觉障碍,肛门括约肌和尿道括约肌功能障碍,球海绵体反射,肛门反射消失。当圆锥与腰骶神经根在同平面损伤时,神经感觉运动障碍平面在 L1 神经节段。

(四)临床表现

1.颈髓损伤　颈椎骨折、脱位合并颈髓1到4损伤,称高位截瘫。由于膈神经由 C_3-C_5 脊髓节段发出的分支组成,因此这个平面的损伤,肋间肌和膈肌瘫痪,患者除表现为四肢瘫痪,多由于呼吸肌麻痹而迅速死亡。C_5 平面以下损伤,由于膈神经未受累,所以仍可维持呼吸,患者除颈部、锁骨下区域外,所有感觉均消失,肩部因肩胛提肌、斜方肌的作用可耸起,上肢活动功能丧失;C_6 平面损伤,肩部能活动,能屈肘,但不能伸肘、伸腕,手指不能活动。C_7 平面损伤,则 C_8T_1 受累,该神经支配的小鱼际肌肉瘫痪,能伸肘、伸腕,不能屈无名指、小指和对掌。

2.胸髓损伤　患者表现为截瘫,若为 T_1、T_2,可有上肢感觉、运动障碍。T_1-T_4 损伤,最常见症状是姿势性低血压,当患者由平卧搬起时,可突然发生晕厥;T_5 损伤,则乳头以下感觉消失,但对呼吸影响不大。T_6 损伤,腹壁反射全部消失;T_6-T_9 之间的胸髓损伤,则因腹直肌上部未受损,脐孔被向上牵拉;T_{10} 损伤,上、中部腹壁反射存在,腹直肌下部功能存在,而腹内斜肌和腹横肌的下部纤维麻痹;T_{12} 损伤,全部腹肌功能良好,腹壁反射全部存在,而提睾反射消失,膝、踝反射亢进,下肢呈痉挛性瘫痪。

临床常用一些特殊解剖部位来判定感觉丧失平面:在 T_6 损伤时达剑突,$T_{7,8}$ 损伤时达肋缘,T_{10} 损伤时达脐部,T_{12} 损伤时达腹股沟。

3.腰髓损伤　L_1 损伤时,所有下肢肌肉均麻痹,腰方肌功能减弱,提睾反射消失,膝、踝反射亢进,感觉丧失平面达腹股沟和臀上;L_2 损伤时,所有腹肌的功能存在,而髂腰肌、股薄肌和缝匠肌肌力减弱,提睾反射存在。感觉丧失平面达大腿前上 1/3 处;L_3 损伤时,因股直肌功能减弱,故膝反射减弱或消失,除大腿前面 1/3 感觉存在外,整个下肢感觉均消失;L_4 损伤时,患者可以站立及缓慢行,但由于臀中肌瘫痪,故似先天性髋关节脱位的摆动姿态,膝反射消失,小腿及鞍区感觉丧失,大腿前、内侧感觉存在;L_5 损伤时,股二头肌麻痹,膝过伸畸形,摆动步态比 L_4 损伤要轻,腓骨肌麻痹,足呈马蹄内翻畸形;足背、小腿外侧、外踝、下肢后部及鞍区感觉丧失。

4.骶髓损伤　S_1 损伤,小腿三头肌和屈趾肌麻痹,呈仰趾足畸形,踝反射及跖屈反射消失,足底、足外侧、足跟、小腿中上 1/3、大腿后部及鞍区感觉均丧失。S_2 损伤时,足趾内在肌麻痹,呈爪形趾畸形;踝反射稍减弱,小腿后上部、大腿后外侧和鞍区感觉消失;S_3–S_5 损伤时,主要表现为膀胱、直肠和性功能失常,肛门和尿道球海绵体反射消失;鞍区、阴囊前部远端 2/3、龟头、会阴、肛门和大腿后部上 2/3 感觉消失。

5.马尾神经损伤　成人 L_1 以下没有脊髓,只有马尾神经,椎管相应扩大,轻度骨折、脱位不易引起马尾神经损伤。伤后出现不完全性软瘫(即弛缓性瘫痪)。若马尾神经完全断裂,其损伤平面以下的感觉、运动、反射均完全消失,膀胱因失去神经支配,不能自主排尿,而出现满溢性尿失禁,经常有大量尿液潴留在膀胱中,呈现为无张力性膀胱。

脊髓在圆锥部以上完全横断后,损伤平面以下的运动、感觉及腱反射完全消失,呈弛缓性瘫痪。因瘫痪区皮下血管扩张,汗腺麻痹,不能分泌汗液,故体温升高。膀胱、直肠功能障碍,发生尿潴留及便秘。脊髓休克可持续数日至数周,瘫痪的肌肉由弛缓转为痉挛,腱反射由消失转为亢进,膀胱反射也随之恢复。如刺激会阴部或腹股沟部皮肤,即能引起不自主地反射性排尿,这些现象均是损伤平面以下的躯干、肢体与大脑联系中断,失去上运动神经元的控制,是脊髓反射亢进引起。脊髓部分损伤,也因其损伤的部位不同,临床表现不一致,在急性脊髓休克期,特别是影响到锥体外束时,损伤平面以下的反射也减弱或消失,但在一般情况下,反射很快恢复,甚至亢进;感觉障碍在不完全损伤中,开始时完全消失,但不久即有些恢复,特别是深感觉(震动觉)往往存在。损伤的判断,临床上可以借助以下检查来进一步明确:X 线、CT、MRI、SEP(体感诱发电位)、MEP(运动诱发电位)、奎肯氏试验等。

二、治疗

(一)药物治疗

急性脊髓损伤引起的出血、缺血和缺氧,导致一系列进行性继发改变,病变范围逐渐扩大,重者常呈现不可逆损害,使神经传导功能永久丧失。为了限制脊髓继发性损害,人们尝试许多药物治疗脊髓损伤,如利尿剂、脱水剂、钙通道阻滞剂、阿片受体拮抗剂(纳络酮)、神经节苷脂、抗氧化剂、自由基清除剂、二甲亚砜、东莨菪碱、C2 氨基丁酸(GABA)、氯苯氨丁酸(Bal2cofen)、前列腺素抑制剂(消炎痛)、神经营养因子、皮质激素(甲基强的松龙)等。

1.甲泼尼龙(Methylprednisolone,MP)

在目前治疗脊髓损伤的药物中,疗效确切、使用方便且应用广泛的药物是激素。激素具有神经保护作用,其治疗急性脊髓损伤的理论依据在于它具有抑制脂质过氧化、稳定溶酶体膜、改善脊髓血流量、限制细胞外Ca^{2+}变化、减轻细胞水肿、降低兴奋性氨基酸(Aa)的释放。在8h内应用大剂量(30mg/kg)MP,能明显改善外伤性截瘫患者的运动和感觉,抑制损伤后组织内儿茶酚胺的代谢和积聚。一般采用大剂量冲击疗法给药,伤后15min内静脉注射30mg/kg,伤后1h开始,按5.4mg/kg/h计算23h总量,分4次静脉注射。但应注意,大剂量MP可能产生肺部及胃肠道并发症,高龄者易引起呼吸系统并发症及感染。总之,在进行MP治疗的过程中应注意并发症的预防。

2.腺苷(Adenosins)

腺苷是中枢神经系统内重要的抑制性保护递质之一,腺苷受体激动剂2—氯腺苷(2CADO)能明显抑制脊髓损伤早期钙离子内流,阻止钙超载引起的恶性循环,从而起到神经保护作用。

3.神经节苷脂(Ganglioside,GLS)

神经节苷脂(GM-1)广泛存在于各种脊椎动物细胞膜的表面,是细胞膜的重要组成之一。神经节苷酯有稳定和保护神经细胞功能,激活一些酶的活性,促进轴突再生或发芽等作用。在中枢、外周神经受损后,内源性GM-1不足,外源性GM-1聚集到受损区域,整合到细胞浆膜上,通过胞吞作用成为细胞的组成成分,或与膜蛋白相互作用使局部神经再生。

4.神经营养因子(Neurotrophicfactors,NTFS)

脊髓损伤后,神经营养素及受体表达增加,从而激活机体的自身保护机制,使损伤局部的神经营养素浓度增高,从而加强神经保护作用,减轻脊髓损伤。脊髓损伤后应用外源性神经营养素不仅可以减轻神经元损伤,而且还可以促进神经功能的恢复。

5.大剂量维生素C

脊髓损伤药物治疗的要点之一在于对抗急性损伤后继发脂质过氧化反应。维生素C具有抗氧化作用,其相对分子量较小,能直接进入细胞内,直接或间接清除氧自由基,阻断脂质过氧化反应,是天然的氧自由基清除剂。大剂量维生素C能减轻脊髓受之之后出血、水肿,阻止细胞膜脂质过氧化及自由基生成,保护神经元免遭继发病理损伤。

6.脱水药

常用药物为甘露醇,有心功能不全、冠心病、肾功能不全的患者,滴速过快可能会导致致命疾病的发生。对老年人或潜在肾功能不全者应密切观察尿量、尿色及尿常规的变化,如每天尿量少于1500ml要慎用。恰当补充水分和电解质以防脱水、血容量不足,并应监测水、电解质与肾功能。

(二)高压氧治疗和低温治疗

高压氧治疗能够提高血氧张力,增强血液中物理溶解氧量,增加脊髓组织、脑脊液含氧量和氧储量,提高血氧弥散距离,从而减轻脊髓水肿。同时高压氧还具有增加受损脊髓的胶原纤维,恢复神经轴突的再生,从而达到提高肌力、恢复肢体功能的作用。高压氧对外伤性脊髓损伤治疗的原则:治疗时机愈早愈好,以伤后6h内为治疗黄金时机;压强一般限于2个大气压;一般以2h/次为安全有效时限,2~3次/d为宜;以10~14日为1个疗程。局部低温治疗可延缓脊髓出血坏死,降低神经组织水肿和减少耗氧量及降低组织代谢。可采用局部降温装置(冷却液循环泵等)或低温毯(控制体温在32℃,待病情稳定后逐渐升温)。

(三)手术治疗

手术治疗包括对骨折的整复、矫形、椎管减压或扩容,同时进行坚强内固定与植骨融合。目前更多的学者对脊柱不稳定骨折特别是伴有神经损伤者,主张及时手术治疗。

手术入路选择,手术入路选择取决于骨折的类型、骨折部位、骨折后时间以及术者对入路熟悉程度而定。

1.后路手术 解剖较简单,创伤小,出血少,操作较容易。适用于大多数脊柱骨折,对来自椎管前方的压迫小于50%胸腰椎骨折,可使骨块达到满意的间接复位。椎管后方切除椎弓根可获得椎管后外侧减压,或行椎体次全切除获得半环状或环状减压。

2.前路手术 影像学显示,绝大多数脊柱骨折造成的脊髓损伤或脊髓受压多来自椎管前方,因而采用椎管后壁解除对脊髓的限制行椎板切除,并未解除来自椎管前方的压迫,特别是当脊柱的前、中柱已经受到破坏(爆裂骨折、严重压缩骨折)的情况下,因而在以下情况下应考虑前路手术。

(1)脊髓损伤后有前脊髓综合征者。

(2)有骨片游离至椎管前方的严重爆裂骨折。

(3)陈旧性爆裂骨折并不全瘫。

(4)后路手术后,前方致压未解除者。

(5)前方致压的迟发性不全瘫患者。

(四)脊髓损伤修复研究

脊髓损伤后解剖重建和功能恢复是十分棘手的问题,当前修复研究的主要途径是从挽救受损神经元的迟发性损害和死亡、促进神经元轴突的再生和组织移植替代三个方面来探讨脊髓修复及功能恢复的可行性。对脊髓损伤修复的策略主要采取：

1.应用神经生长因子和（或）阻断突起延伸抑制物的作用,促进受损轴突的再生。

2.用包含促轴突生长物质的支架桥接损伤的脊髓和减少瘢痕组织引起的障碍。

3.修复损伤的髓鞘和恢复神经纤维在损伤区冲动传导性。

4.促进残存的、未受损的神经纤维的代偿性生长、增加CNS的可塑性等几个方面来完成。但这涉及的内容多,范围广,我们应当根据自己的条件,对每一策略的可行性掌握正确的研究方向。

（五）脊髓损伤修复研究的现状与进展

1.神经元的存活与再生 受损神经元的存活是其再生的先决条件。在去除原发致伤因素的同时,应用多种手段:如减轻炎症反应、阻断兴奋毒性损伤、减少凋亡发生等,尽可能使继发性损伤的程度降低到最小;轴突的连续性的中断导致神经元的靶源性营养供给减少和生理电信号及化学传递功能的受损。针对这两方面的大量基础研究结果为临床治疗提供了宝贵线索,包括营养物质的应用、电刺激治疗、与递质传递有关的药物使用等。其中神经营养因子的应用受到更多关注。经过近20年的研究已证明,成年神经元具有再生的潜能,损伤的脊髓神经元在适宜条件下,可以再生。

2.脊髓损伤后的神经元替代 过去20年,神经科学工作者探讨了脊髓损伤后促进轴突再生修复损伤脊髓和恢复运动功能可行性,其中重要的策略必须考虑神经元替代,除了替代运动神经元、中间神经元、上行感觉轴突和诱导下行运动轴突再生外,还应考虑脊髓损伤的髓鞘再生、发芽以及控制运动的神经环路的建立。神经元替代策略在脊髓损伤后恢复运动虽没有完全成功,但这是值得重视的前瞻性研究课题。

3.克服再生屏障 脊髓受伤后损伤区域与正常组织之间有星形胶质细胞增生形成胶质,瘢痕作为一个物理屏障阻碍了神经的再生,另外脊髓受损后神经元轴突缺少延长能力,过去认为是缺少刺激再生的神经营养因子所致。目前证明脊髓损伤后存在抑制因子,它能降低自发和移植诱发轴突的再生能力,经鉴定这些因子在体内和发育过程中存在于髓鞘,少突胶质细胞,形成瘢痕的细胞和胞外基质,假如这些分子在损伤部位能被消除,则轴突生长就成为可能。所以在研究中为达到成功再生的治疗目的,既要使用促进生长因子,同时也要除去抑制因子。

4.增强受损脊髓的自发可塑性　临床观察和实验证据显示脊髓损伤后常伴有一定程度的功能恢复,在某种条件下与运动功能恢复相关,尤其残存的脱髓鞘轴突和轴突出芽在功能恢复中起重要作用。表明可塑性的形成对功能恢复具有不可低估的作用。多种康复手段的运用不仅可通过诱导可塑性出现、促进功能的部分恢复,同时可能对去靶支配的组织的功能反应性的维持具有积极的作用。

三、脊髓损伤神经学分类

(一)定义

1.四肢瘫(te traplegia)　指由于椎管内的脊髓受损而造成颈段运动和/或感觉的损害(或)丧失。四肢瘫导致上肢、躯干、下肢及盆腔器官的功能损害,但不包括臂丛损伤或椎管外的周围神经损伤。

2.截瘫(paraplegia)　指脊髓胸段、腰段或骶段(不包括颈段)椎管内脊髓损伤之后,造成相应节段的运动和(或)感觉功能的损害或丧失。截瘫患者上肢功能保留,根据相应的损伤平面,躯干、下肢及盆腔脏器可能受累。截瘫也包括马尾和圆锥损伤,但不包括腰骶丛病变或者椎管外周围神经损伤。

3.四肢轻瘫(quadriparesis)和轻截瘫(paraparesis)这两个词对不完全损伤的定义不明确,不建议使用。而ASIA残损分级提供了一个更准确的定义方法。

4.皮节(dermatome)　指每个脊髓节段神经或神经根内的感觉神经元轴突所支配的相应皮肤区域。

5.肌节(myo tome)　指受每个脊髓节段神经或神经根内的运动神经元轴突所支配的相应的一组肌群。

6.神经平面(neurological level)、感觉平面(senso rylevel)和运动平面(motorlevel)　神经平面是指身体两侧有正常的感觉和运动功能的最低脊髓节段。实际上,感觉、运动检查正常的神经节段在身体两侧常常不一致。因此,在确定神经平面时,要选4个节段,即右侧感觉和左侧感觉及右侧运动和左侧运动平面来区分。对于两侧正常节段不同的病例,我们极力推荐使用上面的方法对每个节段进行记录,而不采用单一的"平面",以免造成误解。感觉平面是指身体两侧具有正常感觉功能的最低脊髓节段。运动平面的概念与此相似,指身体两侧具有正常运动功能的最低脊髓节段。脊髓损伤平面通过如下神经学检查来确定:①检查身体两侧各自28个皮节的关键感觉点。②检查身体两侧各自10个肌节的关键肌。

7.脊柱损伤平面(skeletal level)　指 X 线检查发现损伤最严重的脊椎节段。

8.感觉评分(sensory sco res)和运动评分(motorscores)　数字总分反映脊髓损伤所致的神经损害程度。

9.不完全性损伤(incomplete injury)　如果在神经平面以下包括最低位的骶段保留部分感觉或运动功能,则此损伤被定义为不完全性损伤。骶部感觉包括肛门黏膜皮肤交界处和肛门深部的感觉。骶部运动功能检查是通过肛门指检发现肛门外括约肌有无自主收缩。

10.完全性损伤(complete injury)　指最低骶段的感觉和运动功能完全消失。

11.部分保留区(zone of partial preservation ,ZPP)　此术语只用于完全性损伤,指在神经平面以下一些皮节和肌节保留部分神经支配。有部分感觉或运动功能的最低节段范围称为部分保留区,它们应按照身体两侧感觉和运动功能分别记录。如果右侧感觉平面是C_5,一直到C_8都存在部分感觉,那么C_8应被记录为右侧感觉部分保留区。

（二）神经学检查

依据脊髓损伤神经功能分类国际标准(以下简称 ASIA 标准)进行 SCI 分类诊断。ASIA 标准的主要内容包括以下 5 方面。

1.感觉评分　依据 ASIA 标准,分别检查躯体两侧 28 个关键感觉点的针刺觉及轻触觉。若关键感觉点因为石膏包裹、伤口、敷料覆盖或截肢等原因而无法检查时,可用同一被推荐的皮肤节段内的任何一点作为替代检查点。选择替代检查点时应特别注明。推荐感觉检查的实用步骤是从可疑损伤的部位开始,向头端逐个皮节进行锐/钝觉检查,直到患者报告锐/钝觉都变为正常为止。然后对损伤区域内的关键感觉点仔细检查,进行锐/钝觉和轻触觉的分级记录。每个关键感觉点检查后,根据以下分级定义进行打分记录。满分为224 分。

0　缺失。

1　障碍(更重、更轻或其他不同)。

2　正常。

NT　无法检查。

注意:使用标准安全针作为针刺觉的检查工具。使用前打开拉直。尖的一端用于检查锐性感觉,钝的一端用于检查钝性感觉。交替用钝的一端和尖的一端触及患者的面颊,确定患者能够分辨身体正常的锐性和钝性感觉。检查时患者闭眼或视力被遮住。对可疑病例每10次检查必须说对8次作为准确性的参考标准,使猜测的可能性少于0.05。轻触觉的检查工具是一个尖的棉花束,由棉球或棉签的棉球端拉伸而成。检查时用棉束轻轻而快速划过皮肤,接触皮肤的范围不能超过1cm。替代的工具如手指尖、某种物品或安全针的钝端也可以使用,但随后必须特别注明。必要时可选择腕、踝等进行关节运动觉及深压觉检查。关节运动觉的检查结果分级为缺失、障碍、正常及无法检查;深压觉的检查结果分级为存在及缺失。在针刺觉检查时,不能区别钝性和锐性刺激的感觉应评为0级。两侧感觉关键点的检查部位如下。* :指位于锁骨中线上的关键点。

C_2　　枕骨粗隆

C_3　　锁骨上窝

C_4　　肩锁关节的顶部

C_5　　肘前窝外侧

C_6　　拇指近节背侧皮肤

C_7　　中指近节背侧皮肤

C_8　　小指近节背侧皮肤

T_1　　肘前窝内侧

T_2　　腋窝顶部

T_3　　第3肋间*

T_4　　第4肋间(乳线)

T_5　　第5肋间(在$T_4 - T_6$的中点)*

T_6　　第6肋间(剑突水平)*

T_7　　第7肋间(在$T_6 - T_8$的中点)*

T_8　　第8肋间(在$T_6 - T_{10}$的中点)*

T_9　　第9肋间(在$T_8 - T_{10}$的中点)*

T_{10}　　第10肋间(脐)*

T_{11}　　第11肋间(在$T_{10} - T_{12}$的中点)*

T_{12}　　腹股沟韧带中点

L_1　　T_{12}与L_2之间的1/2处

L_2　　大腿前中部

L_3　　股骨内髁

L_4　　内踝

L_5　　第3跖趾关节足背侧

S$_1$　足跟外侧

S$_2$　腘窝中点

S$_3$　坐骨结节

S$_{4-5}$　肛门周围(作为1个平面)

除对这些两侧关键点进行检查外,还要求检查者做肛门指检测试肛门外括约肌。感觉分级为存在或缺失(即在患者的总表上记录有或无)。肛门周围存在任何感觉,都说患者的感觉是不完全性损伤。

2.运动评分　依据 ASIA 标准,分别检查躯体两侧10块关键肌的肌力。采取传统的6级徒手肌力检查法进行肌力分级。计算运动评分时,首先需按照上述运动检查评分标准对每侧的10块关键肌进行0～5级分级。正常时每块关键肌的肌力为5级,每侧两个肢体50分,四肢总计100分。

C$_5$　屈肘肌(肱二头肌、肱肌)

C$_6$　伸腕肌(桡侧伸腕长和短肌)

C$_7$　伸肘肌(肱三头肌)

C$_8$　中指屈肌(指深屈肌)

T$_1$　小指外展肌(小指外展肌)

L$_2$　屈髋肌(髂腰肌)

L$_3$　伸膝肌(股四头肌)

L$_4$　踝背屈肌(胫前肌)

L$_5$　长伸趾肌(拇长伸肌)

S$_1$　踝跖屈肌(腓肠肌和比目鱼肌)

除对以上这些肌肉进行两侧检查外,还要检查肛门外括约肌,以肛门指检感觉括约肌收缩,评定分级为存在或缺失(即在患者总表上填有或无)。如果存在肛门括约肌自主收缩,则运动损伤为不完全性。

注:脊髓损伤患者,尤其是在损伤急性期必须对脊柱采取适当的制动,对患者的检查必须在仰卧位进行。由于仰卧位可从急性期到随后的所有阶段都可进行检查,故 ASIA 标准参考手册推荐对患者所有的运动功能检查都要在仰卧位进行,以利于对比不同时期的疗效。由于疼痛、体位、肌张力升高、废用等抑制因素均可使患者的肌力降低,因此检查者应注意辨别肌力小于5级的肌肉有可能具有完整的神经支配。若上述因素的存在妨碍了对肌力的标准化测量,则该肌肉应标为无法检查(NT)。然而,若以上因素没有影响受检肌肉的收缩,并且检测者确信如排除上述因素的干扰肌力可达正常,那么该肌肌力应定为5级。

3.神经平面的确定　神经平面又称神经水平，是指感觉功能和运动功能都正常的最低脊髓节段。依据 ASIA 标准，神经平面的确定需以关键感觉点及关键肌的检查结果为基础，是由双侧的感觉及运动功能决定的。单一的神经平面是指在双侧对称、运动和感觉平面相同时的平面。感觉平面是指身体两侧针刺觉和轻触觉功能正常的最低脊髓节段，或者是其下一个平面即出现感觉异常的节段。确定感觉平面时，须从 C_2 节段开始检查，直到针刺觉或轻触觉少于 2 分的平面为止。由于左右两侧的感觉平面可能不一致，因此需分别评定运动平面是指具有正常运动功能或完整脊神经支配的最低脊髓节段。确定运动平面时，代表该平面的关键肌肌力须等于或高于 3 级才可认为该平面的神经支配完整，同时，其上一节段所支配的关键肌肌力必须是 5 级。在某些脊髓平面，如 $C_1 \sim C_4$，$T_2 \sim L_1$，$S_2 \sim S_3$，其相应肌节的肌力无法通过徒手检查获得，只能假定其运动平面与感觉平面相同。即若该节段的感觉功能正常，则运动功能亦正常，反之亦然。

4.确定脊髓损伤的完全性　依据 ASIA 标准

完全性损伤：是指最低骶段（$S_4 \sim S_5$）的感觉和运动功能完全消失。

不完全性损伤：是指在骶段（$S_{4\sim5}$）有感觉和/或运动功能的保留。骶部感觉包括肛门黏膜皮肤交界处的感觉以及肛门深感觉。骶段的运动功能检查是指通过肛门指检确定肛门外括约肌是否保留自主收缩功能。

部分保留带只适用于完全性脊髓损伤患者，是指在神经平面以下保留有部分神经支配的皮节或肌节。有部分感觉和运动功能的节段范围称为部分保留带，它们应按照身体两侧感觉和运动功能分别记录。保留感觉或运动功能的最下端节段界定了感觉或运动部分保留带的范围。在记录部分保留带时，应左右两侧分别描述。

判断：主要根据骶段脊髓感觉及运动功能存留情况进行判断。如果没有肛门的自主收缩，$S_{4\sim5}$ 感觉评分为 0，且无任何肛门感觉，损伤为完全性，否则为不完全性。

5.ASIA 残损分级　该分级源于 Frankel 分级。以下为 ASIA 残损分级的具体规定：

A 完全性损伤　$S_4 \sim S_5$ 节段无感觉和运动功能保留；

B 不完全性损伤　在神经平面以下包括 $S_4 \sim S_5$ 节段保留感觉功能，但无运动功能；

C 不完全性损伤　在神经平面以下保留运动功能，且神经平面以下至少一半关键肌肌力小于 3 级；

D 不完全性损伤　在神经平面以下保留运动功能,且神经平面以下至少一半关键肌肌力大于或等于3级;

E 正常　感觉和运动功能正常。

注意:若患者被评为C级或D级,则其为不完全性损伤,即在S_4~S_5节段有感觉或运动功能的存留。此外,该患者必须具备以下两点之一:①肛门括约肌有自主收缩;②运动平面以下保留有运动功能的节段超过3个。E级仅适用于既往有脊髓损伤病史,在随诊时功能恢复至正常的病例。不适用于初诊检查无神经损伤的病例。

四、脊髓损伤的康复

(一)康复评定

1.脊柱脊髓功能评定　脊柱骨折类型与脊柱稳定性及脊柱桥形器评定:根据ASIA标准对脊髓损伤的水平与程度,肌力评分与感觉评分(参见ASIA)。

2.躯体功能评定　关节功能评定、肌肉功能评定、上肢功能评定、下肢功能评定、自助具与步行矩形器的评定、泌尿与性功能评定、心肺功能评定(尤其是脊髓损伤)。

3.心理功能评定　一般包括心理状态评定、性格评定、疼痛评定,此项评定应由心理医师主持。

4.生活能力评定　一般包括ADL评定及脊髓损伤独立测量(spinal cord lesion independence measure,SCIM)(表3-12)。社会参与方面包括应业能力评定、独立能力评定(FIM)等。在一般临床综合医院中,应由康复科医师主持。就业能力评定可在康复结束时进行(详见康复评定章节)。

脊髓损伤独立性测量由以色列洛文斯顿康复医院Catz博士等人于1997年首次发表,2001年发表第2版。经多次修改,于2006年发表第3版。大样本、国际多中心临床验证研究表明SCIM-Ⅲ具有较这几年来敏感度、信度以及效度。与FIM比较,SCIM更能真实、准确地反映脊髓操作患者的功能状况,并对制定康复治疗计划和疗效评估提供客观依据。

表3-12　脊髓损伤独立性测量项目及评分等级

分项		评分等级	总分
自我照顾	1.进食	0、1、2、3	20分
	2.淋浴　A.上半身	0、1、2、3	
	B.下半身	0、1、2、3	

分项		评分等级	总分
3.穿脱衣服	A.上半身	0、1、2、3、4	
	B.下半身	0、1、2、3、4	
4.修饰		0、1、2、3	
呼吸和括约肌管理	5.呼吸	0、2、4、6、8、10	40分
	6.括约肌管理-膀胱	0、3、6、9、11、13、15	
	7.括约肌管理-肠	0、5、8、10	
	8.使用厕所	0、1、2、4、5	
移动	9.床上移动和预防压疮的活动	0、2、4、6	40分
	10.床-轮椅转移	0、1、2	
	11.轮椅-厕所-浴盆转移	0、1、2	
	12.室内移动	0、1、2、3、4、5、6、7、8	
	13.适度距离的移动(0~100m)	0、1、2、3、4、5、6、7、8	
	14.室外移动	0、1、2、3、4、5、6、7、8	
	15.上下楼梯	0、1、2、3	
	16.轮椅-汽车间转移	0、1、2	
	17.地面、轮椅间转移	0、1	

(1)评定内容:SCIM评定包括自我照顾、呼吸和括约肌管理、移动能力3个方面,共17项。分制不统一,从0分~1分至0分~15分不等。最低分为0分,总积分为100分。

(2)评分标准

1)进食(切、打开罐装食物、倒、把食物送进嘴、握住装液体的杯子)。

0分:需要照顾,胃造瘘术或完全帮助口进食;

1分:独立进食,需要帮助或适应性用具切食物和(或)倒和(或)开启罐装食物);

3分:独立进食和喝zs,不需要帮助或适应性用具。

2)沐浴(抹肥皂,洗、擦干身体和头,操纵水龙头)。

A(上半身):

0分:完全依赖帮助;

1分:需要部分帮助;

2分:在特殊的环境(横木或椅子等)下或使用适应性用具独立洗;

3分:独立洗:不需要使用适应性用具或特殊的环境(横木或椅子等,对于健康者是不习惯的)。

B(下半身):

0分:完全依赖;

1分:需要部分帮助;

2分:在特殊的环境下(横木或椅子等)或使用适应性用具独立洗;

3分:独立洗,不需要使用适应性用具或特殊的环境。

3)穿脱衣服(衣服、鞋、永久矫形器、敷料);

A(上半身):

0分:完全依赖帮助;

1分:需要部分帮助穿脱没有纽扣、拉链、花穗的衣服;

2分:独立穿脱没有纽扣、拉链、花穗的衣服;需要使用适应性用具或在特殊的环境下;

3分:独立穿脱没有纽扣、拉链、花穗的衣服;不需要使用适应性用具或特殊的环境;仅在穿脱有纽扣、拉链、花穗的衣服时需要帮助和适应性用具或特殊的环境;

4分:独立穿脱任何衣服,不需要使用适应性用具或特殊的环境。

B(下半身):

0分:完全依赖帮助;

1分:需要部分帮助穿脱没有纽扣、拉链的衣服和无鞋带的鞋;

2分:独立穿脱没有纽扣、拉链的衣服和无鞋带的鞋,需要使用适应性用具或在特殊的环境下;

3分:独立穿脱没有纽扣、拉链的衣服和无鞋带的鞋;不需要使用适应性用具或特殊的环境;仅在穿脱有纽扣、拉链的衣服和有鞋带的鞋时需要帮助和适应性用具或特殊的环境;

4分:独立穿脱任何衣服,不需要使用适应性用具或特殊的环境。

4)修饰(洗手和脸、刷牙、梳头、刮胡子、使用化妆品)。

0分:完全依赖;

1分:需要部分帮助;

2分:使用适应性用具独立进行修饰;

3分:不需要使用适应性用具独立进行修饰。

5)呼吸

0分:需要气管插管和持续或间断辅助通气；

2分:气管插管下独立呼唤:需要氧气和较多的帮助进行咳嗽和处理气管插管；

4分:气管插管下独自呼吸:需要氧气和较小的帮助进行咳嗽和处理气管插管；

6分:不需要气管插管独立呼吸;需要氧气、面罩或间断辅助通气和较多的帮助进行咳嗽；

8分:不需要气管插管独立呼吸;需要较少的帮助或刺激咳嗽；

10分:不需要帮助和辅助设施独立呼吸。

6)括约肌管理——膀胱

0分:内置导尿管；

3分:残余尿量>100ml,无规律的导尿或辅助的间歇导尿；

6分:残余尿量<100ml或间歇自我导尿;在使用排尿用具上需要帮助；

9分:间歇自我导尿,使用外部排尿用具,不需要使用外部排尿用具；

11分:间歇自我导尿,导尿期间能自我控制,不需要使用外部排尿用具；

13分:残余尿量<100ml,仅需要外部尿排除,不需要外部排尿用具；

15分:残余尿量<100ml,能控制,不需要外部排尿用具。

7)括约肌管理——肠

0分:肠活动节律紊乱或频率减少(少于1次/3d)；

5分:肠活动规律,但需要帮助(如应用栓剂);很少意外(失禁少于2次/月)；

8分:规律的肠活动,不需要帮助,很少意外(失禁少于2次/月)；

10分:规律的肠活动,不需要帮助,无意外(无失禁)。

8)使用厕所(会阴部清洁、便前便后衣服的整理、使用卫生纸及尿布)。

0分:完全依赖帮助；

1分:需要部分帮助,不能自我清洁；

2分:需要部分帮助,能自我清洁；

4分:能独立使用厕所(完成所有的任务),但需要适应性用具和特殊的环境(如横木)；

5分:能独立使用厕所完成所有的任务,不需要适应性用具和特殊的环境。

9)床上移动和预防压疮的活动

0分:所有活动均需要帮助,在床上翻上身、下身、坐起、在轮椅上撑起,需

要或不需要适应性用具,但不需要电动帮助;

2分:不需要帮助完成上述1项活动;

4分:不需要帮助完成上述2~3项活动;

6分:独立进行所有上述活动和减压活动。

10)床、椅转移(锁轮椅、抬起足托、移动和调节臂托、转移、抬脚)。

0分:完全依赖;

1分:需要部分帮助和监护和适应性用具(如滑板);

2分:独立进行(或不需要轮椅)。

11)轮椅、厕所、浴盆转移(如使用厕所轮椅:转移来或去;使用普通轮椅:锁轮椅、抬起足托、移动或调节臂托、转移、抬脚)。

0分:完全依赖;

1分:需要部分帮助或监护或适应性用具(抓一横木);

2分:自理(或不需要轮椅)。

12)室内移动

0分:完全依赖;

1分:需要电动轮椅或部分帮助去操纵手动轮椅;

2分:在手动轮椅上独立移动;

3分:步行(需要或不需要设施)时需要监护;

4分:借助步行架或拐杖步行(摆动);

5分:借助拐杖或两根手杖步行(交替步行);

6分:借助一根手杖步行;

7分:仅需要腿的矫形器进行步行;

8分:不需要帮助进行步行。

(二)康复计划

脊髓损伤康复目标的预测　不同水平SCI康复目标的预测总结于表3-13。

表3-13　不同水平SCI的康复目标脊髓平面康复目标

损伤水平	康复目标
C_4	用口棍或气控开关控制"环境控制系统"(ECU),用颏控
C_5	用辅助工具自己进食;利用手摇杆控制电动轮椅;在他人帮助下完成从床到椅等的转移
C_6	自己穿衣;利用加大摩擦力的手轮圈,用手驱动轮椅;独立进行某些转移动作
$C_7 - T_2$	独立自由地使用轮椅;独立进行各种转移;独立进行大小便的处理
$T_3 - T_{12}$	除 $C_7 - T_2$ 功能外,借助支具和拐杖进行站立和治疗性步行

损伤水平	康复目标
L_1-L_2	除 T_3-T_{12} 功能外,借助支具和拐杖进行家庭功能性步行
L_3-L_5	除 L_1-L_2 功能外,借助支具和手杖进行社区功能性步行。

　　注:符合下列标准即可认为达到社区功能性步行:①终日穿戴支具并能耐受;②能连续走900 m 左右;③能上下楼梯;④能独立进行 ADL 。除②外均能达到者,可列为家庭功能性步行,即速度和耐力不达条件,但在家中可以胜任。凡上述社区功能性步行的标准①~④均不具备,但用膝踝足矫形器(KAFO)及拐杖能作短暂步行者,称为治疗性步行。治疗性步行虽无实用性,但有明显的治疗价值,如对患者有心理支持、减少压疮发生机会、防止骨质疏松发生、改善血液循环、防止下肢深静脉血栓形成和促进尿便排出等治疗作用。

(三)康复治疗

1.康复分期　脊髓损伤康复分期可分为早期康复和中后期康复。

(1)早期康复

临床上将早期康复分为急性不稳定期(卧床期)和急性稳定期(轮椅活动期),根据各期的特点制订相应的康复训练内容。

1)急性不稳定期(卧床期):此期为急性脊髓损伤后约2~4周内。此时,脊柱稳定性因外伤而遭到破坏,或虽经手术固定制动,但时间尚短,还不完全稳定或刚刚稳定;同时,约半数患者因合并有胸腹部、颅脑及四肢的复合伤,以及脊髓损伤特别是高位脊髓损伤造成了多器官系统障碍,均可造成重要生命体征的不稳定。早期的康复训练对病情稳定和预防早期严重并发症有重要意义,为日后的康复打下良好的基础。在此期进行康复训练必须注意其脊柱与病情相对不稳定的特点,应进行床边的康复训练。在进行关节活动度(ROM)训练和肌力增强训练时,要控制肢体活动的范围与强度,并应循序渐进。具体训练内容:床上 ROM 训练,床上肌力增强训练,床上体位变换训练,呼吸功能训练,膀胱功能训练。

2)急性稳定期(轮椅活动期):此期为急性不稳定期结束后的4~8周。患者经固定支架的应用,重建了脊柱的稳定性。危及生命的复合伤得到了处理或控制,脊髓休克期多已结束,脊髓损伤进入相对稳定的阶段。患者可逐步离床乘轮椅进人 PT 室或 OT 室进行训练。具体训练内容:ROM 训练和肌力增强训练,膀胱功能训练,坐位平衡训练,起立床站立训练,轮椅使用训练,初步转移训练,初步 ADL 训练。

(2)中后期康复

一般需在伤后2~3月以后,在巩固和加强早期康复训练效果的基础上进行。在对患者加强残存肌力和全身耐力训练的基础上进行熟悉轮椅及生活技巧的训练,对有可能恢复步行的患者进行站立和步行的训练。

具体训练内容:肌力和耐力增强训练,轮椅操纵训练,上肢支具、自助具应用训练(T_1以上损伤患者),下肢支具应用训练(T_2以下损伤患者),治疗性站立、步行训练(T_2~T_{12}损伤患者),功能性步行训练(L_1~L_5损伤患者)。

2.康复治疗

脊髓损伤常由脊柱骨折、脱位或火器伤引起,多见于车祸、跌倒和坠下、运动创伤及挤压伤等。脊髓损伤早期(伤后6小时~12h)的改变往往仅限于中央灰质的出血,横断部位常仅占1/5左右,而白质中的神经轴突尚无明显改变。因此,争取伤后6小时内进行手术减压是脊髓恢复的最佳时期。以后,由于出血压迫、水肿缺氧以及伴发的神经化学改变可使损伤日渐加重,为避免这种情况发生,若伤后6小时内不能治疗,也力争在24h内给予治疗。一旦生命体征平稳,就应及早进行康复干预,在身体允许的情况下,最大限度地调动残存的功能,以预防并发症的发生,减轻残疾程度,提高患者的生活质量。

(1)早期康复治疗

脊髓损伤早期应在受伤开始至4~8周内,脊髓损伤的康复应从急性期处理开始。在现场抢救中,对估计有可能脊柱、脊髓损伤的患者,采取稳定制动后再转运是至关重要的。早期外科和临床治疗可以减轻损伤对脊髓的压迫,最大限度的恢复或保存神经功能。脊髓损伤临床抢救之后,生命体征和病情基本平稳、脊柱稳定即可开始康复训练。此期的康复目标主要是采取积极的康复手段预防并发症,保持脊柱的稳定性,减轻症状,防止废用综合征。此期主要采取床边训练方法,训练内容包括以下几个方面:

1)保持床上正确体位:患者在床上的正确体位可以促进肢体功能恢复,有助于预防关节挛缩和压疮。

①仰卧位:双上肢放于身体两侧,用软枕支撑使其稍高于肩部水平;肩下垫枕,确保两肩不致后缩,肘关节呈伸展位;腕关节背伸约45°,通常用夹板固定于功能位;手指自然屈曲,利于后期发展抓握功能,颈髓损伤者可以握毛巾卷,以防止形成功能丧失的"猿手"。亦可将枕头垫于前臂或手下,使手的位置高于肩部,预防重力性肿胀。髋关节呈伸展位,在两腿之间放1~2个枕头以保持髋关节轻度外展;膝关节伸展,但要防止过伸;踝关节背屈,足趾伸展;足跟放一垫圈以防压疮。

②侧卧位:双肩均呈屈曲位,下面的上肢直接置手床上,上面的上肢放在胸前的枕头上,肘关节屈曲,前臂旋后,腕关节伸展,手指自然屈曲。下面的髋膝关节伸展直接置于床上,上面的髋膝关节屈曲放在枕头上,踝关节自然背屈,足趾伸展。

2）呼吸及排痰训练：高位脊髓损失患者，由于损失平面以下呼吸肌瘫痪，胸廓的活动度降低，肺活量下降，尤其是急性期，呼吸道分泌物增多且排痰能力下降，容易发生肺炎等并发症。为增加肺活量，消除呼吸道分泌物以保证呼吸道通畅，应每日进行两次以上的呼吸及排痰训练。

①呼吸训练：为保证通气良好，所有患者都要进行深呼吸训练。T_1以上损伤时，膈肌是唯一有神经支配的呼吸肌，为鼓励患者充分利用膈肌吸气，治疗师可用手掌轻压患者胸骨下方，以帮助患者专心于膈肌吸气动作；腹肌部分或完全麻痹的患者不能进行有效呼吸，治疗师可将单手或双手置于上腹部施加压力，在呼气接近结束时突然松手以代替腹肌的功能，辅助患者完成有效的呼气。在施加压力时，应将两手尽量分开，每次呼吸之后，应变换手的位置，以尽可能多地覆盖患者胸壁。为提高患者的肺活量，延长呼气时间，提高呼吸肌肌力，可设计多种形式的呼吸训练，如上肢上举呼吸训练、吹蜡烛、吹气球等。

②辅助咳嗽训练：腹肌部分或完全麻痹者，不能做咳嗽动作，可进行辅助咳嗽训练。最初2周可每日3~4次，以后每日1次。

单人辅助法：治疗师两手张开，置于患者的胸前下部或上腹部，在患者咳嗽时，治疗师借助身体的力量均匀有力地向内上挤压胸廓协助患者完成咳嗽动作。力量以不使患者疼痛，但又能把痰排出为宜；两人辅助法：如患者肺部感染、淡液黏稠或患者胸部较宽时，需两名治疗师同时操作。分别站在患者两侧，将前臂错开横压在患者胸壁上，待患者咳嗽时同时挤压胸壁；体位排痰训练：当患者因腹肌麻痹而不能完成咳嗽动作时，常使用体位排痰。患者取痰液潴留部位的支气管末梢在上的体位，促使肺内分泌物排出。具体方法有叩击排痰法和振动法。实施体位排痰法时应注意：体位排痰之前要了解疼痛和关节活动受限的部位，针对肺内感染的部位确定相应的引流体位；叩击和振动动作应在患者最大限度呼气的时间内连续进行，以帮助把粘在支气管壁上的痰液排出，终止叩击振动时应用力压迫。在训练过程中，应防止粗暴手法引起肋骨骨折；饭后30~60min内不能进行体位排痰；四肢瘫患者每日至少进行一次预防性体位引流，在没有禁忌证的情况下，每次引流可持续进行20min。

③关节被动活动：瘫痪肢体的被动活动应在患者入院后生命体征稳定时开始进行。对丧失功能的肢体进行被动活动有利于促进血液循环，保持关节最大的活动范围，从而防止关节挛缩和畸形的发生。

从脊髓损伤急性休克期开始，直至患者能够主动进行全关节活动范围运动为止，关节被动活动训练每日应进行1~2次；每个肢体从近端到远端的活动应在10min以上；操作要轻柔、缓慢而有节奏，活动范围应达到最大生理范围，

但不可超过,以免拉伤肌肉或韧带。关节被动活动时应注意:

①髋关节屈曲时要同时外展,外展不得超过45°,以免损伤内收肌群;髋关节内外旋要在屈髋屈膝90°状态下进行;下段胸椎或腰椎骨折时,屈髋屈膝要在无痛范围内进行,勿使腰椎活动。

②患者仰卧位时被动屈曲膝关节,需同时外旋髋关节;膝关节伸展要缓慢,不得出现过伸展。

③颈髓损伤的患者被动活动腕关节和手指时,在腕关节背伸时应保持手指屈曲,在手指伸直时必须同时屈腕,即禁止同时屈曲腕关节和手指,以免造成伸肌肌腱的损伤。通过保持屈肌腱的紧张度达到背伸腕的抓握功能,并可防止手内在肌的过度牵张。

④腰椎平面以上损伤的患者髋关节屈曲及 绳肌牵伸运动特别重要,只有当直腿屈髋达到或超过90°时才有可能独立坐位,这是各种转移运动和床上活动的基础。

4)早期坐起及起立床站立训练:长期卧床会引起体位性低血压、压疮、骨质疏松、关节挛缩、血液循环不良以及泌尿系感染、结石等并发症,影响患者的康复效果。因此,应尽早进行坐起训练和起立床的站立训练。训练的时机要根据患者的具体情况而定,在患者病情允许的情况下越早开始训练,效果越好。

①早期坐起训练:脊髓损伤患者若脊柱稳定性良好则应早期(术后/伤后1周左右)开始坐起训练,2次/d,30~至2h/次,根据患者耐受情况逐渐增加坐起的时间。具体训练方法:将患者床头抬高,从30°开始,观察患者有无不良反应(头晕、眼花、心慌、无力、恶心等),如无不良反应,则可将床头升高15°维持继续训练,直到90°;如有不良反应,则将床头调低,恢复原体位,以后减少升高的角度及速度,使患者逐渐适应后再抬高床头,完成训练。

②起立床站立训练:站立训练宜在伤后(术后)第3周以后开始进行,患者经过坐起训练后无体位性低血压等不良反应即可考虑进行站立训练。训练时应保持脊柱的稳定性,佩戴腰围腹带,下肢可用弹力绷带以增加回心血量。具体训练方法:将患者置于起立床上,最初可先从20°开始,2次/d,15min/次,每日逐渐增加倾斜的角度,以不出现头晕等低血压不适症状为度。起立床站立训练适于C_5-T_{12}损伤的患者。不能训练步行的患者应坚持站立2次/d,1小时~2h/次。可同时设计患者感兴趣的作业活动,以进一步改善和增强患者的平衡能力、协调能力和上肢肌力。

（2）中后期康复治疗

脊髓损伤中后期系指受伤后的2~6月内。这个时期属于病情稳定、脊柱骨折已愈合、康复训练进入全面进行阶段。此期的康复目标为最大限度地恢复患者的功能,借助一切可能的康复手段提高患者日常生活能力和工作能力,为配合患者回归家庭、重返社会做好准备。训练内容包括以下几个方面:

1)肌力增强训练:SCI患者可运用工作肌群完成平时不能做的活动,代偿丧失功能的肌群。如C_5脊髓损伤患者可用肩外展和外旋通过重力促进肘关节伸展;C_6脊髓损伤的患者可用前三角肌和胸大肌促进肘关节伸展;截瘫患者可依靠骨盆和背阔肌的活动推动重心转移。为改善和维持肌力,恢复实用肌肉功能,应进行必要的肌力增强训练。

肌力增强训练包括受损肌力的训练和未受损肌力的维持。完全性SCI患者肌力训练的重点是肩、肘、躯干肌;不完全性SCI患者对残留肌肉进行训练。肌力训练的要点是肌力要达到3级,可以逐步采用渐进抗阻训练,根据不同的情况和条件选用徒手抗阻运动、悬吊和弹簧、重物滑轮系统等简单器械进行训练;肌力2级采用助力运动;肌力1级时只能采用功能性电刺激的方式进行训练。训练可在床上、垫上及轮椅上进行。脊髓损伤患者为完成床上体位转换、床—轮椅间的转移及轮椅操纵训练,要加强肩带肌肌力(包括肱二头肌、肱三头肌和手握力训练);为完成应用支具、杖或助行架的步行训练,还需进行腰背肌的训练;增强腹肌、髂腰肌、腰背肌、股四头肌和内收肌的肌力是步行训练的基础。

2) ROM及肌肉牵张训练:脊髓损伤患者不仅需要防止关节挛缩,而且必须充分发挥代偿动作的效果,以获得日常生活动作。为此,一些特定关节的活动要超过正常范围,这种情况称为选择性牵拉或选择性紧张。选择性牵拉特定肌群对SCI患者完成功能性作业活动非常重要。腘绳肌的牵拉使仰卧位直腿抬高接近120°,有利于患者直腿长坐,可以进行转移性活动和穿裤、袜、鞋及膝—踝—足支具;胸前肌的牵拉使肩关节充分后伸,有利于进行床上运动、转移和轮椅上作业;牵伸髋和踝屈肌,有利于患者稳定站立和步行训练;牵伸大腿内收肌是为了避免患者因内收肌痉挛而造成会阴部清洁困难。

3)翻身训练:定时的翻身可以改变患者身体的姿势和位置,可以促进血液循环,预防压疮等并发症的发生。脊髓损伤患者应每2h翻身一次,鼓励患者尽可能发挥自己的残存肌力,不能独立翻身的给予必要的协助和指导。对使用导尿管和各种引流管的患者,应先固定好以防脱离,并注意保持各种管道的通畅。具体的训练方法:

①颈脊髓损伤患者的翻身训练：C_6损伤的患者由于缺乏伸肘和屈腕能力，手功能丧失，躯干和下肢完全瘫痪，故只能利用上肢摆动引起的惯性将头颈、肩脚带的旋转力通过躯体和骨盆传到下肢完成翻身动作。如向左侧翻身训练时，患者先将头肩向右前屈，双上肢伸展向右侧摆动，双下肢交叉，左下肢置于右下肢下方，一头肩向前屈，双上肢迅速从右侧摆动到左侧，呈左侧卧位（图3-5）。按相反顺序完成向右侧的翻身。C_7损伤的患者可以利用腕关节残存肌力进行翻身。

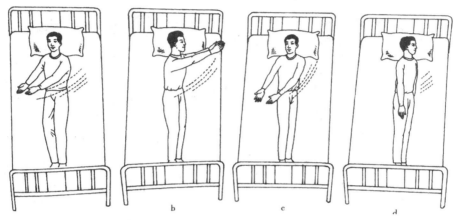

图3-5 C_6脊髓收缩患者向左侧的翻身

②胸腰脊髓损伤患者的翻身训练：可直接利用肘部和手的支撑向一侧翻身。

4）坐起、坐位及坐位平衡训练：这些功能性动作是患者独自进行转移和穿脱衣服等日常生活活动的基础，因此患者应在治疗师的辅助和指导下掌握这些基本动作。

①坐起动作的训练：C_6以下安全损伤患者的坐起训练：先向左侧翻身，利用左肘支撑→变成双肘支撑→再将身体转向左肘支撑，顺势右肘伸展为手支撑→重心移向右手，左肘伸展为手支撑，完成坐起动作，亦可利用上肢的屈肘功能钩住系于床尾的绳梯或头上方的并排绳索坐起（图3-6）；T_10以下损伤患者的坐起训练：T_10以下损伤患者上肢完全正常，部分躯干和下肢瘫痪，坐起动作的完成相对容易。患者利用向两侧翻身，完成双肘支撑→将身体重心左右交替交换，双肘伸展为双手支撑，完成坐起动作。

②坐位训练：正确的独立坐是转移、乘坐轮椅、穿裤、鞋、袜和步行训练的前提。坐位可分为长坐位（髋关节屈曲90°，膝关节完全伸直）和短坐位（膝关

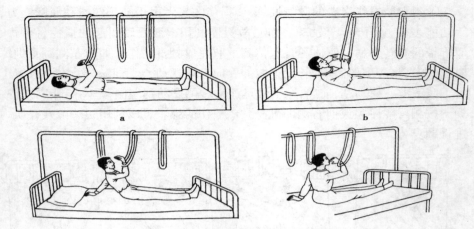

图3-6　利用头上方并排绳索坐起训练

节屈曲）。先进行床上长坐位训练,稳定性增加后,再进行床边、轮椅上坐位训练。训练时可让患者坐在镜子前,通过视觉反馈建立新的姿势感觉。一般情况下,开始训练5~10min,以后可延长到30min。下胸段脊髓损伤患者要进行1~2周的训练,上胸段脊髓损伤患者要进行6周以上的训练,而颈脊髓损伤患者则需要8周或更长的时间进行训练。具体的训练方法:坐位平衡训练:脊髓完全性损伤者,受损平面以下的姿势觉和运动觉丧失,以致出现平衡功能障碍。坐位平衡是转移和站立平衡的基础,包括静态平衡和动态平衡。一般先训练静态平衡,待患者能维持15~30min后,可根据具体情况进行动态平衡的训练,可突然对患者身体施以少许推力,使患者用力维持平衡;亦可让患者梳头、拍手、两手轮流向前击拳或与患者进行相互投球等练习。在训练中还需逐步从睁眼状态下的平衡过渡到闭眼状态下的平衡。患者开始训练时双上肢置于身后稍外侧,前臂旋后,双手掌支撑床面,尽可能保持身体直立位;待双手支撑能够保持平衡后,抬起一侧上肢,改为单手支撑,未支撑的上肢先向侧面抬起,然后向前,最后向上抬起。头和躯干可轻度偏向支撑侧,以代偿未支撑侧的重量;最后患者双上肢抬起进行坐位平衡训练。双上肢前伸时,患者必须将头、肩和躯干后倾,以防止重心移动到髋关节的前方而破坏平衡。坐位支撑训练:坐位支撑即双手放在臀部侧方支撑使臀部充分抬起,是日常生活动作的基础,有效地支撑动作取决于上肢的肌力、支撑手的位置和平衡能力。训练时患者取长坐位,头、肩和躯干充分前倾以保持坐位平衡,头超过膝关节,以使重心保持在髋关节前方,双上肢靠近身体侧面,手在髋关节稍前位置置于垫上,尽可能使手指伸展。双侧肘关节伸直,双手用力向下支撑,双肩下降,臀部抬起,治疗师在后面保护好患者,必要时给予协助。肱三头肌麻痹的患者双上肢可呈外旋位以增加肘关节的稳定性。坐位移动训练:患者双下肢外旋,膝关节放松,肘关节伸展,前臂旋后,双手靠近身体两侧,在髋关节稍前位置用力支撑,使臀部抬离床面。同时头和躯干前倾,使臀部向前移动;向侧方移动(如向右移动)时,左手仅靠臀部,右手离臀部约 30cm 的位置于左手同一水平床面上,肘关节伸展,前臂中立位或旋后,躯干前倾,双手用力向下支撑抬起臀部,与头、肩和躯干一起向右移动。

5)转移动作的训练:根据患者脊髓损伤平面、残存肌力、关节活动度等情况选择不同的转移动作方法。C_5损伤患者可以利用屈肘功能,用上肢抱住治疗师的颈部,在其帮助下完成床与轮椅间的转移;C_6损伤患者伸肘功能不良,需借助辅助具完成转移;C_7损伤患者因具有良好的坐位平衡和上肢肘关节屈伸活动,故可自由进行转移。四肢瘫患者只能完成相同高度之间的转移,而多数截瘫患者经过训练后能够转移到任一高度的平面。做转移动作时,头、肩和躯干应保持前倾以维持身体平衡。

①床—轮椅间的转移:两人转移四肢瘫的患者;一人位于患者身后,双手从腋下伸出握住患者交叉的前臂。另一人位于患者的侧面,一手置于患者大腿下方,一手置于小腿下方。两人同时用力向上抬起,移向轮椅,轻轻放下。一人转移四肢瘫的患者:推轮椅到床边,与床成 30°夹角,刹闸,翻起轮椅脚踏板;帮助患者坐于床边,双脚着地;治疗师面向患者站立,直背屈髋,用双膝抵住患者双膝的外侧,双手拉住患者腰带或托住患者的臀部,患者双上肢抱住治疗师的颈部,如完全瘫痪,则可置于膝前。治疗师身体后倾,将患者向上向前提起呈站立位;患者站稳后,治疗师以足为轴旋转躯干,使患者背部转向轮椅,臀部正对轮椅正面,使患者慢慢弯腰坐于轮椅上;⑤翻下脚踏板,将患者双脚放于脚踏板上。利用滑板转移:轮椅与床成 30°夹角,刹闸,卸下靠近床侧扶手,将滑板架于床和轮椅之间,患者通过一系列的支撑动作转移到床上。利用头上方吊环转移:轮椅与床成 30°夹角,刹闸。先将腿抬至床上,靠近床侧的手支床,在用力撑起时,另一伸人头上方吊环内的手用力向下拉,抬起臀部,转移到床上。侧方转移:轮椅与床成 30°夹角,刹闸。一手支撑床面,一

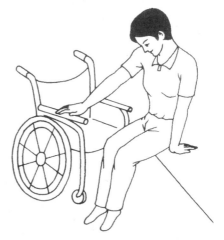

图 3-7　侧方转移

手支撑远离床侧的轮椅扶手,同时向下用力撑起躯干转移到床上(图3-7)。垂直转移:轮椅与床成90°夹角,距离床边约30cm处刹闸。分别将手腕置于对侧膝下,通过屈肘动作将下肢抬至床面。四肢瘫患者因躯干控制能力差,所以需用前臂钩住轮椅把手以保持平衡。打开轮椅闸,向前驱动轮椅至紧贴床缘,刹闸。双手扶住轮椅扶手向上支撑,向前移动到床上。平行转移:轮椅与床平行放置,刹闸。卸下靠近床侧扶手,将双腿抬至床面,外侧腿交叉置于内侧腿上。应用侧方转移的方法,一手支撑床面,一手支撑远离床侧的轮椅扶手,头和躯干前倾,双手同时向下用力撑起躯干转移到床上。

①轮椅—坐便器间的转移:当患者床—轮椅间转移动作熟练后,就可进行如厕训练。坐便器的侧方转移:方法同床,轮椅间的侧方转移。坐便器的前方转移:将轮椅直对坐便器,两腿分开,双手置于坐便器外上方的扶手上,同时向下用力撑起身体,像骑马一样骑在坐便器上。轮椅—地面间的转移:驱动轮椅发生跌倒时,患者应能自行从地面转移到轮椅上。前方转移:将轮椅摆好置于自己前方,患者跪位。双手支撑轮椅扶手,将身体上提,放松一只手,迅速扭转身体坐于轮椅上(图3-8)。

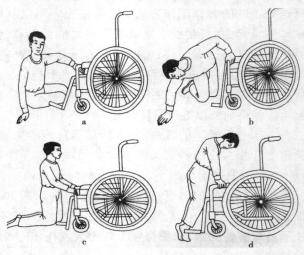

图3-8　轮椅与地面间的前方转移

后方转移:将轮椅置于自己后方,双手从身后支撑轮椅边缘,低头抬臀使臀部靠向轮椅椅座,坐于轮椅上(图3-9)。

侧方转移:将轮椅置于自己侧方,患者一手支撑轮椅椅座,一手支撑地面。双手同时向下用力,使下肢直立

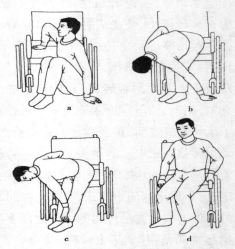

图3-9　轮椅与地面间的后方转移

并弯腰,臀部置于椅座上,支撑地面的手在腿上向上移动,直至身体坐直(图3-10)。

6)轮椅应用训练 对于脊髓损伤患者来讲,轮椅是替代其下肢的重要代步工具。即使是具有实用性拄拐步行能力的患者,在距离较长或路面复杂等许多场合都需使用轮椅。因此,脊髓损伤患者轮椅应用训练是提高患者生活质量的重要保证。

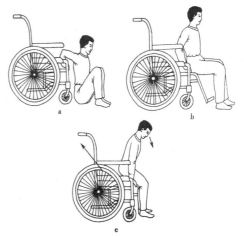

伤后2~3月患者脊柱稳定性良好、坐位训练已完成、可独立坐15min以上时即可进行轮椅训练。C_4损伤患

图3-10　轮椅与地面间的侧方转移

者四肢功能全无,训练使用颏控或气控操纵电动轮椅;C_5损伤患者利用手的粗大移动功能拨动电动轮椅上的杆式开关,可以手控操纵电动轮椅;C_6损伤患者利用屈肘力带动伸腕的手,推动加大手轮圈摩擦力的轮椅。因患者手不能抓握,需用手掌根部推动轮椅手轮圈,同时由于患者手的感觉功能减退或消失,推动轮椅时应戴手套保护,以防手腕部受伤;C_7以下损伤患者能驱动标准轮椅自由活动,可以进行轮椅的平衡和技巧训练等。具体训练内容:①肌力训练:上肢肌力及耐力是良好轮椅操纵的前提。强化躯体的肌力和控制力,是上肢有足够支撑力和推动力的重要保证。训练时可应用哑铃、沙袋、渐进抗阻训练等方法。②轮椅上的减压训练:久坐轮椅易引起压疮,因此每隔30min应进行一次臀部减压,持续15秒/次。胸髓损伤患者利用双上肢支撑轮椅扶手或轮椅轮使臀部悬空;低损伤患者因上肢肌力较弱不能完成,故使躯干向一侧倾斜,对侧臀部离开椅面进行减压。片刻后再换另一侧,以免坐骨结节发生压疮;C_5损伤患者将一侧上肢放在靠背后面,肘关节伸展与轮椅把手锁住,躯干侧屈、旋转、前屈。片刻后再换另一侧。双上肢轮流进行以达到减压的目的。

③平地轮椅驱动训练:患者首先保持正确的坐姿,即坐于轮椅正中,抬头、眼看前方,背向后靠,髋关节保持90°。向前驱动轮椅训练:将轮椅闸打开,双上肢后伸,肘关节稍屈曲,双手紧握轮椅手轮圈的后半部分,上身前倾,双上肢同时向前推并伸直肘关节,当肘关节完全伸直时,放开手轮圈,如此重复进行。方向转换和旋转训练:患者用一只手驱动轮椅即可改变方向。如在静止状态下转换方向,可用一只手固定一侧的手轮圈,另一只手驱动另一侧手轮圈,以

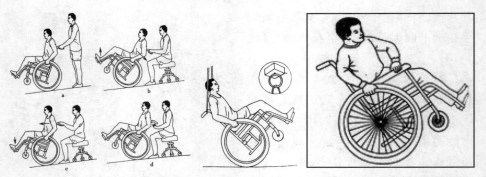

图3-11　指导患者用后轮保持平衡训练　　图3-12　利用安全装置独自练习后轮平衡

固定车轮为轴使轮椅转换方向。如在原地使轮椅旋转180°,可使左右轮一侧向前,一侧向后,即向相反方向驱动,便可完成轮椅180°旋转。

④抬前轮,用后轮保持平衡训练:轮椅上下台阶、越过障碍物、遇到不平整路面或快速行驶时,均需将轮椅的前轮抬起。掌握稳定地将轮椅前轮抬起的动作是扩大轮椅活动范围的重要条件。开始可以在治疗师的保护下,也可以利用安全装置进行训练,逐步过渡到独自训练。治疗师的辅助下练习:治疗师坐于患者身后,抬起前轮,使患者处于平衡位置;向前驱动时轮椅进一步后倾,向后驱动时轮椅保持直立运动;让患者体会动作、掌握要领、反复练习,成功之后再在治疗师不接触的保护下进行练习,直到患者掌握这一技巧(图3-11)。利用安全装置独自练习:将轮椅扶手挂在天花板钩上的绳子中,稍放松绳子,使靠背后倾到平衡位置(图3-12)。在训练过程中,不能将绳子放的太低,以防患者跌倒。独自抬前轮训练:患者双手紧握轮椅手轮圈的后半部分,完成轮椅向前→向后→再向前的驱动动作。在再次向前驱动时突然加力,同时躯干后倾,前轮即可抬起。训练时治疗师应在后面保护,以免患者发生危险。

⑤上下台阶、马路沿的训练:掌握用后轮保持平衡的技术即可进行上下台阶马路沿的训练。上台阶、马路沿:患者面对台阶,轮椅前轮离其数厘米远;用后轮保持平衡,将前轮抬起置于台阶上;稍向后退使前轮退到台阶边缘;双手置于手轮圈的恰当位置,身体前倾,用力向前驱动轮椅完成后轮上台阶的动作(图3-13)。下台阶、马路沿:患者背对台阶,轮椅

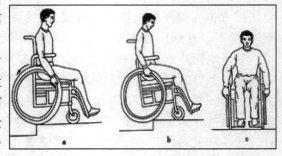

图3-13　下台阶(马路沿)的训练

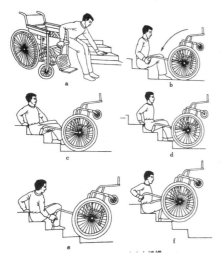

图3-14　臀部移动法上楼梯

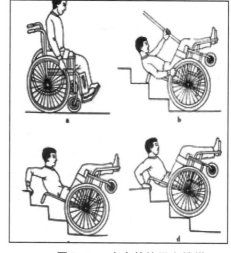

图3-15　坐在轮椅里上楼梯

后轮后退至台阶边缘；身体前倾，缓慢控制后轮下降；再向后驱动轮椅使前轮从台阶上放下；轮椅原地位置旋转180°完成动作（图3-14）。

⑥坐轮椅上下楼梯的训练：此训练方法难度和危险系数均较大，根据患者的具体情况选用不同的训练方法。臀部移动法上楼梯：驱动轮椅至楼梯前，从轮椅转移到地面，背对楼梯坐于台阶上，轮椅向后放倒。患者通过双手的支撑转移到上一台阶，随即拉动轮椅向上一个台阶。如此反复进行直至到达楼梯上（图3-15）。坐在轮椅里上楼梯：患者双下肢与轮椅捆绑在一起，轮椅向后放倒，通过双手的支撑动作转移到上一台阶直至楼梯上（图3-16）。坐在轮椅里抓住扶手下楼梯：患者背对楼梯驱动轮椅退到最高台阶的边缘，利用双手抓住楼梯扶手下楼梯。利用后轮维持平衡下楼梯：患者正对楼梯，将前轮抬起，用后轮维持平衡驱动轮椅至最高台阶的边缘，通过拉动手轮圈反作用于楼梯台阶而稳住轮椅下楼梯。

7）安全跌倒和重新坐直的训练：患者在驱动轮椅时，有发生跌倒的可能。在即将跌倒时，患者应迅速扭转头部，一只手抓住同侧的车轮，另一只手通过下肢抓住对侧的扶手（图3-16）。在训练的过程中，应使轮椅把手着地，尽量避免患者的头着地；发生跌

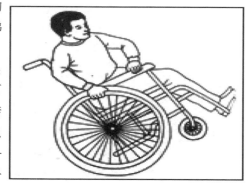

图3-16　安全跌倒的训练

倒后,用双手拉动轮椅前部提起躯干,一手放于地上,一手抓住对侧的车轮向后用力,臀部向前上方移动,使跌倒的轮椅朝直立位转动。双手逐步向前移动,直至轮椅直立。

站立及行走训练:为预防患者发生体位性低血压和深静脉血栓,改善和增强心肺功能;防止下肢发生关节挛缩;使骨质疏松减少到最低限度,减少发生骨折的危险;防止泌尿系感染,保护肾脏功能,在患者病情允许时,即可进行站立及行走的训练,对脊髓损伤患者全身的康复和并发症的预防有重要的意义。在训练中,根据患者脊髓损伤水平和部位、康复目标、残存的肌力及患者的年龄、体质、生活环境和经济条件需选择不同的步行矫形器(orthosis)。脊髓损伤患者应用的步行矫形器又称截瘫矫形器,是用于辅助截瘫患者站立及行走的工具。除临床上常应用的无助动功能步行矫形器外,近年来以 ARGO (advanced reciprocating gait orthosis)为代表的助动功能的往复式步行矫形器应用于临床,使得 T_4 水平以下的完全性脊髓损伤患者应用步行矫形器进行步行成为可能。此外,为解决高位脊髓损伤患者的步行,近年来国内外进行了功能性电刺激助行器和动力式助行器的研究。不同脊髓损伤水平的患者,其训练的内容及选用的步行矫形器不同(表3-13)。

表3-13　不同脊髓损伤水平患者站立及行走的训练内容

损伤水平	康复训练内容
$C_2 \sim C_4$	起立床站立
$C_5 \sim C_8$	平行杠内治疗性站立
$T_1 \sim T_5$	应用骨盆带长下肢支具(HKAFO)及腋杖进行支具站立训练
$T_6 \sim T_{10}$	应用骨盆带长下肢支具(HKAFO)及腋杖进行治疗性步行
$T_{11} \sim T_{12}$	应用长下肢支具(KAFO)及腋杖进行治疗性步行
L_1	应用长下肢支具(KAFO)及腋杖进行家庭功能性步行
L_2	应用长下肢支具(KAFO)及腋杖进行家庭或社区功能性步行
$L_3 \sim L_4$	应用短下肢支具(AFO)及肘杖进行社区功能性步行
$L_5 \sim S_1$	应用足托及手杖进行社区步行
S_2	社区步行

完全性脊髓损伤患者站立及行走的基本条件是上肢有足够的支撑力,躯干有一定的控制能力;对于不完全性损伤者,则要根据残存肌力的情况确定步态的预后。患者由于损伤平面以下丧失了姿势感觉和平衡反应能力,需重建站立位的姿势感觉,故可用姿势矫形镜增加视觉代偿。具体站立及行走的训练方法:

①平行杠内站起训练:站起训练需借助背阔肌、斜方肌和肩押肌的协同作用来完成。

四肢瘫患者的站起训练:可在治疗师帮助下进行。患者在轮椅上支撑前移至足跟接触地面为止,双臂抱住治疗师的颈部,必要时身体前倾,下颌抵住治疗师的肩部以保持稳定;治疗师面对患者站立,双足分开跨过患者的双下肢,双膝抵住患者双膝,双手置于患者臀部并以下肢为支点,将患者向前拉起呈站立位并保持平衡,将患者手扶在平行杠上;治疗师将患者臀部向前拉,以使患者伸展头、肩和躯干;治疗师于患者身后一手抵住患者臀部以维持髋关节伸展,一手辅助躯干伸展。

截瘫患者的站起训练:患者双手握住平行杠,肘关节抬高至与腕垂直。双手向下支撑使身体向上伸展,双足平均负重,髋关节过伸,头与双肩后伸,双手沿平行杠稍向前移动,保持站立。

②平行杠内站立训练:开始站立时间为5~10min,以后可逐渐延长,患者需无不适感。当能够独立完成平行杠内站立时,即可进行骨盆控制训练,为步行做准备。

站立平衡训练:患者站于平行杠内,先将一只手抬高离开平行杠保持平衡,后练习上肢在各方向运动的站立平衡;骨盆控制训练:双手在髋关节稍前方握住平行杠,肘关节伸直,双肩下降,做支撑动作。患者完全或部分地将身体支撑起来,双足同时或交替抬离地面,做旋转躯干和倾斜骨盆的动作,以增强骨盆的控制能力;躯干抗阻训练:患者站立位和支撑动作时,将从上向下的外力施加于躯干或骨盆,患者克服外力上提下肢,以提高平衡能力、肌力及控制能力。

③平行杠内的步行训练:进行功能性步行训练时,多数患者需用矫形器以固定膝关节,并使双足保持在背屈位,增加了下肢承受体重的能力,是大多数患者唯一不可缺少的器械。步行训练最初在平行杠内进行,并要掌握步行技巧,是以后借助腋杖行走的基础。训练方法同持腋杖行走。

④持助行架(walking frame)步行训练:脊髓损伤患者平衡功能障碍或上肢功能正常、下肢功能部分损害者可选用助行架;上肢肌力较差、提起助行架有困难者,可选用前方有轮型助行架;两上肢肌力差、不能充分支撑体重时,应选用腋窝支持型助行架。训练时先向前移动助行架的一侧,再移动另一侧;前方有轮型提起助行架后脚向前推即可。提起助行架放在上肢前方的远处,向前迈出一侧下肢,落在架子两后脚连线水平附近,再迈上另一下肢。如此反复向前移动。

⑤持腋杖步行训练：患者熟练掌握了在平行杠内步行的动作要领，即可进行离开平行杠持腋杖步行训练。训练前先进行腋杖的平衡训练，然后进行各种步法的练习。平行杠外立位平衡训练：最初训练时大部分动作要靠墙以防发生危险，训练内容有身体重心向左、右、前、后转移；腋杖交替向侧方上举、同时向侧方伸出；腋杖交替或同时前伸及后伸；双手持腋杖，单腿站立，另一侧下肢前后摆动；患者身体靠墙，将腋杖紧靠体侧，身体挺直，伸肘使双足离地；摆至步：双腋杖同时向前伸出，患者身体重心前移至腋杖，利用上肢支撑力使双足离地，将双腿向前摆至双腋杖的稍后方。此种步行方式实用性强，比较稳定，是一种简单、安全的步法。适用于道路不平、人多、拥挤的环境使用，但速度较慢（图3-17）；摆过步：双腋杖同时向前伸出，患者支撑把手，身体重心前移，用力向前摆动身体，使双足超过双腋杖的着地点，再将腋杖向前移动取得平衡。此种步行方式速度最快，适用于路面宽阔、行人较少的环境，但开始训练时易出现膝关节屈曲、躯干前屈而发生跌倒，应注意保护患者（图3-18）；四点步：先伸出左腋杖后迈右腿—伸出右腋杖—迈左腿，完成一个步行周期，如此反复进行。此种步行方式速度较慢，但稳定性好，步态与正常步行相近似，练习难度小。适用于骨盆上提肌肌力较好的双下肢运动障碍者（图3-19）；两点步：伸出一侧的腋杖和对侧的足，再伸出另一侧的腋杖与相对应的足，如此交替进行。此种步行方式常在掌握四点步法后练习，虽稳定性稍差，但速度较快，步行环境与摆过步相同（图3-20）。

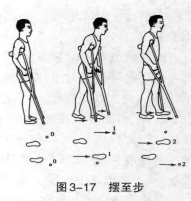

图3-17　摆至步

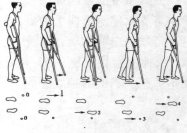

图3-18　摆过步

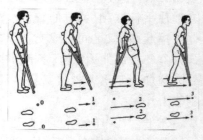

图3-19　四点步

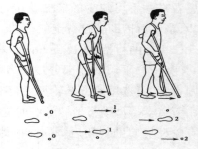

图3-20　两点步

⑥上下楼梯训练:L_1~L_2损伤患者有能力将骨盆抬起使足跨越楼梯,故可利用单侧扶手上下楼梯。上下楼梯需有良好的腹肌肌力。

上楼梯(以左侧扶手右侧腋杖为例):患者面对楼梯站立,左手向前伸出,在距足约15 cm处握住楼梯扶手,随后右手所持腋杖放至上一阶梯,与左手扶手同高,以免做支撑动作时躯干发生扭转。双上肢同时用力支撑,臀部向后抬高,双下肢向前摆动至上一阶梯时立即过伸髋关节和躯干,以维持身体平衡。亦可采用后退上楼梯;下楼梯:一手握住楼梯扶手,一手持腋杖至同一阶梯的边缘,双手对齐,保持身体直立。双上肢同时支撑,提起双下肢并向前摆动至下一阶梯,双足着地后立即过伸髋关节,双肩后缩以寻找身体的平衡点。

⑦安全跌倒和重新站立的训练:这是有家庭或社区功能性步行能力的患者必须训练的项目,以免跌倒时发生损伤和跌倒后不能自行站立。最初训练可在垫上进行,并需治疗师辅助。安全跌倒训练时患者面向垫子站立,双下肢站立不动,双腋杖轮流向前移动,直至髋关节和躯干充分屈曲,伸手即可触及地面。用一侧腋杖保持平衡,另一手放开腋杖并支撑地面。再用支撑地面上的手保持平衡,另一手放开腋杖,支撑到地面上。两手交替向前移动,直到身体俯卧于地面。重新站立训练与安全跌倒方法相同、方向相反。

8)肌肉功能重建:主要用于上肢功能障碍者。C_4损伤患者为防止手畸形,常应用静力性腕手夹板将手保持于功能位;C_5损伤患者可将三角肌后部肌肉及转移来的肌腱移植到肱三头肌肌腱上,重建伸肘功能。将肱桡肌固定在腕伸肌上,并将拇长屈肌腱固定在桡骨掌面,将拇指的指关节固定,以重建拇指、示指的侧捏功能;C_6损伤者可将桡侧腕长伸肌腱固定在指屈肌上,重建手指的抓握功能;G损伤者可将肱桡肌固定在拇对掌肌上,以恢复拇对指功能。因下肢承受力量较大,肌肉功能重建的功能性作用有限。

9)ADL训练:除脊髓损伤部位极高者外,所有患者都应学习穿衣动作,而且四肢瘫患者还应学习进食、饮水、洗漱等日常生活自理动作。在床上可进行时,就可过渡到轮椅水平。部分患者需配备一些自助具。如C_4脊髓损伤患者需借助一带口柄的口棒学习翻书、打字、画画等,或采用环境控制系统(environmental control unit,ECU),用口棍按下电源,面板上有各种项目供选择,使用时,指示灯依次亮灭,当亮到患者所需的项目时如开灯,用口棍按下电灯项目的按键,电灯就会开启。另经训练后用吸管式的气控开关亦可使用ECU。C_5伤患者可用背屈支具固定其腕关节,支具上可固定一些简单的用具,进行进食、打字、翻书等练习。C_6损伤者可用固定带把持叉或勺,使用带挡边的盘子,有助于完成进食动作。多数患者最终能完成床上或轮椅上的更衣动作,但早期训练须具备一定的平衡能力,并注意选用宽松的服装,使用拉链或尼龙搭扣和橡皮筋裤带。洗澡可在床上或洗澡椅上给予帮助完成。ADL训练应与手功能训练结合,包括手功能重建后。

10)生育:脊髓损伤一般对女性的生育没有影响,可以正常怀孕和分娩。男性SCI患者采用辅助手段,也可以进行性生活。月经通常在脊髓损伤5~6月就会恢复,但是损伤本身对患者的心理和伴侣的心理产生重大影响。男性的生育能力与脊髓损伤的程度和类别有关,与不能勃起和射精有关;有些男性不能勃起仍能射精,如精子能够生存可用作人工授精;有些男性由于膀胱括约肌未能闭合,而使精液倒流膀胱;而男性有勃起的感觉或性高潮的产生,这些均不能表明就有生育能力。目前,已有男女双方均为SCI患者,采用人工授精方法,成功怀孕和分娩出正常胎儿的先例。

脊髓损伤女性在怀孕期间会导致一些并发症,很可能受到压疮、尿潴留、尿道感染、贫血、呼吸容量降低等问题的困扰;子宫增大会影响原有的大便习惯,而小便失禁患者可能需要采用留置导尿;如果有反复的尿路感染和残留的蛋白尿,会发生妊娠毒血症的可能;T_6以上脊髓损伤者会发生高血压;分娩时T_4-T_6以上损伤者很可能要出现自主神经反射障碍,如心跳加速、脸红、流汗、麻痹的感觉以及头痛、鼻塞等情况,因此要注意保持轻松愉快的心情,对可能出现的不良反应要有思想准备,特别要重视产前检查和分娩。

11)住房无障碍改造:经过PT和OT治疗,SCI患者掌握了一定的日常生活技能,为这些患者回归家庭或回归社会创造了必要条件;但这些患者要真正回到家庭或社会中去,还需要有其他重要条件,这就是环境改造。对SCI患者来说,在任何重要的事情上都存在着一个更为重要的前提:在外出时需要一条没有障碍的通道。环境改造就是通过对环境的适当调整,使环境能够适应残疾人的生活、学习或工作的需要。环境改造的目的就是通过建立无障碍设施,消除环境对残疾人造成的各种障碍,为残疾人参与社会活动创造基本条件。环境改造的基本要求:建筑的入口处设置取代台阶的坡道,其坡度高度和水平长度之比应不大于1:12;门的净空廊宽度要在0.8 m以上;房间之间应平整,无障碍;厨房的位置、厨房门的宽度必须适合轮椅的进出,灶台的高度必须调整,使患者坐在轮椅上能够看清楚锅底部,只有这样,患者才能够完成炒菜的动作;厕所使用带扶手的座式便器,门隔断应做成外开式或推拉式,以保证内部空间便于轮椅进入。

（四）并发症的康复护理

1.呼吸系统

（1）脊髓损伤对呼吸系统的影响主要表现在：

1）肺容积降低（VC、TLC、IC、ERV等明显减少）；

2）胸壁容量弹性降低：（降至正常人胸腔活动度（6.0~7.5cm）的1/2~1/3）；

3）呼吸抑制：延髓呼吸中枢受损时；

4）呼吸肌力量和耐力减弱；

5）呼吸功增加；

6）血氧降低；

7）咳嗽、排痰困难；

8）交感神经受累：气管和支气管变窄，分泌物增多，加重通气障碍；腹胀加重膈肌受限；

9）呼吸道感染及肺不张等：呼吸道感染是导致颈髓损伤患者死亡的主因。

横膈由 C_3~C_5 支配，提供60%~70%的吸气功能。腹肌由 T_8~L_1 支配，是用力呼气时的主要肌肉。肋间肌由 T_1~T_{12} 支配，吸气时可增加胸内容量，呼气时可预防肋间组织向外膨胀。肋间肌、腹肌等掌管咳痰功能。脊髓损伤平面越高，对呼吸系统影响越大，胸髓以上损伤，通常咳痰力量都会减弱。颈髓损伤患者不仅通气功能差，以呼气肌为主的咳嗽力量也显著降低，难以清除气道分泌物，多需依靠吸痰、手法辅助咳嗽及其他气道管理方法，这也是呼吸道感染和肺膨胀不全的主因。研究显示，脊髓损伤患者均存在不同程度通气功能障碍，颈髓损伤各项肺功能指标的下降幅度较显著，胸腰髓损伤者诸项指标基本处于正常下限（≥80％），而颈髓损伤者的肺功能仅为正常的60％左右。

（2）肺康复前的评估

康复训练必须建立在完善的功能评估之上，脊髓各节段损伤的呼吸障碍表现不同，相应康复方案亦不同，首先需根据患者脊髓损伤的节段，评估其呼吸功能水平（呼吸障碍程度，呼吸障碍的主要矛盾，是否需使用呼吸机等）。一般说来：①C_1~C_2 损伤：呼吸衰竭不可避免，需长期依赖呼吸机才能维持生命；②C_3 损伤：部分呼吸辅助肌及横膈的部分功能是好的，可独立呼吸但极易疲劳，长期需依靠呼吸机，无法自行咳嗽；③C_4 损伤：横膈功能大部分是好的而肋间肌及腹肌是麻痹的，呼气可达正常肺活量的24％，仍需通气支持，无法自行排痰；④C_5~C_8 损伤：横膈功能基本正常，肋间肌及腹肌麻痹，呼气功能达正常肺活量的30％，可长时间独立执行呼吸功能，一般不需呼吸机。如合并肺炎、胸部外伤时，60％的吸气功能不足以应付所需，或需短暂使用呼吸机；⑤T_1~T_5

损伤:横膈功能正常,部分肋间肌功能有保留,肺活量更好,可用力吐气但有受限。T_1 及以上受损者不具咳嗽功能,T_2~T_4 受损者具弱功能咳嗽能力;⑥T_5~T_{10}损伤:咳嗽能力尚可,肺活量及用力吐气功能也更好;⑦T_{11}~T_{12}受损者能有效咳痰;⑧T_{12} 以下呼吸及咳嗽功能正常。除了脊髓损伤节段的相关评估,初次做肺康复前,尚需评估患者气道是否畅通,有无心脏疾患,有无胸廓畸形、肋骨骨折,胸廓活动度大小及身体耐受情况等。条件允许时可对患者进行肺功能测试、呼吸肌肌力及耐力评估等。每次训练前应询问患者有无腹泻、反酸、呕吐、胃肠胀气、鼻塞等不适症状,无上述不适且符合条件者方可训练。

(3)呼吸功能训练

呼吸功能训练包括训练前的准备、训练内容的选择及必不可少的注意事项。

1)训练前的准备

①保持呼吸道通畅:高位颈髓损伤 6 周内,主要并发症是呼吸困难、肺部感染,部分患者尚需机械通气来维持有效呼吸,训练前应先协助患者翻身叩背,助其咳嗽排痰。对咳嗽无力、痰液黏稠、潜在或现存肺部感染者,可予湿化、雾化等处理;

②降低腹肌痉挛:C_6~T_1 损伤患者肋间肌及腹肌会出现不同程度瘫痪,同时伴有肌张力增高,训练前应先被动活动双下肢及腹肌 5~10min 以缓解痉挛。

③保持肠道通畅:颈髓损伤患者早期由于交感失调,多出现腹胀,致吸气阻力增加,训练前应协助其排便,排气。呼吸训练应选在餐前或进餐后 2h 进行,训练时间 15~20min 为宜。

2)传统呼吸功能训练

①仰卧位发声练习:一口气尽可能长地发"啊"的声音,找到从腹部开始发声的感觉,持续练习;

②缩唇呼吸:患者闭嘴经鼻吸入气体后,缩唇吹口哨样缓慢呼气。吸气时间与呼气时间为 1:2 ~1:5,呼吸频率<20 次/分钟;

腹式呼吸:取仰卧或半卧、坐位,患者一手放上腹部(剑突下),感觉横膈和腹部的活动,另一手放胸部,感觉上胸及辅助呼吸肌的活动,经鼻腔深吸气,同时向上隆起腹部而使胸廓运动保持最小。呼气时腹肌和手同时下压腹腔,以进一步增加腹内压,迫使横膈肌上抬,通过缩唇缓慢呼出气体,开始 2 次/d,10~25min/次,练习时避免出现头晕、胸闷等过度通气症状,逐渐增加次数和时间,恢复自然呼吸习惯。

③咳嗽训练:患者在床上取坐或半卧位,稍向前弯腰,手放剑突下面,深吸

一口气,短暂屏气1s,再用爆发力咳嗽,把痰液排出;

挤压胸廓法(辅助呼吸):辅助者把手置于患者胸廓上方,尽可能用手抱住胸廓,并感觉胸廓活动,在呼气的后半程挤压胸廓,帮助患者完成较充分的换气。

3)床旁徒手呼吸功能训练

①腹直肌训练:操作者在患者呼气末以掌根按压其腹直肌,帮助排出肺内残余气体,以松弛腹肌,为后组动作做准备;

②胸廓活动度训练:操作者双手在患者呼气末向肋骨下缘施压至吸气末1/2~1/3止,协助腹肌回缩、膈肌上抬,增加胸廓活动度,增大膈肌活动范围,提高肺伸缩性,增加通气;

③肋间肌肌力训练:操作者指令患者吸气时闭嘴用鼻深吸气并用力鼓起腹部,呼气时缩回腹部,缩唇缓慢呼气;操作者双手在患者呼气末1/3时向胸廓侧面中部垂直施压,吸气始1/3时双手迅速抬离胸壁。主要锻炼肋间肌的肌力;

④肋椎关节训练:操作者双手交叉置于患者对侧胸廓中侧面,双手像拧毛巾一样,在呼气末向侧方肋骨施压,吸气始去除压力,从上至下逐一肋间伸张,左右两侧胸廓轮流施压,增大肋椎关节的可动性。也可双手分别置于两侧胸廓做幅度较大的拧毛巾动作;

⑤松弛肋间肌训练:操作者双手在患者呼气末1/3至吸气始1/2~1/3时向肋骨正面垂直施压,吸气末抬离胸壁;指令患者吸气时抵抗操作者手掌及上半身重力,胸廓扩张且肋骨外张。从上至下逐一肋间施压,以松弛肋间肌,增加各组肌群的肌力;

⑥膈肌活动度训练:操作者食指、中指、无名指三指并拢集中力量,与腹壁呈60°~70°,置于患者剑突下方,患者呼气末向下、向前施压,并迅速回弹。此动作可使膈肌活动范围变大,辅助呼吸肌的运动减少,使动脉氧分压、每次通气量、呼吸效率上升,对增加肺活量有很大帮助。膈肌活动每增加1cm,可增加肺通气250ml~300ml;

⑦肩胛带肌训练:操作者面对患者,双手分别放肩胛部,在整个呼吸过程中操作者向后、向下对肩胛部施压。同时患者双上肢做前屈、侧屈、回旋的动作,从而起到放松胸廓上部、肩胛带肌的作用。

4)注意事项

①生命体征监测:高位颈髓损伤者大多病情危重,变化快,应加强监测,保证训练的安全进行;

②训练手法、节律、频率、深度选择:应根据患者的呼吸节律确定施压时机,不可盲目迎合操作者节律,改变自身呼吸频率而失去呼吸训练的意义。急性期颈髓损伤患者,应由第二位操作者为其做双上肢的被动前屈、侧屈、回旋等动作训练;恢复期患者在上肢肌力0~Ⅰ级时也宜采用被动训练,肌力Ⅲ~Ⅳ级时,在增大压力同时嘱其进行主动上肢运动;

③呼吸功能训练过程单调枯燥、见效慢,应及时向患者和家属做好评估效果反馈,使之积极配合;

④高颈髓损伤的早期强调避免脊髓继发性损伤,训练同时应做好颈椎制动,维持颈髓充分有效的血液灌注等;

⑤重视其他系统的康复:如排便、肢体肌力、关节活动度、营养支持等,最大限度挽救生命和提高生存质量,为呼吸训练创造基本条件。

2. 泌尿系统

脊髓损伤后,膀胱的神经支配中断,生理机能丧失,容易发生尿潴留、膀胱-输尿管反流及尿路感染等并发症,以致产生肾功能衰竭,严重者导致死亡。因此,恢复膀胱的生理机能,对于减少脊髓损伤患者泌尿系统并发症,降低死亡率具有重要意义。神经源性膀胱护理治疗的目标是:管理好泌尿系统,预防尿路感染,尽早建立自主性排尿规律,减少导尿次数或不需导尿,以提高患者的生活质量。

脊髓损伤患者泌尿系统的康复过程可分为留置导尿、间歇导尿和建立反射性膀胱三个阶段。

(1)留置导尿:脊髓休克期(约伤后3~4周),无论任何部位脊髓损伤,排尿反射受到抑制,膀胱均表现为无张力状态,必须予留置导尿才能彻底排出尿液。这样既可防止膀胱过度膨胀损伤膀胱壁内的神经节而延迟恢复,也利于观察尿量变化。2~3周后,开始夹持导尿管,每3~4h/放一次,以使膀胱得到充盈和排空训练,如有出汗、发热、脸红、寒战或出冷汗等尿意征兆,应即刻放尿1次。晚间入睡后为保证患者休息不夹管。导尿时应严格遵守无菌原则,要注意保护膀胱括约肌,导尿管的号型不应超过14号,防止因导尿管过粗造成括约肌松弛而引起漏尿。导尿时,要使用无菌硅油润滑尿管,避免尿道黏膜受损。保护引流管始终低于患者耻骨的水平,否则易引起尿液反流而造成感染。将床头抬高20~30cm,可防止尿液逆流。定时翻身,防止尿液沉淀形成结石。翻身和转移前,应正确处理引流袋,避免尿液反流至膀胱。勿使导尿管扭结受压,保持引流通畅,及时倾倒引流袋,注意观察尿量及尿液的颜色、性状,注意尿液有无浑浊、沉淀。尿道口清洗消毒2次/d,可用0.1%氯已定冲洗尿道口。

引流袋更换 1~2 次/周,尿管更换 1 次/周,换管前应尽量排空尿液,以便拔管后尿道休息 4h~6h 再行插管。对于是否需要常规的膀胱冲洗目前仍有争议,留置尿管期间首先应鼓励患者多饮水,保证每日尿量 2000ml~3000ml,达到生理性膀胱冲洗的目的。如果发现引流袋内尿液出现混浊、沉渣或结晶时应进行膀胱冲洗,可用 0.2% 呋喃西林硼酸或生理盐水冲洗膀胱,2 次/d。

(2)间歇导尿:神经性膀胱经过一个阶段导尿管引流后,膀胱肌力逐渐恢复,在留置导尿管期间,如有尿液自尿道口溢出,则提示膀胱可能有排尿的功能出现。此时可采用间歇性导尿。间歇性导尿的作用在于膀胱功能的恢复。患者饮水量一般控制在 100ml~125ml/小时,起先可每 4h~6h 导尿 1 次,导尿时严格无菌操作,动作要轻柔,确保膀胱内尿液彻底排空后方可拔除导尿管,每次导尿时膀胱内尿量不能超过 500 ml。以后可根据膀胱功能的恢复程度,逐渐延长导尿间歇时间。间歇导尿期间,每两周查尿常规及细菌计数,如果发现尿内脓细胞或白细胞计数大于 10 个/HPF,细胞计数超过 10 /ml 时,应使用抗菌药。

(3)建立反射性膀胱:SCI 患者神经源性膀胱治疗的最终目的是尽早建立自主性排尿节律,不施行或少施行导尿,免除随身携带尿袋,尽可能提高患者的生活质量。SCI 患者泌尿系统康复过程中,膀胱的功能康复训练占有重要地位。

膀胱功能训练的适应证和禁忌证:符合下列条件者才能进行膀胱训练:①患者膀胱容量和顺应性能持续 4 h 不导尿;②尿液镜检 WBC≤ 10 个/ HPF;③无发热;④无持续菌尿出现。膀胱输尿管反流、结石病及肾衰竭是膀胱再训练的禁忌证。因此,在膀胱训练前应对患者进行膀胱容量及残余尿量测定,尿液镜检,评估患者膀胱排空能力及尿路感染情况。

1)手法排尿:适用于脊髓圆锥以下损伤伴逼尿肌收缩功能障碍患者。Crede 法:当膀胱充盈达脐上两指时,双手置于髂前上棘,其余手指置于耻骨上区,手指用力压迫腹部,直到手指到达耻骨后方,再向下压迫膀胱底部;Valsalva 屏气法:患者采取坐位,身体前倾,快速呼吸 3~4 次后做 1 次深呼吸,收缩腹肌屏气呼吸,向下用力做排便动作,促进尿液排出。应注意有心脑血管疾病患者、老年患者、膀胱高压患者和严重输尿管-膀胱反流患者禁用此两种方法。

2)诱发排尿:圆锥及以上损伤患者若损伤平面以下神经节段完整,可以通过寻找扳机点,刺激腰骶部皮肤神经节段,如摩擦大腿内侧、牵拉阴毛、挤压阴蒂或阴茎、用手刺激肛门,诱发膀胱反射性收缩产生排尿。主要采用耻骨上叩击法，方法为:用手指在耻骨上区间歇2~3s进行7~8次有节奏的轻叩击，反复进行2~3min，引起患者逼尿肌收缩而不伴尿道括约肌的同时收缩，产生排尿。

3)盆底肌训练:患者平卧于床上，在不收缩下肢、腹部及臀部肌肉的情况下自主收复耻骨、尾骨周围的肌肉，每次收缩维持10s，然后放松，连续做15~20min。此方法适用骶髓以上损伤的尿失禁患者。

4)功能性电刺激:功能性电刺激利用低频脉冲直接刺激膀胱区和骶神经区，激活中枢神经反射，增强逼尿肌反射，改善膀胱逼尿肌和尿道括约肌之间的协同作用，从而有助于排尿功能的恢复。该方法主要适用于逼尿肌反射功能差的患者。

5)中医疗法:目前较常用的方法为针刺、电针、穴位注射、灸法、点穴法、中药等。最常用的穴位为八髎、三阴交、中极。

6)其他康复训练法:膀胱功能训练的其他方法还包括冷热交替冲洗法、容量感觉训练法、视觉反馈训练法、音频电疗、微波疗法、生物反馈训练法等。在实际应用中，没有一种单一的方法可以有良好的效果，一般几种方法综合运用。在功能锻炼前要评估患者脊髓损伤平面及损伤程度，行膀胱压力容积测定、尿动力学检查、B超检查、尿常规分析，详细了解膀胱、尿道功能特征，膀胱容量，残余尿量，尿路感染情况以及是否有膀胱-输尿管反流，以便确定合适的膀胱训练方法，及时发现上尿道的并发症。其中，尿动力学检查被认为是反映膀胱功能最好的指标。

(4)健康宣教

脊髓损伤导致排尿障碍患者要建立反射性或自律性膀胱，护理时间长，对患者的健康教育主要应包括以下几个方面:

1)提高患者对泌尿系统管理重要意义的认识;

2)不同时期膀胱管理的方法;

3)尿路感染的早期识别和预防;

4)自我导尿技术与时机;

5)帮助患者树立泌尿系统终身管理的意识。

鼓励患者要有足够的耐心，才能达到最佳的排尿状态。同时让患者充分认识到膀胱功能障碍是可以控制的，也可让疗效显著的患者谈成功的体验，帮助患者树立战胜疾病的信心。患者出院时，要给予相应的出院指导，会阴消毒2次/d，便后及时清洗;除正常饮食外，摄水量保持约2000ml/d;根据医嘱使用辅助药物预防并发症;自我导尿注意保持清洁，有条件者最好用一次性导尿管;

定期作尿常规检查和细菌培养，有感染及时治疗。

3.排便功能障碍

（1）相关知识

完整的排便过程涉及自主排便和非自主排便两种机制，即直肠内粪便刺激肠道感受器，传入冲动经盆神经、腹下神经至骶髓（$S_2 \sim S_4$）的排便中枢，引发短暂的直肠收缩，同时传入冲动经脊髓丘脑束上行至高级排便中枢—大脑皮层，大脑皮层对来自环境和个体生理需要的输入信息进行综合，产生便意、激活自主排便的预备阶段，通过收缩膈肌，紧闭声门和收缩腹壁增加腹内压，并发出下传信号增强脊髓排便反射，通过兴奋副交感神经增加直肠收缩的强度和持续时间，以后盆底肌肉和肛门外括约肌（EAS）被抑制，EAS、耻骨直肠肌松弛、盆底下降、直肠肛门角变直，肛管阻力减少，粪便排出体外。

脊髓损伤后，受损平面以下神经传导受阻，大脑对排便的控制机能消失，$S_2 \sim S_4$的副交感神经与高级中枢的联系中断，排便活动失去大脑皮层的控制，排便行为只有通过脊髓部分反射来进行，临床上根据骶髓排便反射是否存在，而将排便障碍分为上运动神经原性（UMN）损伤和下运动神经原性（LMN）损伤两种类型。

正常人在自主排便动作时，随着直肠压力的增加，肛管压力下降（平均下降2.7kPa±1.6kPa），与增加的直肠压力形成较大的压力梯度（直肠压力与肛管压力差为4.5 kPa±2.1kPa），使大便容易通过，这种正常的排便协调性反应是保证排便顺利完成的重要条件，该过程由大脑皮层控制，而脊髓损伤患者自主排便时肛管压力下降幅度极小（平均下降0.9kPa±0.2kPa），与安静肛管压力相比差异无显著性（P>0.05），形成的直肠压力与肛管压力差为1.4kPa±0.2kPa，表明此时肛管压力大于直肠压力，这种反向压力梯度妨碍大便排出。

（2）SCI患者排便的康复护理

脊髓损伤休克早期（数小时至数周，平均2~3d），患者肛门松弛多表现为大便失禁，而后肛门的括约肌张力增高，由于肠蠕动减慢，患者出现便秘、慢性腹胀或不适感、腹痛、排便伴头痛、出汗。长期排便困难、便秘、肛门括约肌受到坚硬粪块的过分牵张，久之出现肛门脱垂、直肠出血。

1）大便失禁：多发生在脊髓损伤早期，对LMN损伤患者，因不存在脊髓反射性肠蠕动，又不存在EAS张力，容易产生大便失禁。肠道护理耗时较长，效果也不理想，OB卫生栓是一种干净、卫生、吸水性强的棉制栓剂，将其经肛门全部塞入直肠，尾端距肛门约2cm，外露线绳，并将线绳用脱敏胶布固定于患者一侧臀部，以防止卫生栓滑入直肠，根据患者大便情况更换4h~6h/

次,可有效控制稀便次数。

2)UMN损伤肠功能障碍:常可利用残存的骶段脊髓反射协助排便,处理较为容易。可应用栓剂、灌肠剂或手指对直肠黏膜进行接触刺激,一方面激发结肠产生强力推进蠕动,另一方面使EAS松弛,其中手指刺激的信号等于大便对直肠的刺激,是最好的排便刺激方式,应鼓励患者尝试。

3)患者饮食的护理干预

含糖及高纤维素膳食(如全麦食品、水果、蔬菜等),可提高肠内部被吸收的负离子数量,增加粪便的液体容积及大便的流动性。摄入适量的液体(不含酒精、咖啡等)以2.2~2.32L/d为宜,据统计日饮水量<1000 ml者便秘多于日饮水量>1000ml者。

4)患者行为的护理干预

应了解患者受伤前的生活史和排便习惯,并且根据脊髓损伤的水平及障碍程度,选择合适的方法。定时排便:养成每日定时排便的习惯。一般早餐后30 min进行排便,因此时胃结肠反射最强。可采用腹部按摩或用润滑手指轻揉按摩肛周或肛管,刺激排便反射产生,等待几分钟后即有大便排出,也可以根据工作和生活方法的不同选择时间,但必须保持每日同一时间进行此项活动。通过训练逐渐建立排便反射,若手指——直肠刺激反射失败,可用手法清除,圆锥部或圆锥以下脊髓损伤者常需手掏大便,掏便操作应轻柔,避免伤及肛门和直肠黏膜,甚至伤及肛门括约肌。排便体位:排便以蹲、坐位为最佳,蹲或坐位时肛门直肠角变大,同时借助重力易于大便通过,也易于增加腹压,大部分SCI患者可借助便桶等设施采取坐姿排便。若不能取蹲、坐,可采取半坐卧位、左侧卧位或平卧位,斜位。

(4)康复评价　脊髓损伤康复疗效评定见表3-14。

表3-14　脊髓损伤康复疗效评定

分级	截瘫(MBI)	四肢瘫(QIF)
优	≥75分	≥80分
中	≥50分	≥50分
差	≤25分	≤20分

注:显效:升级;有效:加分;无效:分数无变化。MBI:修订的Barthel指数;QIF:四肢瘫功能指数。

四、脊髓损伤的护理

(一)护理评估

1.一般情况评估　一般入院患者评估。

2.风险因素评估　患者的日常生活活动能力(ADL)评估(Barthel指数),Braden评估,和患者跌倒、坠床风险评估(评估单见附表)。

3.外伤史　评估受伤的时间、原因和部位,受伤的体位,急救、搬运和运送方式等。

4.身体评估　局部痛、温、触觉及位置觉有无改变,肛门括约肌有无自主收缩,有无尿失禁和尿潴留。全身有无高热、大小便失禁、压疮等并发症的出现。

5.辅助检查　主要影像学检查结果。

6.评估患者对疾病的心理反应。

7.评估既往健康状况　患者是否存在影响活动和康复的慢性疾病。

(二)护理诊断

1.自理能力缺陷:与骨折后活动或功能受限有关;

2.疼痛:与创伤有关;

3.焦虑:与疼痛、疾病预后等因素有关;

4.气体交换受损:与脊髓、呼吸肌麻痹、清理呼吸道无效致分泌物存留有关;

5.体温过高或过低:与脊髓丧失、自主神经功能紊乱有关;

6.知识缺乏:缺乏骨折后预防并发症和康复锻炼的相关知识;

7.潜在并发症:皮肤完整性受损;

8.潜在并发症:泌尿系感染;

9.潜在并发症:神经根粘连;

10.潜在并发症:脑脊液漏;

11.潜在并发症:硬膜外血肿;

12.潜在并发症:深静脉血栓形成。

(三)护理措施

1.术前护理

(1)心理护理:由于突然的外伤,伴随疼痛并且患者失去生活自理能力加之手术后的逐渐恢复往往很难达到患者自身的期望水平。部分患者术后仍需长期卧床,加之手术风险大、经济负担重等问题使患者对疾病恢复一直抱悲观态度。患者的心理矛盾以及各种潜在并发症都可能导致患者出现一系列的心理问题。患者心理上都会经历休克期、否认期、焦虑抑郁期、承认适应期等。同时患者家属也有不同程度的焦虑抑郁现象。故护士应采取认知、行为、支持等心理治疗使患者尽快进入承认适应期。为增强患者对手术治疗的信心,医护人员应向患者介绍手术成功的病例与其交谈使其消除对手术的恐惧心理积极配合手术。

(2)保持呼吸道通畅:及时清除呼吸道分泌物,给予雾化吸入,实施正确的叩背方法,辅助咳嗽、咳痰、吸氧。同时注意保暖,预防上呼吸道感染。病情稳定者,床头抬高15~30cm。

(3)饮食护理:应给予高蛋白、高维生素、高钙及粗纤维饮食。

(4)休息与体位:脊柱骨折后,若体位或姿势不当可引起或加重脊髓或神经根损伤,搬运和更换体位时应保护损伤体位,保持脊柱纵轴水平一致,避免扭曲、旋转和拖拉。对颈椎骨折转运者需固定头部,使头部随躯干一同滚动,防止损伤脊髓造成患者呼吸、心跳停止。颈椎损伤的患者,颈下垫一5cm软枕,使颈部微过伸,两侧砂袋固定。在床上应保持正确体位,严格给予轴线翻身时,应用R型垫支持,必要时胸腰椎骨折患者给予腰围固定。

(5)观察及护理:严密观察患者生命体征,定时检查患者感觉、肌力、排尿、排便情况。

(6)术前训练:

颈椎前路手术的患者,术前进行气管、食管推移训练。指导患者用2指~4指在颈部皮外插入预备坐切口一侧的内脏鞘与血管神经鞘间隙处,持续地向非手术侧推移。开始为10~20min/次,以后逐渐增加至30~60min。

后路手术的患者,因术中俯卧位时间较长,术前应指导患者俯卧位训练,开始为30~40min/次/次,以后逐渐增加至2~3h/次。

(7)保持有效的固定。

(8)完善各种化验和检查:术前准备必需的检查项目:①血常规、尿常规、血型及交叉配血;②肝肾功能、血电解质、血糖;③凝血功能;④感染性疾病筛查:乙肝、丙肝、艾滋病、梅毒等;⑤胸片、心电图;⑥全脊柱正侧位片、损伤部CT及三维重建和MRI;⑦肝、胆、胰、脾B超检查;⑧根据患者病情可选择:肺功能、超声心动图(老年人或既往有相关病史者);有条件或根据需要行肌电图、诱发电位检查;⑨并发其他疾病者,必要时请相应的科室会诊药品准备:询问患者药物过敏史,并遵医嘱行皮试,结果阴性通知办公护士,治疗护士准备药品;结果阳性应告知主管医生,更改药物。

（9）术前的用物准备：通知患者及家属准备所需用物；责任护士床旁配备吸氧用物、监护仪、R型垫、麻醉床等；卫生准备：修剪指甲、剃胡须、洗头、洗澡。

（10）注意事项：患者感冒或女性患者例假期间告知主管医生；取下假牙、摘除首饰及其他佩饰；肠道准备：全麻患者术前晚正常进食，夜间12点之后禁食，凌晨4点之后禁饮；术前晚9点及术日行大量不保留灌肠，术日按照无菌技术操作原则行留置导尿术，保持尿管固定、无菌、安全、畅通。

2.术后护理

（1）休息与体位：给患者创造一个安静、舒适、整洁、安全的休息环境，保持脊柱纵轴水平一致，避免扭曲、旋转和拖拉。颈椎骨折患者需颈托固定，在床上应保持正确体位，严格给予轴线翻身。

（2）术后观察：①与麻醉医生交接班，予以心电监护、吸氧，监测T、P、R、BP、SpO_2变化，记录1次/小时；②查看伤口敷料包扎情况，观察有无渗血、渗液；③注意伤口负压引流管是否通畅，防止扭曲、折叠、脱落，记录引流液的量、性质；④密切观察骨折平面以下的感觉、活动、肌力，注意有无脊髓受损，颈椎前路手术的患者因术中牵拉气管以及麻醉插管刺激导致喉头水肿而影响通气，患者出现呼吸费力、张口状急迫呼吸，应答迟缓、口唇发绀等症状，应立即报告医生进行处理。

（3）心理护理：脊髓损伤后截瘫患者会产生一系列的心理问题，如家庭和患者对残疾的认识和接受程度、婚姻问题、生活问题等，造成严重的心理障碍，表现为情绪低落、悲观失望、对生活失去信心，严重者有轻生的念头。因此，首先要对患者态度和蔼，耐心亲切，在精神上给患者以安慰和支持，取得患者的信任，增强其自尊心和自我价值感，协助患者防止并发症的发生。病房放置电视、棋类、扑克等以活跃生活，使患者从心理、精神、身体上达到身心的康复，树立战胜疾病的信心，积极配合治疗。根据患者疾病不同时期表现的心理问题进行康复治疗，鼓励患者发泄内心情感并表示理解；鼓励他们做一些力所能及的事，让患者发挥自身主观能动性，排除心理障碍，配合康复治疗。对于完全性脊髓损伤患者，应告知其康复治疗的远期目标，明确康复治疗的目的，使患者对病情的恢复有正确的认知并坚持进行功能锻炼，使患者及家属能逐渐掌握自我及家庭护理可有效减少术后并发症并提高生活能力。

（4）症状护理

1）疼痛

①评估患者疼痛程度，根据疼痛数字评分法进行评定；

②细心检查加剧伤口疼痛的其他原因；

③针对患者手术的情况作出相应的劝慰。必要时遵医嘱给予镇痛药物治疗，以解除患者的痛苦。镇痛药物最好在麻醉作用已过且患者能自解小便的情况下使用，两次镇痛剂使用时间≥6h。采用止痛泵止痛法，利用止痛泵缓慢从静脉内给药，减轻疼痛；

④保持充足的睡眠，使患者精神愉快，情绪稳定；

⑤加强家庭内部支持，鼓励家属与患者交流，转移患者注意力，给予患者心理支撑。

2）高热

脊髓损伤后，体温调节中枢对体温调节失去控制，对周围环境温度的变化丧失了调节能力。高热时，调节室温保持在25°左右，指导患者多饮水，给予温水擦浴、冰枕物理降温、大动脉处置冰袋等，及时更换潮湿的被服，必要时按医嘱应用退热药物，并观察降温效果，防止降温过快、过低引起衰竭。对体温过低的患者，调节室温维持在22℃~26℃，给患者增加衣服和盖被，喝温热饮料，避免使用热水袋局部保暖，以防烫伤，同时注意心率及血压的变化，发现异常及时汇报医生处理。

3）低钠血症

①脊髓损伤患者应在入院后定期作血生化检查，严密观察患者的精神状态、神经系统体征及24h出入量，适度限水，进高钠膳食，一旦发现低钠血症，应积极补充钠盐并将每日入量控制在2500 ml以下，同时每日检查血钠及尿钠值，如发现血钠急剧下降、尿钠>80 mmoL/24h，应除外抗利尿激素不适当分泌综合征的可能；

②对于临床表现高度类似抗利尿激素不适当分泌综合征的低钠血症患者，治疗应以限水为主；如患者出现急性低钠血症所致的脑水肿，如有嗜睡、神志淡漠、谵妄等表现，应立即静脉点滴高渗盐水予以脱水治疗，并严格限水，积极掌握气管切开的指征以抢救生命，同时应注意发生脑桥中央髓鞘溶解症的可能。

4）体位性低血压

脊髓损伤患者早期站立训练时，因交感神经反应丧失，静脉扩张，血压不能随体位及时调整，造成体位性低血压。损伤早期，生命体征稳定后，即开始床上被动活动，保持患肢功能位，3周后过渡到床上的自主活动，逐步从卧位转向半卧位或坐位，4周后进行直立床训练，倾斜的高度每日逐渐增加，从30°渐抬高至80°，循序渐进。颈髓损伤患者早期抬高床头时，需使用颈托。指导患者改变体位时动作不宜过快,注意观察其有无低血压症状,如头晕、面色苍白、虚脱等,一旦发生立即予患者平卧位,抬高双下肢,如患者乘坐在轮椅上,立即将轮椅向后倾斜,以减轻症状,并汇报医生处理。

(5)饮食护理:鼓励患者进食,给予高蛋白、高维生素、含钙丰富的食物,如瘦肉、鱼、鸡蛋、牛奶,多食蔬菜、水果。

3.并发症的预防及处理——硬膜外血肿

(1)脊髓硬膜外血肿(spinal epidural hematoma SEH):最早是由 Jakson 于1869年报告,脊柱手术后出血因引流不畅、引流管阻塞而导致硬膜外血肿形成,压迫脊髓神经。腰椎手术后突发性自发性腰部疼痛,呈剧烈疼痛,随之几分钟至几日后出现压迫症状,疼痛部位以下运动感觉及括约肌功能障碍,严重者发展为截瘫,是本病临床典型特征。腰椎术后硬膜外血肿临床少见,但病情发展迅速,后果严重,早期容易漏诊,如何提高对本病的认识至关重要,硬膜外血肿出现的突发性剧烈疼痛与一般的术后伤口疼痛有很大的区别,往往有压迫感,伴有肌力下降,感觉减弱,MRI 能清晰显示硬膜外血肿的部位、范围大小及脊髓受压后的改变,是诊断本病的最佳方法,因无条件或术后有钢板不适宜MRI 检查者,可以行脊髓造影。早期诊断和手术清除血肿是神经功能恢复良好的重要因素,早期手术减压有利于术后神经功能恢复,多数学者认为手术时间应在出血6 h 内。

(2)预防及护理

1)妥善固定并定时挤捏引流管,保持其引流通畅,避免扭曲、受压、滑脱;观察引流量、色、质;搬动或翻身时不能将其扭曲或拔除。对于肥胖、体重较重者,术后可取侧卧位,避免压迫伤口引流管;

2)术后4 h 内平卧硬板床,以后每2 h 轴线翻身1 次,以压迫止血及防止过早翻身引起切口活动性出血;及时遵医嘱应用止血药;

3)掌握脊髓硬膜外血肿的临床表现,术后严密观察患者神经系统症状的变化,症状渐进性加重,感觉障碍渐趋明显,范围变广或者波及运动功能,及时报告医师;

4)若诊断可疑时,应行MRI 或CTM(电子计算机断层扫描脊髓造影的简称)检查,以明确诊断。诊断明确后,应即刻行血肿清除、脊髓减压术,患者神经症状多可恢复,起病到治疗的时间间隔越短预后越好。

5)局部穿刺抽吸硬膜外积血后予腹带加压包扎,腰部制动。

6)因控制高血压是预防术后出血的关键,故密切监测血压,使其血压稳定在160mmHg /90 mmHg 以下。

4.并发症的预防及处理——压疮

(1)脊髓损伤患者活动受限,长期卧床或依赖轮椅,皮肤及全身抵抗力差,极易引起压疮.2007年美国国家压疮咨询组(NPUAP)对压疮的定义是:由于压力、剪切力、和/摩擦力二导致皮肤、皮下组织和肌肉及骨骼的局限性损伤,常发生在骨隆突处。

(2)压疮危险因素有:压力、剪切力和摩擦力;潮湿;局部皮温升高;营养不良;运动障碍;体位受限;手术时间;高龄;吸烟;使用医疗器具;合并心脑血管等

(3)压疮易患人群有:老年人 >70 岁,神经系统疾病患者,肥胖者,身体衰弱、营养不佳者,大小便失禁患者,发热患者,手术时间超过 4h,使用镇静剂的患者,强迫体位严格限制翻身,水肿、疼痛、石膏固定等患者等。

(4)压疮的分期为:可疑深部组织损伤期、I 期压疮、II 期压疮、III 期压疮、IV 期压疮、不可分期。

(5)压疮的预防

1)对年龄 ≥ 15 岁的高危人群进行全面的压疮危险因素评估,填写"Braden 评估及执行单";

2)评分 ≤ 12 分或具备难免性压疮条件者需申报难免性压疮;院外带入、院内发生的压疮按压疮处理报告制度填报压疮申报表;

3)严格床头交接皮肤情况;

4)告知患者及家属相关知识,教会其检查和评估皮肤情况的方法,介绍预防压疮及其配合的方法。

5)压力管理:建立翻身卡,轴线翻身至少 1 次/2h,高危患者 1 次/1 小时,结合患者情况给予气垫床、糜子垫、脚圈、R 形垫、减压贴、水袋等减压用具,身体受压部位有保护措施;

6)潮湿管理:保持皮肤清洁,尿失禁患者指导进行膀胱功能锻炼或采用尿套、留置尿管、间歇导尿等方法保持皮肤清洁干燥;大便失禁患者,及时更换尿布或床单,必要时采用大便收集袋;

7)摩擦力、剪切力管理:保持床单位整洁,无杂物,被服污染要及时更换;更换卧位或使用便器时,需将患者抬离床面,避免拉、拽;使用过床单移动患者,肘部和足跟易受摩擦,则需保护;

8)侧卧位或半坐卧位,角度不超过 30°;

9)营养管理:根据患者的营养状况针对性进行营养供给,给予高蛋白、足够热量、高维生素膳食,以增加机体抵抗力和组织修复能力。此外,给患者适

当补充硫酸锌等矿物；

10）对于护理有难度者请压疮小组给予会诊；

11）避免护理中的误区：气圈的使用、烤灯照射、过度清洗、按摩、爽身粉的使用。

5. 并发症的预防及处理——神经根粘连

（1）脊柱手术后，手术野内积血，手术中神经根松解时可能损伤到神经根鞘膜，术后神经根肿胀、渗出，这些原因是造成术后神经根粘连的根源。Charmley（1951）报道直腿抬高可牵引神经根移动2~8mm，而且抬腿时要尽量达到最大幅度。

（2）护理措施

1）脊柱术后1d直腿抬高运动角度>30°达到最大幅度、患者感觉到不适为宜，维持10 s，3 组/d，20 次/组，能有效地防止神经根粘连，缓解术后疼痛，提高手术效果；

2）第3日后鼓励患者主动或被动进行直腿抬高，并在护理人员协助下做压膝、压髋等被动活动；

3）活动量由小到大循序渐进，每日逐渐增加直腿抬高的幅度，双腿交替进行。但抬腿次数不宜过多，以免因神经根水肿而加重疼痛；

4）术后遵医嘱早期应用20%甘露醇、甲基强的松龙、七叶皂苷钠、神经节苷脂等药物，以缓解神经根水肿及营养神经。

6. 并发症的预防及处理——脑脊液漏

（1）脑脊液漏是脊柱手术后常见并发症之一，其发生率为2.31%~9.37%。近年来随脊柱手术的数量增多，其发生率有明显增加趋势。绝大多数脑脊液漏是由于术者操作不慎，经验不足造成的医源性损伤，术中确切可靠的修补是治疗脑脊液漏的关键，若术中未发现，术后引流液持续增多，且引流液呈清亮或淡红色，或切口纱布被浅红色或无色液体浸透者，应该确定为脑脊液漏，MRI检查对诊断有帮助，可以显示损伤的位置、范围和内部特征，还可显示囊鞘的交通情况，若早期处理不当，很可能导致切口延迟愈合、不愈合、切口感染，严重者导致化脓性脑膜炎，甚至死亡等。

（2）护理措施

1）密切观察病情变化及引流量、色、质。当患者出现体位性头痛、恶心、呕吐，术后引流量逐日减少不明显或增多，引流液呈淡红色或粉红色，质稀薄，切口敷料呈非血性或淡血色渗湿时，考虑脑脊液漏并及时报告医师；

2）给予头低足高仰卧位压迫及等压引流，停止渗漏48 h后恢复正常体位；

3）红外线烤灯照射切口，及时更换切口敷料，保持切口敷料干燥，防止感染；

4）动态监测血常规、电解质及肝肾功能，维持水电解质平衡；

5）保持大便通畅，勿用力咳嗽，防止腹压增加而加重脑脊液漏或已闭合漏口重新开放；

6）心理护理，及时缓解患者紧张、焦虑心理，从而减轻疼痛，并取得其理解与配合。

7. 并发症的预防及处理——深静脉血栓形成（deep vehous thrombosis DVT）

（1）脊髓损伤后长期卧床，下肢血流缓慢，导致深静脉血栓的发生，最常见的是下肢深静脉血栓。Virchow 首先提出下肢 DVT 的三大因素：静脉血流滞缓、静脉血管壁损伤、血液高凝状态。因下肢活动减少甚至长期卧床，由于心、肺及静脉瓣生理功能退变、胸腔负压减少及心输出量减少，使静脉回流减慢；脊柱手术时患者俯卧位，双侧髂部在脊柱托架上使髂部血管受压，可能引起血管壁的损伤，下肢静脉回流速度缓慢，而俯卧位同样使胸腹部受压，致静脉回流阻力增加；术后麻醉反应也使下肢活动明显受限及长时间卧床，都可使下肢血流处于相对滞缓状态，另外，手术创伤、失血后血液浓缩、术后止血药物的使用等，均可导致血液高凝状态，从而造成下肢 DVT。临床表现为患肢腹股沟、下肢肿胀，紧束感，隐胀痛，浅静脉怒张，皮温升高，深静脉压痛，部分皮肤轻度发绀，伴有足背动脉搏动减弱。

（2）术前护理干预

1）健康教育：向患者详细讲解 DVT 的发生原因、危险因素及严重后果，讲解 DVT 常见的症状及术前训练、术后早期活动的重要性，对有高血压、冠心病、糖尿病的患者进行重点宣教，直到患者能确切理解，并能引起高度重视；

2）术前评估：对血栓危险因素进行评估，并对下肢深静脉血管进行超声检查。同时配合医师做好血常规、血糖、血脂、血液流变学、凝血功能的测定，根据检查结果，制定针对性的预防性护理方案；

3）正确指导术后锻炼，制定的训练计划，使患者及家属在术前掌握术后训练的方法，积极的配合锻炼；

4）心理干预：给予心理干预措施，积极疏导，给予安慰和鼓励，减轻患者及家属的顾虑，树立战胜疾病的信心，积极配合各项护理干预措施的顺利实施；

5）饮食指导：指导患者多食粗纤维的食物，并坚持每天进行腹部环形按摩，养成定时排便的习惯，以免便秘时腹压增加，影响下肢静脉回流；嘱患者多饮水,保证每日的饮水量(2000mL),可以稀释血液,降低血液黏稠度。

(3)术后护理干预

1)合理使用止血药物:对有血液高凝状态的患者,使用止血药物需要严格控制,谨慎使用;

2)给予患肢抬高10°~15°,每日测量双下肢的周径,并观察局部有无红、肿、热等现象;

3)勤翻身、按摩腓肠肌,双下肢被动活动,2次/d,30min/次。每日气压治疗30分钟,穿弹力袜,促进血液循环,每次翻身时被动背伸双侧踝关节5次左右,防止下肢深静脉血栓的发生;

4)早期功能锻炼:指导家属给予按摩及肢体被动活动,制定不同的锻炼计划,包括关节的主动和被动活动,小腿腓肠肌和大腿股四头肌的等长收缩、等张收缩运动。锻炼要范围由小到大,肌肉力量要循序渐进,保持肌肉的收缩状态5~10s后放松,每天坚持2组,15~20次/组。同时术后给双下肢热敷,以促进血液循环,防止血栓形成;

5)病情观察:护士按时巡视病房,认真倾听患者的主诉,密切观察下肢皮肤颜色、温度及有无酸痛、肿胀感、足背动脉搏动情况和感觉运动情况有无异常,做到早发现、早治疗;

6)正确选择穿刺部位:静脉注射在同一部位反复穿刺,可加重血管内膜损伤,尽量避免选用下肢静脉输液;

7)术后预防抗凝治疗:按医嘱输入低分子右旋糖酐、复方丹参注射液、低分子肝素等抗凝。在进行抗凝治疗过程中,护士要密切观察有可能发生的并发症,如有异常,及时通知医师;

8)如发生下肢深静脉血栓,患肢制动、抬高,观察患肢周径的变化及足背动脉搏动的情况,按医嘱应用抗血栓药物,注意观察有无出血倾向及肺栓塞,必要时行下腔静脉滤器植入术。

8.并发症的预防及处理——骨质疏松

脊髓损伤后患者长期卧床、缺少功能锻炼,从而导致骨质疏松的发生,一旦发生,很难纠正,预防是至关重要的。指导患者进食含钙丰富的食物,如虾皮、海带、紫菜、牛奶、新鲜蔬菜等。条件允许时,让患者多接受阳光照射,可以促进钙质的吸收。对患者进行早期康复训练,尤其是站立训练,每日不少于2小时,指导患者在改变体位、穿脱衣裤时,动作轻柔,加强安全指导,避免坠床和跌倒的发生。按医嘱补充钙剂,防止或延缓骨质疏松的发生。

9.并发症的预防及处理——废用综合征

保持瘫痪肢体功能位,穿矫正鞋或于足底放置一支撑垫,防止足下垂。向患者及家属讲解功能锻炼的必要性,每日对患者进行关节被动活动及肢体的按摩。指导患者进行日常生活自理能力的训练,鼓励其完成力所能及的生活动作,并及时予以肯定,使患者主动配合康复治疗,必要时请成功康复的患者现身说法,促进其积极配合功能锻炼。

10.出院指导

(1)患者出院后须继续:康复锻炼,并预防并发症的发生;

(2)指导患者:练习床上坐起,使用轮椅、助行器和行走的方法;

(3)用药:出院带药时,应将药物的名称、剂量、用法、注意事项告诉患者,并按时服药。

(4)饮食:指导患者即家属应用清洁导尿术进行间歇导尿,预防长期留置导尿而引起泌尿道感染。

(7)复查时间及指征:定期到医院复查,进行理疗有助于刺激肌肉收缩和技能恢复。

(四)护理评价

1.患者呼吸道是否通畅,呼吸维持正常;

2.患者体温是否在正常范围;

3.患者能否自行排尿或建立膀胱的反射性排尿功能;

4.患者能否接受身体及生活的改变,保持心理健康;

5.患者是否摄入足够的液体和饮食,保持理想体重,维持大便正常;

6.患者有无因长期卧床或截瘫发生压疮等并发症。

院前急救与护理

脊柱创伤约占全身创伤的0.3%~1.5%,其中约20%合并有脊髓损伤,现场处理是否得当,将直接影响病情的发展与转归,院前急救与护理过程中,稍不小心,还可给伤员造成无法逆转的"二次损伤"。有效地保护脊柱,对脊柱损伤患者采取及时有效的急救与护理,可有效防止继发损伤,对降低致残率及改善预后具有重大意义。院前急救措施应发现重点病情,以抢救生命为主。先处理危及生命的复合伤,建立静脉通道,保证呼吸道畅通,脊柱制动,记录运动感觉评分。怀疑有脊柱损伤的,全部用可透X光的脊柱板进行固定,怀疑颈椎损伤的患者用颈托固定,平稳搬运和转送。主要措施如下:

1.伤情评估　到达急救现场切勿立刻搬动患者,确认现场环境安全后,首先进行伤情评估,护理人员立即配合医生按程序对伤情作出初步判断。由于现场条件所限,无法做相应的辅助检查,判断脊柱损伤主要根据患者症状与体征,清醒患者可根据主诉颈、腰疼痛以及肢体运动及感觉障碍等进行初步判断。首先检查呼吸道是否通畅,呼吸频率、节律、血压、脉搏、意识、肢体感觉运动情况。然后再检查是否有内脊柱、脊髓损伤及其他合并症,凡怀疑有脊椎、脊髓损伤者一律按脊椎骨折处理。

2.清理呼吸道的异物,保持呼吸道畅通　立即采用托下颌法打开气道,清除呼吸道分泌物、凝血块,松开衣领,避免气管受压,保持通畅。若出现呼吸表浅,频率减慢,胸闷加重或不能自主呼吸的情况,则提示高位颈脊髓损伤,膈肌麻痹,应尽早气管插管,用呼吸机维持辅助呼吸。

3.正确调整体位及搬运　最好由三至四名医务人员进行配合操作完成体位的调整。由1名医务人员固定头部并负责发出指令,其他2名医务人员听从指令,按"原木滚动"的原则将患者调整为仰卧位,保证在操作过程中患者的头、颈、胸、腰、腹在同一轴向。然后根据以下步骤进行操作:(1)上颈托:由1名医务人员将1只手的中指放在患者的胸正中央胸骨处,引导另1名医务人员将患者的头部向头顶方向略作牵引,慢慢转动头部至正中位置,使患者的头、颈、胸、腰、腹处在同一轴向。然后对伤者进行初步检查,确定颈部无伤口后,上颈托固定;(2)检查全身受伤情况:由1名医务人员始终固定患者头部,另一名医务人员分别检查头部、胸部、腹科、骨盆、四肢;(3)将患者移至脊柱板上。始终由1名医务人员负责固定患者头部,保持患者的头、颈、胸、腰、腹在同一轴向,由固定头部的医务人员并发出翻转患者指令,患者身体成侧卧状态时,由一名医务人员检查确定脊柱和背部有无损伤,然后上脊柱板,将患者转回仰卧体位,操作过程中注意3人动作协调一致。然后调整患者位置,上头部固定器,用约束带将患者固定在脊柱板上;(4)搬运患者:4个人站在担架的4个角上,由医生发出指令后同时抬起患者,平稳整体搬运。

4.现场急救　脊柱损伤的患者病情一般都比较重,特别是颈椎损伤伴有高位颈髓损伤可致呼吸、心跳抑制,如患者出现呼吸抑制,立即行气管插管。如合并创伤性休克,给予抗休克治疗。对一些开放性损伤出血者,可用压迫止血,迅速建立2组静脉通路,妥善固定输液装置,防止脱落。应遵医嘱及时药物治疗。按医嘱静脉滴注 20% 甘露醇以脱水、消肿。另外,可根据情况运用糖皮质激素和654-2。

5.护理 (1)做好心理护理:脊柱脊髓损伤患者大多是青壮年,突如其来意外伤害给自身和家庭造成残酷的打击,随之而来给家庭和社会带来沉重的负担,故心理护理更显重要。患者会出现恐惧、焦虑、紧张不安等心理反应,甚至出现轻生念头,放弃治疗。我们要关心安慰患者,对意识清醒的患者简要地介绍一下病情及注意事项,消除其紧张情绪,取得患者及家属信任,使其积极配合搬运。并介绍成功病例,鼓励其以积极态度面对人生、勇敢面对现实,积极配合治疗,保证安全送达医院;(2)上脊柱板前后,严格保持患者的头、颈、胸、腰、腹在同一轴向。合并颅脑损伤的患者烦躁不安,按医嘱应用安定肌肉注射;(3)加强途中监护:密切观察患者生命体征变化,观察患者面部表情,清醒患者询问有何不适,以了解伤情,发现问题,及时处理;(4)途中保持呼吸道通畅,有痰液的及时吸出,使患者保持良好的通气状态,行气管插管的途中做好相应的护理。

固定及搬运

一、手法

分头锁、肩锁、头肩锁、头胸锁、胸背锁

1.头锁 主要用作固定头部。

(1)用双手制动(图3-21):

1)先跪在伤病者头顶部的位置;

2)将双手手肘固定在地上或膝上;

3)把双手手指尽量张开,拇指放在伤病者额顶,食指与其他手指分叉开而不覆盖耳朵,捉紧头颅;

(2)用双膝制动(图3-22):

1)置双膝于伤病者头部两侧;

2)用双手按着伤病者头部,身体略向后靠,再移动双膝紧夹伤病者头部。

2.肩锁 主要用作把伤病者向上下或横移的头肩固定法(图3-23)。

(1)分开双膝并跪于伤病者头顶部位置;

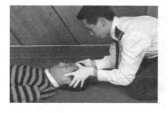
图3-21　双手制动图

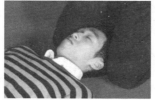
图3-22　双膝制动图

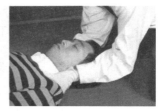
图3-23　肩锁制动图

（2）双手握着伤病者肩部（翻腕）；

（3）用双前臂骨侧夹紧伤病者头部两鬓（手臂平衡，手肘离地）；

（4）用力握紧伤病者肩部。

3.头肩锁　利用整体翻身法来翻动伤病者时的头部固定法（图3-24）。

（1）先跪于伤病者头顶部的位置；

（2）翻向的一方使用长手，并把该手手肘固定在大腿近膝处，抓着伤病者肩部，并用前臂内侧紧贴头部（不要翻腕）；

（3）短手的手肘固定在另一大腿上，拇指置于眉顶额角，其他手指握紧伤病者枕部；

4.头胸锁　作转换其他制动锁或放置头枕时的制动手法。

（1）跪或半蹲跪在伤病者侧；

（2）近额的手肘固定在膝上或小腿内侧，用手指按着伤病者前额；

（3）把另一手臂枕于伤病者胸骨上或肩膀处，用拇指及中指分按伤病者两颧，手掌须弯曲但不可覆盖伤病者口鼻（图3-26）。

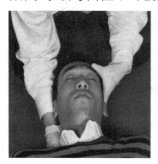
图3-24　头肩锁

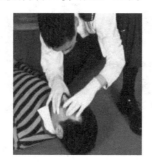
图3-25　固定前额

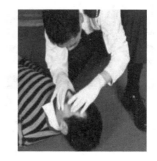
图3-26　固定胸骨

5.胸背锁　把坐着的伤病者躺卧在脊椎板上或脱除头盔的头颈胸背固定法（图3-27）。

（1）先跪在伤病者侧旁正向病者；

（2）用双臂夹着伤病者的胸部及背部；

（3）再把双手手腕向下压锁，并紧握伤病者的颧骨、下巴及后枕部，而手掌不可覆盖伤病者的口鼻。

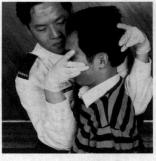

图3-27　胸背锁

二、颈托使用

颈托是一种承托颈部的装备。其作用是将受伤颈部尽量制动，保护受伤的颈椎免受进一步损害。但套上硬颈套并不能完全制动，因此在运送伤病者时，仍须格外小心。

1.使用程序

（1）劝伤病者不要乱动，并保持头部于现有姿势；

（2）学员甲先用头锁为伤病者制动（图3-28）；

（3）把伤病者头部置于正中位置（伤病者的头部与身躯的轴心线须成一直线）。如在转动伤病者头部时，伤病者感到痛楚，应立即停止转动，不要使用硬颈套；

（4）学员乙用手指量度伤病者肩顶至下巴的距离，再量度颈托下缘硬胶边至手指顶的距离，把红点移至指顶孔并扣紧孔锁（图3-29）；

（5）将颈托套入伤病者颈部，轻轻把颈托拉紧，直至颈套下巴托的中轴线与伤病者的轴心线成一直线，把颈套收紧及固定（图3-30）。

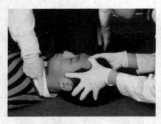　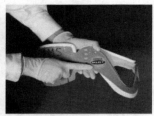　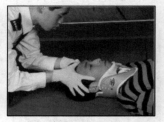

图3-28　制动　　　　　图3-29　测量　　　　　图3-30　固定

2.操作流程及步骤

（1）准备物品：外科急救包（颈托、头部固定器等）、脊柱板；

（2）现场评估、判断：包括现场环境、询问伤员病情，告知伤员配合；

（3）将患者置于仰卧位，通过上头锁调整颈部位置，使鼻尖位于躯体中轴线上（胸骨正中）；

（4）检查头颈部：助手用头胸锁固定头颈部，医生检查头枕部，包括颈椎形状、压痛等。上头锁，上颈托，助手检查测量伤员颈部的长度调整所需尺寸，正

确上颈托(图3-31);

（5）全身检查判断伤情(医生或医助)：顺序为颜面—胸—腹—骨盆—下肢—上肢；

（6）为患者准备上脊柱板：1助用头胸锁，2助准备脊柱板及约束带完毕，1医生头肩锁（肩锁在侧翻的同侧）(图3-32)；

（7）整体侧翻：1医生指挥，2位助手左右手交叉抱伤员的肩、髂和膝部，将伤者轴位整体侧翻于侧卧位，保持脊柱在同一轴线。助手检查背部及脊柱后，拉脊柱板纵向摆放在背部合适的位置，将伤者同步放置回仰卧位(图3-33~34)；

（8）平移(推)伤员：1助手用胸锁手法固定头颈部，医生改用双肩锁，助手左右手交叉，将伤者平移至脊柱板中间，并调整上下位置(图3-35)。

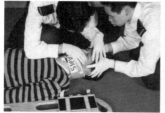

图3-31 上脊柱板

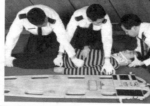

图3-32 上脊柱板

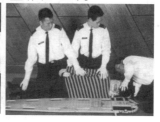

图3-30 整体侧翻

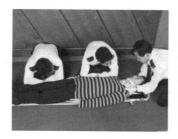

图3-34 放置侧卧位

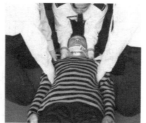

图3-35 平移(推)患者

康复辅助器具的选择

由于损伤后脊髓自我修复能力差，大多数患者遗留不可逆的功能障碍，脊髓损伤患者辅助器具需求对于胸腰段损伤，主要存在的障碍是站立和步行、大小便控制、移动能力、ADL能力等方面，常需要使用轮椅及部分生活辅助器具，卧床期间还常需使用康复辅助器具补偿或代偿部分功能,协助他们进行日常活动,辅助器具在脊髓损伤患者的康复中发挥着重要作用,可提高他们的运动功能和移动能力,减少并发症,提高生活自理能力和工作能力,促进参与社会,减轻家庭和社会负担。

脊髓损伤患者辅助器具配备策略

一、轮椅的选择

世界卫生组织2008年制定的轮椅选配指引中指出,"轮椅的选配需综合考虑患者的自身功能、需求、日常生活环境等方面,同时也需要了解各种类型轮椅所适应的患者功能状况,并配合适当的轮椅功能宣教及训练"。这样才能实现最佳的轮椅选配。按这一要求,从使用者功能角度出发,脊髓损伤者通常需要的轮椅如表3-15所示。

表3-15 不同损伤平面脊髓损伤患者(完全性)轮椅的选配

损伤平面	轮椅及附件选择
C_4及以上	头控、颌控、气控电动轮椅+防压疮功能+后倾功能
$C_5 \sim C_8$	轻质普通手动轮椅(可拆卸式扶手及脚踏)+防滑手驱动圈+四肢瘫用轮椅手套
$T_1 \sim T_{12}$	普通手动轮椅(可拆卸式扶手及脚踏),功能较好者可选用运动轮椅
L_1以下	普通手动轮椅(可拆卸式扶手及脚踏)、运动轮椅

1.颈髓损伤者早期可以使用高靠背轮椅,先以轮椅靠背逐渐向后倾斜练习坐,C_6以下损伤的患者一旦情况稳定就不应再使用高靠背轮椅,因为高靠背轮椅笨重,轴心后置使用者无法自身驱动。因此建议您不要急于购买高靠背轮椅,先向相关机构和个人借用数周。

2.胸、腰脊髓损伤者一般具有较好的上肢功能,具有较强的驱动轮椅能力,选择驱动轮椅靠近身体重心且位于肩关节正下方时驱动效率最高,但需安装防后倾装置以提高稳定性。

3.颈髓损伤者因上肢肌肉的力量减弱,驱动轮椅较为困难,需使用手掌或手腕的按压来驱动轮椅,同时控制姿势的能力也比较困难,因此选择轮椅时要充分考虑骨盆和身体的稳定性,如背靠垫、骨盆固定带、头枕等。

4.选择轮椅时要考虑轮椅到床等位置的移动,需要横向移动的,扶手和脚踏支架要能够外旋或拆卸;需要垂直移动的,脚踏支架要能够外旋或拆卸。

5.使用轮椅要充分考虑安全因素,胸带不能单独使用,要注意先系紧骨盆带在系安全带;离开轮椅时,位置移动时要刹车,装有倾翻装置的不要随意拆除；上下车时不要随意改变行进方向。

6.注意预防骨头的部位产生压疮，每20min进行一次减压，有4种方法减压：(1)将身体撑起进行减压；(2)背部倾斜进行减压；(3)身体分别向两侧倾斜进行减压；(4)身体前倾进行减压；此外还可使用防压疮坐垫。

7.配备时还应考虑患者的使用需求和使用环境。如农村使用者或户外使用者的轮椅要求前后轮距离应比普通轮椅长些，建议使用单前轮且前轮直径及轮子宽度要大些；使用环境较潮湿者选用铝合金等不易生锈轮椅；需经常搬动轮椅上下楼梯者宜选轻便轮椅等。

8.轮椅尺寸的选择，2012年WHO新的标准建议座位宽度等于臀部的宽度（检查者手指刚好能插入使用者臀部的两侧，不紧不松），座位深度为腘窝距坐垫前缘的距离加2指~3指(3~6cm)，脚踏板高度为足部平放脚踏板上，大腿前部下侧与坐垫刚好贴近（检查者手感觉无压力也无缝隙为好），靠背高度在保证安全和舒适的前提下尽量低，以利于使用。

二、生活辅具

脊髓损伤患者的生活辅具配置时应在保证功能的前提下，尽可能少配备辅具，且辅具越简单越好。治疗师需根据患者功能情况、现实需求以及相关辅具适应证来选配。如C_5平面损伤患者可配置腕托及万能袖套加相应工具完成进食、刷牙、打字等活动；C_6平面损伤患者仅需配置万能袖套可完成以上动作；而有良好腱效应（可在腕背伸带动下完成屈指抓握、对捏，屈腕时手指可伸开放松）的C_6~C_8平面损伤患者可通过对餐具加粗或改变抓握方式完成以上动作。

三、其他辅具

压力袜可预防下肢静脉血栓的发生，在卧床期需尽早配置；矫形器有利于保持手、足于良好的位置，预防关节挛缩，保障手功能及步行能力的发挥；步行矫形器配合助行器具可使胸腰段脊髓损伤者的再次步行成为可能；环境控制系统可使高位四肢瘫患者通过颌控、气控、头控、触控等方式实现对家中电器、门、窗帘等的开关及控制。

表3-16　Braden评估量表细则

项　目	评分	详　解
感知能力（机体对压力所引起的不适感的反应能力）	1 完全受限	对疼痛刺激没有反应（没有呻吟、退缩或紧握）或者绝大部分机体对疼痛的感觉受限
	2 大部分受限	只对疼痛刺激有反应，能通过呻吟和烦躁的方式表达机体不适。或者机体一半以上的部位对疼痛或不适感觉障碍
	3 轻度受限	对其讲话有反应，但不是所有时间都能用语言表达不适感。或者机体的一到两个肢体对疼痛的或不适感觉障碍
	4 没有改变	对其讲话有反应。机体没有对疼痛或不适的感觉缺失
活动能力（躯体活动的能力）	1 卧床不起	限制在床上
	2 局限于轮椅	行动能力严重受限或没有行走能力
	3 偶尔步行	白天在帮助或无需帮助的情况下偶尔可以走一段路。每日大部分时间在床上或椅子上度过
	4 经常步行	每日至少2次室外行走，白天醒着的时候至少每2h行走一次
移动能力（改变/控制躯体位置的能力）	1 完全受限	没有帮助的情况下不能完成轻微的躯体或四肢的位置变动
	2 严重受限	偶尔能轻微地移动躯体或四肢，但不能独立完成经常的或显著的躯体位置变动
	3 轻微受限	能经常独立地改变躯体或四肢的位置，但变动幅度不大
	4 不受限	独立完成经常性的大幅度体位改变
潮湿度（皮肤处于潮湿状态的程度）	1 持久潮湿	由于出汗、小便等原因皮肤一直处于潮湿状态，每当移动患者或给患者翻身时就可发现患者皮肤是湿的
	2 非常潮湿	皮肤经常但不总是处于潮湿状态。床单每日至少换一次
	3 偶尔潮湿	每日大概需要额外换一次床单
	4 很少潮湿	皮肤通常是干的，只需按常规换床单即可
营养摄取能力（平常的食物摄取模式）	1 重度营养摄入不足	从来不能吃完一餐饭，很少能摄入所给食物量的1/3。每日能摄入2份或以下的蛋白量（肉或者乳制品），很少摄入液体，没有摄入流质饮食。或者禁食和/或清流摄入或静脉输入大于5d
	2 可能营养摄入不足	很少吃完一餐饭，通常只能摄入所给食物量的1/2。每日蛋白摄入量是3份肉或乳制品。偶尔能摄入规定食物量。或者可摄入略低于理想量的流质或者管饲
	3 营养摄入适当	可摄入供给量的一半以上。每日4份蛋白量（肉或者乳制品），偶尔拒绝肉类，如果供给食物通常会吃掉。或者管饲或TPN能达到绝大部分的营养所需
	4 营养摄入良好	每餐能摄入绝大部分食物从来不拒绝食物，通常吃4份或更多的肉和乳制品，两餐间偶尔进食。不需其他补充食物

项　目	评　分	详　解
摩擦力和剪切力	1 已成为问题	移动是需要中到大量的帮助,不可能做到完全抬空而不碰到床单,在床上或椅子上时经常滑落。需要大力帮助下重新摆体位。痉挛、挛缩或躁动不安通常导致摩擦
	2 有潜在问题	躯体移动乏力,或者需要一些帮助,在移动过程中,皮肤在一定程度上会碰到床单、椅子、约束带或其他设施。在床上或椅子上可保持相对好的位置,偶尔会滑落下来
	3 无明显问题	能独立在床上或椅子上移动,并且有足够的肌肉力量在移动时完全抬空躯体。在床上和椅子上总是保持良好的位置

第四章　周围神经损伤的康复护理

一、概述

周围神经损伤多发生于尺神经、正中神经、桡神经、坐骨神经和腓总神经等,上肢神经伤较下肢神经伤为多,约占四肢神经伤的60%~70%,四肢神经损伤常合并骨、关节、血管、肌腱等损伤,严重影响肢体功能。周围神经损伤原因平时多见于各种开放伤及闭合伤、物理性损伤、药物注射性损伤以及缺血性损伤。

(一)应用解剖学

周围神经是指脑和脊髓以外的所有神经,包括神经节、神经干、神经丛及神经终末装置;周围神经由三种神经组成,脑神经、脊神经和自主神经。脊神经共31对,包括8对颈神经、12对胸神经、5对腰神经、5对骶神经、1对尾神经。每对脊神经通过前根和后根与脊髓相连。前根属运动性,后根属感觉性,两者在椎间孔处合成一条脊神经干,感觉和运动神经纤维由此混合。周围神经还可根据分布的对象不同可分为躯体神经和内脏神经。

(二)病因与分类

周围神经损伤的原因可分为:

1.牵拉损伤,如产伤等引起的臂丛损伤。

2.切割伤,如刀割伤、电锯伤、玻璃割伤等。

3.压迫性损伤,如骨折脱位等造成的神经受压。

4.火器伤,如枪弹伤和弹片伤。

5.缺血性损伤,肢体缺血挛缩,神经亦受损。

6.电烧伤及放射性烧伤。

7.药物注射性损伤及其他医源性损伤。

(三)临床表现

根据周围神经损伤的部位不同,临床表现也不同:

1.臂丛神经损伤

主要表现为神经根型分布的运动、感觉障碍。臂丛上部损伤表现为整个上肢下垂,上臂内收,不能外展、外旋,前臂内收伸直,不能旋前、旋后或弯曲,肩胛、上臂和前臂外侧有一狭长的感觉障碍区。臂丛下部损伤表现为手部小肌肉全部萎缩而呈爪形,手部尺侧及前臂内侧有感觉缺失,有时出现霍纳氏综合征。

2.腋神经损伤

运动障碍,肩关节外展幅度减小。三角肌区皮肤感觉障碍。三角肌萎缩,肩部失去圆形隆起的外观,肩峰突出,形成"方形肩"。

3.肌皮神经损伤

肌皮神经自外侧束发出后,斜穿喙肱肌,经肱二头肌和肱肌之间下行,并发出分支支配上述三肌。终支在肘关节稍上方的外侧,穿出臂部深筋膜,改名为前臂外侧皮神经,分布于前臂外侧皮肤。肌皮神经受伤后肱二头肌、肱肌及前臂外侧的皮肤感觉障碍。

4.正中神经损伤

第一、二、三指屈曲机能丧失;拇对掌运动丧失;大鱼际肌萎缩,出现猿掌畸形;示指、中指末节感觉消失。

5.桡神经损伤

桡神经损伤为全身诸神经中最易受损伤者,常并发于肱骨中段骨折。主要表现为伸腕力消失,而"垂腕"为一典型病症;拇外展及指伸展力消失;手背第一、二掌骨间感觉完全消失。

6.尺神经损伤

第四和第五指的末节不能屈曲;骨间肌瘫痪,手指内收外展功能丧失;小鱼际萎缩变平;小指感觉完全消失。

7.股神经损伤

运动障碍,股前肌群瘫痪,行走时抬腿困难,不能伸小腿;感觉障碍,股前面及小腿内侧面皮肤感觉障碍;股四头肌萎缩,髌骨突出;膝反射消失。

8.坐骨神经损伤

坐骨神经完全断伤时,临床表现与胫腓神经联合损伤时类同。踝关节与趾关节无自主活动,足下垂而呈马蹄样畸形,踝关节可随患肢移动呈摇摆样运动。小腿肌肉萎缩,跟腱反射消失,膝关节屈曲力弱,伸膝正常。小腿皮肤感觉除内侧外,常因压迫皮神经代偿而仅表现为感觉减退。坐骨神经部分受伤时,股二头肌常麻痹,而半腱肌和半膜肌则很少受累。另外,小腿或足底常伴有跳痛、麻痛或灼痛。

9.腓总神经损伤

垂足畸形，患者为了防止足趾拖于地面，步行时脚步高举，呈跨越步态；足和趾不能背伸，也不能外展外翻；足背及小趾前外侧感觉丧失。

二、治疗

周围神经损伤主要采取非手术治疗和手术治疗。一般处理原则包括：用修复的方法治疗神经断裂；用减压的方法解除骨折端压迫；用松解的方法解除瘢痕粘连绞窄；用锻炼的方法恢复肢体功能。

（一）非手术治疗

非手术治疗适用于不需手术暂时不宜手术的周围神经损伤及神经修复术后的患者。其目的是为神经和肢体功能的恢复创造条件，防止肌肉萎缩、纤维化和关节僵硬，促进神经再生。对周围神经损伤，不论手术与否，均应采取下述措施，保持肢体循环、关节活动度和肌肉张力，预防畸形和外伤。

1.解除骨折端的压迫　骨折引起的神经损伤，多为压迫性损伤，首先应采用非手术疗法，将骨折手法复位外固定，以解除骨折端对神经的压迫，观察1~3月后，如神经未恢复再考虑手术探查。

2.防止瘫痪肌肉过度伸展　选用适当夹板保持肌肉在松弛位置。如桡神经瘫痪可用悬吊弹簧夹板，足下垂用防下垂支架等。

3.保持关节活动度　预防因肌肉失去平衡而发生的畸形，如足下垂可引起马蹄足，尺神经瘫痪引起爪状指。应进行被动活动，锻炼关节全部动度，1d多次。

4.理疗、按摩及适当电刺激　保持肌肉张力，减轻肌萎缩及纤维化。

5.锻炼尚存在和恢复中的肌肉，改进肢体功能。

（二）手术治疗

神经损伤后，原则上越早修复越好。锐器伤应争取一期修复，火器伤早期清创时不作一期修复，待伤口愈合后3~4周行二期修复。锐器伤如早期未修复，亦应争取二期修复。二期修复时间以伤口愈合后3~4周为宜。但时间不是绝对的因素，晚期修复也可取得一定的效果，不要轻易放弃对晚期就诊患者的治疗。

1.神经松解术　如神经瘢痕组织包埋应行神经松解术。如骨折端压迫，应予解除；如为瘢痕组织包埋，应沿神经纵轴切开瘢痕，切除神经周围瘢痕组织，作完神经外松解后，如发现神经病变部位较粗大，触之较硬或有硬结，说明神经内也有瘢痕粘连和压迫,需进一步作神经内松解术,即沿神经切开病变部位神经外膜,仔细分离神经束间的瘢痕粘连。术毕将神经放置在健康组织内,加以保护。

2.神经吻合术

(1)显露神经:从神经正常部位游离至断裂部位,注意勿损伤神经分枝;

(2)切除神经病变部位:先切除近侧段假性神经瘤,直至切面露出正常的神经束,再切除远侧的瘢痕组织,亦切至正常组织,但又不可切除过多,否则因缺损过大,不易缝合。切除前要做好充分估计,做到胸中有数。如长度不够,宁可暂时缝合不够健康的组织,或缝合假性神经瘤,固定关节于屈曲位。4~6周后去除石膏固定,逐渐练习伸直关节,使神经延长,3月后再次手术即可切除不健康的神经组织;

(3)克服神经缺损:切除神经病变部位后,可因缺损而致缝合困难。克服办法是游离神经近远两段并屈曲关节,或改变神经位置,如将尺神经由肘后移至肘前,使神经两个断端接近,缝合处必须没有张力。如断端间缺损较大,对端吻合有张力时,应作神经移植术,在断肢再植或骨折不连接时,如神经缺损较大,可考虑缩短骨干,以争取神经对端吻合;

(4)缝合材料和方法:缝合材料可用人发或7/0~8/0″尼龙线。缝合方法有神经外膜缝合法和神经束膜缝合法。前者只缝合神经外膜,如能准确吻合,多可取得良好效果;后者是在显微镜下分离出两断端的神经束,缝合相对应的神经束的束膜,此法可提高神经束两端对合的准确性。但在手术中如何准确鉴别两断端神经束的性质(区别运动和感觉纤维),目前尚无迅速可靠的方法。因此,束膜缝合也存在错对的可能性,且束间游离广泛可损伤束间神经交通支。在良好的修复条件下,两种吻合方法效果并无明显差别,一般情况宜行外膜缝合,因其简便易行,无需特殊设备和技能。在神经远侧端有自然分束的部位,宜采用束膜缝合法,对部分神经伤,在分出正常与损伤的神经束后,用束膜缝合法修复损伤的神经束。

晚期神经伤(1年以上未修复的神经伤),也有修复价值。有研究总结169例晚期神经伤,效果优良占62.1%,获得有用的感觉恢复占23.1%,总有效率达85.2%。

3.神经转移术和移植术

因神经缺损过多,采用屈曲关节、游离神经等方法仍不能克服缺损,对端吻合有明显张力时,应做神经转移术或移植术,但神经移植的效果总不如对端吻合满意。

(1)神经转移术:在手外伤,可利用残指的神经转移修复其他神经损伤手指的神经。在上肢,可用桡神经浅支转移修复正中神经远侧的感觉神经或尺神经浅支。在臂丛根性损伤时,可用膈神经转移修复肌皮神经、颈丛运动支转移修复腋神经或肩胛上神经等;

(2)神经移植术:首选自体神经移植。常用作移植的神经有腓肠神经、隐神经、前臂内侧皮神经、股外侧皮神经及桡神经浅支等。数条大神经同时损伤时可利用其中一条修复其他重要的神经。在上臂损伤时,如正中、尺、桡及肌皮神经均有较大缺损,不能作对端吻合,可取用尺神经分别移植修复正中、肌皮和桡神经;

①单股神经游离移植法:用于移植的神经与修复的神经应粗细相仿,如利用皮神经或废弃指的神经修复指神经,可采用神经外膜缝合法,将移植的神经与需修复神经作外膜吻合。移植神经的长度应稍长于需修复神经缺损的距离,使神经修复后缝合处无张力;

②电缆式神经游离移植法:如用于移植的神经较细,则须将数股合并以修复缺损的神经。先将移植的神经切成多段,缝合神经外膜,形成一较大神经,再与待修复的神经缝合,此法因神经束对合不够准确,效果不肯定;

③神经束间游离移植法:在手术显微镜下操作。操作技术与神经束膜缝合术相同,即先将神经两断端的外膜切除1cm,分离出相应的神经束,切除神经束断端的瘢痕至正常部分,然后将移植的神经束置于相对应的神经束间作束膜缝合;

④神经带蒂移植法:较细的神经移植后,一般不致发生坏死。取用粗大的神经作移植时,往往由于神经的游离段缺血,发生神经中心性坏死,导致束间瘢痕化,影响移植效果。带蒂法移植可避免上述情况发生。如将正中神经及尺神经近段假性神经瘤切除并作对端吻合,再将尺神经近侧神经干切断而尽量保留其血管,6周后将尺神经近端切断缝合于正中神经远段;

⑤带血管蒂神经游离移植法:多用带小隐静脉的腓肠神经作游离移植,将小隐静脉与受区一知名动脉吻合,以使移植段神经获得血液供应。

4.肌肉转移术

在神经伤不能修复时,施行肌肉转移术重建功能。如桡神经伤不能修复时,可转移屈肌属代替伸拇、伸指总及伸腕肌;尺神经不能修复时,可用指浅屈肌转移代替骨间肌和蚓状肌;正中神经鱼际肌支不能修复时,可用环指浅屈肌、尺侧腕伸肌或小指外展肌转移代替拇对掌肌;肌皮神经不能修复时,可用背阔肌的一部分或胸大肌转移代替肱二头肌等。

5.术后处理

用石膏固定关节后屈曲位,使吻合的神经不受任何张力。一般术后4~6周去除石膏,逐渐伸直关节,练习关节活动,按摩有关肌肉,促进功能恢复。但伸直关节不能操之过急,以免将吻合处拉断。还应注意保护患肢,防止外伤、烫伤和冻伤。

三、周围神经损伤的康复

(一)康复评定

1.伤部检查　检查有无伤口,如有伤口,应检查其范围和深度,软组织损伤情况以及有无感染,查明枪弹伤或弹片伤的径路,有无血管伤,骨折或脱臼等,如伤口已愈合,观察瘢痕情况和有无动脉瘤或动静脉瘘形成等。

2.肢体姿势　观察肢体有无畸形,桡神经伤有腕下垂;尺神经伤有爪状手,即第4、5指的掌指关节过伸,指间关节屈曲;正中神经伤有猿手;腓总神经伤有足下垂等,如时间过久,因对抗肌肉失去平衡,可发生关节挛缩等改变。

3.运动功能的检查　根据肌肉瘫痪情况判断神经损伤及其程度,用6级法区分肌力。

0级—无肌肉收缩;

1级—肌肉稍有收缩;

2级—不对抗地心引力方向,能达到关节完全动度;

3级—对抗地心引力方向,能达到关节完全动度,但不能加任何阻力;

4级—对抗地心引力方向并加一定阻力,能达到关节完全动度;

5级—正常。

周围神经损伤引起肌肉软瘫,失去张力,有进行性肌肉萎缩,依神经损伤程度不同,肌力有上述区别,在神经恢复过程中,肌萎缩逐渐消失,如坚持锻炼可有不断进步。

4.感觉功能的检查　检查痛觉、触觉、温觉、两点区别觉及其改变范围,判断神经损伤程度,一般检查痛觉及触觉即可,注意感觉供给区为单一神经或其他神经供给重叠,可与健侧皮肤比较,实物感与浅触觉为精细感觉,痛觉与深触觉为粗感觉,神经修复后,粗感觉恢复较早较好。

感觉功能障碍亦可用6级法区别其程度:

0级—完全无感觉;

1级—深痛觉存在;

2级—有痛觉及部分触觉;

3级—痛觉和触觉完全;

4级—痛,触觉完全,且有两点区别觉,惟距离较大;

5级—感觉完全正常。

5.营养改变神经损伤后,支配区的皮肤发冷、无汗、光滑、萎缩、坐骨神经伤常发生足底压疮、足部冻伤、无汗或少汗区一般符合感觉消失范围,可作出汗试验,常用的方法有:

(1)碘-淀粉试验:在手指掌侧涂2%碘溶液,干后涂抹一层淀粉,然后用灯烤,或饮热水后适当运动使患者出汗,出汗后变为篮色;

(2)茚三酮(Ninhydrin)指印试验:将患指或趾在干净纸上按一指印(亦可在热饮发汗后再按),用铅笔画出手指足趾范围,然后投入1%茚三酮溶液中,如有汗液即可在指印处显出点状指纹,用硝酸溶液浸泡固定,可长期保存,因汗中含有多种氨基酸,遇茚三酮后变为紫色,通过多次检查对比,可观察神经恢复情况。

6.反射根据肌肉瘫痪情况,腱反射消失或减退。

7.神经近侧断端有假性神经瘤,常有剧烈疼痛和触痛,触痛放散至该神经支配区。

8.神经干叩击试验(Tinel征)当神经损伤后或损伤神经修复后,在损伤平面或神经生长所达到的部位,轻叩神经即发生该神经分布区放射性麻痛,称Tinel征阳性。

9.电生理检查

(1)强度-时间曲线检查:通过时值测定和曲线描记判断肌肉为完全失神经支配、部分失神经支配及正常神经支配;

(2)肌电图检查:通过针极肌电图检查,可判断神经受损的程度是神经失用或轴突断离或神经断离。评估标准:1)轻度失神经支配:肌电图可见自发电活动,运动单位电位波幅、时限基本正常,募集相为混合至干扰相,神经传导速度正常,波幅可下降;2)中度失神经支配:肌电图出现较多自发电活动,募集相为单纯至混合相,神经传导速度下降不超过20%,波幅下降不超过50%;3)重度失神经支配:肌电图出现大量自发电活动,仅见单个运动单位电位,运动单位电位波幅可增高,时限可增宽;4)完全失神经支配:肌电图出现大量自发电活动,无运动单位电位出现,电刺激神经干相应肌肉测不到复合肌肉动作电位。

(3)神经传导速度的测定:利用肌电图测定神经在单位时间内传导 神经冲动的距离。可判断神经损伤部位,神经再生及恢复的情况;

（4）体感诱发电位检查：刺激从周围神经上行到脊髓、脑干和大脑皮层感觉区时在头皮记录的电位，具有灵敏度高、对病变进行定量估计、对传导通路进行定位测定、重复性好等优点；

（5）直流感应电检查法：通常在神经受损后15~20d可获得阳性结果。观察指标有：兴奋阈值，收缩形态和积极性反应等。

10.实用功能评定

选用适当的生活活动能力（ADL）评定量表。周围神经损伤后会不同程度地出现ADL能力困难 ADL评定对了解患者的能力，制订康复计划，评价治疗效果，安排重返家庭或就业都十分重要。

（二）康复计划

1.短期目标 早期康复目标主要是及早消除炎症、水肿，促进神经再生，防止肢体发生挛缩畸形。恢复期康复目标是促进神经再生，恢复神经的正常功能，矫正畸形。

2.长期目标 使患者最大限度地恢复原有的功能，恢复正常的日常生活和社会活动，重返工作岗位或从事力所能及的工作，提高患者的生活质量。

（三）康复治疗

周围神经损伤后功能损害的常见问题是：水肿、疼痛、肌肉瘫痪、萎缩和挛缩、感觉丧失、关节挛缩、疤痕形成、肌腱粘连等。

康复治疗应针对这些问题采取适当措施：

1.消肿 积极消肿可减少纤维组织沉着，是预防组织粘连和挛缩的重要一环。水肿分急性、慢性炎症性和体位性水肿。急性炎症性用冷敷；慢性炎症性用热疗，可助消肿，兼减轻疼痛。体位性水肿则应抬高患肢，鼓励患者作肌肉主动性或静力性收缩，如局部肌肉主动运动丧失，可作电刺激或其他理疗。创口愈合时作按摩治疗。

2.疼痛 间接或直接止痛的疗法很多，可根据疼痛原因选择。如：

（1）炎症疼痛：选用超短波、紫外线、碘离子或抗生素离子导入等疗法；

（2）神经瘤疼痛：可用超声波、TENS等疗法；

（3）疤痕疼痛：可用超声波、音频电流、碘离子导入、气泡浴等疗法；

（4）局部疼痛剧烈者：可选用TENS、磁疗、激光、普鲁卡因离子导入等疗法；

此外，炎症性疼痛可服用非甾体类消炎止痛药物，定位明确者作局部封闭治疗，神经瘤痛时作神经瘤切除手术，疤痕卡压神经致痛者作神经松解减压术。

3.防止肌肉萎缩及促进肌力恢复 根据现有肌力选择适当疗法,如:

(1)0级-1级肌力:作电刺激治疗、低频直流电中频干扰电等可刺激神经肌肉的敏感点又称"扳机点",引起神经兴奋和肌肉收缩,使发生有节律的收缩与舒张运动,又称"电体操"。

传递冲动:在肌肉主动收缩尚未出现时,反复多次地鼓励患者做主动运动,也就是使相应的皮质运动中枢及脊髓前角细胞兴奋,发放运动冲动使之沿神经轴传导,直至再生部位。其作用有可能防止神经元变性,加速轴索流的输出及传导,发挥神经营养作用,从而促进周围神经的再生;这种试图引起瘫痪肌肉运动的练习,称为"传递冲动"练习。

据报道对大脑皮质一定部位作磁电刺激,可使肢体作相应的运动,在脑卒中患者肢体功能康复中已有应用,在周围神经损伤时可能有防止神经变性、促进神经再生的作用。其机制可能与传递冲动相似。

(2)2级-4级肌力:此时增强肌力的最好方法是主动运动。周围神经损伤后肌肉出现微弱的收缩时,就应开始主动运动训练;2级肌力时作助力运动或无负荷运动;3级肌力时作静力或动力性主动收缩练习;4级肌力时作抗阻运动。各主要肌群分别选择适当方式依次进行训练。

肌电生物反馈训练及肌电生物反馈电刺激:当主动肌肉收缩时出现微弱的肌电活动时,用电极引出肌电信号,加以放大后,以声或光的方式显示给患者,借以诱导患者更有力地进行肌肉主动收缩练习,这种方法称肌电生物反馈训练。已成功地应用于3级以下肌肉的锻炼。肌电生物反馈电刺激则把引出的微弱肌电信号放大并显示给患者外,同时用以反馈刺激同一肌肉,引起其收缩。此法把生物反馈与电刺激同步结合,使自中枢到靶器官之间的远心及向心冲动反复接通,反复强化,有利于恢复和改善神经对肌肉的控制,有利于增强肌力,也有利于提高运动的灵活性、稳定性和协调性。

等速肌力练习:用专用器械进行,能提供与最大肌力相一致的可变阻力,有较好效果及良好的安全性。在4级肌力时可用。

4.恢复关节活动度 关节活动度障碍可因原发创伤或肢体废用引起,其处理的关键在于逐步牵伸关节内外的粘连和挛缩组织。

(1)理疗:蜡疗、红外线、短波、超短波等热疗及药物离子导入有软化疤痕组织,改善纤维组织的可塑性,强化关节活动度锻炼的效果。对感觉丧失区域行理疗须谨防灼伤。音频、TENS和超声波等有止痛作用,有利于关节活动度锻炼。

(2)主动与助力运动:关节活动度受限时,应指导患者努力进行该关节的主动运动。肌力不足不能作最大幅度运动时,则健侧肢体及医务人员或家属协助进行助力运动。

(3)按摩与被动运动:两者常结合进行,能活跃局部血液、淋巴循环,增强新陈代谢,消肿止痛,并松解疤痕组织,防治肌腱肌肉缩短和关节挛缩。弛缓性瘫痪时,按摩与被动手法宜柔中有刚,忌用力粗暴。按摩宜自肢体近端向远端进行。被动运动可持续数秒钟,但用力须加控制,避免引起疼痛及继发损伤。连续被动运动也可用于预防关节挛缩及粘连。

(4)关节功能牵引与加热牵引:关节粘连或挛缩较为牢固时,可利用关节功能牵引法或加热牵引进行矫治。关节区如有感觉障碍,加热宜谨慎,防止皮肤灼伤。

(5)间歇性固定和弹性支架:各种恢复关节活动度的锻炼后,即使可见关节活动度明显进步。但数小时后,因被一时牵伸的纤维组织弹性回缩,关节活动度又缩小至几近治疗前水平。为了减少这一弹性回缩,提高对严重挛缩粘连关节的疗效,可采用间歇固定法,即在治疗后立即用石膏或金属夹板,最好是低温热塑高分子材料制成的夹板将关节固定于最大矫正位,防止其回缩。固定的角度应逐步调整。须注意观察远端肢体,谨防血液循环障碍。也可用特制弹性支架作关节牵伸,牵伸 10~15min,放松 10min,反复进行。

5.感觉功能训练　手部感觉包括触觉、痛觉、冷热觉、两点觉及实体感觉障碍时,可以利用有计划地接触各种刺激来加以训练,训练可分 3 个步骤进行:

(1)第一步嘱患者张眼,看着刺激物刺激皮肤,同时刺激健康的相应区域,令患者比较体验之。

(2)第二步嘱患者先张眼,看着刺激物刺激皮肤,然后闭眼,继续刺激皮肤,使患者比较体验之。或闭眼进行刺激,然后张眼继续同样刺激,使患者回忆比较之。

(3)第三步嘱患者闭眼同时刺激患侧与健侧手部,使患者比较体验之。如此反复进行训练,一日数次,感觉有进步时刺激的强度逐渐减弱。

6.作业疗法　作业疗法内容是重新学习掌握日常生活活动功能和各种手工操作能力,如金工、木工、操作计算机、打毛衣等。作业治疗有助于帮助患者恢复生活自理和工作能力,有利于使患者增强信心,重返社会。

当手部功能障碍严重时,有时需要特殊的支具帮助,利用特制的工具进行上述练习,必要时作功能重建手术,如拇指对指成形术等。

7.心理康复　运用医学心理学的知识和技术,通过对话,帮助患者顺利进入“患者角色”,使患者正确认识伤病的发生、发展和治疗过程,了解功能恢复的前景,鼓励患者积极与医务人员配合,主动锻炼,而不是消极地等待治疗,从而加速康复过程。

8.各种神经手术后的康复

(1)神经缝接术后:神经缝接术后一般用石膏或其他材料作外固定4~6周。术后48h即可作其他健康肢体和患肢未被固定关节的主动和被动运动,以及被固定关节周围肌肉的静力收缩练习。术后2周试作向瘫痪肌肉的传递冲动练习。术后数周内注意抬高患肢以防水肿。术后4周,缝接的神经初步愈合,可暂时取下固定物,作被固定关节的小范围的关节屈伸运动,动作应轻柔,幅度的增加缓慢,避免牵拉缝合的神经。同时进行理疗以改善血供,减少组织粘连。术后6周去除固定物,继续作关节活动度练习。必要时可作关节功能牵引,但仍须控制关节活动度进行的速度,不宜过快。此时可增加向远端瘫痪肌肉传送冲动的练习,及瘫痪肌肉的电刺激。以后根据修复神经所支配肌肉的肌力恢复情况依次进行助力运动、主动运动及抗阻运动。有感觉障碍时进行感觉功能训练。

(2)神经移位术后:神经移位术后康复治疗有两个主要任务:一是促进移植神经的再生,二是训练运动中枢建立新的运动模式,重建运动协调性。由于神经移位后所支配肌肉的功能与原支配肌肉不同,支配该神经的大脑运动皮质的运动模式必须随着变化。如膈神经移位缝接到肌皮神经后,通常固定6周,固定期的康复治疗与神经缝接后相同,神经愈合,外固定去除后,首先指导患者吸气时同时屈肘,争取膈神经中枢向缝合的神经发放冲动以促进神经再生。一般康复治疗与神经缝合时相同。在肱二头肌出现主动收缩后,用主动吸气配合助力运动促进其肌力增长。接着开始训练再缓慢地、断续地呼气时仍保持肘关节主动屈曲,逐步加快呼气到正常速度。同时也练习吸气时保持肘伸,肱二头肌松弛,最后练习随意呼吸时作肘关节主动屈和伸。为了增加疗效,可使健侧上肢一起参与练习。经过成千上万次的训练,将膈神经中枢逐步改造成屈肘运动中枢,使膈神经能替代肌皮神经功能。这一训练期一般为6~9月。上述训练期间还可利用电刺激、肌电生物反馈和肌电反馈电刺激法进行训练。使用适当的理疗松解术后组织粘连,有皮肤感觉障碍时注意避免皮肤灼伤,协调运动恢复后继续进行肱二头肌的肌力训练和必要的肩、肘关节活动度训练。

(3)神经松解减压术后:神经松解减压术后康复的主要任务是尽量防止术后重新形成致密的疤痕粘连。为此应不待手术创口愈合就开始患肢主动运动,及早开始理疗,以消除术后水肿,减少疤痕形成,常用理疗有超声治疗、音频电疗、直流电碘离子导入等。

9.辅助技术

（1）矫形器：根据损伤情况，主要运用功能位矫形器、固定用静态矫形器、功能训练用动态矫形器等。

（2）其他辅助器具：下肢神经损伤者常用腋杖、肘杖、手杖等，部分患者需使用轮椅、坐便器、洗澡椅等。

（3）康复评价：入院后5d内进行初期评价，住院期间根据功能变化情况可进行一次或多次中期评价，出院前进行末期评价。评价项目如下：

①躯体功能评价：肌力评价、关节活动度评价、协调评价、平衡功能评价、感觉评价、肢体形态评价、日常生活活动（ADL）评价、疼痛评价、辅助器具使用评价；上肢功能损伤者需进行上肢功能评价、手功能评价，下肢功能损伤者需进行平衡功能评价、行步态分析等。

②精神心理评价：进行人格评价、情绪评价。

四、周围神经损伤的护理

（一）护理评估

包括皮肤状况、感觉障碍情况、疼痛程度、意外伤害危险因素、对伤病知识掌握程度的评价等。

1.一般情况评估　一般入院患者评估（评估单见附表）。

2.风险因素评估　患者的日常生活活动能力（ADL）评估（Barthel 指数），Braden 风险评估，和患者跌倒、坠床风险评估（评估单见附表）。

3.外伤史　评估受伤的时间、原因和部位，受伤的体位，急救、搬运和运送方式等。

4.身体评估　局部痛、温、触觉及位置觉有无改变，肛门括约肌有无自主收缩，有无尿失禁和尿潴留，全身有无高热、大小便失禁、压疮等并发症的出现。

5.辅助检查　主要影像学检查结果。

6.评估患者对疾病的心理反应。

7.评估既往健康状况　患者是否存在影响活动和康复的慢性疾病。

（二）护理问题

1.自理能力缺陷：与患者神经肌肉功能恢复不全有关；

2.焦虑：与担心疾病预后有关；

3.疼痛：与炎性介质刺激神经末梢有关；

4.知识缺乏:与自理能力下降,肢体功能障碍有关;

5.潜在并发症:有皮肤完整性受损的危险;

6.潜在并发症:有感染的危险。

(三)护理措施

1.非手术治疗及术前的护理

(1)保证充足营养摄入,增强机体抵抗力。

(2)协助患者生活上的自理,维持基本需要。

(3)感觉功能障碍者,应注意患肢的保护,防止烫伤及冻伤。经常用温水擦拭患肢,保持患肢清洁,可给予按摩,促进血液回流。

(4)患肢的固定 早期固定是防止关节挛缩,晚期固定有利于畸形矫正。1)桡神经损伤者可使用腕关节固定夹板,维持腕关节、掌指关节伸直、拇指外展位,协助手指的抓握、放松功能;2)尺神经损伤者可佩带MP关节夹板,预防小指、环指爪形指畸形;3)正中神经损伤者可选择佩带对指夹板,预防第一指蹼挛缩;4)腓总神经损伤者可在足部穿防止外旋的丁字鞋,以保持踝关节的功能位,防止足下垂。

(5)可遵医嘱选择营养神经的药物(神经生长因子制剂、维生素B1、腺苷钴胺等)、血管扩张药以及一些中药(如复方丹参)。

(6)可选择一些物理疗法,早期使用热敷、红外线照射等,可以消除炎症、促进水肿吸收,改善局部血液循环,缓解疼痛。后期可选择电磁疗,但应注意强度适宜。

(7)鼓励患者进行主动功能锻炼及患肢的被动练习,防止肌肉萎缩、关节僵硬的发生。

2.术后护理

(1)运动障碍的护理:对应用各种支具如石膏托,将其置于功能位。有感觉障碍者,应防止灼伤与外伤。护理动作应轻柔,必要时遵医嘱给予镇痛药以缓解疼痛。

(2)神经外膜及周边束膜联合缝接术后,固定患肢,使缝接的神经及患肢肌肉处于松弛状态,避免张力过大致使神经吻合端断裂,同时抬高患肢,使其高于心脏水平,促进血液回流,减少肿胀。

(3)防止感染:使用有效的抗生素,密切观察患者的体温变化,监测血常规是否改变,有无白细胞升高的现象。伤口局部有无红、肿、热、痛,伤口敷料有无渗出,有异常时应立即通知医生并给予处理,严格执行无菌技术。

(4)患肢护理:精心保护皮肤,寒冷季节注意患肢保暖,防止冻伤。观察患肢末梢血运循环、皮肤温度、运动及感觉,敷料包扎松紧是否适宜。注意观察患肢感觉和运动恢复,了解神经功能的修复情况。

(5)注意保持外固定的效果:外固定的目的是为了使神经断端松弛而利于修复,嘱患者勿擅自移动去除。

(6)促进功能恢复:练习要循序渐进,防止用力过猛。肌力训练和作业训练,可不断增进手的握力、捏力及手的内在肌功能,恢复肌肉的协同作用和手的灵活性。

(7)压疮的预防:向患者及家属介绍压疮发生的机制、好发部位及预防知识。了解预防压疮的重要性,协助患者翻身。指导并教会家属翻身的要求、方法及间隔时间。保持床单位干净、整洁、干燥,无渣屑。使用大便器时,动作要轻柔,防止擦伤皮肤。无感觉部位禁止冷、热敷,防止冻伤及烫伤。

(8)根据患者饮食喜好,鼓励进食高蛋白、高热量、高维生素食物,增强抵抗力。

(9)防止肌肉萎缩,关节挛缩:主被动运动训练有助于改善神经支配肌肉的血液循环,维持肌肉的正常代谢,防止肌肉失水,从而延缓神经支配肌肉的废用性萎缩,为肌肉迎接神经的再支配创造条件。主被动活动关节,可牵拉伸展肌肉、韧带和关节囊,有利于关节的血运和营养,保持关节的活动范围,防止关节挛缩,为后期功能训练奠定基础。

(10)心理护理:康复计划的实施及患者对治疗的合作态度,对神经修复和功能恢复都有重要影响。周围神经损伤,造成运动、感觉功能的障碍和特有畸形,给患者的工作生活带来诸多不便,患者表现痛苦、焦虑,急切企盼手术恢复功能。对此,我们进行耐心解释和正确疏导.说明手术只能建立神经的连续性,而功能必须依靠患者自身的、长期有效的训练才能恢复,使患者明确康复训练的重要意义,充分调动患者主动配合和自觉训练的积极性。允许家属陪同,给患者亲情的支持,使其增强信心,用最佳心态接受手术。

(11)康复指导:教会患者每日清洁皮肤及护理皮肤的方法,维护皮肤的柔软及弹性。对麻痹或肌力微弱的肌肉应避免过分牵拉。进行关节活动时,应防止范围过大,可选择保护性夹板,预防姿势性挛缩。采用感觉减退康复技术进行康复治疗,目的主要是教会患者利用代偿技术实现手的功能。对手部感觉丧失的患者做好安全教育,避免出现意外损伤。采用针刺,以及冷、热、深压刺激等手段,让患者去体会每一种感觉的特点。然后让患者按闭眼—睁眼—闭眼的顺序反复练习。通过训练,使患者重新建立感觉信息处理系统,而不是仅恢复原有的保护觉。

（四）出院指导

1.向患者说明神经恢复需要较长时间,应对治疗有信心。

2.对于手部感觉丧失的患者进行特殊指导　(1)避免接触尖锐物品,如刀、镊子等;(2)避免接触过热、过冷物品;(3)经常检查手部皮肤有无破损及受压情况。

3.鼓励患者参与家务,生活尽量自理。

（五）护理评价

1.患者疼痛缓解或减轻。

2.患者生活完全自理。

3.患者及家属了解疾病相关知识。

4.患者住院期间保持皮肤完整。

5.患者住院期间未发生感染。

（六）康复护理的意义和作用

1.控制肿胀　肿胀可压迫神经组织也可导致关节僵硬。术后患肢抬高,在抬高位作向心性肌肉按摩,并对未固定关节做主被动运动训练,有改善静脉淋巴回流,消除肿胀,促进神经修复的作用。

2.防止肌肉萎缩　主被动运动训练有助于改善神经支配肌肉的血液循环,维持肌肉的正常代谢,防止肌肉失水,从而延缓神经支配肌肉的废用性萎缩,为肌肉迎接神经的再支配创造条件。

3.预防关节挛缩　主被动活动关节,可牵拉伸展肌肉、韧带和关节囊,有利于关节的血运和营养,保持关节的活动范围,防止关节挛缩,为后期功能训练奠定基础。

4.促进功能恢复　肌力训练和作业训练,可不断增进手的握力、捏力及手的内在肌功能,恢复肌肉的协同作用和手的灵活性。

（七）康复护理中需要注意的问题

1.检查修正　各项训练不仅开始要讲明道理、教会方法,在训练的过程中更要定期检查、及时调整,防止训练不当延误康复时间或因疼痛而疏忽训练的次数及强度,时间过久再发现恢复不佳时,已造成功能上不可挽回的损失。

2.静与动　对神经吻合术后石膏固定的患处,要保持绝对制动,对未固定关节要进行充分的运动训练。否则,将影响后期功能训练。

3.循序渐进　不可操之过急 如后期的抗阻力训练,其强度和数量要以患肢的承受能力 为度,以患者有轻度疲劳感为宜,避免神经的重复损伤。

第五章　运动创伤康复护理

第一节　运动创伤概述

一、定义

运动创伤(sports injuries)指在体育运动中发生的创伤。部分因意外暴力如碰撞、跌倒、摔倒等引起脑震荡、骨折、关节脱位等,其机制及病理与生活、交通及工业事故中发生的某些创伤类似,这类损伤仅占运动创伤的2%~3%。大多数的运动创伤与专项运动训练直接有关,并具有特殊的机制和病理改变,因而有运动技术病(technopathy of sports)之称,为运动创伤防治研究的重点,包括过大应力引起肌肉、肌腱、韧带、软骨、骨、骨膜或神经组织的急性损伤,但更多的是过度使用引起的这些结构的慢性微小损伤。

二、病因

1.人体运动器官解剖结构不能适应运动训练的特殊要求,为运动创伤的解剖学原因或潜在原因。(1)运动器官不能适应过于频繁的运动应力,引起局部结构损伤,其中微小的组织损伤未及时愈合时可积累成慢性损伤,较为具体的结构损伤则表现为急性损伤;(2)运动器官不能适应体育训练中异常的运动应力负荷而引起局部结构损伤,例如体操运动中大量的手倒立动作使上肢异常负重,使肩、肘、腕等关节易受损伤;(3)肌力软弱,不能保证关节动态稳定时,易发生关节损伤;(4)轻度结构异常如肘提携角或膝外翻角(Q角)过大时,运动应力分布不匀,使关节易受损伤。

2.运动训练安排不当和训练及比赛组织不当,包括运动员选材不当,力量、速度、耐力、灵敏、柔韧、协调等基本运动素质训练不足,专项运动基本技术不正确,不会自我保护,训练强度和节奏安排不当,未遵守循序渐进原则,练习场地设备不合格,准备活动不充分,缺乏保护,大气剧变时缺乏相应措施等,为运动创伤的直接原因。

三、预防

1.正确的选材。

2.遵循训练的生理卫生原则,包括循序渐进、个别对待、重视全面的基本运动素质训练、掌握正确的运动技术及自我保护技术、重视准备活动和整理活动。

3.正确使用各种防护用具。

4.提供良好的运动环境和场地设备。

四、治疗

极少数运动创伤危及生命,需要紧急抢救。严重创伤如骨折、关节脱位、肌肉、肌腱或韧带断裂等须进行石膏固定或手术治疗。一般运动创伤的紧急处理是为了控制创伤反应以利愈合及康复。创伤情况允许时为了继续参加比赛,常需作临时处理,如局部冷疗、局部封闭及加压包扎等。

急性期治疗的措施通常为(rest,ice,compression elevation RICE)RICE原则,即局部休息、冰敷、加压包扎及抬高患肢。急性期后的治疗一般在48h后酌情作理疗、按摩,服用非类固醇类消炎止痛药物,必要时可用可的松类激素加局部麻醉剂作局部注射,作局部制动或用黏胶带保护。有明确指征时也需要手术治疗,为消除症状,恢复功能创造必要条件。

根据创伤的病理、病程及功能情况合理安排创伤后的运动训练是运动创伤治疗中特别重要的一环。要保持一定的运动训练以防止肌肉萎缩、防止运动技术定型消退以及心、肺、代谢功能的运动适应水平下降,又不致重复出现致伤动作,使伤情加重或拖延成慢性损伤。为此运动员、教练员与医生的密切合作往往是创伤治疗成功的关键。

五、运动创伤的康复评定

(一)康复评定的目的

在伤后不同阶段进行康复评定有不同的目的:

1.初期评定 在康复治疗开始时进行。目的在于了解运动功能损害的范围及程度,作为制定康复方案,选择康复疗法的依据。

2.中期评定 在康复治疗过程中定期进行,目的在于评价治疗效果,判定康复进程,作为必要时修改康复方案的依据。

3.末期评定　在康复疗程结束时进行,作为判定疗效、安排日常训练及确定是否可以恢复正规训练或参加比赛的依据,又称参与前评定(pre-participation evaluation),对防止再次损伤有很大意义。

(二)康复评定项目内容

1.症状　特别是疼痛,除了询问静息状态及一般生活活动中疼痛情况外,要了解运动诱发疼痛的情况。各种关节稳定性试验、髌股关节损伤时的单腿半蹲试验都是模拟运动诱发疼痛的试验。运动时疼痛是运动影响创伤痊愈的信号。运动时疼痛可破坏运动协调性和连贯性,导致新的创伤。各种负荷试验下无痛,才可恢复正规训练及比赛。

2.关节活动度(ROM)及肢体柔韧性　伤区关节的ROM可用量角器测定。有些较常用的衡量肢体柔韧性的方法,如在伸膝站立时弯腰,测量手指尖与足趾的距离以衡量躯干的柔韧性;用两手分别从肩上及腰背部在身后互相接近,测量两手手指间最小距离来衡量上肢的柔韧性;用跟臀试验衡量下肢的柔韧性。ROM及肢体柔韧性不佳也是引起重复损伤的重要因素,ROM及肢体柔韧性的充分恢复也是恢复正规训练及竞赛的必要条件。

3.肌肉功能测试　由于肌力恢复对运动成绩和防止再次损伤有密切关系,需要对肌力进行较精密的测试。等速肌力测试可提供最大肌力矩、爆发力、作功能力、肌肉耐力、拮抗肌力比等多种数据,可更好地反映运动素质,有特殊意义。

4.有氧能力测定　耐力项目运动员因创伤停训后。宜做有氧能力测试,包括最大摄氧量及无氧阈值测定,了解有氧能力减退及恢复情况,供制定训练计划参考。

5.其他检查　如运动的灵敏性、协调性等,通常由教练员根据专项运动特殊要求来设计测试方法及评价标准,在运动场地上进行。康复效果的评定是可否恢复正规训练及参加体育竞赛的判定指标,是一个重要问题,也是一个较复杂的问题,从医学角度一般根据以下因素考虑:

(1)伤肢基本功能恢复情况:一般认为关节活动度和肢体柔韧性须完全恢复,在运动中无僵硬、紧张或疼痛感觉,肌力须达正常的95%以上,且在负荷下活动时无疼痛,有时还须能经受较高难度的测试,如膝部韧带损伤后能用单足作曲线跳跃而无疼痛。

(2)创伤病理:如肌肉、韧带完全性断裂后运动训练的恢复应迟于部分性损伤。

（3）专项运动特殊要求：专项运动中肢体的某些特定部位负荷特大，这些部位的损伤要求完全的愈合，如跳高运动员的髌腱损伤时，专项训练的恢复宜较迟。

（4）运动员的心理状态及其他个体特点。

六、康复治疗的基本原则和方法

（一）运动创伤康复治疗的基本原则

运动创伤康复的目的是使运动员尽快重上赛场。运动功能的恢复要快，尽量缩短中断训练的时间，以减轻体力及技术水平的减退，而且要达到高水平的恢复。在一般功能恢复的基础上要按照专项运动的特殊需要，对某些运动素质、某些肌肉功能及肢体柔韧性进行重点训练，为恢复专项训练做好准备，这就是康复训练的特殊适应原则。

由此可知运动创伤康复是一项困难的任务，处理不当常使运动员提前退役。为此必须做到治疗、康复与运动安排密切配合；运动员、教练员与医生密切配合，才能取得满意的效果。

（二）康复治疗的任务和方法

1.维持整体运动训练水平

运动员因伤停止运动训练可使心血管和代谢的运动适应性明显减退。一般经适当训练，可使最大摄氧量增加5%~25%，停止运动2周后，增加的最大摄氧量开始消退，停训4~12周可消退50%，停训10周至8个月可降至训练前水平，要经几个月的再训练才能恢复至需要的水平。突然停训还可导致"停训综合征"，表现为胸闷、气短、心悸、食欲减退、胃部不适、出汗过多、情绪不稳、头痛、失眠等症状。心电图检查可见心律失常、ST-T段改变，并可有血脂升高。常历时数周至数月。

为保持机体的运动适应，防止停训综合征，必须保持一定的健身运动，通常是适量的耐力运动。美国运动医学会建议作60%~90%最大贮备心率或50%~85%最大摄氧量的耐力运动，15~60min/次，3~5次/周。可用健康肢体进行，如上肢伤者可作跑步、阻力自行车、登楼等运动；下肢伤者作拉力器、举哑铃、手摇功率计运动或徒手体操。可能时尽量选择与专项运动相关的运动方式进行。

2.恢复关节活动度及肢体柔韧性

愈合组织的挛缩和粘连、制动引起肌腱及关节韧带的废用性挛缩及肌肉缩短，都可引起关节活动度障碍及肢体柔韧性障碍。恢复关节活动度及柔韧性就要牵伸这些挛缩及粘连组织,使其逐渐延长。不可使用暴力撕裂粘连挛缩的组织,以免造成新的损伤或骨化性肌炎等并发症。

恢复关节活动度的方法主要是进行关节活动练习,结合热疗与按摩进行。除恢复各关节活动度外,还要求恢复各肌肉包括多关节肌肉的伸展度,以恢复整个肢体的柔韧性。为此须作相邻关节的联合运动,以牵伸多关节肌肉,这种练习通常在运动场上作为准备活动的一部分,在教练员指导下进行,也可在治疗室内进行。

3.恢复肌肉功能

除肌肉直接受损外,创伤后制动及停止运动引起废用性肌萎缩。关节内损伤引起的疼痛及炎症可反射性抑制脊髓前角细胞,加速肌肉萎缩,称为关节源性肌萎缩。肌肉功能恢复不全不仅影响运动能力,且损害关节稳定,也是引起关节重复损伤及发生创伤性关节炎,使运动员最终停止运动的重要因素,因此防止肌肉萎缩及消除疲劳十分重要。

预防肌肉萎缩的主要措施是在不影响创伤愈合的前提下尽可能不停止肌肉活动。伤肢在制动期间要进行肌肉的等长收缩练习或进行肌肉电刺激,同时应采取积极的措施消炎止痛,恢复肌肉功能。运动创伤如不伴神经损伤,多保持4级以上肌力,肌肉功能练习以各种抗阻练习为主。可酌情采用等长练习或等张练习,有条件时进行等速练习,其适应范围更广,效果更佳。

肌力练习不应引起明显疼痛,疼痛应视为伤区受到不良刺激,使愈合受妨碍的信号。经验证明引起疼痛的肌力练习也极难收效。应该选择不引起疼痛的肌肉练习方式,如等长练习、多点等长练习、短弧等速练习等。另一方面应积极进行相应的治疗以求尽快消炎止痛。

4.恢复运动协调与专项运动技术定型

伤后中止训练使运动技术定型消退,熟练的动作变得生疏。疼痛及肌力软弱使运动技术定型改变,动作变样,也是引起再次损伤的重要原因。在恢复正规训练及比赛前须作恢复运动协调及正确运动技术定型的训练。这种训练实际上是一个运动技术的再学习过程,有时可需时数月。在教练员指导下在运动场上进行。

5.防护支持带及运动支架的使用

防护支持带和运动支架的作用在于限制关节一定方向的活动度,加强关节稳定性,从而保护愈合未坚的韧带肌腱,保证其良好愈合。同时便于提早进行康复性训练及技术性训练,从而加速恢复运动能力,减少创伤再发的机会。在很多关节韧带损伤中有重要作用。

防护支持带使用广泛,常用的有贴胶、弹力绷带、黏胶绷带、黏胶弹力绷带等。可用于手指、腕、膝、踝等关节。各种宽度及硬度的腰围可用于限制腰椎活动度。

运动支架多用于膝部。可限制膝屈伸范围,防止内外翻或旋转运动,两端用石膏模制的限幅运动支架能更可靠地控制膝前、后方不稳及旋转不稳。踝关节及距下关节不稳时可用模塑的塑料支具保护。

6.肾上腺皮质激素的局部应用

肾上腺皮质激素在运动创伤治疗中应用很广。利用其抗炎作用及对抗创伤和炎症产生的透明质酸酶的作用,可抑制机体对创伤的过度反应,加速创伤的恢复,同时消除与炎症有关的疼痛,便于康复训练及早期运动。用于腱鞘炎、滑囊炎、创伤性关节炎、肌肉和筋膜损伤后的纤维组织炎等可获良效。但实验发现皮质激素可使伤区纤维母细胞和新生血管的增殖受抑制,可能影响组织恢复,还可抑制硫酸软骨素的合成,对软骨修复不利。故不能用于肌腱、肌肉、韧带断裂后的愈合期,关节软骨损伤时关节内注射皮质激素也应慎重考虑。

常用的皮质激素制剂有醋酸氢化可的松、泼尼松龙,近年多用曲安奈德,其效果为氢化可的松的5~6倍。局部注射时常与利多卡因等局部麻醉药物混合使用,一方面稀释激素制剂,扩大其扩散范围;一方面作为药剂是否浸溶到伤区的标志。注射前应仔细判定炎症区域部位、范围及深度,注射后要求局部疼痛及压痛完全或大部分消失。疼痛和压痛范围过广或不易明确定位时不宜使用这一疗法。

7.理疗的应用

理疗在运动创伤时应用很广,常用的有以下疗法:

(1)冷疗:局部降温可即刻使血管收缩,毛细血管通透性降低,降低局部代谢,制止组织内部出血、水肿及炎症,并麻醉止痛。故发生轻度软组织损伤时,常临场使用,借以继续完成比赛。近来发现冷疗过后,局部温度明显上升,血流量增加,也有消炎作用。寒冷还可使肌梭反应性降低,痛阈提高,有解痉镇痛作用。因而也用于软组织损伤的后续治疗。

冷疗常用方法有制冷剂如氯乙烷或氟利昂制剂喷雾,常用于临场治疗。使用时须防止冻伤,应距离皮肤30cm左右喷射,至皮肤稍变白即止,可间断喷射数次。在后续治疗时常用冰按摩,即用布袋盛碎冰在体表移动按摩。

(2)温热疗法:温热疗法使局部温度升高、代谢活跃、血液循环增加、促进炎症消除及组织愈合,并能提高感觉神经兴奋阈、解痉止痛。广泛用于多种运动创伤。急性创伤需在48h后使用,以免增加出血及渗出,加剧创伤反应。常用方法有红外线或白炽灯照射、热敷、蜡疗等。

纤维组织挛缩粘连引起关节活动度受限时,在牵伸治疗的同时进行热疗,可增强纤维组织的可塑性,显著地提高牵伸效果。

(3)低频脉冲及中频电疗:低频脉冲电疗中的感应电疗法、断续直流电疗法;中频电疗中的干扰电疗法能引起骨骼肌兴奋,常用于防治废用性肌萎缩及周围神经损伤引起的肌萎缩。肌肉随意收缩能力越弱,电刺激的治疗价值越大。经皮神经刺激疗法用低频脉冲电流兴奋周围神经中的粗纤维,可阻断痛觉的传入,对缓解各种疼痛有较好作用。

(4)高频电疗:运动创伤的治疗中常用短波疗法及超短波电疗的热效应及非热效应来消炎止痛,促进组织愈合。急性损伤时宜在伤后48h开始,以免增加出血倾向。

(5)超声波疗法:可利用超声的机械、温热及化学作用,以助消肿、消炎及促进愈合,并可使疤痕软化,加强其吸收及松解,故广泛用于软组织损伤及纤维组织粘连挛缩时。

(6)中医治疗:按摩、针灸、中药外敷等疗法在运动创伤中应用很广。

8.运动创伤康复治疗的一般程序

(1)创伤后急性期或手术后愈合期:积极控制炎症和疼痛,在必要的局部休息或制动的同时,尽量保持全身性保健运动,进行伤肢未受累关节大幅度运动及肌肉的动力或静力性收缩练习。

(2)创伤基本愈合后:依次进行恢复关节活动度及肢体柔韧性、增强肌力及肌肉耐力的练习。这些练习常重叠进行,在不同阶段有不同的侧重。进行恢复心血管和代谢功能的耐力性练习。

(3)按SAID原则进行专项运动:需要运动素质训练,作运动协调训练以及专项技术训练,逐步过渡到正规训练。经过康复评价合格,才能正式恢复训练及比赛。

9.防止再次损伤的考虑

运动员重返赛场后,存在着再次损伤的严重危险。反复创伤是导致运动员过早退役的常见原因。防止再次损伤是一个复杂而困难的问题,需要医生、教练员和运动员的共同努力。应该考虑的问题有:

(1)遵从循序渐进原则,使运动员机体重新适应紧张剧烈的运动要求。

(2)不厌其烦地采用必要的防护措施。

(3)分析创伤的发生原因,采取相应措施。不少运动技术病的发生与运动技术不良及训练安排不当有关,应吸取教训,认真改进。

(4)重视恢复正规训练前的康复评定即参与前评定,发现薄弱环节先行补正。

七、运动创伤的护理

(一)护理评估

1.一般情况评估一般入院患者评估(评估单见附表)。

2.风险因素评估患者的日常生活活动能力(ADL)评估(Barthel 指数),Braden 评估,和患者跌倒、坠床风险评估(评估单见附表)。

3.评估患者对疾病的心理反应。

4.有外伤史运动员是否有其他外伤史。

5.有运动损伤特征。

6.评估患者有无骨损伤和其他神经功能损伤。

7.X 线摄片及 CT 检查结果。

8.评估既往健康状况　患者是否存在影响活动和康复的慢性疾病。

9.评估患者生活自理能力和心理社会状况。

(二)护理诊断

1.自理能力缺陷:与运动损伤后活动或功能受限有关;

2.疼痛:与创伤有关;

3.焦虑:与疼痛、疾病预后、参加比赛等因素有关;

4.知识缺乏:缺乏运动损伤后预防并发症和康复锻炼的相关知识;

5.肢体肿胀:与运动损伤有关;

6.潜在并发症:有周围血管神经功能障碍和静脉血栓形成的危险。

(三)护理措施

1.术前护理

(1)心理护理:患者处于青壮年时期,病情突发,下肢运动功能障碍影响工作和生活,损伤后担心比赛,担心以后职业生涯结束,患者易产生焦虑、烦躁等心理。医护人员应向患者解释手术目的、方法、效果及功能锻炼。使患者解除顾虑,增强信心。

(2)饮食护理:应予高蛋白、高维生素、高钙及粗纤维饮食。

(3)休息与体位:简单处理后取舒适体位,减轻损伤部位的疼痛。

(4)护理:肿胀:①用物理疗法改善血液循环,促进渗出液的吸收。损伤早期(伤后或术后 3~5d)局部冷敷,以降低毛细血管的通透性,减少渗出,减轻肿胀,晚期(5d后)热敷可以促进血肿、水肿的吸收;②如肢体肿胀伴有血液障碍,应检查石膏固定是否过紧,必要时拆开固定物,解除压迫。

2.伤后或术后护理

(1)休息与体位:在处理后取舒适,有利于恢复的体位。

(2)伤后或术后观察:①与麻醉医生交接班,予以心电监护、吸氧,监测T、P、R、BP、SpO₂变化,每小时记录1次;②查看伤口敷料包扎情况,观察有无渗血、渗液;③注意伤口负压引流管是否通畅,防止扭曲、折叠、脱落,记录引流液的量、性质;④密切观察肢体远端动脉搏动及手指的血供、感觉、活动、肤色、皮温,注意有无压迫神经和血管的现象,如出现皮肤发冷、发紫、静脉回流差,感觉麻木的症状,立即报告医生查找原因,及时对症处理。

(3)引流管的护理:密切观察患肢伤口的引流情况,妥善固定引流管,保持其通畅位,防止引流管扭曲、受压及脱出。定时观察并记录引流液的量、颜色及性状。若出现大量鲜红色引流液,应考虑是否有动脉损伤。

(4)症状护理

1)疼痛:①向患者解释手术后疼痛的规律,指导缓解疼痛的方法,如听音乐、看报纸、与家属聊天等分散对疼痛的注意力;②伤口周围按摩,缓解肌紧张;③正确评估患者疼痛的程度,对疼痛明显者可适当给予止痛剂;④采用止痛泵止痛法,利用止痛泵缓慢从静脉内给药,减轻疼痛。

2)肿胀:①伤口局部肿胀者术后1d可用冷敷,术后24h后可用热敷,或周林频谱仪、红外线灯照射;②患肢肢体的肿胀者如有血液循环障碍时应检查外固定物是否过紧。

(5)一般护理:协助洗漱、进食,鼓励并指导患者做力所能及的自理活动。

(6)饮食护理:鼓励患者进食,给予高蛋白、高维生素、含钙丰富的食物,如瘦肉、鱼、鸡蛋、牛奶,多食蔬菜、水果。

(7)功能锻炼:在术后固定的早中期,损伤反应开始消退,肿胀和疼痛开始消退,即可开始功能锻炼。

3.出院指导

(1)心理指导:讲述疾病相关知识及介绍成功病例,帮助患者树立战胜病魔的信心。

(2)休息与体位:注意活动与休息时的体位要求。早期卧床休息为主,可间断下床活动。

(3)用药:出院带药时,应将药物的名称、剂量、用法、注意事项告诉患者,按时用药。

（4）饮食：鼓励患者多食高蛋白、高热量、高维生素、含钙丰富、刺激性小的易消化食物，多食蔬菜、水果，预防便秘。

（5）固定：如有外固定装置，遵医嘱保持固定时间。

（6）功能锻炼：出院后指导患者患肢保持功能位，不宜过早参加训练。

（四）护理评价

1.疼痛能耐受。

2.心理状态良好，配合治疗。

3.肢体肿胀减轻。

4.切口无感染。

5.无周围神经损伤，无并发症发生。

6.患者及家属掌握功能锻炼知识，并按计划进行。

第二节　韧带损伤的康复护理

一、概述

韧带损伤的愈合过程一般分为三期：第一期为伤后1~7d,病理改变以出血、炎症为主，韧带受损部分抗张强度基本丧失；第二期为纤维组织增殖期，伤后2~3周达高峰，伤部胶原纤维逐渐积聚，机械强度也逐步提高；第三期为成熟期或重塑形期，此期胶原纤维逐步更新及重新排列，使韧带机械强度缓慢地进一步提高，此期可持续数月至1年以上。第三期早期受运动影响较大，适当的运动应力刺激可增加胶原纤维密度，并使其排列更加整齐，因而使韧带的强度及刚度恢复得更好。

二、治疗

韧带损伤的一般处理视损伤的严重程度而定。

1.轻度损伤只有少数纤维断裂，表现为局部疼痛、压痛及轻度肿胀，关节稳定性未受损害，一般对症治疗后愈合良好。

2.中度损伤时局部肿胀、压痛，作相应的张力试验时疼痛，并可有轻度关节不稳，提示韧带部分纤维断裂，宜早期采用局部休息、冰敷、加压包扎及抬高患肢治疗（RICE原则），以后在贴胶保护下运动，一般也可愈合良好；关节不稳较明显时宜固定3~4周,以改善愈合质量。

3.重度损伤有明显关节失稳,明显血肿和关节积血,提示韧带完全断裂,此时韧带断端常回缩分离,愈合韧带松弛,使关节不稳持续存在,一般主张早期手术,两周内行手术修复愈合较快,远期效果也较好。陈旧性韧带断裂致关节不稳时,也需手术修复或韧带重建,但关节的稳定性常不易完全恢复,远期发生骨关节炎机会较多。

三、韧带损伤的康复

(一)康复评定

1.肌力检查　了解患侧肌群及健侧肌群的肌力情况,肌力检查多以徒手肌力检查法(MMT)为主。检查受损部位的肌肉力量情况,掌握残存力量。

2.关节活动度测量　疼痛使关节活动度受限,着重掌握主动关节活动度与被动关节活动度(被动关节活动度测量时不宜引起二次损伤、疼痛、肿胀)。

3.日常生活活动能力评定。

4.韧带损伤部位疼痛和肿胀程度　肿胀程度是否影响血供及关节活动度,损伤处为运动后疼痛还是静止状态时疼痛。

5.受损关节稳定性。

6.局部肌肉是否有萎缩　受伤早期肌肉萎缩不明显,后期可能会出现废用性肌萎缩,关节周围软组织挛缩等。

7.是否伴有心理障碍。

(二)康复计划

1.预防或消除肿胀。

2.加强肌力训练,防止废用性肌萎缩,关节周围软组织挛缩等。

3.保持临近关节的活动及肌肉力量,增加受损关节的活动范围。

4.改善局部血液循环,促进血肿吸收和炎性渗出物吸收。

5.早期进行维持机体功能的活动、早期康复训练、职业运动性训练。

(三)康复治疗

1.基本原则　韧带损伤后不管手术或非手术治疗,康复的目标是早期开始医疗性及竞技性运动训练,但又不能过早对愈合未坚的韧带施加不适当的应力。为此要根据伤情及愈合进程选择合适的运动方式,在固定期间即应开始肌肉等长练习,去除固定后要认真进行关节周围各组肌肉训练,使其尽快恢复甚至超过正常水平,以重建关节的稳定性。恢复运动时,必要时用贴胶或支架保护关节和韧带。考虑到韧带损伤或废用性改变后可能需数个月才能恢复正常强度,较长期使用贴胶保护是合理的。贴胶在关节韧带损伤时应用很广,胶布须有足够的长度和宽度,常用数条部分重叠粘贴,从上至下越过关节,外加弹性包扎以限制引起韧带紧张的动作。粘贴后可作关节稳定性测试以确认其保护作用,避免虚假安全感。

2.膝部韧带损伤的康复特点 膝关节各主要韧带中内侧副韧带最易受损,其次为前交叉韧带,最后为交叉韧带,而外侧副韧带最少受损。韧带损伤可为单独发生或伴发其他韧带及半月板损伤。如在膝部承受外翻暴力时,首先损伤内侧副韧带,暴力增大时可依次损伤内侧半月板、前交叉韧带,最后是后交叉韧带。伴半月板或膝叉韧带损伤时,后期发生骨关节炎机会较多,治疗及康复时应更加重视。实验显示膝内侧副韧带在膝屈曲20°~60°范围内不承受张力,外侧副韧带在20°~130°,前交叉韧带在20°~80°、后交叉韧带在20°~100°时不承受张力。提示可在这些角度范围内进行关节活动,包括负重及抗阻练习而不干扰韧带的愈合。故各种韧带损伤时,都可用限幅运动支架限定膝屈伸幅度在20°~60°范围,同时防止侧向及旋转运动,早期进行膝部运动。韧带修复或重建后用夹板将膝关节固定于屈曲20°体位,立即开始股四头肌等长收缩练习;术后2~3d小心屈膝至60°,此时也可开始在屈曲20°~60°范围内用器械作膝关节连续被动运动(CPM)。术后10d装上限幅运动石膏,在20°~60°范围内运动,可作抗阻练习及站立步行。5周后去除限幅运动石膏,作进一步的主动运动及肌力练习。前交叉韧带损伤后早期不宜作充分伸膝的练习。因其可使胫骨前移增加新愈合的韧带的张力。宜使腘绳肌的恢复领先于股四头肌。也有人主张先使腘绳肌恢复至健侧水平,再行股四头肌练习。后交叉韧带损伤及内侧副韧带损伤后重点进行股四头肌的练习。

3.踝部韧带损伤后的康复 踝关节韧带损伤在韧带损伤中发病率最高,其中约70%为距腓前韧带损伤。Ⅰ度损伤多为距腓前韧带单独损伤,有局限性肿胀、压痛,无关节不稳。在贴胶及弹性绷带保护下可继续运动,但须避免引起疼痛的动作。局部症状消除缓慢时可作可的松类激素局部注射或理疗。继以ROM练习及肌力练习,应特别着重腓骨肌练习。Ⅱ度损伤早期按RICE常规进行治疗。关节轻度不稳时可在贴胶保护下早期运动,有明显关节不稳的Ⅱ、Ⅲ度韧带损伤宜用带跟的石膏靴固定踝关节2~3周,同时作等长肌肉练习及步行活动。去石膏后再用贴胶保护3周,继续进行肌力练习。外侧副韧带损伤时着重腓骨肌练习,内侧韧带损伤时着重胫前肌、胫后肌练习。停用贴胶保护带后作ROM练习。本体感觉反射恢复不佳可能是踝关节重复受伤的重要原因之一,因此有人主张进行恢复本体反射的专门练习。其法可在平衡板即上面为平面,下面呈球面凸起的圆木板上进行站立及活动练习。经治疗仍有明显关节不稳或存在陈旧性关节不稳时须行韧带重建手术。

(四)康复评价

优:韧带愈合良好,关节无挛缩,关节活动度恢复,关节临近肌肉无萎缩,恢复以前运动能力的90%以上。

良:韧带愈合良好,关节无挛缩,关节活动度恢复,关节临近肌肉无萎缩,恢复以前运动能力的70%以上。

差:韧带愈合不好,关节出现挛缩,关节活动度受限,关节临近肌肉萎缩,恢复以前运动能力不足50%。

四、护理

(一)护理评估

1.一般情况评估　一般入院患者评估(评估单见附表)。

2.风险因素评估　患者的日常生活活动能力(ADL)评估(Barthel指数),Braden评估,和患者跌倒、坠床风险评估(评估单见附表)。

3.评估患者对疾病的心理反应。

4.有外伤史运动员是否有其他外伤史。

5.有韧带损伤特征。

6.评估患者有无骨损伤和其他神经功能损伤。

7.评估既往健康状况　患者是否存在影响活动和康复的慢性疾病。

8.评估患者生活自理能力和心理社会状况。

(二)护理诊断

1.自理能力缺陷:与韧带损伤后活动或功能受限有关;

2.疼痛:与韧带损伤有关;

3.焦虑:与疼痛、疾病预后、参加比赛等因素有关;

4.知识缺乏:缺乏韧带损伤后预防并发症和康复锻炼的相关知识;

5.肢体肿胀:与韧带损伤有关。

(三)护理措施

1.术前护理

(1)心理护理:患者处于青壮年时期,病情突发,下肢运动功能障碍影响工作和生活,损伤后担心比赛,担心以后职业生涯结束,患者易产生焦虑、烦躁等心理。医护人员应向患者解释手术目的、方法、效果及功能锻炼,使患者解除顾虑,增强信心。

（2）饮食护理：应予高蛋白、高维生素、高钙及粗纤维饮食。

（3）休息与体位：简单处理后取舒适体位，减轻损伤部位的疼痛。

（4）肿胀护理：①用物理疗法改善血液循环，促进渗出液的吸收。损失早期（伤后3~5d）局部冷敷，以降低毛细血管的通透性，减少渗出，减轻肿胀，晚期（5d后）热敷可以促进血肿、水肿的吸收；②如肢体肿胀伴有血液障碍，应检查固定是否过紧，必要时拆开固定物，解除压迫。

2.术后护理

（1）休息与体位：在行处理后取舒适、有利于恢复的体位。

（2）术后观察：①与麻醉医生交接班，予以心电监护、吸氧，监测 T、P、R、BP、SpO₂变化，每小时记录一次；②查看伤口敷料包扎情况，观察有无渗血、渗液；③注意伤口负压引流管是否通畅，防止扭曲、折叠、脱落，记录引流液的量、性质；④密切观察肢体远端动脉搏动及手指的血供、感觉、活动、肤色、皮温，注意有无压迫神经和血管的现象，如出现皮肤发冷、发紫、静脉回流差，感觉麻木的症状，立即报告医生查找原因，及时对症处理。

（3）引流管的护理：密切观察患肢伤口的引流情况，妥善固定引流管，保持其通畅，防止引流管扭曲、受压及脱出。定时观察并记录引流液的量、颜色及性状。若出现大量鲜红色引流液，应考虑是否有动脉损伤。

（4）症状护理

1）疼痛：①向患者解释手术后疼痛的规律，指导缓解疼痛的方法，如听音乐、看报纸、与家属聊天等分散对疼痛的注意力；②伤口周围按摩，缓解肌紧张；③正确评估患者疼痛的程度，对疼痛明显者可适当给予止痛剂；④采用止痛泵止痛法，利用止痛泵缓慢从静脉内给药，减轻疼痛。

2）肿胀：①伤口局部肿胀者术后1d可用冷敷，术后24h后可用热敷，或周林频谱仪、红外线灯照射；②患肢肢体肿胀者如有血液循环障碍时应检查外固定物是否过紧。

（5）一般护理：协助洗漱、进食，鼓励并指导患者做些力所能及的自理活动。

（6）饮食护理：鼓励患者进食，给予高蛋白、高维生素、含钙丰富的食物，如瘦肉、鱼、鸡蛋、牛奶，多食蔬菜、水果。

（7）功能锻炼：在不引起疼痛、不加重受损部位肿胀、不影响韧带损伤加重的前提下，应尽早进行功能锻炼。

3.出院指导

（1）心理指导：讲述疾病相关知识及介绍成功病例，帮助患者树立战胜病魔的信心。

（2）休息与体位：保持活动与休息时的体位要求。

（3）用药：出院带药时，应将药物的名称、剂量、用法、注意事项告诉患者，按时用药。

（4）饮食：鼓励患者多食高蛋白、高热量、高维生素、含钙丰富、刺激性小的易消化食物，多食蔬菜、水果，避免辛辣刺激食物，预防便秘。

（5）固定：如有外固定装置，遵医嘱保持固定时间。

（6）功能锻炼：在不引起疼痛、不加重受损部位肿胀、不影响韧带损伤加重的前提下，应尽早进行功能锻炼。

（四）护理评价

1.疼痛能耐受。

2.心理状态良好，配合治疗。

3.肢体肿胀减轻。

4.切口无感染。

5.无周围神经损伤，无并发症发生。

6.患者及家属掌握功能锻炼知识，并按计划进行。

第三节　腱肌损伤的康复护理

一、概述

（一）应用解剖

腱肌单位包括肌腹、肌腱和肌筋膜以及腱止结构及其附属结构如腱鞘。

二、治疗

（一）肌肉损伤

肌肉可因直接暴力打击或过大应力撕拉致伤，前者致肌肉挫伤，可有肌纤维断裂、肌肉内血肿，以后纤维化。后者常因肌肉爆发性用力收缩时遭受强大阻力引起。较常见于股四头肌、小腿三头肌及肱二头肌。轻度拉伤时有少数肌纤维断裂，局部疼痛压痛、轻度肿胀。中度拉伤时部分肌纤维断裂，局部症状及体征较显著、肌肉功能障碍。严重拉伤时肌腹完全断裂，局部先有凹陷，以后可被血肿掩盖,肌肉功能丧失。肌肉愈合力强,在断端接触良好或经手术缝合,可获得肌肉愈合;断端分离或有血肿间隔时则形成较多疤痕组织,影响肌肉功能。同时因肌肉组织与疤痕组织力学特性不同,运动时可因受力不匀而重复受伤。肌肉挫伤及轻、中度拉伤早期按RICE常规治疗。较大的血肿特别是筋膜腔内血肿要及时穿刺抽吸或引流减压,必要时手术止血,避免形成过多疤痕组织,防止因局部高压造成肌肉缺血性坏死或肌间隔综合征。症状消退时早期开始肌肉练习。可先作等长练习,继作等张练习。在无痛范围内逐步加大负荷。要特别注意逐步牵伸受伤肌肉,防止其挛缩,充分恢复肢体的柔韧性,以免重复拉伤。断裂范围较大时宜在肌肉伸长位作短期固定,以防挛缩。酌情作按摩、热疗或其他理疗。

运动员发生完全性肌肉断裂时应立即手术修复,术后固定3~4周,再行牵伸肌肉的练习及肌力练习。

(二)肌腱损伤

肌腱主要由排列整齐的胶原纤维构成,其最大抗拉强度为50N/~100N/mm。当肌腱被拉伸约4%时,胶原纤维的波状皱曲被拉直,拉伸4%~8%时,胶原分子间的横键联合开始断裂。纤维间互相滑动,被拉伸至8%~10%时纤维开始断裂。

肌腱损伤好发于跟腱、冈上肌腱、肱二头肌腱、股四头肌腱及髌腱。特别是在肌腱血供不佳部位,如跟腱上方2~5cm处,冈上肌止点以上1~2cm处。完全性肌腱断裂常在过度使用引起的肌腱退行性改变的基础上发生。肌腱损伤同样分轻度、中度及重度。轻、中度损伤酌情按RICE常规治疗,继以冷疗、热疗、按摩或肾上腺皮质激素腱周围注射等治疗。撕裂较严重也可固定2~3周,以后进行只ROM练习及肌力练习。须保护受伤肌腱避免过早承受大力牵拉,如在跟腱部分损伤时宜先扶拐行走,并将鞋跟垫高1~2cm,5~6周后逐渐放平。进而进行牵伸跟腱的练习,即垫高前足掌的放松站立练习,作增强腓肠肌及下肢各组肌肉练习。完全性肌腱断裂一般都须行手术修复,术后固定4~6周,如跟腱断裂修复后先用长腿石膏固定于膝微屈及踝轻度跖屈位,3周后改用短腿石膏托,4周后每日取石膏托练习不负重的踝屈伸运动,6周后垫高鞋跟扶拐行走,以后逐渐放低鞋跟,作踝ROM练习,牵伸腓肠肌练习及肌力练习。术后3个月开始练跑,6个月开始跳跃练习。

(三)创伤性腱围炎和腱鞘炎

腱围及腱鞘为肌腱周围的润滑结构,在反复紧张的摩擦下易受损伤引起炎症及粘连,表现为局部肿胀、疼痛及有摩擦音,可伴有肌腱变性硬化甚至断裂,其机制可能与过度使用或血管损伤致营养障碍有关。常见的有跟腱、髌腱腱围炎,肱二头肌长头及腕部、踝部各肌腱的腱鞘炎等。发病早期经局部休息及理疗多可消除症状,肾上腺皮质激素局部注射常有疗效。症状消除后进行小负荷主动活动及无痛的肌力练习,逐步增加负荷。如在跟腱腱围炎时可练全足着地的放松慢跑,逐渐延长距离,可用贴胶保护。慢性病例常用按摩、激光、超短波、微波、超声、行频电疗、直流电离子导入等方法改善局部血液循环及营养,以促进修复。组织粘连及增厚致疗效不佳者可行手术切除粘连及变性增厚的腱鞘或腱围组织。再作理疗及运动训练。肌腱增粗变硬时应避免过大的应力负荷,如跟腱受累时在踝背屈姿位下突然用力起跳,可导致跟腱断裂。

(四)腱止结构损伤

又称末端病,指肌腱在骨上附着处的慢性损伤。此处柔软的肌腱组织与坚硬的骨组织相连,虽有骨组织—钙化软骨带—潮线—纤维软骨带—腱纤维等几种不同硬度的组织逐步过渡,运动中仍容易因应力过大和过度集中而引起过度使用性损伤。表现为局部肿、痛、压痛,可严重妨碍运动。病理变化有腱及腱围充血、增厚、变性、粘连、腱止点钙化软骨层断裂或消失、潮线下移、新骨增生等现象,此类损伤见于髌腱、髌骨附着点者,称跳跃者膝;见于肘部伸肌总起点者称肱骨外上髁炎或网球肘;见于第三腰椎横突的肌肉附着区者称第三腰椎横突综合征。其他常见部位有内收肌耻骨止点、跟腱止点、趾筋膜跟骨起点等。

常用的治疗是肾上腺皮质激素局部注射、理疗、按摩等,作无痛的肌力练习并作牵伸受累肌肉的练习,以防止肌萎缩及挛缩粘连并改善局部血液循环和营养,促进修复。慢性损伤反复发作久治不愈者宜行手术剥离并切除粘连增厚的腱围组织,酌情结扎怒张血管,切除增生骨片,松解肌腱或纵行切开肌腱表层以改善血液循环。组织愈合后进行活动度及肌力练习,如切除增生的髌尖,应固定3周,3个月后开始练跑,半年后开始练跳。

(五)肩袖损伤

指肩袖肌腱损伤及继发的肩峰下滑囊炎。有报道约占运动创伤的5.1%,占肩区运动损伤的75%。肩袖由冈上肌、冈下肌、小圆肌及肩胛下肌肌腱构成,其中冈上肌腱在肩外展外旋时易被肩峰碾压而受损,引起变性及断裂,可有急性或慢性表现。其特征是肩主动或被动外展至60°~120°时疼痛,外旋时疼痛加重,外展超过120°时疼痛减轻或消失。

急性期治疗为局部休息,进行理疗。用肾上腺皮质激素作痛点及肩峰下沿囊内注射常有疗效。症状缓解后作无痛的ROM练习及肌肉练习,着重三角肌的等张或等长练习。慢性病例可从事一般运动,但须避免致疼动作。约90%病例可治愈,少数久治无效者可行手术将肩峰作部分切除,术后经康复治疗常仍可从事体育训练。

(六)腰背部肌肉筋膜炎

约占运动员慢性腰痛的60%。顽固的疼痛可能与筋膜裂隙处脂肪疝、神经粘连、肌痉挛、神经周围组织慢性炎症等因素有关。有时也可能与筋膜在髂脊或腰椎横突上附着处的末端病理性变化有关。常用治疗是理疗、按摩、局部皮质激素注射、口服抗炎药物、短期的腰围支持等。宜同时进行无痛的腰腹肌练习,着重牵伸腰背筋膜的练习及腰椎活动度练习。顽固难愈者可行手术治疗,酌情松解粘连,修补筋膜裂隙,切除受累的皮神经分支等。组织愈合后作腰部活动度练习及腰腹肌练习。

三、康复评价

经过临床及康复治疗后患者的疼痛缓解,关节活动度恢复,力量恢复,日常生活不受限,能恢复专项训练为恢复良好,否则还需进一步康复治疗。

四、腱肌单位损伤的护理

(一)护理评估

1.一般情况评估 一般入院患者评估(评估单见附表)。

2.风险因素评估 患者的日常生活活动能力(ADL)评估(Barthel指数),Braden评估,和患者跌倒、坠床风险评估(评估单见附表)。

3.评估患者对疾病的心理反应。

4.有外伤史运动员是否有其他外伤史。

5.有腱肌单位伤特征。

6.评估既往健康状况 患者是否存在影响活动和康复的慢性疾病。

7.评估患者生活自理能力和心理社会状况。

(二)护理诊断

1.自理能力缺陷:与运动损伤后活动或功能受限有关;

2.疼痛:与腱肌单位损伤有关;

3.焦虑:与疼痛、疾病预后、参加比赛有关等因素有关;

4.知识缺乏:缺乏腱肌单位损伤后预防并发症和康复锻炼的相关知识;

5.肢体肿胀:与腱肌单位损伤有关。

(三)护理措施

1.术前护理

(1)心理护理:患者处于青壮年时期,病情突发,下肢运动功能障碍影响工作和生活,损伤后担心比赛,担心以后职业生涯结束,患者易产生焦虑、烦躁等心理。医护人员应向患者解释手术目的、方法、效果及功能锻炼。使患者解除顾虑,增强信心。

(2)饮食护理:应予高蛋白、高维生素、高钙及粗纤维饮食。

(3)休息与体位:简单处理后取舒适体位,减轻损伤部位的疼痛。

(4)肿胀护理:①用物理疗法改善血液循环,促进渗出液的吸收。损失早期(伤后3~5d)局部冷敷,以降低毛细血管的通透性,减少渗出,减轻肿胀,晚期(5d后)热敷可以促进血肿、水肿的吸收;②肢体肿胀伴有血液障碍时,应检查固定是否过紧,必要时拆开固定物,解除压迫。

(5)拐杖的护理:为防止术后跟腱再次断裂,护理人员应在术前教会患者正确使用拐杖的方法。地面有水时不能行走,防止滑倒。两拐的宽度要略宽于双肩,拐杖高度距腋窝10cm,双上肢用力撑拐,不能用腋部支撑,避免腋下受压,臂丛神经受到损伤。

2.术后护理

(1)休息与体位:在处理后取舒适,有利于恢复的体位。

(2)术后观察:①与麻醉医生交接班,予以心电监护、吸氧,监测T、P、R、BP、SpO_2变化,每小时记录1次;②查看伤口敷料包扎情况,观察有无渗血、渗液;③注意伤口负压引流管是否通畅,防止扭曲、折叠、脱落,记录引流液的量、性质;④密切观察肢体远端动脉搏动及手指的血供、感觉、活动、肤色、皮温,注意有无压迫神经和血管的现象,如出现皮肤发冷、发紫、静脉回流差,感觉麻木的症状,立即报告医生查找原因,及时对症处理。

(3)引流管的护理:密切观察患肢伤口的引流情况,妥善固定引流管,保持其通畅,防止引流管扭曲、受压及脱出。定时观察并记录引流液的量、颜色及性状。若出现大量鲜红色引流液,应考虑是否有动脉损伤。

(4)石膏护理:①促进石膏干燥,保持石膏清洁。冬季注意患肢的保暖;②密切观察患肢末梢血运循环、皮肤颜色、温度、肿胀情况、运动及感觉等;③观察患肢足背动脉是否可触及,有无麻木、疼痛等,警惕骨筋膜室综合征的发生,发现异常及时告知主管医生,并协助处理。

(5)症状护理

1)疼痛:术后伤口疼痛是最常见的问题。注意观察患肢的血运及肿胀情况,区分是伤口疼痛还是敷料包扎过紧导致的疼痛。倾听患者的主诉,并向患者介绍相关措施:①指导缓解疼痛的方法,如听音乐、看报纸、与家属聊天等分散对疼痛的注意力;②伤口周围按摩,缓解肌紧张;③正确评估患者疼痛的程度,对疼痛明显者可适当给予止痛剂;④采用止痛泵止痛法,利用止痛泵缓慢从静脉内给药,减轻疼痛。

2)肿胀:①伤口局部肿胀者术后1d可用冷敷,术后24h后可用热敷,或周林频谱仪、红外线灯照射;②患肢肢体肿胀者如有血液循环障碍时应检查外固定物是否过紧。

(6)一般护理:协助洗漱、进食,鼓励并指导患者做力所能及的自理活动。

(7)饮食护理:鼓励患者进食,给予高蛋白、高维生素、含钙丰富的食物,如瘦肉、鱼、鸡蛋、牛奶,多食蔬菜、水果。

(8)并发症的护理:切口感染主要表现为体温升高、局部伤口红、肿、热、痛,压痛明显。术前应严格备皮、加强营养、进行全身检查并积极治疗糖尿病等感染灶,遵医嘱预防性使用抗生素。术中应严格遵守无菌操作原则。术后保持引流通畅,防止引流液倒流,保持伤口清洁干燥,防止局部血液瘀滞,引起感染。

(9)功能锻炼:在不引起疼痛、不加重受损部位肿胀、不使响韧带损伤加重的前提下,应尽早进行功能锻炼。

3.出院指导

(1)心理指导:讲述疾病相关知识及介绍成功病例,帮助患者树立战胜病魔的信心。

(2)休息与体位:注意活动与休息时的体位要求,早期卧床休息为主,可间断下床活动。

(3)用药:出院带药时,应将药物的名称、剂量、用法、注意事项告诉患者,按时用药。

(4)饮食:鼓励患者多食高蛋白、高热量、高维生素、含钙丰富、刺激性小的易消化食物,多食蔬菜、水果,预防便秘。

(5)固定:如有外固定装置,遵医嘱保持固定时间。

(6)功能锻炼:出院后指导患者患肢保持功能位,不宜过早参加训练。

(四)护理评价

1.疼痛能耐受。

2.心理状态良好,配合治疗。

3.肢体肿胀减轻。

4.切口无感染。

5.无周围神经损伤,无并发症发生。

6、患者及家属掌握功能锻炼知识,并按计划进行,肩肘关节无僵直。

第四节　关节软骨损伤的康复护理

一、概述

关节软骨损伤十分多见。分急性损伤及慢性过度使用性损伤,前者如膝半月板损伤,后者如髌骨软骨病。

(一)膝半月板损伤

常见于篮球、排球、足球、体操及田径运动员。可在半月板体部、边缘部、前角或后角发生撕裂。裂隙可呈横行、斜行或水平方向。损伤时突发疼痛,有关节积液,慢性期常有弹响伴疼痛及突然膝软,可有关节交锁现象。

(二)髌骨软骨病

髌骨软骨病,指主要因过度使用引起的髌骨软骨退行性改变。可累及对应的股骨髁表面软骨,又称髌股关节退行性改变。表现为髌骨后方疼痛,特别是半蹲时疼痛,伴膝软无力,股四头肌萎缩,髌骨周围压痛,推动髌骨时有摩擦音,也可有关节积液。X线片上有时可见髌骨软骨下骨质增生或髌骨上下骨质增生。随着病情进展,X线观察可见软骨表面失泽、粗糙、龟裂、软化、起泡或脱落。临床上可按症状轻重分3型:轻型指运动中有膝软,但不痛髌骨边缘可有压痛;中型指上下楼、半蹲或做某些动作时有疼痛,作准备活动后疼痛减轻或消失,训练后又加重,有明显压痛,可有轻度关节积液;病变发展至重型时,各种症状体征加重,步行时也有疼痛,丧失体育运动能力。

二、治疗

(一)膝半月板损伤

急性期治疗以处理关节积血及损伤性滑膜炎为主。可抽出关节积液后加压包扎,局部休息2~3周。2~3d后开始超声波治疗。半月板边缘区损伤经此治疗可自行愈合。慢性期如无症状,可在密切观察下继续运动。有症状者,特别在体操、篮排足三大球项目的运动员,宜及时手术,以免半月板碎片卡压,损伤关节软骨。关节镜手术可减少手术损伤,加速康复。可酌情进行碎片摘除、半月板修整、半月板部分切除或全切除。

（二）髌骨软骨病

由于关节软骨无再生修复能力,非手术治疗作用在于消除伴发的炎症,控制症状。常用理疗,皮质激素关节外痛点注射,用活血化瘀中药制剂外敷等。轻型病例可获效,重型病例常需手术治疗。手术方法多为切除软骨软化病灶并在月板上钻孔以促进肉芽修复。术后2周开始做连续被动运动（CPM）,以多次反复的摩擦应力刺激促进修复区的软骨化生。4~5周可以负重。此外,有髌骨钻孔减压术、髌骨部分或全部切除术、髌骨外侧肌腱松解术及胫骨结节垫高或内移术等,较少应用。

三、康复

（一）膝半月板损伤

不管手术与否,都要十分重视防治废用性及关节源性肌萎缩,力求肌力的充分恢复。急性期初步治疗后或手术后次日即开始股四头肌等长收缩练习,并逐渐增加负荷。传统的直腿抬高练习阻力负荷不够大,只可供初期应用。肿胀疼痛消失后作渐进抗阻练习。如运动至某一关节角度有疼痛时,可避开此角度作短弧等张或等速练习或多点等长练:术后2周可扶拐行走,3周后正常行走,3个月后如下蹲起立无痛无响声可开始准备性训练。经循序渐进的跑步、变速跑、8字形跑、突停、跳跃等训练,不引起疼痛或肿胀,关节活动度充分恢复,肌力恢复至90%以上,才能参加正规训练。

（二）髌骨软骨病

轻症病例可继续运动训练,但须使运动方式多样化、避免"单打一"。尽量避免引起疼痛的动作。中型病例应停止导致症状发生的专项训练,避免半蹲发力等引起疼痛的动作。重症病例则应停止一般体育运动。

由于废用及"关节源性"因素,患者常有明显的股四头肌萎缩,使膝关节稳定性受损,进一步加重软骨磨损,形成恶性循环。故保持及恢复膝部肌力,特别是股四头肌肌力有特殊意义。对中、重度病例宜采用避开痛点的短弧等张或等速练习,或多点等长练习。常用的站桩法,选数个无痛角度依次练习,也是一种多点等长练习。肌力练习负荷不宜太大,负荷的增加宜缓,练习时应无痛、无摩擦感,同时密切观察症状及体征改变。

由于股四头肌的拉力线与髌韧带中轴线间有一定的角度,称为Q角,股四头肌收缩时可将髌骨向外牵拉,而股四头肌内侧头对抗伸膝时髌骨外移倾向,维持髌股关节应力的正常分布有特殊作用,须特别注意加强。为此要做最后30°的抗阻伸膝练习。这一姿势用力伸膝时髌股关节受力较小,对髌骨软骨病患者也特别适宜。也有人认为股内收肌止点与股四头肌内侧头有关,内收肌软弱可使内侧头功能受损,故主张髌骨软骨病同时加强内收肌。

CPM治疗通过低负荷的反复加压和减压,促进软骨基质液与关节滑液的交换,改善软骨营养,可能对防治本病有一定价值,也宜在无痛幅度内进行。

三、护理

(一)护理评估

1.一般情况评估　一般入院患者评估(评估单见附表)。

2.风险因素评估　患者的日常生活活动能力(ADL)评估(Barthel指数),Braden评估,和患者跌倒、坠床风险评估(评估单见附表)。

3.评估患者对疾病的心理反应。

4.有外伤史运动员是否有其他外伤史。

5.有关节软骨损伤特征。

6.评估患者有无骨损伤和其他神经功能损伤。

7.评估患者生活自理能力和心理社会状况。

(二)护理诊断

1.自理能力缺陷:与运动损伤后活动或功能受限有关;

2.疼痛:与关节软骨损伤有关;

3.焦虑:与疼痛、疾病预后、参加比赛有关等因素有关;

4.知识缺乏:缺乏关节软骨损伤后预防并发症和康复锻炼的相关知识。

(三)护理措施

1.术前护理

(1)心理护理:患者处于青壮年时期,病情突发,下肢运动功能障碍影响工作和生活,损伤后担心比赛,担心以后职业生涯结束,患者易产生焦虑、烦躁等心理。医护人员应向患者解释手术目的、方法、效果及功能锻炼,使患者解除顾虑,增强信心。

(2)饮食护理:应给予高蛋白、高维生素、高钙及粗纤维饮食。

(3)休息与体位:简单处理后取舒适体外,减轻损伤部位的疼痛。

(4)肿胀护理:①用理疗法改善血液循环,促进渗出液的吸收。损失早期(伤后3~5d)局部冷敷,以降低毛细血管的通透性,减少渗出,减轻肿胀,晚期(5d后)热敷可以促进血肿、水肿的吸收;②肢体肿胀伴有血液障碍时,应检查石膏固定是否过紧,必要时拆开固定物,解除压迫。

2.术后护理

(1)休息与体位:在处理后取舒适,有利于恢复的体位。

(2)术后观察:①与麻醉医生交接班,予以心电监护、吸氧,监测 T、P、R、BP、SpO₂变化,每小时记录1次;②查看伤口敷料包扎情况,观察有无渗血、渗液;③注意伤口负压引流管是否通畅,防止扭曲、折叠、脱落,记录引流液的量、性质;④密切观察肢体远端动脉搏动及手指的血供、感觉、活动、肤色、皮温,注意有无压迫神经和血管的现象,如出现皮肤发冷、发紫、静脉回流差,感觉麻木的症状,立即报告医生查找原因,及时对症处理。

(3)症状护理:1)疼痛:①向患者解释手术后疼痛的规律,指导缓解疼痛的方法,如听音乐、看报纸与家属聊天等分散对疼痛的注意力;②给予伤口周围的按摩,缓解肌紧张;③正确评估患者疼痛的程度,对疼痛明显者可适当给予止痛剂;④采用止痛泵止痛法,利用止痛泵缓慢从静脉内给药,减轻疼痛;2)肿胀:①伤口局部肿胀术后1d可用冷敷,术后24h后可用热敷,或周林频谱仪、红外线灯照射;②患肢肢体的肿胀者如有血液循环障碍时应检查外固定物是否过紧。

(4)伤口护理:伤口敷料保持干燥清洁,如有渗血、渗液,应在无菌操作下给予换药。密切观察患者体温变化,术后1~2d如体温超过38.5℃,伤口处有针刺样疼痛,应及时告知主管医生,以便及早发现感染并给予处理。

(5)一般护理:协助洗漱、进食,鼓励并指导患者做些力所能及的自理活动。

(6)饮食护理:鼓励患者进食,给予高蛋白、高维生素、含钙丰富的食物,如瘦肉、鱼、鸡蛋、牛奶,多食蔬菜、水果。

(7)并发症的护理:①关节积血多见于外侧半月板摘除术中损伤膝外下动脉所致,或因膝关节包扎过紧、静脉回流受阻所致。未凝固的血液可抽出,已凝固的血块要切开清除;②关节积液:通常加强股四头肌抗阻力等张收缩,避免伸屈膝活动,较晚负重即可自行吸收;③术后感染:一旦发生感染,后果严重。早期应全身应用抗生素并穿刺排脓,用含抗生素的溶液进行冲洗。晚期需切开排脓并冲洗关节腔。

(8)功能锻炼:术后2周开始作连续被动运动(CPM),以多次反复的摩擦应力刺激促进修复区的软骨化生。4~5周后可以负重。

3.出院指导

(1)心理指导:讲述疾病相关知识及介绍成功病例,帮助患者树立战胜病魔的信心。

（2）休息与体位：注意活动与休息时的体位要求。早期卧床休息为主，可间断下床活动。

（3）用药：出院带药时，应将药物的名称、剂量、用法、注意事项告诉患者，按时用药。

（4）饮食：鼓励患者多食高蛋白、高热量、高维生素、含钙丰富、刺激性小的易消化食物，多食蔬菜、水果，预防便秘。

（5）固定：如有外固定装置，遵医嘱保持固定时间。

（6）功能锻炼：出院后指导患者患肢保持功能位，不宜过早参加训练。

（四）护理评价

1.疼痛能耐受；

2.心理状态良好，配合治疗；

3.肢体肿胀减轻；

4.切口无感染；

5.无周围神经损伤，无并发症发生；

6.患者及家属掌握功能锻炼知识，并按计划进行。

第五节　关节软骨损伤的康复护理

一、概述

应力性骨膜炎及应力性骨折，又称疲劳性骨膜炎及疲劳性骨折。多见于跑项运动员，次为跳项、体操及篮球运动员。好发于胫骨、腓骨、跖骨，也见于桡骨及尺骨。应力性骨折也见于椎弓峡部。一般认为应力性骨膜炎主要因骨膜上肌肉、筋膜附着处受过于频繁的应力牵扯，引起骨膜微小损伤所致；应力性骨折则为过度应力引起微小骨折超过通过骨折重塑形而自行修复的能力而逐渐积累所致。

一般表现为渐发或突发的局部疼痛、压痛和肿胀。局部有骨膜增厚。X线片上有骨膜反应或骨皮质增厚。早期的应力性骨折X线片上骨折线常不明显，应密切随访。同位素扫描有助于早期诊断。

二、关节软骨损伤的治疗

治疗主要为局部休息,辅以抗炎治疗,可用热疗。或热疗与冷疗交替进行,中药外敷,肾上腺皮质激素骨膜外注射等。

三、关节软骨损伤的康复

1.股、腓骨受累 应停止致伤的跑、跳等专项运动3~8周,但可进行自行车、游泳等小腿肌肉负荷较小的运动。症状缓解后作牵伸及增强小腿肌肉的练习。胫骨前区疼痛时应加强前方肌肉,牵伸后方肌肉。胫骨后方疼痛时则应牵伸前方肌肉,加强后方肌肉,以后缓慢地逐步地恢复专项运动。

2.股骨上端出现轻微的不完全的骨裂缝 时休息1~2月后多可愈合。胫骨中段骨裂宜作石膏固定2~6周,同时扶拐行走。胫骨中下段骨折形成鸟喙样变化者不易愈合,经手术植骨虽可愈合,但难以恢复原有强度,易于再发,不宜再作原来的专项运动。预防再发的措施在改进跑鞋及跑道表面质量,在恢复训练时须严格循序渐进。有人认为强有力的肌肉可吸收地面冲击应力,并可对骨骼施加预应力以增加其机械强度,从而防止应力损伤,因此十分强调下肢肌力训练。

3.椎弓峡部应力性骨折 多见于举重、体操、技巧等运动员,因频繁的过度伸腰引起,也有人认为与过度屈曲有关。其表现为顽固的下腰痛。两侧骨折损害腰椎稳定性,上部椎体可向前滑脱,严重时可引起马尾神经受压。

新发的腰椎峡部骨折 通常是卧床休息2周,然后作石膏背心固定1~1.5月,有望愈合。陈旧性骨折不易愈合,无症状时只需改进运动技术,避免腰过伸动作,同时增强腰背肌及腹肌以改善脊柱的稳定性。有症状病例应停止专项运功,进行增强腹肌、臀肌及牵伸腰部肌肉韧带的练习,其目的在于减少腰椎前凸及骨盆前倾角度,从而改善腰椎的稳定性,防止滑脱。椎体Ⅱ度滑脱,即上一椎体前移距离超过椎体的后1/4时,滑脱幅度逐渐增加时,或有马尾神经受压症状时,应作椎体固定手术。

四、关节软骨损伤的护理

(一)护理评估

1.一般情况评估 一般入院患者评估(评估单见附表)。

2.风险因素评估 患者的日常生活活动能力(ADL)评估(Barthel指数),Braden评估,和患者跌倒、坠床风险评估(评估单见附表)。

3.评估患者对疾病的心理反应。

4.有外伤史运动员是否有其他外伤史。

5.有运动损伤特征。

6.评估患者有无骨损伤和其他神经功能损伤。

7.X线摄片及CT检查结果。

8.评估既往健康状况　患者是否存在影响活动和康复的慢性疾病。

9.评估患者生活自理能力和心理社会状况。

(二)护理诊断

1.自理能力缺陷:与运动损伤后活动或功能受限有关;

2.疼痛:与创伤有关;

3.焦虑:与疼痛、疾病预后、参加比赛等因素有关;

4.知识缺乏:缺乏运动损伤后预防并发症和康复锻炼的相关知识;

5.肢体肿胀:与运动损伤有关。

(三)护理措施

1.术前护理

(1)心理护理:患者处于青壮年时期,病情突发,下肢运动功能障碍影响工作和生活,损伤后担心比赛,担心以后职业生涯结束,患者易产生焦虑、烦躁等心理。医护人员应向患者解释手术目的、方法、效果及功能锻炼。使患者解除顾虑,增强信心。

(2)饮食护理:应给予高蛋白、高维生素、高钙及粗纤维饮食。

(3)休息与体位:简单处理后取舒适体外,减轻损伤部位的疼痛。

(4)症状护理:肿胀:①用理疗法改善血液循环,促进渗出液的吸收。损失早期(伤后3~5d)局部冷敷,以降低毛细血管的通透性,减少渗出,减轻肿胀,晚期(5d后)热敷可以促进血肿、水肿的吸收;②肢体肿胀伴有血液障碍时,应检查固定是否过紧,必要时拆开固定物,解除压迫。

2.术后护理

(1)休息与体位:在处理后取舒适,有利于恢复的体位。

(2)术后观察:①与麻醉医生交接班,予以心电监护、吸氧,监测T、P、R、BP、SpO$_2$变化,每小时记录1次;②查看伤口敷料包扎情况,观察有无渗血、渗液;③注意伤口负压引流管是否通畅,防止扭曲、折叠、脱落,记录引流液的量、性质;④密切观察肢体远端动脉搏动及手指的血供、感觉、活动、肤色、皮温,注意有无压迫神经和血管的现象,如出现皮肤发冷、发紫、静脉回流差,感觉麻木的症状,立即报告医生查找原因及时对症处理。

（3）引流管的护理：密切观察患肢伤口的引流情况，妥善固定引流管，保持其通畅，防止引流管扭曲、受压及脱出。定时观察并记录引流液的量、颜色及性状。若出现大量鲜红色引流液，应考虑是否有动脉损伤。

（4）症状护理

1）疼痛：①向患者解释手术后疼痛的规律，指导缓解疼痛的方法，如听音乐、看报纸与家属聊天等分散对疼痛的注意力；②给予伤口周围的按摩，缓解肌紧张；③正确评估患者疼痛的程度，对疼痛明显者可适当给予止痛剂；④采用止痛泵止痛法，利用止痛泵缓慢从静脉内给药，减轻疼痛。

2）肿胀：①伤口局部肿胀者术后1d可用冷敷，术后24h后可用热敷，或周林频谱仪、红外线灯照射；②患肢肢体的肿胀如患有血液循环障碍时应检查外固定物是否过紧。

（5）一般护理：协助洗漱、进食，鼓励并指导患者做力所能及的自理活动。

（6）饮食护理：鼓励患者进食，给予高蛋白、高维生素、含钙丰富的食物，如瘦肉、鱼、鸡蛋、牛奶，多食蔬菜、水果。

（7）功能锻炼：在术后固定的早中期，即骨折急性损伤处理后2~3d，损伤反应开始消退，肿胀和疼痛开始消退，即可开始功能锻炼。

3. 出院指导

（1）心理指导：讲述疾病相关知识及介绍成功病例，帮助患者树立战胜病魔的信心。

（2）休息与体位：注意活动与休息时的体位要求。早期卧床休息为主，可间断下床活动。

（3）用药：出院带药时，应将药物的名称、剂量、用法、注意事项告诉患者，按时用药。

（4）饮食：鼓励患者多食高蛋白、高热量、高维生素、含钙丰富、刺激性小的易消化食物，多食蔬菜、水果，预防便秘。

（5）固定：如有外固定装置，遵医嘱保持固定时间。

（6）功能锻炼：出院后指导患者患肢保持功能位，不宜过早参加训练。

（四）护理评价

1. 疼痛能耐受。

2. 心理状态良好，配合治疗。

3. 肢体肿胀减轻。

4. 切口无感染。

5. 无周围神经损伤，无并发症发生。

6. 患者及家属掌握功能锻炼知识，并按计划进行，肩肘关节无僵直。